Health Management
and Health Promotion

# 健康管理与
# 健康促进

主　编：李春艳　熊晓玲
副主编：李　睿　叶　娜

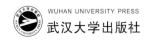
WUHAN UNIVERSITY PRESS
武汉大学出版社

图书在版编目(CIP)数据

健康管理与健康促进/李春艳,熊晓玲主编. —武汉:武汉大学出版社,
2020.9
ISBN 978-7-307-21563-4

Ⅰ.健…　Ⅱ.①李…　②熊…　Ⅲ.①健康—卫生管理学　②健康教育
Ⅳ.R19

中国版本图书馆 CIP 数据核字(2020)第 096893 号

责任编辑:林　莉　　　责任校对:李孟潇　　　整体设计:马　佳

出版发行:**武汉大学出版社**　　(430072　武昌　珞珈山)
　　　　　(电子邮箱:cbs22@ whu.edu.cn 网址:www.wdp.com.cn)
印刷:武汉图物印刷有限公司
开本:787×1092　1/16　印张:28　字数:661 千字　插页:1
版次:2020 年 9 月第 1 版　　2020 年 9 月第 1 次印刷
ISBN 978-7-307-21563-4　　定价:68.00 元

# 前　　言

当今之中国正处于人口老龄化进程加剧、慢性病患病率上升与人们健康素养低下的矛盾之中，如何有效地利用有限的卫生资源防治慢性疾病，提升健康素养，提高健康水平，真正促进全人群、全生命周期的健康，满足人们对美好生活的需求，是新时期赋予我们的历史使命，也是健康中国战略的具体要求。

为贯彻落实《"健康中国 2030"规划纲要》明确提出的"加大学校健康教育力度。将健康教育纳入国民教育体系，把健康教育作为所有教育阶段素质教育的重要内容"，为加强高校健康教育，提高高校学生健康素养和体质健康水平，各高校《大学生健康教育》课程也正在积极建设之中。《中国防治慢性病中长期规划（2017—2025 年）》明确提出"以健康促进和健康管理为手段，提升全民健康素质，减少可预防的慢性病发病、死亡和残疾，促进全生命周期健康。坚持预防为主，推动由疾病治疗向健康管理转变"。2019 年 7 月 9 日，国家卫生健康委制订并出台《健康中国行动（2019—2030 年）》再次强调"把健康融入所有政策，建立健全健康教育体系，引导群众建立正确健康观，形成有利于健康的生活方式、生态环境和社会环境，促进以治病为中心向以健康为中心转变，提高人民健康水平。"在此背景下，我们组织编写了《健康管理与健康促进》一书。

本书共分十二章，基本内容包括：健康管理、健康监测、健康风险评估与风险分析、健康教育与健康促进、合理营养与平衡膳食、运动处方、心理健康、中国传统养生、特殊人群的健康管理与健康促进、运动损伤处理与急救等内容。旨在引导读者树立全人群、全生命周期的健康管理理念，普及认识健康、经营健康、管理健康、促进健康的理论和知识，以提升健康素养，提高健康水平。

本书既可作为高等学校学生的健康管理和健康教育类课程的教材之用，也可作为健康管理师职业技能培训的辅助教材，同时可供广大从事健康管理和健康教育工作人员参考。本书由李春艳策划，拟定编写计划并对全书进行统稿。参与本书编写的还有毛彩凤、贺亚楠、苏杭、周贤、邹筱雨、高志强等，在此一并表示感谢。

限于时间和水平，本书不当之处在所难免，敬请专家、师生和读者批评指正，以便不断修订和完善。

本书稿完成之时正值新型冠状病毒肺炎肆虐武汉之际，这是 2003 年席卷全国的 SARS 之后又一场传染性疾病。这些传染性疾病的爆发使我们深切体会到超越理性预期和防控能力的人类健康危机的不确定性，不禁感叹生命的脆弱，也更加深切领悟到预防疾病、管理健康和促进健康的重要性和必要性。在人类与疾病的抗衡中，惟愿我们能科学应对，早日战胜病魔。更愿我们每一个人都能平安健康！

编者

2020 年 3 月

# 目　　录

第一章　健康管理 ···································································· 1
　第一节　健康与亚健康 ······························································ 1
　第二节　健康管理 ·································································· 4
　第三节　健康管理的科学基础及学科发展 ·············································· 7
　第四节　健康管理的基本策略 ························································ 9
　第五节　健康管理的发展 ·························································· 16
　第六节　运动健康管理 ···························································· 25

第二章　健康监测 ·································································· 31
　第一节　信息采集 ································································ 31
　第二节　体格测量 ································································ 53
　第三节　健康信息系统管理 ························································ 56

第三章　健康风险评估和风险分析 ····················································· 60
　第一节　健康风险评估的目的和意义 ·················································· 60
　第二节　健康风险因素的识别 ······················································ 62
　第三节　健康风险评估的方法 ······················································ 66
　第四节　健康风险分析 ···························································· 69
　第五节　生命质量评估 ···························································· 88
　第六节　运动风险评估 ··························································· 101

第四章　健康教育与健康促进 ······················································· 116
　第一节　概述 ··································································· 116
　第二节　生活方式指导 ··························································· 119
　第三节　身体活动指导 ··························································· 121
　第四节　运动的健康效益 ························································· 133
　第五节　健康咨询 ······························································ 146

第五章　合理营养与平衡膳食 ······················································· 148
　第一节　营养素 ································································· 148

　　第二节　糖、脂肪和蛋白质 ……………………………………………… 154

　　第三节　其他营养素 ……………………………………………………… 167

　　第四节　平衡膳食 ………………………………………………………… 174

　　第五节　运动健身人群的膳食营养 ……………………………………… 180

第六章　运动处方的制订与实施 …………………………………………… 193

　　第一节　运动处方概述 …………………………………………………… 193

　　第二节　运动处方的主要内容 …………………………………………… 202

　　第三节　一次运动训练的基本组成 ……………………………………… 210

　　第四节　不同运动类型的运动处方推荐 ………………………………… 212

　　第五节　特殊人群运动处方推荐 ………………………………………… 214

第七章　心理健康概论 ……………………………………………………… 227

　　第一节　概述 ……………………………………………………………… 227

　　第二节　心理异常的常见类别 …………………………………………… 234

　　第三节　影响心理健康的因素 …………………………………………… 243

　　第四节　心理健康的培养与维护 ………………………………………… 248

第八章　中国传统养生 ……………………………………………………… 261

　　第一节　中国传统养生基本观念 ………………………………………… 261

　　第二节　中国传统养生基本原则 ………………………………………… 263

　　第三节　起居养生 ………………………………………………………… 265

　　第四节　安卧有方 ………………………………………………………… 271

　　第五节　沐浴养生 ………………………………………………………… 275

　　第六节　房事养生 ………………………………………………………… 278

　　第七节　情志与养生 ……………………………………………………… 281

　　第八节　饮食养生 ………………………………………………………… 287

　　第九节　传统运动养生 …………………………………………………… 292

第九章　特殊人群的健康管理与健康促进 ………………………………… 298

　　第一节　0~6岁儿童时期的健康管理与健康促进 ……………………… 298

　　第二节　儿童青少年的健康管理与健康促进 …………………………… 309

　　第三节　老年人健康管理与健康促进 …………………………………… 318

　　第四节　孕妇、乳母的健康管理 ………………………………………… 338

第十章　康复学基础 ………………………………………………………… 345

　　第一节　康复医学概论 …………………………………………………… 345

　　第二节　康复评定 ………………………………………………………… 357

第三节　康复治疗技术 ································································· 379

**第十一章　运动损伤的预防与处理** ·············································· 393
　第一节　运动损伤概述 ······························································ 393
　第二节　运动损伤处理的基本原则 ················································ 402
　第三节　常见运动损伤的急救和处理 ·············································· 404

**第十二章　急救技术** ······························································ 416
　第一节　创伤的急救 ································································· 416
　第二节　非创伤性急救 ······························································ 421
　第三节　心肺复苏术 ································································· 430

**参考文献** ··········································································· 438

# 第一章　健 康 管 理

习近平总书记强调：没有全民健康，就没有全面小康。《中国防治慢性病中长期规划（2017—2025 年）》明确提出"以健康促进和健康管理为手段，提升全民健康素质，降低高危人群发病风险，减少可预防的慢性病发病、死亡和残疾，实现由以治病为中心向以健康为中心转变，促进全生命周期健康，提高居民健康期望寿命，为推进健康中国建设奠定坚实基础。""坚持预防为主。强化慢性病早期筛查和早期发现，推动由疾病治疗向健康管理转变"。健康管理作为健康促进的重要方式，在"健康中国"宏伟目标指引下，以"全人群、全生命周期健康管理模式"逐步走进公众视野。

## 第一节　健康与亚健康

《健康中国行动（2019—2030 年）》明确提出：为积极应对当前突出健康问题，必须关口前移，采取有效干预措施，努力使群众不生病、少生病，提高生活质量，延长健康寿命。这是以较低成本取得较高健康绩效的有效策略，是解决当前健康问题的现实途径，是落实健康中国战略的重要举措。《体育强国建设纲要》提出到 2050 年，全面建成社会主义现代化体育强国。人民健康素养和健康水平、体育综合实力和国际影响力居于世界前列，体育成为中华民族伟大复兴的标志性事业。而健康管理与健康促进是贯彻落实《健康中国行动（2019—2030 年）》的具体体现。

### 一、健康

1989 年 WHO 对健康的定义为："健康不仅是没有疾病，而且包括躯体健康、心理健康、社会适应良好和道德健康"。该定义具有三个重要特征：①突破了"无病即健康"的狭隘的、消极的、低层次的健康观；②对健康的解释从"生物人"扩大到"社会人"的范围，把人的社会交往与人际关系和健康联系起来，同时也强调了社会、政治和经济对健康的影响；③从个体健康扩大到群体健康，以及人类生存空间的完美。

依据健康的概念和科学内涵，WHO 提出了健康的 10 条标准：

（1）有充沛的精力，能够从容不迫地负担日常生活和工作的压力而不感到紧张。

（2）处事乐观，态度积极，乐于承担责任，事无巨细不挑剔。

（3）善于休息，睡眠良好。

（4）应变能力强，能适应外界环境的各种变化。

（5）能够抵御一般性的感冒和传染病。

（6）体重适当，身体匀称，站立时头、肩位置协调。

（7）眼睛明亮，反应敏锐，眼睑不发炎。

（8）牙齿清洁，无龋齿，无疼痛，牙龈颜色正常，无出血现象。

（9）头发有光泽，无头屑。

（10）肌肉丰满，皮肤富有弹性。

为了简明易记，WHO还概括出了健康的四大基石：适量运动、合理膳食、戒烟戒酒和心理平衡。

日本专家从机体和心理两方面，提出"五快"（机体）和"三良好"（心理）的健康标准。

"五快"：

（1）吃得快——进餐时有良好的食欲，不挑剔食物。虽然现在也有一些研究表明，吃的太快容易发胖导致一些肥胖疾病，但吃得快确实也是食欲好的表现，所以适当加快进食速度可以是健康的表现。

（2）便得快——便秘会影响人正常的新陈代谢，长时间便秘可能会诱发疾病，所以一旦有便意就能很快地排泄完，对健康有很好的效果。

（3）睡得快——睡眠质量会直接影响身体的各个机能，有睡意上床后就能入睡且睡眠质量高，是健康的体现。

（4）走得快——行走是人类最基础也是最重要的运动，正常健康群体都会行走自如，步履轻盈。

"三良好"：

（1）具有良好的个性人格——情绪稳定，性格温和，意志坚定，感情丰富，胸怀坦荡，豁达乐观。良好的心理状态对机体的各项机能具有调动作用，积极地投入到日常生活中。

（2）具有良好的处世能力——观察问题客观现实，具有较好的自控力，能适应复杂的社会环境。

（3）具有良好的人际关系，能助人为乐，与人为善。

## 二、亚健康

亚健康是指机体虽无明确的疾病，却呈现出活力降低、适应能力呈现出不同程度减退的一种非健康非患病的中间状态，又称"第三状态""灰色状态"等。WHO提出：亚健康是指人在身体、心理和社会环境方面表现出不适应，是一种介于健康与疾病之间的状态。

研究认为，我们的健康状态可分为三种：第一种是没有疾病的健康人，约占15%；第二种是处于疾病状态的病人，约占15%；第三种是处于健康和疾病之间的亚健康人群，占65%~75%。越来越多的人处于亚健康状态。1997年，中国北京"首届亚健康研讨会"上指出，亚健康状态是指无临床特异症状和体征，或出现非特异性主观感觉，而无临床检查证据，但已有潜在发病倾向信息的一种机体结构退化和生理功能减退的低质与心理失衡的状态。处于亚健康状态者，不能达到健康的标准，表现为一定时间内活力降低、功能和适应能力减退的症状，但不符合现代医学有关疾病的临床和亚临床诊断标准。

亚健康是动态可控的，若能及时进行有效调控，可向健康状态转归；如果任由发展进一步恶化，将会导致器质性病变，转向疾病，甚至会出现"过劳死"。

亚健康状态大体上可分为三类：躯体性亚健康、心理性亚健康和社交性亚健康。

（1）躯体性亚健康。主要表现为躯体性疲劳，例如头晕头疼、两目干涩、胸闷气短、心慌、疲倦乏力、少气懒言、脘腹痞闷、胸肋胀满、食欲不振、消化吸收不良等症状。近些年来，中年知识分子普遍出现体质下降、慢性病多发，其主要原因是长期工作，劳累过度，不能及时缓解疲劳，积劳成疾，甚至导致死亡。

（2）心理性亚健康。主要表现为焦虑，常伴有精神不振、情绪低落、抑郁寡欢、情绪急躁易怒、心中懊悔、紧张、焦虑不安、睡眠不佳、记忆力减退、无兴趣爱好、精力下降等症状。现如今更多的焦虑来自生活或工作，负性情绪会影响神经系统、内分泌系统和免疫系统，可导致免疫功能下降、抗病力减弱、内分泌失调，从而工作效率下降，对外界事物的承受力、接受力和处理能力降低。

（3）社交性亚健康。主要表现为与他人之间的心理距离加大、交往频率下降、人际关系不稳定，主要表现有孤独、冷漠、猜疑、自闭、虚荣、傲慢等症状。现代人之间的情感互相沟通越来越少，人与人之间的屏障越来越厚，人的社会性受到了遏制，随之而来的就是各种心理障碍和疾病。

目前有关亚健康状态的检测、诊断、评估手段很多，但还缺乏统一的公认的诊断标准。本书重点介绍症状评估法诊断亚健康。

1988年，美国疾病控制与预防中心（Centers for Disease Control，CDC）对慢性疲劳综合征（Chronic Fatigue Syndrome，CFS）制定了诊断标准。1994年CDC对CFS的诊断标准进行了修订，并被国际医学界公认为金标准，具体有以下三个方面内容：

（1）临床评定的不能解释的持续或反复发作的慢性疲劳，病史不少于6个月，且目前患者职业能力、接受教育能力、个人生活及社会活动能力较患病前明显下降，休息后不能缓解。

（2）同时至少具备以下8项中的4项：

①记忆力或注意力下降；

②咽痛；

③颈部僵直或腋窝淋巴结肿大；

④肌肉疼痛；

⑤多发性关节痛；

⑥反复头痛；

⑦睡眠质量不佳，睡醒后不轻松；

⑧劳累后肌肉痛。

（3）排除下述慢性疲劳：

①原发病的原因可以解释的慢性疲劳；

②临床诊断明确，但在现有的医学条件下治疗困难的一些疾病持续存在而引起的慢性疲劳。

诊断依据：（1）项内容必备，（2）项中出现至少4项，排除（3）项所述内容。

## 第二节　健 康 管 理

健康管理在中国是一个全新的行业，近十几年才开始受到社会各界的广泛关注，从 2003 年 SARS 危机到 2009 年的甲型流感病毒等一系列公共健康领域危机的出现，都折射出我国普及健康管理工作的缺失。由于健康管理人才的缺失和理论研究正处于形成阶段，全国健康管理市场服务普遍存在不规范的问题，许多商家还打着"健康管理"的旗号进行违法活动，给人们心理上造成了很大的排斥感，因此，健康管理的研究与规范对于全面健康理念的建立尤为关键。

### 一、健康管理的概念

健康管理的理念和实践在 20 世纪 70 年代从美国兴起，随后英国、德国、法国和日本等发达国家也积极效仿和实施健康管理。如同其他学科和行业一样，它是以人类知识和经验的积累为基础，随着人类对健康的追求和医疗市场的需求应运而生。人口的老龄化、慢性病发病率的提升以及环境的不断恶化，尤其是社会财富的不断涌现、人口素质的不断提高、人类对健康观念的转变，导致了医疗卫生需求不断增长。市场出现了医疗费用无法遏制的持续上升和与健康相关的生产效率不断下降的局面，构成了对国家经济和社会发展的威胁和挑战。面对新的挑战，传统的以疾病为中心的诊治模式明显难以应付，以个体和群体健康为中心的管理模式的形成已迫在眉睫，同时新技术的产生也为新模式的形成奠定了基础。

健康管理虽然在国际上出现已有四十年，但至今尚未形成全面性和系统性的研究成果，目前也没有一个公认和统一的定义、概述及内涵表述。健康管理在国际上还没有形成完整的学科体系，各国的研究领域与方向也不尽相同。

国外学者对健康管理的概念有不同的认识，美国学者查普曼（1999）从维护健康理念的视角出发，提出对特定人群（非健康人群）给予个人、组织及文化上的帮助，使其不健康的状况得到改善，提高整体的医疗和健康水平。吉尔德（1999）从医疗服务的视角指出健康管理是为更好的医疗服务水平、较为合理的医疗费用而对医疗机构、病人等利益相关者进行管理和安排。弗洛普（2001）等人认为健康管理是根据健康的改善而制定、实施规定及以此为目标组织开展的活动，以获得公共健康服务改善的最大功效。荷兰学者兹温卢特（2004）指出健康管理指通过技术等系统的管理能够有益于公众健康而开展的个人和社会的健康活动。英国亨特布朗（2007）也从健康理念的维护的层面出发，提出健康管理是将被动的健康生活方式变为主动的、积极的健康生活方式，为需求者供给科学的健康生活方式。

目前，对健康管理的含义，存在着不同视角的理解，如从公共卫生角度认为：健康管理就是找出健康的危险因素，然后进行连续监测和有效控制；从预防保健角度认为：健康管理就是通过体检早期发现疾病，并做到早诊断及早治疗；从健康体检角度认为：健康管理是健康体检的延伸与扩展，健康体检加检后服务就等于健康管理；从疾病管理角度认为：健康管理说到底就是更加积极主动的筛查与及时诊治疾病。

2009 年中华医学会健康管理分会组织全国健康管理学界的专家，共同编写颁布了《健康管理概念与学科体系的中国专家初步共识》(以下简称《共识》)。综合国内外关于健康管理的几种代表性定义，结合《共识》及我国《健康管理师国家职业标准》的相关内容，对健康管理做如下概念。健康管理是以现代健康概念(生理、心理和社会适应能力)和新的医学模式(生理-心理-社会)以及中医治未病为指导，通过采用现代医学和现代管理学的理论、技术、方法和手段，对个体或群体整体健康状况及其影响健康的危险因素进行全面监测、评估、有效干预与连续跟踪服务的健康促进行为及过程。其目的是以最小的投入预防疾病发生、控制疾病发展、提高生命质量，获取最大的健康收益。

健康管理主要是针对健康需求对健康资源进行计划、组织、指挥、协调和控制的过程，即对个体和群体健康进行全面监测、分析、评估、提供健康咨询和指导，及对健康危险因素进行干预的过程。健康需求不仅包括求医用药和健康状态(如糖尿病和老年痴呆)，观察健康危险因素，如不健康的生活方式、超重、肥胖、血脂异常、血糖异常、血压异常等，也是健康需求。健康管理的手段可以是对健康危险因素进行分析，对健康风险进行量化评估，或对干预过程进行监督指导。

### 二、健康管理的特点

健康管理的特点表现为前瞻性和综合性。①前瞻性。健康管理的目的在于对引起疾病的危险因素进行准确干预，从而防止或延缓疾病的发生与发展，以降低社会医疗成本，提高人群生活质量，前瞻性是实现健康管理价值的关键。②综合性。要实施准确的健康管理就必须综合多学科的知识和力量，包括医学、运动生物学、运动训练学、营养学、管理学，对疾病及危险因素进行分析，并调动一切社会医疗资源，制定高效的干预措施，建立切实可行的健康管理方案，确保资源的利用获取最大收益。因此，综合性是落实健康管理的前提和基础。

与健康管理相关的另一个概念就是管理。管理可分为五项职能：计划、组织、领导、协调、控制，这是一直被沿用至今的管理经典定义之一。管理的目的是使有限的资源得到最大化的利用，即以最小的投入获得最大的效用。健康服务领域中的管理可看作是以改善个人和群体健康状态以达到最大健康效益的过程。

健康管理的具体服务内容和工作流程必须以依据循证医学和循证公共卫生的标准为基本准则，依据学术界公认的预防和控制指南及规范，及可动用的当代社会和医疗资源来确定和实施。健康评估和风险干预的结果既要针对个体的特征和健康需求，又要注重服务的可重复性和有效性，强调多平台协作提供服务。

健康管理的宗旨是调动个体和群体及整个社会的积极性，最大限度地利用有限的资源来实现最大的健康收益。健康管理的具体做法就是为个体和群体(包括政府)提供有针对性的行动科学健康决策信息、干预的技术与手段并创造和利用现有资源改善健康状况，提升健康水平，即防大病、管慢病、促健康。

### 三、健康管理的目标

健康管理就是针对健康需求对健康资源进行计划、组织、指挥、协调和控制的过程，即对个体和群体健康进行全面监测、分析，提供健康咨询和指导及对健康危险因素进行干预的过程。健康需求可以是一种健康状态，也可以是一种健康危险因素。因此，健康管理可以是对健康状态进行评估，也可以是对健康危险因素进行分析，对健康风险进行量化评估，对健康干预过程进行监督管理。需要明确的是，健康管理一般不涉及疾病的诊断和治疗过程，疾病的诊断和治疗隶属于治疗学，不是健康管理的工作范畴。

结合国家卫生健康委人才交流服务中心组织编写的《健康管理师》的观点，在此提出健康管理的目标包括：

①完善健康和福利。

②减少健康危险因素。

③预防高危人群患病。

④易患疾病的早期预防。

⑤增加临床效用、效率。

⑥避免可预防的疾病相关并发症的发生。

⑦消除或减少无效或不必要的医疗服务。

⑧对疾病结局作出度量并提供持续的评估和改进。

健康管理的公众理念是"病前主动防，病后科学管、跟踪服务不间断"，最终实现"防大病、管慢病、促健康"的目标。

### 四、健康管理的内容

健康管理是以控制影响健康的因素为核心，影响健康的因素包括可变的和不可变的。可变的危险因素也叫可控因素，是通过改变自我行为实现的，如没有健康的饮食、缺乏锻炼、熬夜、吸烟、酗酒等不良生活方式，三高（高血压、高血糖、高血脂）等指标异常。不可变危险因素是不能受个人控制因素，如年龄、性别、家族史等因素。

健康管理体现在三级预防。一级预防是无病预防（又称病因预防），是在未发病前，采取一定的措施增强个体抵抗能力，从而降低发病率，或者延缓发病的时间。二级预防是疾病早发现早治疗（又称为临床前期预防），即在疾病发生后，第一时间做到早发现、早诊断、早治疗的"三早"预防措施。这一级的预防是通过疾病的发展初期而进行有效的治疗，来阻止疾病进一步发展，减少并发症后遗症的发生，或缩短恶化的时间。三级预防是治病防残（又称临床预防），疾病发生后，通过一系列的措施促进身体相应功能的恢复，最终实现提高生存质量，延长寿命，降低死亡率。

健康管理的服务过程是环形运转循环的系统。实施健康管理的具体环节分为健康监测（收集个人信息，是保障可持续实施健康管理的前提）、健康评估（提前预估疾病发生的概率，是实施健康管理的根本保证）、健康干预（通过系列措施帮助个体控制危险因素，是实施健康管理的最终目标）三个环节。整个服务过程需要结合个体健康情况，不断循环三个过程，达到健康危险因素的控制和机体健康的水平。

# 第三节　健康管理的科学基础及学科发展

## 一、健康管理的科学基础

健康管理的科学性建立在慢性病的两个特点上。首先，健康和疾病的动态平衡关系及疾病的发生、发展过程及干预策略是健康管理的科学基础之一（图 1-1）。

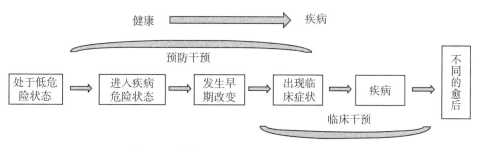

图 1-1　疾病的发生、发展过程及干预策略

机体从健康到疾病要经历一个完整的发生发展过程。这个过程一般从低危险状态到高危险状态，再到发生早期改变，最后出现临床症状。疾病被诊断之前的阶段，若为急性传染病，这一过程可以很短；若为慢性病，则过程相对较长，往往需要几年、十几年，甚至几十年的时间。期间的健康状况变化往往不被轻易察觉，各阶段之间也并无界限。如果在被确诊为疾病之前进行有针对性的干预，则有可能成功地阻断、延缓、甚至逆转疾病的发生和发展，从而实现维护健康的目的。

慢性病的危险因素中，大部分属于可改变因素，这为健康风险的控制提供了第二个重要的科学基础。WHO 指出，高血压、高血脂、超重肥胖、体力活动不足、蔬菜水果摄入不足以及吸烟，都是引起慢性病的重要危险因素。这些因素导致的慢性病目前难以治愈，但是其危险因素本身却是可以预防和控制的。因此，健康管理即是要对这些危险因素进行早期发现、早期评估和早期干预，以实现维护健康的目的。

## 二、健康管理的学科发展

健康管理的发展需要学科建设、人才培养和学术研究的支持。我国健康管理研究和学科建设从无到有，从简单到系统化的研究都有了很大的突破。2008 年，中华医学会健康管理分会组织专家对健康管理的发展进行了总结，并形成了专家共识。很多高等院校也开设了相应的课程，设立专业或学院，依托学科建设。促进适宜技术发展，为构建中国特色的健康管理学科与产业体系打下了基础。

（一）中华医学会健康管理学分会

中华医学会健康管理学分会于 2007 年正式成立，分会以提高学术交流质量为重点，开展国内和国际学术研讨和学术交流，推动学科发展，创建品牌学术会议；开展健康管理学研究和临床新技术、新产品的推广工作；开展健康管理人才培训和继续教育工作；为政府行政部分决策提供咨询；为相关的健康产业的不同领域搭建交流与合作的平台，促进产业的健康快速发展。健康管理学分会根据自身跨学科专业、跨行业领域的特点，加强与其他学会、协会、基金会以及有关机构的联系与合作，携手推进健康管理的发展。

（二）健康管理师职业培训

健康管理师是 2005 年 10 月劳动和社会保障部第四批正式发布的 11 个新职业之一。2005 年 12 月，劳动和社会保障部 425 号文件《关于同意将医疗救护员等 2 个新职业纳入卫生行业特有职业范围的函》将健康管理师列为卫生行业特有职业（工种）归为卫生部进行管理。2017 年，健康管理师正式编入新版国家人力资源社会保障部职业资格目录清单。

健康管理师是从事对人群或个人健康和疾病的监测、分析、评估、以及健康维护和健康促进的专业人员。其工作内容包括：采集和管理个人或群体的健康信息；评估个体或群体的健康和疾病危险性；进行个人或群体的健康咨询与指导；制订个人或群体的健康促进计划；对个人或群体进行健康教育和推广；进行健康管理相关技术的研究与开发；进行健康管理技术应用的成效评估等。健康管理师不仅将成为学校、幼儿园、社区、大型企业、医院、保险公司、保健品公司、健康管理公司、健康咨询中心、健康养生会所、康体中心必备人员，也可自主创业，建立私人健康顾问、私人保健医生、私人健康管理师、社区健康管理工作室等。

健康管理师是卫生行业特有的国家职业，其国家职业资格证书是对持证人从事健康监测、健康评价、健康维护、健康促进等相关工作技术水平的认证，是其具有相应专业水平的证明，由该职业全国唯一认证单位——国家卫生健康委员会职业技能鉴定指导中心负责该职业的职业技能鉴定相关工作。健康管理师认证设一级、二级和三级等三个级别，从 2007 年起，率先启动二级、三级培训和鉴定。符合报名资格的学员经过培训后，参加国家卫生健康委人才交流服务中心组织的国家职业资格健康管理师鉴定考核，经考试合格者，可获得由人力资源和社会保障部、国家卫生健康委人才交流服务中心共同认定并颁发的《国家职业资格证书》。2017 年国家重新审核确定了 140 项职业目录清单，健康管理师在该职业目录清单之列。

（三）高等院校健康管理人才培养和科学研究

为了应对健康管理巨大的市场需求，从 2010 年起开始培养健康管理方向硕士研究生。2011 年，我国首个健康管理学院成立。2013 年，我国首个"治未病与健康管理"博士学位点获批，2014 年正式开始招生，首届毕业生已于 2018 年获得管理学博士学位。与人才培养水平的提升相对应，同年，我国首个"治未病与健康管理"部级重点学科、"移动健康管理系统"教育部工程研究中心获批，标志着我国健康管理科研平台的全面建立。2015 年，由中国健康促进基金会组织编写的《中华健康管理学》出版，同年，教育部全国高等院校规划教材《健康管理学》出版并投入使用。我国首部《中国健康服务业发展报告》系列图书自 2013 年开始，截至 2018 年已连续出版 3 部。截止到 2018 年，教育部先后批准全国 61

所高校开设健康服务与管理本科专业并招生，其中包括"985"和"211"大学开设了健康服务与管理专业，这些高校将为健康中国战略实施输送人才。健康服务与管理专业相对于医学专业，更偏向于管理，4 年制的本科毕业后，学生将取得管理学学士学位。2017 年开始，国家自然科学基金委员会增设了"健康服务管理"（学科代码：G040605），2018 年批准了相关的 60 项国家自然科学基金项目。

（四）科学研究方向

1. 健康管理服务体系研究

健康管理服务提供体系：借鉴基本公共卫生服务提供体系的运行机制，对现有服务提供体系进行深入剖析，创新构建高效运行的健康管理服务提供体系。

健康保障机制：总结继承现有健康保障服务的成果，探讨公共卫生服务相关政策中纳入中医预防保健服务和健康管理服务，深入探索既能满足当代人健康保障需求，又在经济上可持续的社会健康保障体系。

健康管理机制：在开展健康管理技术方法研究的同时，加强基础理论、管理规范和效果评价等方面的研究，为高效开展安全、有效、方便、价廉的健康管理服务提供决策依据。

2. 健康管理应用基础研究

健康管理指标体系：对现有健康监测、评估、干预方式进行系统分析、梳理，对实际效果进行定性及定量研究，提出系统而规范的人体参数、状态辨识、状态调控的健康管理指标体系。

效果评价方法：采用流行病学、描述性研究等研究方法，解析辨证论治构成要素，建立定量与定性研究方法结合、能够体现中医特色疗效的健康管理评价模式。

3. 健康管理智能系统研究

如何将治未病和养生保健的理论、技术及特色产品，通过健康物联网、互联网技术，进行网络式管理，针对具体情况完成网络干预，搭建多级区域化、分布式和智能化的健康物联网和管理信息系统平台等。促进互联网与健康产业融合，发展智慧健康产业，探索慢性病健康管理服务新模式。完善移动医疗、健康管理法规和标准规范，推动移动互联网、云计算、大数据、物联网与健康相关产业的深度融合，充分利用信息技术丰富慢性病防治手段和工作内容，推进预约诊疗、在线随访、疾病管理、健康管理等网络服务应用，提供优质、便捷的医疗卫生服务。

健康管理服务作为一种新的健康服务模式在我国形成较晚，但近 10 多年来迅速成为我国应对重大疾病患病率快速上升和医疗卫生费用急剧增长的一项重要措施，健康管理服务的普及将对提高我国人民的健康水平发挥至关重要的作用。

# 第四节　健康管理的基本策略

健康管理的基本策略是通过加快评估和控制健康风险，达到维护健康的目的。健康信息采集、健康风险评估和健康危险干预三部分中前两者旨在提供有针对性的个性化健康信息来调动个体降低自身健康风险的积极性，而健康危险干预则是根据循证医学的研究结果指导个体维护自己的健康，降低已经存在的健康风险。研究发现，冠心病、脑卒中、糖尿病、肿瘤及慢性呼吸系统疾病等常见慢性非传染性疾病都与吸烟、饮酒、不健康饮食、身体活动不足等几种健康危险因素有关。慢性病往往是"一因多果、一果多因、多因多果、互为因果"。目前，各种危险因素之间及与慢性病之间的内在关系已经基本明确(图1-2)。慢性病的发生、发展一般有从正常健康人→低危人群→高危人群(亚临床状态)→疾病→并发症的自然规律。从任何一个阶段实施干预，都将产生明显的健康效果，干预越早，效果越好。

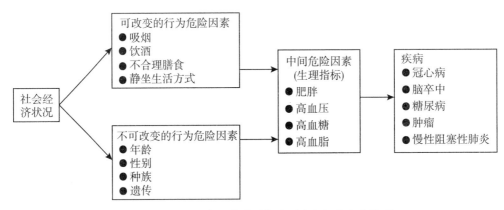

图 1-2　常见慢性病及其共同危险因素之间的内在关系

　　健康管理的基本策略有以下六种：生活方式管理、需求管理、疾病管理、灾难性病伤管理、残疾管理和综合的群体健康管理。

**一、生活方式管理**

　　生活方式管理是健康管理的最基本策略之一，其核心是要帮助个体选择最佳的有利于身心健康的行为来减少健康风险因素的影响。国内外关于生活方式影响或改变人们健康状况的研究已有很多。研究发现，即使对于那些正在服用降压和降胆固醇药物的男性来说，健康的生活方式都能明显降低他们患心脏疾病的风险。

　　(一)生活方式管理的概念

　　从健康服务的角度来说，生活方式管理是指以个人或群体为自我的卫生保健活动和健康促进行为。该定义强调个人选择行为方式的重要性，因为后者直接影响人们的健康。生活方式管理通过健康促进技术，如行为纠正和健康教育，来促使人们远离不良行为，减少危险因素对健康的损害，预防疾病，促进健康。膳食、身体活动、吸烟、适度饮酒、精神压力等是我国目前进行生活方式管理的重点。

　　(二)生活方式管理的特点

　　(1)以个体为中心，强调个体的健康责任和作用。选择什么样的生活方式属于个人的意愿或行为。通过生活方式的管理可以引导人们明确和选择有利于健康的生活方式，比如不吸烟、不酗酒、合理膳食、均衡营养、规律作息、适量运动等。也可以通过多种方法和途径帮助人们做出决策，比如提供条件供大家进行健康生活方式的体验，指导人们掌握改善生活方式的技巧等。但是生活方式决策权还是在于个体，任何生活方式的管理都不能代替个人作出选择何种生活方式的决策。强调个体对健康生活方式的责任心是发挥管理的作用。

（2）以预防为主，有效整合三级预防生活方式管理在疾病预防中占有重要地位。预防是生活方式管理的核心，贯穿于生活方式管理的始终。预防不仅预防疾病的发生，也可逆转或延缓疾病的发展进程。如控制健康危险因素，将疾病控制在尚未发生之时的一级预防；通过早发现、早诊断、早治疗而防止或减缓疾病发展的二级预防；控制疾病的并发症、防止伤残，促进功能恢复，提高生存质量，延长寿命，降低病死率的三级预防等，生活方式管理都很重要。针对个体和群体的特点，有效整合三级预防，是生活方式管理的核心。

（3）生活方式管理是健康管理策略的基础。生活方式管理常与其他管理策略联合应用。如，生活方式管理可以纳入疾病管理项目中，用于减少疾病的发生率，或降低疾病的损害；也可用于需求管理项目中，帮助人们更好地选择食物，提醒人们进行预防性医学检查等。因此，在全生命周期任何阶段，无论是健康还是疾病状态都应该保持健康的生活方式。这不仅可以提高其他管理策略的效果，也可以节约更多的成本，获得更多的直接效益和边际效益。这也是健康管理中利用有效资源，获得最大健康效益的核心所在。

（三）生活方式干预技术

生活方式管理是其他健康管理策略的基础。有效的生活方式干预技术在生活方式管理中举足轻重，可激励个体和群体的健康行为。在实践中，四种主要技术常用于促进人们改变生活方式。

（1）教育。通过健康教育，传递知识，转变态度，改变行为，并教育患者树立自我管理自身健康的意识，掌握自我管理的技术。据报道，住院治疗的哮喘患者如提供自我管理的信息，帮助其学会自我管理的技术，可以使哮喘复发率减少75%，住院时间缩短55%。

（2）激励。又称行为矫正。通过教育学习获得健康知识，充分认识环境对健康的影响，改变环境和矫正不健康的行为。激励主要有正面强化、反面强化、反馈促进、惩罚等措施。

（3）训练。通过一系列的参与式训练与体验，培训个体掌握行为矫正的技术。主要方式有讲课、示范、实践、反馈、强化、作业等。如美国斯坦福大学开设关节炎自助课程，每周2小时训练，共6周，课堂上学习如何更好地照顾自己，也可以从病友身上学习，训练4年后，参与者上医院看病频率下降40%。

（4）营销。利用社会营销的技术推广健康行为，营造健康的大环境，促进个体改变不健康的行为。社会营养是通过名人效应让人们接受个体和社会健康的概念，改变不良的行为，如大众传媒的健康讲堂、网络媒体的信息传播等。

在实际应用中，生活方式管理可以多种不同的形式出现，也可融入到健康管理的其他策略中。例如，生活方式管理可以纳入疾病管理项目中，用于减少疾病的发生率，或降低疾病的损害；可以在需求管理项目中出现，帮助人们更好地选择食物，提醒人们进行预防性的医学检查等。不管使用了什么样的方法和技术，生活方式管理的目的都是相同的，即通过选择健康的生活方式，减少疾病的危险因素，预防疾病或伤害的发生。

WHO 的研究表明，疾病形成的多因素中，社会方式占 60% 比重。因此，生活方式管理的价值在于通过前期 10% 的投入，降低后期 90% 的医疗支出，这是预防疾病、减少医疗支出的有效方式。2000 年世界卫生组织提出了"合理膳食、戒烟限酒、心理平衡、体育锻炼"的健康促进新准则。在美国，社会方式管理包括压力管理、戒烟管理、体重管理、脊柱管理、工作场所安全管理、营养教育、健康体检、围产期照顾、心肺复苏技术和急救措施等。我国推行的健康管理方式包括：合理膳食、规律起居、保证睡眠、劳逸结合、性爱和谐、戒烟限酒、适量运动、心理平衡。

### 二、需求管理

（一）需求管理的概念

健康管理所采用的另一个常用策略是需求管理。需求管理策略理念是：如果人们在和自己有关的医疗保健决策中扮演积极作用，服务效果会更好。需求管理实质上是通过帮助健康消费者维护自身健康和寻求恰当的健康服务，控制医疗成本，促进健康服务的合理利用。需求管理的目标是减少昂贵的、临床并非必需的医疗服务，有效改善人群的健康状况。需求管理常用的手段包括：寻找手术的替代疗法、帮助病人减少特定的危险因素并采纳健康的生活方式、鼓励自我保健和早期干预等。

（二）影响需求的主要因素

四种因素影响人们的健康服务消费需求：

1. 患病率

患病率可以影响健康服务需求，因为它反映了人群中疾病的发生水平。健康管理的介入使得相当多的疾病预防成为可能。

2. 感知到的需要

个人感知到的健康服务需要是影响服务利用的最重要因素。有很多因素影响着人们感知到的需要，主要包括：个人关于疾病危险和卫生服务益处的知识、个人感知到的推荐疗法的疗效、个人评估疾病问题的能力、个人感知到的疾病严重性、个人独立处理疾病问题的能力，以及个人对自己处理好疾病问题的信心等。

3. 患者选择偏好

患者选择偏好强调个人在决定其健康干预措施时的重要作用。医生/健康管理师的职责是帮助患者了解这种治疗的益处和风险，当患者被充分告知治疗方法的利弊，他就会选择那些创伤小、风险低、费用低廉、疗效确切的治疗手段。

4. 健康因素以外的动机

事实表明，一些健康因素以外的因素，如个人请病假的能力、残疾补贴、疾病补助以及社会政治经济因素等，都能不同程度影响人们寻求医疗保健的决定。

（三）需求管理的主要工具与实施策略

需求管理通常通过一系列的服务手段和工具，去影响和指导人们的卫生保健需求。常见的方法有：24 小时电话就诊和健康咨询、转诊、基于互联网的卫生信息数据库、健康课堂、服务预约等。有的时候，需求管理还会以"守门人"的形象出现在疾病管理项目中。

### 三、疾病管理

疾病管理是健康管理的又一主要策略。美国疾病管理协会（Disease Management Association of America，DMAA）对疾病管理的定义是："疾病管理是一个协调医疗保健干预和与病人沟通的系统，它强调病人自我保健的重要性。疾病管理支撑医患关系和保健计划，强调运用循证医学和增强个人能力的策略来预防疾病的恶化，它以持续性地改善个体或群体健康为基准来评估临床、人文和经济方面的效果。"该协会进一步表示，疾病管理必须包含"人群识别、循证医学的指导、医生与服务提供者协调运作、病人自我管理教育、过程与结果的预测和管理、以及定期的报告和反馈"。疾病管理是以循证医学为基础，有组织地、主动地通过多种途径和方法，为个体或者人群中患有各种特定疾病的患者提供卫生保健服务，主要是在整个医疗服务系统中为患者协调医疗资源，指导患者自我管理和监测，对疾病控制诊疗过程，采取综合干预措施，使疾病得到全面地连续性的医治和提高患者的生活质量。疾病管理具有 3 个主要特点：

①目标人群是患有特定疾病的个体。如糖尿病管理项目的管理对象为已诊断患有 1 型或 2 型糖尿病病人。

②不以单个病例和/或单次就诊事件为中心，而关注个体或群体连续性的健康状况与生活质量，这也是疾病管理与传统的单个病例管理的区别。

③医疗卫生服务及干预措施的综合协调至关重要。疾病本身使得疾病管理关注健康状况的持续性改善过程，要求积极、有效地协调来自多个服务提供者的医疗卫生服务与干预措施，而大多数国家卫生服务系统具有多样性和复杂性，要协调来自多个服务提供者的医疗卫生服务与干预措施的一致性与有效性特别艰难。正因为协调困难，也显示了疾病管理协调的重要性。

疾病管理的目的在于提高患者的健康状况，减少不必要的医疗费用。它重视疾病发生发展的全过程，包括制定疾病管理的总目标和阶段性目标、充分了解疾病的保健方法和实践方式，制定执行个体化的、有针对性的保健计划，为被管理者汇总连续性疾病的诊疗档案，协调医疗保健服务、指导和跟踪治疗的执行情况，建立非传染性慢性疾病管理档案，指导和促进患者自我管理和监测，提高患者自我管理能力、依从性和患者的行为矫正能力。

### 四、灾难性病伤管理

灾难性病伤管理是疾病管理的一个特殊类型，顾名思义，它关注的是"灾难性"的疾病或伤害。这里的"灾难性"是指对健康的危害十分严重，也可指其造成的医疗卫生花费巨大，常见于肿瘤、肾衰竭、器官移植、严重外伤等情形。灾难性病伤所具有的一些特点，如发生率低，需要长期复杂的医疗卫生服务，服务的可及性受家庭、经济、保险等各方面的影响较大等，决定了灾难性病伤管理的复杂性和艰难性。

一般来说，优秀的灾难性病伤管理项目具有以下特征：

①转诊及时；

②综合考虑各方面因素，制定出适宜的医疗服务计划；

③具备一支包含多种医学专科及综合业务能力的服务队伍，能够有效应对可能出现的多种医疗服务需要；

④最大程度地帮助病人进行自我管理；

⑤尽可能使患者及其家人满意。

### 五、残疾管理

残疾管理的目的是减少工作地点发生残疾事故的频率和费用，残疾管理的关键是预防伤残的发生。

残疾是指造成不能正常生活、工作和学习的身体上和(或)精神上的功能缺陷，包括程度不同的肢体残缺、感知觉障碍、生活障碍、内脏器官功能不全、精神情绪和行为异常、智能缺陷。可分为残损、残疾和残障三个独立的类别。从雇主的角度出发，根据伤残程度分别处理，希望尽量减少因残疾造成的劳动和生活能力下降。对于雇主来说，残疾的真正代价包括失去生产力所造成的损失。生产力损失的计算是以全部替代职员的所有花费来估算的，必须用这些职工替代那些由于残疾而缺勤的员工。

造成残疾的原因包括医学因素和非医学因素。

1. 医学因素

①疾病或损伤的严重程度；

②个人选择的治疗方案；

③康复过程；

④疾病或损伤的发现和治疗时期(早、中、晚)；

⑤接受有效治疗的容易程度；

⑥药物治疗还是手术治疗；

⑦年龄影响治愈和康复需要的时间，也影响返回工作的可能性(年龄大的时间更长)；

⑧并发症的存在，依赖于疾病或损伤的性质；

⑨药物效应，特别是副作用(如镇静)。

2. 非医学因素

①社会心理问题；

②职业因素；

③人际关系；

④工作压力、工作强度；

⑤工作满意度；

⑥工作政策和程序；

⑦及时报告和管理受伤、事故、旷工和残疾的情况；

⑧诉讼；

⑨心理因素包括压抑和焦虑；

⑩信息通道流畅性。

因此，残疾管理的具体目标包括：

①防止残疾恶化，避免并发症；

②注重功能性能力；

③设定实际康复和返工的期望值；

④详细说明限制事项和可行事项；

⑤评估医学和社会心理学因素；

⑥与病人和雇主进行有效沟通；

⑦有需要时要考虑复职情况；

⑧实行循环管理。

### 六、综合的人群健康管理

综合的人群健康管理通过协调上述不同的健康管理策略来对个体提供更为全面的健康管理。人群健康管理成功的关键在于系统性收集健康状况、健康风险、疾病严重程度等方面的信息，以及评估这些信息和临床及经济结局的关联以确定健康、伤残、疾病、并发症、返回工作岗位或恢复正常功能的可能性(图 1-3)。

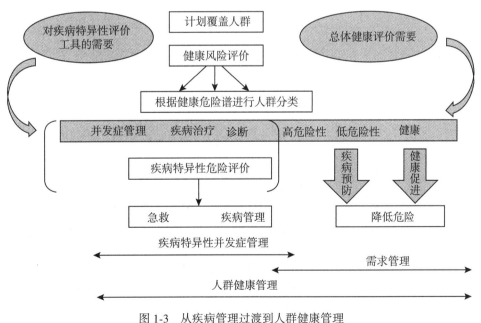

图 1-3　从疾病管理过渡到人群健康管理

# 第五节　健康管理的发展

## 一、健康管理的国际发展

在西方古代的多种医学文献（如《罗马大百科全书》）中早就蕴涵着健康管理的思想。希波克拉底指出"能理解生命的人同样理解健康对人来说具有最高的价值。"《罗马大百科全书》记载"医学实践由三部分组成：通过生活方式治疗、通过药物治疗和通过手术治疗。生活方式治疗就是在营养、运动、睡眠作息、衣着、按摩、合理限度的性生活方面提供健康方式的处方和建议。"

健康管理完善的思维模式、实践及健康管理理论、相关支持政策及法案，最早出现在美国。健康管理早期在美国的发展有健康维护组织、优先选择提供者组织、专有提供者组织等多种形式。1929 年美国蓝十字和蓝盾保险公司在 1929 年进行了健康管理的实践探索，美国洛杉矶水利局成立了最早的健康维护组织，也就是今天所讲的健康管理组织。20 世纪 60 年代美国保险业最早提出健康管理（Health Management）这一概念。20 世纪 70 年代，健康管理在美国兴起。当时一项名为"健康美国人（Healthy People）"的全民健康行动开始开展。该行动目标有：预防疾病、拯救生命；提高人民健康生活质量和健康水平，延长生命；消除人群之间健康状况差距；坚持健康促进与疾病预防用以节约开支。

1973 年美国政府依据 1972 年的《社会保障法修正案》通过了《健康维护法案》，鼓励社会各界力量积极参与健康维护工作，期间不乏积极地市场运作。如健康管理与健康保险的结合，推动了健康管理产业的发展。医疗保险机构和医疗机构之间签订经济适用处方协议，以保证保险客户享受到较低的医疗费用；医疗保险机构中，通过对医疗保险客户开展一系列系统的健康管理，最终实现抑制疾病的发生或恶化，大大降低保险机构出险率和医疗费用，达到减少对客户医疗保险赔付的目的。

随着社会的发展，保险实际业务内容的不断变换和更新，健康管理逐步发展成为一套独立的系统和营运，并开始由专业的健康管理公司取代传统医疗机构。于是，健康管理公司作为第三方服务机构与医疗保险机构合作，或直接面向有需求的个体有偿提供系统而专业的健康管理服务。这时健康管理逐渐得到美国民众的认可。

美国政府在全民健康管理计划中起到了积极而正向的作用，不仅为全国人们指明了方向，还推行相关政策为健康管理发展提供大力支持，使美国的健康管理得到快速发展。经过多年实践经验，美国得到一组实证数据：90% 的个人和企业经过健康管理的干预后，相关医疗费用降低到原本的 10%；剩余 10% 的个人和企业未进行过健康管理实施，医疗开支比原来提高了 90%。据统计，美国约 650 个健康管理机构为 7700 万人进行医疗服务，参加健康管理计划的美国人大于 9000 万。而且美国人在过去的近 100 年时间里，平均寿命增加了 30 年，其中医疗服务只贡献了 5 年，公共卫生和预防干预贡献了 25 年，可见实施健康管理意义重大。

可见，减少健康造成的损失，降低卫生费用，提高劳动力健康水平，是美国健康管理产生的原因。时至今日，随着互联网、物联网的应用，健康管理更多的依托网络来实现大数据的集合和挖掘，用户健康数据的开发也更加完备。一些针对患病人群或健康人群的健康管理项目开始开展，美国政府也会为老年人、残障人士、低收入人群等提供健康管理服务。这些项目的制定和实施，使居民获得科学的健康管理知识与技能，提高了自身健康水平；开展健康管理的企业，其员工因患病而产生的企业效益降低和卫生支出增加等情况得到遏制，并且减少了美国政府在医疗保健和医疗救助上的支出，一定程度上缓解了政府因巨额医疗费用所承担的压力。

随后健康管理在英国、德国、法国和日本等发达国家也逐步发展起来，并形成了覆盖广而深的产业。

欧洲的健康管理起步略晚于美国，但发展也十分迅速。据统计，整个欧洲约有 70%的雇主为公司员工购买健康管理计划。1947 年，英国成立最有名的健康管理公司保柏（Bupa）。70 多年来，该公司的健康管理比公立医疗机构更有优势，具有更高的医护水平、更优越的环境和合理的价格，吸引了大量企事业团体、个人以及中产家庭。BuPa 已覆盖全球 190 个国家和地区，提供健康服务的人数多达 820 万，年销售额达 39 亿英磅。并且该公司还经营有疗养院、医院、诊所和健康评估中心。德国的医疗保险体系和健康管理计划是相辅相成的，2002 年德国政府将疾病管理纳入到法定医疗保险体系，2008 年德国私人保险公司就开展了慢性疾病的护理管理服务。他们采用美国健康管理策略，全面考虑个人不良行为方式和慢性病危险因素关系，对整个人群进行健康管理，目的是为了把健康管理服务覆盖到更多的人身上。德国联邦经济劳动部成立了相关机构来处理有针对性的事宜（多为劳动职业问题），在全国展开了双元化的健康管理模式。在欧洲，芬兰健康管理模式效果最为突出。芬兰比较成熟的是基层社区组织，从 20 世纪 70 年代开始，通过探索改变人们的生活习惯，从源头上控制疾病的发生概率的新型健康管理模式。芬兰冠心病和其他心血管疾病的死亡率特别高，其中男性的死亡率居全球首位。1972 年，芬兰心血管疾病发病率最高的北卡累利阿省开始实施健康管理干预项目试图以小区为基础，相互合作，改变周围环境，从而影响人们的行为方式和习惯，去引导人们选择更健康的生活方式。在项目推行 5 年后，当地居民健康行为和生活方式明显提高，而疾病率则明显下降，居民健康状态得到明显改善。在 1972—1997 年的 25 年内，通过干预男性吸烟率下降了 50%，胆固醇的平均水平降低 20%；该省女性和男性的寿命分别增长了约 6 年和 7 年。在 1997 年芬兰全国推广健康管理项目，1969—2001 年，芬兰全国和北卡省的心血管疾病死亡率分别从每 450/10 万人和每 600/10 万人，下降到约 150/10 万人，健康管理实施的成效显著。在推动该项目实施中，也遇到来自各方的压力和阻挠，但他们建构了科学合理的实施方案，充分发挥了社区作用，将多种干预手段综合运用，并开展国际合作，坚持把健康管理计划推向全国。最终，芬兰的健康管理实施取得了显著效果，也得到了全国人民的称赞。

亚洲国家健康管理的发展整体落后美国和欧洲这些国家，其中发展最快的是日本。日本采用的是国家重视，民间组织逐级执行的发展模式。1959 年，日本八千穗村率先开展健康管理行动，通过建立人手一本的健康管理手册，为村民提供一年一次的体检，并要求将居民健康信息详细记录在手册上，这对降低潜在疾病发病率，形成良好生活方式大有益处。2000 年，日本厚生省推出了"健康本世纪"计划，从营养与饮食、身体锻炼、吸烟、酒精及糖尿病、心脑血管疾病等九个方面提出了 70 项具体目标，指导民众更好地开展自我健康管理。日本颁布了《健康促进法》，在此基础上，政府又开展了全民健康计划，最终呈现的结果是：65万专业人士为不足2亿人口的国家实施健康管理服务，从而使上千万的疾病患者得到治愈并提高了生命质量。到了2001年调研数据显示，日本的平均寿命是82.07岁，达到世界排名第三的水平。2006年，日本通过法律形式保障居民的健康管理服务有效实施，法案对于健康管理的干预方案、评估方法等细节均作了逐一说明。日本民众必须参加体检，经过体检评估存在疾病或患病风险的居民，由厚生省认定的机构制定严格的干预计划，初始干预和6个月后的生理指标、行为改变结果等评估都必须由医生、公共卫生护士、注册营养师及厚生省认定的机构执行。日本健康管理服务主要是通过健康调查和健康体检后，对服务对象进行评估和帮助，最后对服务对象进行健康干预和健康教育。在日本，强大的健康专业服务团队、国民较强的健康意识都是使健康管理行业繁荣的重要因素。当然，完善的制度、健全的法律体系、成熟的健康档案管理系统都是健康管理计划在日本取得成功的基本保障。可见，日本详细的法律条款，严格的干预制度形成了其独特的健康管理服务模式。

亚洲其他国家健康管理发展相对滞后，但都已经有了健康管理的意识，逐步形成发展态势。例如泰国，在国家政府颁布的《卫生纲要（2001—2004）》中，提出的卫生改革策略，强调要加强健康预防和服务，正是健康管理实施前期的基础工作。

### 二、健康管理在中国的发展

#### 1. 健康管理在中国的发展溯源

我国有着上下五千年的璀璨文化，也就有着源远流长的健康文化和丰富的养生智慧。中国是典型的农耕民族，自古以来劳动人民都很注意保养身体、延年益寿，在实践中总结出一套丰富的养生经验，逐步创立了有着系统理论和独特方法的中华养生文化。关于中国养生思想的发源，目前可考证于诸子百家和历史典故，其中我国古代哲学家、养生学家和医学家为此做出了巨大贡献。

健康管理的思想在我国早已有之，即祖国传统医学的"治未病"理念。2000多年前，公元前22—公元221年的巨作，我国中医典籍《黄帝内径·素问之四季调神大论》（经后人研究这部创作并非个人所著，而是集大成的思想和智慧体现，仅托名黄帝与歧伯著，共18卷）中已经孕育着"预防为主"的健康管理思想，"圣人不治已病治未病，不知已乱治未乱，此之谓也。夫病已成而后药之，乱成而后治之，譬犹渴而掘井，斗而铸锥，不亦晚乎?"是指医术高明的医生能在病情潜伏之时掌握病情并早期治疗，若病患已经发生才给予治疗，就如同口渴了才挖井取水，临到打仗才铸造兵器，为时已晚，其中贯穿着"未病先治"的思想。"治未病"包含两个方面：一是未病先防，二是已病防变。它强调养生保健、防病治病的重要作用，其中包含的正是健康管理的理念。其中《黄帝内经·素问·宣明五气论》中记载："久视伤血，久卧伤气，久坐伤肉，久立伤骨，久行伤筋，是谓五劳所伤。"这是最原始的健康生活方式的高度概括，强调养生就是要生活有规律懂得节制。

《黄帝内经》指出："毒药攻邪，五谷养生，五果为助，五菜为充，气味合而服之，以补精益气"；医学家华佗"动摇则谷气得消，血脉流通，病不得生，譬犹户枢，终不朽也"，其食疗与健身防病的养生法，在很大程度上与营养学和运动医学颇为相似。"上医治未病，下医治已病"与健康风险评估及风险控制十分相似。

殷末周初时期成书的《周易》中，包含了丰富的养生思想。《易传》利用阴阳五行的思想对人的精、气、神、意进行探究，将"阴阳"对应"静动"。这些思想对我国后世创编的太极拳影响意义重大，是中国最古老的养生理念。道教养生在我国有着深远影响，先秦诸子中的老子，是道教的创始人。他提出的"恬淡寡欲""清静无为"等养生思想对后人影响较大，"顺乎自然"的养生保健理论对应了今天我们强调的人与环境和谐的健康观。

《吕氏春秋》代表着我国传统养生思想的又一阶段。它是由秦相吕不韦组织门客们撰写而成的著作，该书完成于战国末年。其中详细论述了长寿就要注意养生之道："顺生""节欲""去害""主动"。这里的"顺生"就是要遵循人体生理机能顺应自然、生活规律；"节欲"同样强调生活要有节制，不能放纵无度。"去害"就是要排除对身体无益的东西，所有对身体有害的元素都要尽可能规避。"主动"就是强调要主动运动。《吕氏春秋》继承了子华子最早提出的"生命在于运动"的思想并在此发扬光大。《吕氏春秋·尽数》所载"流水不腐，户枢不蠹，动也，形气亦然。形不动则精不流，精不流则气郁。"形象而生动的向人们阐述了运动对健康的重要影响，以及运动在养生中的重要地位。由此可见，健康促进、健康养生等词在我国并不陌生，但随着历史的发展，古老的养生文化被人们遗弃。加之我国处于经济快速发展的阶段，人们工作压力较大，同时生存环境被破坏，食品安全得不到保障，越来越多的人受到健康的威胁，体质下降严重，这一切为健康管理的发展奠定了基础。

战国时期名医扁鹊，医术高超，魏文王曾求救于扁鹊："你们家兄弟三人，都精于医术，谁医术最好呢?"扁鹊说："大哥最好，二哥差些，我是三人中最差的。大哥治病于病情发作之前(上工治未病)，那时候病人自己还不觉得有病，但大哥就下药铲除了病根；二哥治病于病情初起之时(中工治欲病)，症状尚不十分明显，病人也没觉得痛苦，二哥就能药到病除；我治病于病情十分严重之时(下工治已病)，病人痛苦万分，病人家属心急如焚。此时，他们看到我在经脉上穿刺，用针放血，或在患处敷以毒药以毒攻毒，或动大手术直至病灶，使重病人病情得到缓解或很快治愈，所以我名闻天下。"魏王大悟。这种"上医治未病"的思想可谓古人对健康管理最精粹和朴素的概括，被认为是健康管理的理论和实践溯源。

20世纪90年代健康管理作为新兴理念被引入，我国健康管理的发展是从2001年第一家健康管理公司注册正式开启，2005年健康管理师被列入国家职业资格，2006年健康管理获得飞速发展，该年享有"健康管理年"之称，各种会议、培训层出不穷。发展到2017年除医疗相关体系的职业资格外，与健康促进相关的很多职业资格被国务院取消，例如公共营养师等，但保留了健康管理师的职业资格，同时健康管理师的技能中包含了营养师、心理咨询师、保健师等。我国健康管理计划的实践应用先行于理论研究，而且开展的比较晚。虽然20世纪60年代，已经出现运用健康风险评估系统(HRA)进行检测，医生以此为手段来督促健康风险高的患者或病人进行保健干预，但我国把健康管理作为一门学科及行业仅有十余年时间。

即便是我国学者，对健康管理的概念也都有不同的见解。早在1994年，学者苏太洋就从公共健康服务出发，指出健康管理是以改善健康为目的，运用有效的管理途径，对个人和社会的健康进行改善。张继可等人（2000）认为健康管理在个人健康意识、生活方式和个人行为方面，通过现代医学成果和管理学方法，有目的、有计划、有组织的对个人健康情况和生活质量进行提升。陈君石和李明（2005）认为健康管理是对个体和社会群体健康中的不良因素进行全面整治的过程。陈君石（2007）强调：健康管理是对个体或群体的健康进行全面监测、分析、评估、提供健康咨询和指导以及对健康危险因素进行干预的全过程，其宗旨是调动个体和群体及整个社会的积极性，有效地利用有限的资源来达到最大的健康效果。吴静娜、卢建华（2008）等人回顾健康管理的历史和现实时，指出我国"有病才治""经医就有药"的"生病就医"模式根深蒂固，对没有不适症状的健康问题大家都不重视，甚至不懂不了解，这些也正是造成慢病快速发展的重要缘由，这也是我国进行健康管理的必要性。另一方面，我国的医疗卫生体系不能满足人民健康的需求。黄奕祥（2010）从健康投资的角度解释健康管理的概念，认为健康管理是根据健康投资者的需求和健康评估状况对人体健康进行主动、不间断的、系统的管理的健康服务。我国首批开展健康管理研究的学者黄建始（2006，2010，2011）、陈君石（2007）两位学者充分介绍了健康管理在中国的发展方向，也强调我们需要有一支不涉及疾病诊断和治疗的健康管理实践队伍出现，来系统引导大家接受健康的理念，成为我国稀缺健康管理资源的源头。

2003年突如其来的SARS使我国对预防体系真正重视起来，随后持续出现的流行感染性疾病促进了我国开始重视健康的预防工作。饶克勤、钱军程等人（2012）揭示促使我国健康管理发展的另一个要素是我国老龄化的情况加剧，人口老龄化在我国虽然起步晚，但数量大、速度快，而且是在经济还不够发达、国民生产总值还不算高的情况下出现，这对经济发展造成了巨大压力。慢性病患者数量日益猛增，与慢病相关影响因素也日渐复杂，这将造成医疗资源紧张和人们经济负担大。社会的迫切需求推动着我国健康管理行业的迅速发展。人们对健康的需求已经趋于多样化，个性化的健康干预是健康服务发展的必然趋势。

2017年2月14日国务院办公厅印发《中国防治慢性病中长期规划（2017—2025年）》明确提出：要促进医防协同，实现全流程健康管理。建立健康管理长效工作机制。明确政府、医疗卫生机构和家庭、个人等各方在健康管理方面的责任，完善健康管理服务内容和服务流程。逐步将符合条件的癌症、脑卒中等重大慢性病早诊早治适宜技术按规定纳入诊疗常规。探索通过政府购买服务等方式，鼓励企业、公益慈善组织、商业保险机构等参与慢性病高危人群风险评估、健康咨询和健康管理，培育以个性化服务、会员制经营、整体式推进为特色的健康管理服务产业。鼓励、引导、支持社会力量举办的医疗、体检、养老和养生保健机构以及基金会等公益慈善组织、商业保险机构、行业协会学会、互联网企业等通过竞争择优的方式，参与所在区域医疗服务、健康管理与促进、健康保险以及相关慢性病防治服务，创新服务模式，促进覆盖全生命周期、内涵丰富、结构合理的健康服务业体系发展。建立多元化资金筹措机制，拓宽慢性病防治公益事业投融资渠道，鼓励社会资本投向慢性病防治服务和社区康复等领域。

然而国内外对健康管理这一概念一直没有定论，国内对健康管理的定义，比较公认的是以现代健康概念（生理、心理和社会适应能力）和新的医学模式（生理-心理-社会）以及中医治未病为指导，通过采用现代医学和现代管理学的理论、技术、方法和手段，对个体或群体整体健康状况及其影响健康的危险因素进行全面检测、评估、有效干预与连续跟踪服务的医学行为及过程。

2. 健康管理是健康中国战略的现实需求

(1)慢性病成为威胁我国居民健康的主要因素

慢性病的发生和流行与经济、社会、人口、行为、环境等因素密切相关。随着我国工业化、城镇化、人口老龄化进程不断加快，居民生活方式、生态环境、食品安全状况等对健康的影响逐步显现，慢性病发病、患病和死亡人数不断增多，群众慢性病疾病负担日益沉重。

①疾病谱、死亡谱的改变导致慢性病患病率显著攀升。

20世纪60年代以前，危害人类健康的疾病主要是病毒、细菌和传染病，如天花、霍乱、鼠疫、肺结核等。随着抗生素的出现和运用，这些疾病逐渐消失。如今随着工业化、城镇化、人口老龄化发展及生态环境、生活行为方式变化，危害人类健康疾病是重大与新发传染性疾病、心脏病、恶性肿瘤、糖尿病、高血压、高血脂等慢性非传染性疾病。特别是慢性非传染性疾病已成为居民的主要死亡原因和疾病负担。据《健康中国行动(2019—2030年)》，心脑血管疾病、癌症、慢性呼吸系统疾病、糖尿病等慢性病导致的负担占总疾病负担的70%以上，成为制约健康预期寿命提高的重要因素。同时，肝炎、结核病、艾滋病等重大传染病防控形势仍然严峻。据第五次国家卫生服务调查结果显示，2013年我国15岁及以上人口慢性病患病率为33.1%，城市地区和农村地区分别为36.7%、29.5%。与2008年比较，15岁及以上人口慢性病患病率上升了9个百分点。导致慢性病的危险因素(烟草使用、酗酒、高盐高脂饮食，静坐生活方式)处于流行高水平或者呈进行性上升的趋势。据统计，截至2014年底，"三高"(患病率高、致残率高、死亡率高)和"三低"(知晓率45%、服药率28%、控制率8%)特征明显。

②慢性病危险因素盛行。

a. 我国人群超重和肥胖患病率快速上升。

2016年《柳叶刀》发表全球成年人体重调查报告，中国已超越美国，成为全球肥胖人口最多的国家。其中，中国男性肥胖人数4320万人，女性肥胖人数4640万人，总人数高居世界第一。

国家统计局和国家卫生健康委员会数据显示，中国人的超重率和肥胖率均不断上升。1992—2015年，超重率从13%上升到30%，肥胖率从3%上升到12%。儿童和青少年的肥胖率也在快速增加，2002—2015年，儿童青少年的超重率从4.5%上升到9.6%，肥胖率从2.1%上升到6.4%。

据《健康中国行动(2019—2030年)》，2012年全国18岁以上成人超重率为30.1%，肥胖率为11.9%，与2002年相比分别增长了32.0%和67.6%；6~17岁儿童青少年超重率为9.6%，肥胖率为6.4%，与2002年相比分别增加了1倍和2倍。

根据2015年中国肥胖指数，从地域来看，北方地区的肥胖指数35%高于南方27%。在肥胖人群不断增加的今天，减肥行业市场规模在2015年达到900亿，其市场空间还会因为不断增加的肥胖人群而继续增加。因此，在肥胖问题持续加重以及国内不断提高的健康意识，未来体重管理产品将迎来快速发展时期。

　　b. 膳食不合理、身体活动不足及吸烟是造成多种慢性病的三大行为危险因素。

　　膳食不合理。表现在肉类和油脂摄入增加，谷类食物消费下降，食盐摄入居高不下。近年来，我国居民营养健康状况明显改善，但仍面临营养不足与过剩并存，营养相关疾病多发等问题。2012 年调查显示，我国居民人均每日食盐摄入量为 10.5 克(世界卫生组织推荐值为 5 克)；居民家庭人均每日食用油摄入量 42.1 克(《中国居民膳食指南》推荐标准为每天 25~30 克)；居民膳食释放提供能量比例达到 32.9%(《中国居民膳食指南》推荐值上限为 30.0%)。目前，我国人均每日添加糖(主要为蔗糖即"白糖""红糖"等)摄入量约30 克，其中儿童青少年摄入量问题值得高度关注。2014 年调查显示，3~17 岁常喝饮料的儿童青少年，仅从饮料中摄入的添加糖提供的能量就超过总量的 5%，城市儿童远远高于农村儿童，且呈上升趋势(世界卫生组织推荐人均每日添加糖摄入低于总能量的 10%，并鼓励控制到 5% 以下或不超过 25 克)。与此同时，2010—2012 年，我国成人营养不良率为6%；2013 年，5 岁以下儿童生长迟缓率为 8.1%，孕妇、儿童、老年人群贫血率仍较高，钙、铁、维生素 A、D 等微量元素缺乏依然存在，膳食纤维摄入明显不足。

　　因此，高盐、高糖、高脂等不健康饮食是引起肥胖、心脑血管疾病、糖尿病及其他代谢性疾病和肿瘤的危险因素。2016 年全球疾病负担研究结果显示，饮食因素导致的疾病负担占到 15.9%，已成为影响人群健康的重要危险因素。合理膳食以及减少每日食用油、盐、糖摄入量，有助于降低肥胖、糖尿病、高血压、脑卒中、冠心病等疾病的患病风险。

　　身体活动不足。全国体质调研结果表明：我国居民每周参加 3 次以上体育锻炼的比例不足三分之一，以 30~49 岁的中年人锻炼最少。国家体育总局 2014 年全民健身活动状况调查显示，我国城乡居民经常参加体育锻炼的比例为 33.9%，其中 20~69 岁居民经常锻炼率仅为 14.7%，成人经常锻炼率处于较低水平，缺乏身体活动成为多种慢性病发生的重要原因。

　　吸烟问题严重。烟草烟雾中含有多种已知的致癌物，有充分的证据表明吸烟可以导致多种恶性肿瘤，还会导致呼吸系统和心脑血管系统等多个系统疾病。根据世界卫生组织报告，每 3 个吸烟者中就有 1 个死于吸烟相关疾病，吸烟者的平均寿命比非吸烟者缩短 10年。烟草对健康的危害已经成为当今世界最严重的公共卫生问题之一。为此，世界卫生组织制定了第一部公共卫生条约——《烟草控制框架公约》。我国 2003 年签署该公约，2005年经全国人民代表大会比准，2006 年 1 月在我国正式生效。

　　中国是香烟生产和消费大国，生产和消费均占全球三分之一以上。2016 年中国人吸烟现状报告显示，目前全国约有 3.5 亿吸烟者，全球每年因烟草使用造成约 600 万的死亡人数中，我国死亡人数超过 100 万。因二手烟暴露导致的死亡人数超过 10 万。如果不加控制，这个数字到 2050 年将增长到 300 万以上。

　　③老龄化形势严峻。

　　a. 老年人数量增长迅速。

　　中国老龄人口数量居世界首位，且呈不断上升趋势。据 2019 年 5 月国家卫生健康委发布的《2018 年我国卫生健康事业发展统计公报》所示，我国居民人均预期寿命由 2017 年的 76.7 岁提高到 2018 年的 77.0 岁。此外，在老年人健康状况方面，国家统计局透露，2015 年，中国老年人口中有 40.50% 身体健康，41.85% 身体基本健康，两类合计占老年人口的 82.35%；不健康但生活能自理的老年人占 15.05%，生活不能自理的老年人仅占 2.60%。

国家统计局发布的 2017 年国民经济和社会发展统计公报显示，2017 年末我国 60 周岁及以上人口数为 24090 万人，占总人口的 17.3%。据预测，到 2030 年我国 60 岁及以上老年人口占比将达到 25.3%；2050 年，将达到 34.1%。随着老龄化持续加剧，高龄化、空巢化问题日益严重。目前，我国 80 岁以上老人数量高速增长，约为老年人增速的 2 倍，预计 2050 年 5 个老人中就有一个 80 岁以上老人。老年人持续、快速增长，已成为整个健康管理服务行业的特殊群体和主体人群。同时，随着老龄化持续加剧，我国阿兹海默病、帕金森症等老年性疾病日益增多。因此，老年人的健康已不仅是家庭问题，而是严重的社会问题。

b. 我国社会养老服务体系建设不完善。

我国的社会养老服务体系建设存在着与新形势、新任务、新需求不相适应的问题，主要表现在缺乏统筹规划，缺乏整体性和连续性；社区养老服务和养老机构床位严重不足，供需矛盾突出；设施简陋、功能单一，难以提供照料护理、医疗康复、精神慰藉等全方位的服务；布局不合理，区域之间、城乡之间发展不平衡；政府投入不足，民间投资规模有限；服务队伍专业化程度不高，行业发展缺乏后劲；国家出台的优惠政策落实不到位；服务规范、行业自律和市场监管有待加强等。

慢性病患者人数的增长、疾病谱的变化及老年人口数量的攀升，均引发医疗模式由单纯病后治疗转向"预防、保健、治疗、康复"相结合，人们更加重视亚健康状态的调整和恢复。2017 年，我国人均国民生产总值为 8690 美元，人口期望寿命达到 76.7 岁。据预测，中国将于 2020 年后进入高人类发展水平(指人类发展指数大于 0.8)国家行列，意味着健康会成为中国人的优先选择。因此，需要健康管理服务的人群数量将会持续上升，为健康管理服务业的发展带来巨大机遇。

(2)我国人群的健康素养总体较低

当前我国居民健康素养水平总体仍比较低。2017 年居民健康素养水平只有 14.18%。城乡居民关于预防疾病、早期发现、紧急救援、及时就医、合理用药、应急避险等维护健康的知识和技能比较缺乏，不健康生活方式比较普遍。科学普及健康知识，提升健康素养，有助于提高居民自我健康管理能力和健康水平。《中国公民健康素养——基本知识与技能》界定了现阶段健康素养的具体内容，是公民最应掌握的健康知识和技能。

《健康中国行动(2019—2030 年)》提出，到 2022 年和 2030 年，全国居民健康素养分别不低于 22% 和 30%，其中：基本知识和理论素养水平、健康生活方式与行动素养水平、基本技能素养水平分别提高到 30%、18%、20% 及以上和 45%、25%、30% 及以上，居民基本医疗素养、慢性病防治素养、传染病防治素养水平分别提高到 20%、20%、20% 及以上和 28%、30%、25% 及以上；建立并完善科普专家库和资源库，构建健康科普知识发布和传播机制。提倡个人定期记录身心健康状况；了解掌握基本中医药健康知识；掌握基本的急救知识和技能。每个人是自己健康的第一责任人，提倡主动学习健康知识，养成健康生活方式，自觉维护和促进自身健康，理解生老病死的自然规律，了解医疗技术的局限性。

### 三、我国的健康中国战略与健康中国行动

2016 年 10 月 25 日，中共中央国务院发布了《"健康中国 2030"规划纲要》（以下简称"《纲要》"），这是新中国成立以来首次在国家层面提出的健康领域中长期战略规划，是今后 15 年推进健康中国建设的行动纲领。体现了党中央、国务院对人民健康的高度重视。《纲要》强调"预防为主，防患于未然"，明确"共建共享、全民健康"是建设健康中国的战略主题，"全民健康"作为"建设健康中国的根本目的""共享共建"是"建设健康中国"的基本路径。强调"立足全人群和全生命周期两个着力点"，分别解决提供"公平可及"和"系统连续"健康服务的问题。惠及全人群，使全体人民享有所需要的、有质量的、可负担的预防、治疗、康复、健康促进等健康服务。覆盖全生命周期，强化对生命不同阶段主要健康问题及主要影响因素的有效干预，实现从胎儿到生命终点的全程健康服务和健康保障，实现更高水平的全民健康。《纲要》坚持以人民健康为中心，站在大健康、大卫生的高度，紧紧围绕健康影响因素（包括遗传和心理等生物学因素、自然与社会环境因素、医疗卫生服务因素、生活与行为方式因素）确定《纲要》的主要任务，包括健康生活与行为、健康服务与保障、健康生产与生活环境等方面。以人的健康为中心，按照从内部到外部、从主体到环境的顺序，依次针对个人生活与行为方式、医疗卫生服务与保障、生产与生活环境等健康影响因素，提出普及健康生活、优化健康服务、完善健康保障、建设健康环境、发展健康产业等五个方面的战略任务。

2017 年 1 月国务院办公厅发布《中国防治慢性病中长期规划（2017—2025 年）》（以下简称"《规划》"），这是首次以国务院名义印发慢性病防治规划，是今后 5～10 年做好慢性病防治工作、提高居民健康期望寿命、推进健康中国建设的纲领性文件，是贯彻落实全国卫生与健康大会精神、努力全方位、全周期保障人民健康的重大举措，对于全面建成小康社会、推进健康中国建设具有重大意义。《规划》提出到 2025 年，慢性病危险因素得到有效控制，实现全人群全生命周期健康管理，力争 30～70 岁人群因心脑血管疾病、癌症、慢性呼吸系统疾病和糖尿病导致的过早死亡率较 2015 年降低 20%。逐步提高居民健康期望寿命，有效控制慢性病疾病负担。《规划》突出慢性病防治工作的综合性和社会性，强调慢性病防控的个人健康责任，倡导"每个人是自己健康第一责任人"的理念，提出构建自我为主、人际互助、社会支持、政府指导的健康管理模式，促进群众自觉形成健康的行为和生活方式，在科学指导下开展自我健康管理，人人参与、人人尽力、人人享有，形成卫生与健康治理新格局。提出防治慢性病的八大策略与措施：加强健康教育、提升全民健康素质；实施早诊早治，降低高危人群发病风险，促进慢性疾病早期发现、开展个性化的健康干预；强化规范诊疗，提高治疗效果落实分级诊疗制度、提高诊疗服务质量；促进医防协同，实现全流程健康管理；完善保障政策，切实减轻群众就医负担；控制危险因素，营造健康支持性环境；统筹社会资源，创新驱动健康服务业发展；增强科技支撑，促进检测评价和研发创新。

2017 年 8 月科学健身"说明书"《全民健身指南》正式发布。《全民健身指南》（以下简称"《指南》"）针对中国居民参加体育健身活动状况实际，系统归纳、集成国家"十五""十一五""十二五"相关研究成果，基于中国居民运动健身的实测数据编制而成。《指南》对体

育健身活动效果、运动能力测试与评价、体育健身活动原则、体育健身活动指导方案等内容进行了详细的说明。

2019 年 7 月 9 日，国家卫生健康委制订并出台《健康中国行动（2019—2030 年）》（以下简称"《行动》"），体现了对维护人民健康的坚定决心。《行动》要求牢固树立"大卫生、大健康"理念，坚持预防为主、防治结合的原则，把健康融入所有政策，建立健全健康教育体系，引导群众建立正确健康观，形成有利于健康的生活方式、生态环境和社会环境，促进以治病为中心向以健康为中心转变，提高人民健康水平。

《行动》提出的基本路径包括：普及健康知识、参与健康行为、提供健康服务、延长健康寿命。重大行动有：健康知识普及行动、合理膳食行动、全民健身行动、控烟行动、心理健康促进行动、健康环境促进行动、妇幼健康促进行动、中小学健康促进行动、职业健康保护行动、老年健康促进行动、心脑血管疾病防治行动、癌症防治行动、慢性呼吸系统疾病防治行动、糖尿病防治行动、传染病及地方病防控行动等。提出到 2030 年，全民健康素养水平大幅提升，健康生活方式基本普及，居民主要健康影响因素得到有效控制，因重大慢性病导致的过早死亡率明显降低，人均健康预期寿命得到较大提高，居民主要健康指标水平进入高收入国家行列，健康公平基本实现，实现《"健康中国 2030"规划纲要》有关目标。

2019 年 9 月 2 日，国务院办公厅发布《体育强国建设纲要》（以下简称"《纲要》"）。《纲要》提出体育强国建设的三阶段战略目标：到 2020 年，建立与全面建成小康社会相适应的体育发展新机制……全民族身体素养和健康水平持续提高……。到 2035 年，全民健身更亲民、更便利、更普及，经常参加体育锻炼人数比例达到 45%以上，人均体育场地面积达到 2.5m²，城乡居民达到《国民体质测定标准》合格以上的人数比例超过 92%；青少年体育服务体系更加健全，身体素养显著提升，健康状况明显改善。到 2050 年，全面建成社会主义现代化体育强国。人民身体素养和健康水平、体育综合实力和国际影响力居于世界前列，体育成为中华民族伟大复兴的标志性事业。

习近平总书记多次强调：经济要发展，健康要上去。人民群众的获得感、幸福感、安全感都离不开健康，健康是幸福的起点，也是成长的前提，是全面建成小康社会的重要内涵，也是人类社会发展福祉的永续追求。要大力推进全民健身与全民健康深度融合，更好发挥举国体制与市场机制相结合的重要作用，不断满足人民对美好生活的需要。系列文件的密集出台，体现了党中央对人民健康的高度重视以及提升人民健康的坚定信心。

## 第六节　运动健康管理

党的十九大以来，随着健康中国战略的确立与推进，健康服务、健康产业、健康管理、体育健身成为各界关注的焦点。《"健康中国 2030"规划纲要》着重强调体育事业、大众健身、体育产业的重要地位，相比较"健康中国 2020"规划纲要，将"体医结合"改为"体医融合"，凸显运动干预促进健康的重要地位。2017 年 10 月，党的十九大报告中两次提及"全民健身和发展体育"。在"健康中国"宏伟目标的指引下，"全生命周期健康管理模式"的探索下，随着我国慢性非传染性疾病人口数量的不断增加，运动在慢病的预防和控制上的作用不可替代，运动健康管理的发展将成为必然。

### 一、运动健康管理的概念

运动健康管理属于健康管理的分支领域。对运动健康管理的理解需要以明确健康管理概念为前提。健康管理是指：是以现代健康概念（生理、心理和社会适应能力）和新的医学模式（生理-心理-社会）以及中医治未病为指导，通过采用现代医学和现代管理学的理论、技术、方法和手段，对个体或群体整体健康状况及其影响健康的危险因素进行全面检测、评估、有效干预与连续跟踪服务的医学行为及过程。一言以弊之，健康管理是一个健康调控过程，是对个人或群体的健康状态实施干预，进而使其减少疾病发生、发展的系列活动的总称。

运动健康管理的开展实施，同样需要遵循健康管理的流程和要求。因此本书将运动健康管理定义为：将运动干预作为主要手段来实现对个人或群体健康的管理，该过程需要配合相关医学检测、营养干预、心理干预等手段，并实施个性化定制的运动干预指导服务。简单的描述就是通过运动干预的手段实现健康管理，基于健康管理检查、评估、干预的循环过程，运动健康管理服务也需要遵循这样的流程。此外，基于大健康观的具体需求，影响健康的因素及促进手段也是多维的，因此在强调以运动干预为主的前提下，也需要配合其他健康促进手段。运动健康管理概念的内涵是运动促进健康，实现健康的管理。其概念外延是指在健康管理过程中运动干预的实施、科学运动健身指导、术（病）后的康复中运动促进等，均属于运动健康管理的元素和缩影。当运动状态出现时，就有可能出现运动健康管理。因此，规范、系统、持续、有意识、有目的的运动实施都属于运动健康管理的范畴。

狭义的运动健康管理指：对亚健康、慢病等有明确健康需求的运动治疗方式，需要在明确医学检测、运动技能水平检测的基础上，严格执行运动处方的每项内容，同时严格把控营养摄入量，必要时配合心理干预和医疗干预的一系列健康促进手段的总称。

广义的运动健康管理指：为提升机体健康水平状态，将运动干预、体力活动干预作为健康促进的主要手段，在管理者的监督和指导下，完成运动处方的执行，同时依照健康检测、评估后制定出的营养干预方案进行执行，配合必要的心理干预使机体保持健康状态并提升整体健康素质。

近年来很多社会组织，尤其是一些企业频繁使用该词语。然而在学术研究中，此概念尚未得到广泛传播，仅有少数人采用。2012年扬州大学黄浚智硕士论文题目为《运动健康管理网络平台的研制与应用》，但在论文中并没有将运动健康管理作为专有名词进行解释运用，而模糊地解释了健康管理中运动干预是其重要组成部分。2013年于飞在《浅谈运动健康管理》中，提出了运动健康管理概念的雏形，将其定义为：运用现代医学科技和科学体育运动手段从生理学、社会学、心理学的角度来系统地关注和维护运动者的身体健康。该概念仅是简单描述，没有突出运动健康管理特点。随后一些关于运动健康管理设备研发文章出现后，就直接使用了运动健康管理一词，未曾进行过解释。运动健康管理与单纯的运动干预有着较大的区别，运动健康管理属于健康管理模块儿的一部分，同时它又能够成为独立的运动服务，能够实现其独特的健康促进价值。因此，明确运动健康管理的概念，对进行运动健康管理商业模式的构建有着重要意义。

## 二、运动健康管理的意义

目前我国运动干预服务尚且不能满足健康管理发展的需求，运动健康管理的理念也未得到广泛的认识。由于受我国传统医疗思想影响，至今仍处于"千人一方"的医疗模式，虽经多次医疗改革还是未能满足人们多样化的健康需求，而运动健康管理的个性化定制方案恰好能实现多样化健康需求的服务。

早年间，美国《时代》杂志列举了运动给人们带来的好处：运动促使人体能量燃烧，体重减轻的同时还能降低中风、糖尿病和心脏病的风险。2012年瑞典卡罗林斯卡医学院生理学教授朱丽恩·兹尔罗斯(Zierath)一项研究发现了运动一个不可思议的作用——促进DNA改变，这项研究成果显示：运动能够促进基因活动发生利于健康的变化，即便是20分钟的运动也能达到这个效果。

当代人们谈到癌症和毒素都会恐惧，很多养生保健产品都是围绕着排毒和抗癌来设计。大家都很清楚致癌和毒素会改变我们基因表达，造成基因变异和身体异常，同等原理下，运动对基因的改变则是有益健康的，还能够提高肌肉的工作效率，即便仅仅20分钟的运动就能够为身体带来积极变化。而这一切都需要通过运动健康管理服务过程中的健康教育和科普来让民众达到认知和强化。

运动健康管理服务的核心是正确科学地运动指导。我们见过太多骨科手术后，由于没有及时实施运动康复造成终身残疾的现象，这些都是由于人们缺乏科学锻炼的意识，也不具备科学合理运动的技能，出现"不会练""练坏了"的现象。骨科手术后的肌肉恢复、脑卒中患者的神经康复等都存在专业人才紧张、患者无处就医的现象。运动健康管理服务正是为这些需要科学健身的人们"扫盲"，通过合理、科学的运动干预服务提高人们的体质健康水平。

从广场舞大妈的猝死，到马拉松运动事故，再到健身房出现猝死等事故的屡屡发生打击了全民健身的热情，甚至有些人因噎废食，不敢再进行大运动量的活动，尤其是慢病人群，更是不敢大强度运动。然而，前面我们反复提到运动对控制慢病、治疗慢病的作用，这里的运动需要有运动时间和强度的保障。医生也反复叮嘱这些慢病患者需要加强运动，但他们真的实施运动锻炼时会发现：运动量太小，达不到运动锻炼目的，没有专人指导的情况下进行大强度锻炼又是危险重重，运动健康管理服务恰恰是这些人群的救星。

自从人们生活水平提高以来，满足了基本温饱后，人们开始日益关注自己的健康，健身行业从这个阶段开始发展。马华健身俱乐部是在1991年我国成立的第一家健康健身俱乐部，从此后各种连锁俱乐部、专项俱乐部、社区俱乐部等不断涌现，2009年后，我国作为全球最大健身休闲市场，以每年1000家的速度在快速增长，到2015年统计局统计到我国俱乐部数量为5940家，而后续健身俱乐部数量持续增长中。

根据我国统计局2014年对20~69岁人群的健身情况调查显示，我国已有51%人群选择了运动健身，相比2013年健身人数已经提高了1.5个百分点，达到3.83亿人。健身房面对如此大的健身人群，应该有着较大的市场潜力，但健身房的会员人数增长率却在下降。分析传统健身房不景气的缘由有以下几点：首先，传统健身房前期投入较大，大多采用重资产模式，需要购买全套设备，资金压力较大。以 3000m² 的健身房为例，每月场地租金、人员劳务费、水电物业费等支出需 80 万左右，这就迫使健身房在预售完成后开始这些开支，还需要通过出售季卡、年卡、会员卡等形式来收取相应费用。有的健身房甚至卖出二年卡、五年卡、十年卡等销售形式。而越来越多的健身房成立后，为了争夺市场，导致价格战，目前普通健身房年卡价格只能卖到 1500~2100 每张，更有甚者年卡 300 多元一张，激进的价格策略会对潜在客户及已有会员形成不良影响，也不利于培育客户的忠诚度。在这种"销售为先"的模式下，俱乐部的运营都需要围绕利润而非客户，无疑这种行为就间接放弃了潜在客户和已有的会员，造成的局面就是：买卡的人多，健身的人少，能够续卡人数仅有 30%。这就造成大多数健身房促销年卡的行为成为一种对赌协议，赌的就是懒惰的人买卡不来健身。其次是会员服务不够专业。前期由于重资产投入较大，会员费用收取以后需要进行日常开支，无法投入更多到会员服务中，所以很多会员在卡费到期后选择更换其他家健身俱乐部，更有大批开卡后转售的情况发生，究其原因都是由于健身房从业人员专业性差，教练员流失较为严重。培养一个专业、优秀的健身教练需几年时间，但由于私教课收入的 70%~85% 需要归俱乐部所有，仅剩下 15%~30% 属于教练，教练员还需要承担俱乐部的销售任务，所以真正优秀教练都选择自己单独开设工作室。剩下留在健身房的是参差不齐的教练员和服务人员，非常影响服务质量。再次是健身俱乐部环境不够舒适。由于传统健身俱乐部大多属于重资产投入，为了减少房租开支，他们选择地下室的场地进行健身场地建设。此外，由于较低价格售卡，造成来健身俱乐部的人群三六九等，一度出现健身房洗澡、洗衣大妈一族的现象。最后是健身俱乐部提供的服务无法做到精准运动。目前健身俱乐部提供的服务以增肌、减脂、塑形为主，一些有着明确健身需求的人来到热闹非凡的健身俱乐部无法达到预期的健身目的，尤其是一些慢病人群来到健身俱乐部后，没有专业教练能够有资质来指导这些会员进行锻炼。健身俱乐部中，大多表示运动治疗类的产品不敢涉及，教练面对这些客户群体都是"不敢碰"的心理状态。

可见，现有的运动干预服务无法满足健康管理的需求。找到一种能够满足健康管理服务需求，整合散落的运动干预元素，是运动健康管理商业模式构建的重要意义所在。

同时，由于我国人口基数大，健康管理的发展趋势必然要走市场化运作的道路。中国健康管理市场潜在规模在 600 亿元，目前市场体量为 30 亿左右，健康管理发展存在巨大的发展空间。运动对健康的益处已经得到越来越多的证实和认同，运动增强体质促进健康的理念已经深得人心。越来越多的人群主动加入到运动健身的行列中来，对他们来说，运动已经开始像一日三餐一样成为日常生活的重要组成部分。

《中国防治慢性病中长期规划（2017—2025 年）》提出我国慢性病防治目标为：到 2020 年，慢性病防控环境显著改善，降低因慢性病导致的过早死亡率，力争 30~70 岁人群因心脑血管疾病、癌症、慢性呼吸系统疾病和糖尿病导致的过早死亡率较 2015 年降低 10%。到 2025 年，慢性病危险因素得到有效控制，实现全人群全生命周期健康管理，力争 30~70 岁人群因心脑血管疾病、癌症、慢性呼吸系统疾病和糖尿病导致的过早死亡率较 2015 年降低 20%。逐步提高居民健康期望寿命，有效控制慢性病疾病负担。要实现上述目标，科学的运动干预及运动健康管理是最为经济和高效的手段。

从"体医结合"到"体医融合"，运动干预成为健康管理中不可或缺的板块。当人们需要运动干预服务时，能够有明确、专业、有效的运动干预服务机构和运动健康管理专业人才的出现，这是当下明确的市场需求，并且发展空间较大，同时这也是健康管理发展的必然需求。而健康管理理念下的运动干预，可通过全方位、个性化的运动干预方案来指导运动锻炼，同时融合中西方运动文化，为健身者提供多种健身项目，来促进运动锻炼的持续有效性，保证运动健身的最大效益。因此，运动健康管理是促进体医融合发展的有效途径。国家一直在大力提倡运动与医学的有机融合，运动健康管理的出现恰好为实现体医融合提供了条件。运动健康管理的执行需要充分借助医学检测和临床研究的支持，而很多临床治疗的恢复又需要运动健康管理服务的执行，运动本身就是治疗某些疾病的良好手段，运动健康管理正是体医融合的具体形式，为落实国家政策明确了道路。因此，运动健康管理是实现"健康中国"的良好途径，为国家制定健康促进政策提供参考。

习近平总书记说"没有全民健康，就没有全面小康"，而在健身锻炼中，没有科学锻炼，就没有体质健康的提升。运动健康管理正是普及健康教育，实现科学锻炼的良好保障。

### 三、运动健康管理的发展

世界卫生组织前总干事布伦特兰博士早在2002年世界卫生日的报告中指出"体力活动不足或久坐的生活方式已成为全世界引起死亡、疾病和残疾的前10项原因之一"。研究表明，经常参加运动的人可以明显改善亚健康状态，提高健康水平。目前虽然大家都知道运动健身的好处，但却难以养成良好的运动健身习惯，难以充分享受运动带来的健康益处，这也正是需要进行运动健康管理的缘由。

调查显示，全球15岁以上人口体力活动不足总体发生率约为31.1%，女性高于男性，儿童、青少年人群和老年人群检出率更高，并与职业、受教育程度、种族/民族、婚姻状况、社会经济地位等人口学特征存在某种程度的关联。发达国家高于发展中国家，城市高于农村，发展中国家快速发展的大城市中问题更大。职业性、交通性、家务性体力活动虽处于下降趋势，但仍为体力活动水平的主要贡献者，休闲性体力活动不足成为影响总体力活动水平提升的瓶颈。加拿大有63%的成年人没有参加足够的体力活动，根据美国疾病预防和控制中心（CDC）和ACSM的报告，美国目前约有60%左右的成年人没有参加足够的体力活动，全欧盟国家只有31.1%的人在过去的一周里参加过4次以上中等强度的体力活动。体力活动不足在世界范围内流行，对全球人口健康的威胁与日俱增。

根据国家体育总局2014年全民健身活动状况调查，我国城乡居民经常参加体育锻炼的比例为33.9%，其中20～69岁居民经常参加锻炼率仅为14.7%，成人经常锻炼率处于较低水平，缺乏身体活动成为多种慢性病发生重要原因。同时，心肺耐力、柔韧性、肌肉力量、肌肉耐力、身体成分等指标的变化不容乐观，多数居民在参与体育活动时还有很大的盲目性。因此，必须建立一个科学有效的运动健康管理体系来指导并督促人们进行合理的体育运动。

面对全球蔓延的"懒惰"疫情，世界各国陆续出台了各种干预行动，以遏制"疫情"的继续发展和蔓延。美国从1979年起就开始重视国民身体健康，随后连续出台"美国国民身体活动计划"（American health plan）他们将身体活动融入社会生活中；1990年加拿大政府推出"运动生活计划"（Sports life plan）；1993 年新西兰推出"运动中的国家"运动健身计划（Moving A Nation）；1994 年澳大利亚政府开始实施"运动澳大利亚"计划（Active Australia）；1996 年新加坡政府推出"大众体育健身"计划（Sports for Life Program）。此外，新加坡政府还强调"生命在于运动"（Sport for Life）；2000 年日本政府推出"健康日本 21 世纪"；我国政府于 1995 年正式颁布实施"全民健身计划"（National Fitess Program），该计划"以青少年和儿童为主，倡导全民做到每天参加 1 次以上的体育健身活动，学会 2 种以上的健身方法，每年进行 1 次体质测试。"2007 年中共中央国务院下发《中共中央国务院关于加强青少年体育增强青少年体质的意见》[中发（2007）7 号]明确指出"广泛开展全国亿万学生阳光体育运动。"鼓励学生走向操场，走进大自然，走到阳光下，形成青少年体育锻炼的热潮。2009 年中国将 8 月 8 日定为"全民健身日"，8 月 30 日正式颁布了《全民健身条例》。近年密集出台了《健康中国 2030 规划纲要》《健康中国行动（2019—2030 年）》等系列政策文件，将健康中国上升为国家战略。

虽然运动健康管理属于初创期，但其发展潜力巨大。我国居民的健康需求日益增加，运动促进健康的理念深入人心，大家期待能够接受运动疗法这种天然无副作用的健康促进手段。然而传统健身房和现存的体育协会等机构无法满足人们精准运动的需求。提供全方位运动检测、评估、干预服务、个性化的运动处方是人们精准运动指导的现实需求，接受丰富、专业、有效的运动技术服务是当下健康市场的客观需要。另外，运动健康管理也是体育服务业的典型标志，将成为体育服务的一面旗帜。运动健康管理将散落的运动元素有效集中，提供个性化运动干预满足不同人群的运动健康需求，整合多种运动手段和方法，达到健康目的，养成健康生活方式。运动健康管理通过提供运动干预服务这种特殊产品，为需要专业运动治疗、运动指导的人群提供了明确的服务方向和归宿。

# 第二章　健　康　监　测

健康监测(health surveillance)是通过各种检查和分析方法来评估有害因素对接触者健康危害及其程度的影响，掌握个人健康状况，及时发现健康受损迹象，并采取相应的预防措施，以预防疾病的发生与发展。

健康监测属于二级预防，结合生活、工作环境监测和流行病学分析，可以研究有害因素引起的疾病发生和发展规律，以及接触效应关系，并评价防护措施的效果，制定并采取进一步的控制措施，为一级预防提供科学依据。

传统的健康监测是指以健康检查为主要手段的医疗监测，基本内容包括健康检查、健康档案记录的建立和应用、健康分析和疾病识别。

健康检查包括各个临床部门的基础检查、超声心电图和放射线等医疗设备的检查，还包括对人体周围血液和尿液的检查。健康检查是一种以健康为中心的身体检查，当身体没有明显的疾病时，健康检查通常被认为是对身体的全面检查，用于了解身体状况并进行身体疾病筛查。

建立健康监测档案是一项重要的基础工作，利用健康检查数据来建立健康监测文件，它能提供有价值的信息，依此来评估有害因素、疾病诊断和流行病学研究等。

健康监测数据不仅要存档，而且要及时进行整理、分析、评估和反馈，使其为个人健康工作服务、为采用和评估疾病控制措施提供基础，这就是健康分析。

## 第一节　信　息　采　集

健康监测的一个关键步骤是健康信息的采集，健康调查表则是健康信息采集的工具。健康信息采集的原则是要保证采集的内容客观反映服务对象的实际情况，因此要按照调查表的项目如实收集相关信息。

健康监测记录的主要工具是健康监测记录表。这一系列记录表是卫生管理部门根据国家法律法规、卫生系统和技术规范的要求制定出来，用于记录健康监测相关基础信息，卫生信息以及卫生服务运行过程和结果的医疗技术文件。它具有医疗效果和法律效力。它通常包括以下部分：基本信息，儿童健康、妇女健康、疾病控制、疾病管理和医疗服务。在一系列与健康相关的记录表中，健康检查表、行为危险因素调查表以及相关疾病管理的随访表是健康管理信息的最重要来源。健康监测根据相关信息源的可用性来收集整理这些信息，并进行针对性的健康检测管理。

## 一、健康监测记录表

1. 基本信息表(表2-1)

表2-1　　　　　　　　　　　　　**个人基本信息表**

| 性别 | | 1 男　2 女　9 未说明的性别　0 未知的性别　□ | | 出生日期 | □□□□ □□ □□ |
|---|---|---|---|---|---|
| 身份证号 | | | 工作单位 | | |
| 本人电话 | | | 联系人姓名 | 联系人电话 | |
| 常住类型 | | 1 户籍　2 非户籍　　　　　　□ | 民族 | 01 汉族　99 少数民族　□ | |
| 血型 | | 1 A 型　2 B 型　3 O 型　4 AR 型　5 不详/RH：1 阴性　2 阳性　3 不详　　□□ | | | |
| 文化程度 | | 1 研究生　2 大学本科　3 大学本科和专科学校　4 中等专业学校　5 技业技术学校<br>6 高中　7 初中　8 小学　9 文盲或半文盲　10 不详　　　　　　　　　□ | | | |
| 职业 | | 0 国家机关、党群组织、企业、事业单位负责人　1 专业技术人员　2 办事人员和有关<br>人员　3 商业、服务业人员　4 农、林、牧、渔、水利生产人员　5 生产、运输设备操作<br>人员及有关人员　6 军人　7 不便分类的其他从业人员　8 无职业 | | | |
| 婚姻状况 | | 1 未婚　2 已婚　3 丧偶　4 离婚　5 未说明的婚姻状况　　　　　　　　□ | | | |
| 医疗费用<br>支付方式 | | 1 城镇职工基本医疗保险　2 城镇居民基本医疗保险　3 新型农村合作佚疗　4 贫困救助<br>5 商业医疗保险　6 全公费　7 全自费　8 其他　　　　　　　　　　　　□ | | | |
| 药物过敏史 | | 1 无　2 青霉素　3 磺胺　4 链霉素　5 其他　　　　　　　　　　　□/□/□/□ | | | |
| 暴露史 | | 1 无　2 化学品　3 毒物　4 射线　　　　　　　　　　　　　　　　　□/□/□ | | | |
| 既往史 | 疾病 | 1 无　2 高血压　3 糖尿病　4 冠心病　5 慢性阻塞性肺疾病　6 恶性伸瘤　7 脑卒中<br>8 严重精神障碍　9 结核病　10 肝炎　11 其他法定传染病　12 职业病　13 其他<br>□确诊时间　半　月/□确诊时间　年　月/□确诊时间　年　月<br>□确诊时间　年　月/□确诊时间　年　月/□确诊时间　年　月 | | | |
| | 手术 | 1 无　2 有：名称①_____时间_____/名称②_____时间_____□ | | | |
| | 外伤 | 1 无　2 有：名称①_____时间_____/名称②_____时间_____□ | | | |
| | 输血 | 1 无　2 有：名称①_____时间_____/名称②_____时间_____□ | | | |
| 家族史 | 父亲 | □/□/□/□/□/□ | 母亲 | □/□/□/□/□/□ | |
| | 兄弟姐妹 | □/□/□/□/□/□ | 子女 | □/□/□/□/□/□ | |
| | 1 无　2 高血压　3 糖尿病　4 冠心病　5 慢性阻塞性肺疾病　6 恶性肿瘤　7 脑卒中<br>8 严重精神障碍　9 结核病　10 肝炎　11 先天畸形　12 其他 | | | | |
| 遗传病史 | | 1 无　2 有：疾病名称　　　　　　　　　　　　　　　　　　　　　　□/□ | | | |
| 残疾情况 | | 1 无残疾　2 视力残疾　3 听力残疾　4 言语残疾　5 肢体残疾　6 智力残疾　7 精神残疾<br>8 其他残疾　　　　　　　　　　　　　　　　　　　　　　□/□/□/□/□/□ | | | |

2. 疾病管理随访表格

高血压患者(表 2-2)和糖尿病患者(表 2-3)的随访服务记录。

表 2-2　　　　　　　　　　　　　**高血压患者随访服务记录表**

姓名：　　　　　　　　　　　　　　　　　　　　　　编号□□□-□□□□□

| | 随访日期 | 年　月　日 | 年　月　日 | 年　月　日 | 年　月　日 |
|---|---|---|---|---|---|
| | 随访方式 | 1门诊 2家庭 3电话□ | 1门诊 2家庭 3电话□ | 1门诊 2家庭 3电话□ | 1门诊 2家庭 3电话□ |
| 症状 | 1 无症状 | □/□/□/□/□/□ | □/□/□/□/□/□ | □/□/□/□/□/□ | □/□/□/□/□/□ |
| | 2 头晕目眩 | 其他： | 其他： | 其他： | 其他： |
| | 3 恶心呕吐 | | | | |
| | 4 眼花耳鸣 | | | | |
| | 5 呼吸困难 | | | | |
| | 6 心悸胸闷 | | | | |
| | 7 鼻出血不止 | | | | |
| | 8 四肢发麻 | | | | |
| | 9 下肢水肿 | | | | |
| 体征 | 血压(mmHg) | | | | |
| | 体重(kg) | / | / | / | / |
| | 体重指数 | / | / | / | / |
| | 心率(次/分钟) | | | | |
| | 其他 | | | | |
| 生活方式指导 | 日吸烟量（支） | / | / | / | / |
| | 日饮酒量(两) | / | / | / | / |
| | 运动 | ___次/周___分钟/次<br>___次/周___分钟/次 | ___次/周___分钟/次<br>___次/周___分钟/次 | ___次/周___分钟/次<br>___次/周___分钟/次 | ___次/周___分钟/次<br>___次/周___分钟/次 |
| | 摄盐情况(咸淡) | 轻/中/重　轻/中/重 | 轻/中/重　轻/中/重 | 轻/中/重　轻/中/重 | 轻/中/重　轻/中/重 |
| | 心理调整 | 1良好 2一般 3差□ | 1良好 2一般 3差□ | 1良好 2一般 3差□ | 1良好 2一般 3差□ |
| | 遵医行为 | 1良好 2一般 3差□ | 1良好 2一般 3差□ | 1良好 2一般 3差□ | 1良好 2一般 3差□ |
| 用药情况 | 药物名称3 | | | | |
| | 用法用量 | 每日　次　　每次 | 每日　次　　每次 | 每日　次　　每次 | 每日　次　　每次 |
| | 胰岛素 | 种类： | 种类： | 种类： | 种类： |
| | | 用法与用量 | 用法与用量 | 用法与用量 | 用法与用量 |
| 转诊 | 原因 | | | | |
| | 机构及科别 | | | | |
| | 下次随访日期 | | | | |
| | 随访医生签名 | | | | |

33

表 2-3                        糖尿病患者随访服务记录表

姓名：                                    编号□□□-□□□□□

| 随访日期 | | 年 月 日 | 年 月 日 | 年 月 日 | 年 月 日 |
|---|---|---|---|---|---|
| 随访方式 | | 1门诊 2家庭 3电话□ | 1门诊 2家庭 3电话□ | 1门诊 2家庭 3电话□ | 1门诊 2家庭 3电活□ |
| 症状 | 1 无症状 | □/□/□/□/□ | □/□/□/□/□ | □/□/□/□/□ | □/□/□/□/□ |
| | 2 多饮 | 其他： | 其他： | 其他： | 其他： |
| | 3 多食 | | | | |
| | 4 多尿 | | | | |
| | 5 视力模糊 | | | | |
| | 6 感染 | | | | |
| | 7 手脚麻木 | | | | |
| | 8 下肢浮肿 | | | | |
| | 9 体重明显下降 | | | | |
| 体征 | 血压(mmHg) | | | | |
| | 体重(kg) | / | / | / | / |
| | 体重指数 | / | / | / | / |
| | 足背动脉搏动 | 1 正常□<br>2 减弱(双侧 左侧 右侧) | 1 正常□<br>2 减弱(双侧 左侧 右倒) | 1 正常□<br>2 减弱(双侧 左侧 右侧) | 1 正常□<br>2 减弱(双侧 左侧 右侧) |
| | 其他 | 3 消失(双侧 左侧 右侧) | 3 消失(双侧 左侧 右侧) | 3 消失(双侧 左侧 右侧) | 3 消失(双侧 左侧 右侧) |
| 生活指导方式 | 日吸吸烟(支) | / | / | / | / |
| | 日饮酒量(两) | / | / | / | / |
| | 运动 | ___次/周___分钟/次<br>___次/周___分钟/次 | ___次/周分钟/次<br>___次/周分钟/次 | ___次/周分钟/次<br>___次/周___分钟/次 | ___次/周___分钟/次<br>___次/周___分钟/次 |
| | 主食(克/天) | / | / | / | / |
| | 心理调整 | 1度好 2一般 3差□ | 1良好 2一般 3差□ | 1良好 2一般 3差□ | 1良好 2一般 3差□ |
| | 遵医行为 | 1良好 2一般 3差□ | 1良好 2一般 3差□ | 1良好 2一般 3差□ | 1良好 2一般 3差□ |
| 辅助检查 | 空腹血糖值 | mmol/L | Mmol/L | mmol/L | mmol/L |
| | 其他检查* | 糖化血红蛋白____%<br>检查日期：___月___日 | 糖化血红蛋___%<br>检查日期：___月___日 | 糖化血红蛋白____%<br>检查日期：___月___日 | 糖化血红蛋___%<br>检查日期：___月___日 |
| 服药依从性 | | 1规律 2间断 3不服药□ | 1规律 2间断 3不服药□ | 1规律 2间断 3不服药□ | 1规律 2间断 3不服药□ |
| 药物不良反应 | | 1无 2有□ | 1无 2有□ | 1无 2有□ | 1无 2有□ |
| 低血糖反应 | | 1无 2偶尔 3频繁□ | 1无 2偶尔 3频繁□ | 1无 2偶尔 3频繁□ | 1无 2偶尔 3频繁□ |
| 此次随访分类 | | 1控制满意 2控制不满意<br>3不良反应 4并发症 □ | 1控制满意 2控制不满噫<br>3不良反应 4并发症 □ | 1控制满意 2控制不满意<br>3不良反应 4并发症 □ | 1控制满意 2控制不满意<br>3不良反应 4并发法 □ |

续表

| 用药情况 | 药物名称1 | | | | | | | | |
|---|---|---|---|---|---|---|---|---|---|
| | 用法用量 | 每日 次 | 每次 | 每日 次 | 每次 | 每日 次 | 每次 | 每日 次 | 每次 |
| | 药物名称2 | | | | | | | | |
| | 用法用量 | 每日 次 | 每次 | 每日 次 | 每次 | 每日 次 | 每次 | 每日 次 | 每次 |
| 辅助检查* | | | | | | | | | |
| 服药依从性 | | 1规律2间断3不服药□ | | 1规律2间断3不服药□ | | 1规律2间断3不服药□ | | 1规律2间断3不服药□ | |
| 药物不良反应 | | 1无2有 □ | | 1无2有 □ | | 1无2有 □ | | 1无2有 □ | |
| 此次随访分类 | | 1控制满意2控制不满意 3不良反应4并发症 □ | | 1控制满意2控制不满意 3不良反应4并发症 □ | | 1控制满意2控制不满意 3不良反应4并发症 □ | | 1控制满意2控制不满意 3不良反应4并发症 □ | |
| 用药情况 | 药物名称1 | | | | | | | | |
| | 用法用量 | 每日 次 | 每次 | 每日 次 | 每次 | 每日 次 | 每次 | 每日 次 | 每次 |
| | 药物名称2 | | | | | | | | |
| | 用法用量 | 每日 次 | 每次 | 每日 次 | 每次 | 每日 次 | 每次 | 每日 次 | 每次 |
| | 药物名称3 | | | | | | | | |
| | 用法用量 | 每日 次 | 每次 | 每日 次 | 每次 | 每日 次 | 每次 | 每日 次 | 每次 |
| | 其他药物 | | | | | | | | |
| | 用法用量 | 每日 次 | 每次 | 每日 次 | 每次 | 每日 次 | 每次 | 每日 次 | 每次 |
| 转诊 | 原因 | | | | | | | | |
| | 机构及科别 | | | | | | | | |
| 下次随访日期 | | | | | | | | | |
| 随访医生签名 | | | | | | | | | |

## 二、填写表格的基本要求

（一）基本信息表（表2-1）

（1）根据健康管理的个人需求选择适当的健康调查表。如果个人只需要进行身体检查，请使用健康检查表；在此基础上，如果个人同意接受未来的健康管理，则应收集相关危险因素的信息；如果发现此人患有某些慢性疾病，例如高血压、糖尿病等，请与疾病管理一起使用疾病管理随访表。

（2）健康信息的收集步骤：收集数据前的准备，熟悉要使用的健康信息记录表的每一项，在记录前进行培训，并使用记录表进行预调查。正式开始记录，首先确定记录人员以及知情同意书的签署，知情同意书应由被记录人自愿签署，记录人员不得诱导和胁迫。通常记录信息是在面对面直接询问中进行的，根据记录表各项的顺序逐一询问和记录。

（3）表2-1收集基本个人信息填写项目说明。

①工作单位：应填写当前工作单位的全名。退休人员应填写上一个工作单位的全名；下岗或失业的人员必须说明。

②联系人姓名：填写与健康监测目标密切相关的亲戚和朋友的姓名。

③种族：少数民族应填写全名，例如彝族和回族。

④血型：在上一个"□"中输入与 ABO 血型相对应的数字；在下一个"□"中填写与"RH-"相对应的数字。

⑤文化程度：指截止至本健康记录之时，国内外教育获得的最高学历或当前教育水平。

⑥药物过敏史：表中的药物过敏主要列为青霉素、磺胺或链霉素过敏。如果还有其他药物过敏，请在其他栏中输入名称，可以多项选择。

⑦既往史：包括疾病史。填写现在和过去罹患过的某些疾病，包括在此健康记录中尚未治愈的慢性疾病或某些复发性疾病，并写下明确的诊断时间。医疗单位确诊的疾病，应以一级以上医院的官方诊断为依据。病史卡的名称以病史卡上的疾病名称为准，无病史卡的必须医院出具诊断没有病史卡的证明。可以多项选择。此外，它还包括手术史、外伤史和输血史。

⑧家族史：是指直系亲属(父亲、母亲、兄弟姐妹和子女)是否具有所列的遗传或遗传易感疾病或是症状，是则选择与特定疾病名称相对应的数字，可以多项选择。未列出的应写在"其他"中并加以说明。

使用生活方式信息记录表(表 2-4)来收集信息：摘自《世界卫生组织行为危险因素监测指南》，包括吸烟、饮酒、饮食状况和体育锻炼，仅供参考。使用者可以根据实际情况进行修改、删除或补充。

表 2-4                   **生活方式信息记录表**

姓名：                                    编号：

现在我要问你几个关于健康行为的问题，包括吸烟、饮酒、吃水果和蔬菜、体力活动。

| 烟 草 使 用 | | | |
|---|---|---|---|
| 序号 | 问题 | 回答 | | 代码 |
| 1 | 你目前任使用任何一种烟草制品吗，例如卷烟、雪茄或烟斗? | 是 | 1 | T1 |
| | | 否 | 2 若为否，请跳转至 T6 | |
| 2 | 若为是，你目前每天都使用烟草制品吗? | 是 | 1 | T2 |
| | | 否 | 2 若为否，请跳转至 T6 | |
| 3 | 你几岁第一次开始每天吸烟?不记得，填 777 | 年龄(岁)[1] | _____如果知道，请跳转至 T5a | T3 |
| 4 | 你记得是多久以前开始吸烟的?(只记录 1 项，不是 3 项都填)不记得，填 777 | 多少年 | _____如果知道，请跳转至 T5a | T4a |
| | | 或多少个月 | _____如果知道，请跳转至 T5a | T4b |
| | | 或多少周 | _____ | T4c |

续表

| 序号 | 问题 | 回答 | | 代码 |
|---|---|---|---|---|
| 5 | 你每天平均使用多少支下列种类的烟?(记录每种类型使用的数量)不记得,填777 | 机制卷烟 | _____ | |
| | | 手卷卷烟 | _____ | |
| | | 烟斗烟 | _____ | |
| | | 雪茄、方头雪茄、小雪茄 | | |
| | | 其他 | _____如为其他,请跳转至T5其他 | |
| | | 其他(请填写具体名称) | | |
| 6 | 你以前曾经每天吸烟吗? | 是 | 1 | T6 |
| | | 否 | 2若为否,请跳转至T9 | |
| 7 | 若为是,你停止每天吸烟时的年龄是多少?不记得,填777 | 年龄(岁) | _____如果知道,请跳转至T9 | T7 |
| 8 | 你多长时间以前停止每天吸烟?(只记录1项,不是3项都填)不记得,填777 | 年以前 | _____如果知道,请跳转至T9 | T8a |
| | | 或月以前 | _____如果知道,请跳转至T9 | T8b |
| | | 或周以前 | _____ | T8c |
| 9 | 你目前使用任何无烟烟草,如鼻吸、嚼烟和烟叶吗? | 是 | 1 | T9 |
| | | 否 | 2若为否,请跳转至T12 | |
| 10 | 若为是,你目前每天都使用无烟的烟草制品吗? | 是 | 1 | T10 |
| | | 否 | 2若为否,请跳转至12 | |
| 11 | 你平均每天使用多少次……(记录每种类型)不记得,填777 | 用嘴吸 | _____ | T11a |
| | | 用鼻子吸 | _____ | T11b |
| | | 嚼烟 | _____ | T11c |
| | | 蒌叶、咀嚼物 | _____ | T11d |
| | | 其他 | 如为其他,请跳转至T11其他 | T11e |
| | | 其他(具体说明) | _____如为其他,请跳转至T11其他 | T11其他 |
| 12 | 你过去曾经每天使用无烟制品,如鼻烟、嚼烟和烟叶吗? | 是 | 1 | T12 |
| | | 否 | 2 | |

续表

饮酒

下面是有关饮酒的问题(如饮酒量的评判标准是：1 标准杯等于半两白酒，或 1 两低度白酒，或 1 两半黄酒，或 3 两葡萄酒，或 1 易拉罐啤酒)

| 序号 | 问题 | 回答 | | 代码 |
|---|---|---|---|---|
| 1 | 过去 12 个月里，你喝过啤酒吗？(如啤酒、葡萄酒、白酒、黄酒或增加当地其他种类的酒为例子)(使用图示卡片或展示样品) | 是 | 1 | A1 |
| | | 否 | 2 若为否，请跳转至 D2 | |
| 2 | 过去的 12 个月里，你至少喝过 1 标准杯酒的情况如何？(读出供选择的时间，使用图示卡片) | 每天 | 1 | A2 |
| | | 每周 5~6 天 | 2 | |
| | | 每周 3~4 天 | 3 | |
| | | 每周 1~2 天 | 4 | |
| | | 每月 1~3 天 | 5 | |
| | | 每月至少 1 天 | 6 | |
| 3 | 饮酒时，你平均 1 天饮多少杯酒？<br>　不知道，填 777 | 数量 | _____ | A3 |
| 4 | 过去 30 天里，你喝过酒吗？(比如啤酒、葡萄酒、白酒、黄酒或增加当地其他种类的酒为例子)(使用图示卡片或展示样品) | 是 | 1 | A4 |
| | | 否 | 2 若为否，请跳转至 A6 | |
| 5 | 过去 7 天以来，你每天喝了多少标准杯的酒？(使用图示卡片)<br>　不知道，填 777 | 周一 | _____ | A5a |
| | | 周二 | _____ | A5b |
| | | 周三 | _____ | A5c |
| | | 周四 | _____ | A5d |
| | | 周五 | _____ | A5e |
| | | 周六 | _____ | A5f |
| | | 周日 | _____ | A5g |
| 6 | 过去 12 个月里，你 1 次最多喝了多少标准杯的酒(将各种酒加起来计算)？ | 最大数量 | _____ | A6 |
| 7 | (只问男性)<br>过去 12 个月里，你有多少天饮酒量达到 5 个或 5 个以上标准杯 | 天数 | _____ | A7 |
| 8 | (只问女性)<br>过去 12 个月里，你有多少天饮酒量达到 4 个或 4 个以上标准杯 | 天数 | _____ | A8 |

### 膳食

下面是有关你通常食用水果和蔬菜的问题。这里提供一些营养图片，上面是本地水果、蔬菜的一些样品。每张图片表示 1 份的重量大小，回答问题时，请您考虑过去 1 年以来有代表性的一周的食用情况。

| 序号 | 问题 | 回答 | | | 代码 |
|---|---|---|---|---|---|
| 1 | 你通常每周有多少天吃水果?（使用图示卡片） | 天数<br>不知道，填 77 | —— | 若为 0 天，请跳转至 D3 | D1 |
| 2 | 你通常每天吃多少水果?（使用图示卡片） | 份数<br>不知道，填 77 | —— | | D2 |
| 3 | 你通常每周有多少天吃蔬菜?（使用图示卡片） | 天数<br>不知道，填 77 | —— | 若为 0 天，请跳转至 D5 | D3 |
| 4 | 你通常每天吃多少蔬菜?（使用图示卡片） | 份数<br>不知道，填 77 | —— | | D4 |
| 5 | 你家里备餐时最常使用哪种类型的食用油?（使用图示卡，只选 1 项） | 植物油 | 1 | 如果是其他，请跳转至 D5 其他 | D5 |
| | | 猪油或牛羊板油 | 2 | | |
| | | 黄油或酥油 | 3 | | |
| | | 人造黄油 | 4 | | |
| | | 其他 | 5 | | |
| | | 不特别用某种油 | 6 | | |
| | | 不用油 | 7 | | |
| | | 不知道 | 77 | | |
| | | 其他 | —————— | | D5 其他 |
| 6 | 你平时吃菜喜欢清淡一点儿还是咸一点儿? | 偏淡 | 1 | | D6 |
| | | 一般 | 2 | | |
| | | 偏咸 | 3 | | |

### 身体活动

下面我要询问你通常每周做各类身体活动所花费的时间。请回答下列问题（即使你认为自己不经常做的身体活动）。身体活动有多种，应包括工作、家务和园艺活动、来回走动（交通相关的）、休闲（自由支配的或业余时间）锻炼或运动等活动类型。在开始询问前一定要向被调查者做上述陈述

| 序号 | 问题 | 回答 | | 代码 |
|---|---|---|---|---|
| | | **工作时的身体活动** | | |
| 1 | 你的工作中有剧烈活动以致引起呼吸和心跳显著增加（如搬运或举重物、挖掘或建筑工作）时间至少持续 10 分钟吗?（插入例子，使用图示卡片） | 是 | 1 | P1 |
| | | 否 | 2 若为否，请跳转至 P4 | |

续表

| 序号 | 问题 | 回答 | | 代码 |
|---|---|---|---|---|
| 2 | 你的工作中通常每周有多少天会做剧烈运动? | 天数 _____ | | P2 |
| 3 | 你通常每天工作中做多长时间的剧烈运动? | 小时:<br>分钟 | _____ : _____ | P3(a-b) |
| 4 | 你的工作需要做引起呼吸和心跳轻度增加的中等强度活动,如快步走(搬运较轻物品)时间至少持续10分钟吗?(插入例子,使用图示卡片) | 是 | 1 | P4 |
| | | 否 | 2若为否,请跳转至P7 | |
| 5 | 你通常每周有多少天工作时做中等强度的活动? | 天数 _____ | | P5 |
| 6 | 你通常每天工作时做多长时间中等强度的活动? | 小时:<br>分钟 | _____ : _____ | P6(a-b) |

交通时的身体活动

以下问题不包括上述工作时的体力活动,现在我要询问你通常的交通工具。例如,去上班、去购物、去市场、去礼拜等(根据需要插入其他的例子)。

| | | | | |
|---|---|---|---|---|
| 7 | 你去某个地方时步行或者骑自行车至少持续10分钟以上吗? | 是 | 1 | P7 |
| | | 否 | 2若为否,请跳转至P10 | |
| 8 | 你通常每周有多少天从一个地点到另一个地点步行或骑自行车至少持续10分钟以上? | 天数 _____ | | P8 |
| 9 | 你通常每天在交通方面花多少时间步行或骑自行车? | 小时:<br>分钟 | _____ : _____ | P9(a-b) |

娱乐性身体活动

以下问题不包括上述的工作和交通过程中的体力活动。现在我询问你有关运动、健身和娱乐性体力活动(休闲)的问题(插入相关的例子)

| | | | | |
|---|---|---|---|---|
| 10 | 你曾经做过引起你呼吸和心跳显著增加的剧烈运动的运动、健身和娱乐性(休闲)体力活动并至少持续10分钟以上吗?(插入例子,使用图示卡片) | 是 | 1 | P10 |
| | | 否 | 2若为否,请跳转至P13 | |
| 11 | 你通常每周有多少天进行剧烈的运动、健身和娱乐性体力活动? | 小时:<br>分钟 | _____ : _____ | P11 |
| 12 | 你通常每天花多长时间进行剧烈的运动、健身和娱乐性体力活动? | 小时:<br>分钟 | _____ : _____ | P12(a-b) |
| 13 | 你曾经做过引起你呼吸和心跳轻度增加的中等强度的运动、健身和娱乐性体力活动(休闲),如快步走(骑自行车、游泳、排球)至少持续10分钟或以上吗?(插入例子,使用图示卡片) | 是 | 1 | P13 |
| | | 否 | 2若为否,请跳转至P16 | |

| 序号 | 问题 | 回答 | | 代码 |
|---|---|---|---|---|
| 14 | 你通常每周有多少天进行中等强度的运动、健身和娱乐性(休闲)体力活动? | 天数 | _____ | P14 |
| 15 | 你通常每天花多少时间进行中等强度的运动、健身和娱乐性(休闲)体力活动? | 小时:<br>分钟 | _____ : _____ | P15<br>(a-b) |
| 静态习惯 | | | | |

以下问题是关于工作时、在家里、交通过程中、会朋友时坐姿或靠着所花费时间(包括坐在桌前、与朋友一起坐着,乘坐轿车、公共汽车、火车,阅读、打扑克或者看电视),但不包括睡觉的时间(插入例子,使用图示卡片)。

| 16 | 你通常每天有多少时间坐着或靠着? | 小时:<br>分钟 | _____ : _____ | P16(a-b) |

(二)在填写时,请注意以下事项:

(1)表中的问题栏,序列号可以根据设计表格的序列号重新排列;请直接向受访者读出问题列表中的每个问题。

(2)表中的"答案"列出了各种回答的选项,这些选项可能会在调查期间显示给记录人员填写或画圈。在答案选项的右侧,应仔细遵循有关说明进行跳转。

(3)表中的代码列目的在于确保调查数据、计算机录入工具、分析程序、数据表和基本数据表的数据保持一致。它是用于数据输入和分析的标识符号,不得更改或取消。

(4)对含酒精类饮料的调查,表中指出可以"增加其他种类的酒",并可以根据当地的饮酒习惯增加相应的酒类。关于"饮用标准":1个标准杯等于半两白酒的一半(40%),或1两低度白酒,或1两半黄酒,或3两葡萄酒酒,或350mL啤酒。其他酒精饮料请参考本标准。

(5)1份蔬菜大约等于1小碗的量;1份水果约等于1个中等大小的苹果,香蕉或橙子。

此外,您还可以在健康检查问卷(附件2-1)的"生活方式"部分中参考受访对象的生活方式相关信息。

健康体检信息的收集:对于接受健康体检的受访者,要根据健康检查的基本内容进行健康检查服务。"必选项目"(表2-5)是进行健康检查服务的基本检查内容,也是形成健康检查报告和个人健康管理文件(包括自检)的必须内容。内容包含健康检查自测问卷(附件2-1),体格检查,实验室检查,辅助检查,体格检查首页(附件2-2)等五个部分。"被选项目"(表2-6)是个性化的深度体检内容,着重于针对年龄,性别和慢性病风险的个体专业化筛查项目。

表 2-5 健康体检基本项目目录

| 一级目录 | 二级目录 | 主要检查内容 |
|---|---|---|
| 健康体检自测问卷 | 个人基本信息 | 年龄、性别、婚否、职业等 |
| | 生活习惯 | 饮食习惯、烟酒嗜好、运动、体力活动、生活起居等 |
| | 健康史及症状 | 现病现症，既往疾病及用药或伤残史、手术史、过敏史，妇女月经及孕育史等 |
| | 家族史 | 遗传病史及早发(男性≤55岁、女性≤65岁)慢性病家族史等 |
| 体格检查 | 一般检查 | 身高(cm)、体重(kg)、腰围(cm)、臀围(cm)、血压(mmHg)、脉搏(次/分钟) |
| | 物理检查 | 内科：心、肝、脾、肺、肾<br>外科：浅表淋巴结、甲状腺、乳腺、脊柱四肢关节、肛门、外生殖器官(男性)<br>眼科检查：视力、辨别色、内眼、外眼、眼压<br>耳鼻咽喉科：外耳道、骨膜、听力、鼻腔、咽喉<br>口腔科：口腔黏膜、牙齿、牙龈、颞颌关节、腮腺<br>妇科：外阴、内诊 |
| 实验室检查 | 常规检查 | 血常规：白细胞计数、红细胞计数、血红蛋白、血小板计数<br>尿液分析：尿蛋白、尿潜血、尿红细胞、尿白细胞、尿比重、亚硝酸盐、便常规+便潜血 |
| | 生化检查 | 肝功能：谷草转氨酶、谷丙转氨酶、总胆红素<br>肾功能：血尿素氮、血肌酐<br>血脂：总胆固醇(TC)、三酰甘油(TG)、低密度脂蛋白胆固醇(LDL-C)、高密度脂蛋白胆固醇(HDL-C)<br>血糖：空腹血糖<br>血尿酸 |
| | 细胞学检查 | 妇科病理学检查 |
| 辅助检查 | 心电图检查 | 心率及心电图异常结论 |
| | X线检查 | 胸片：肺部、心脏、胸廓、纵隔、膈肌 |
| | 超声检查 | 腹部超声：肝、胆、胰、脾、肾 |
| 体检报告首页 | | 个人基本信息、体检主要发现、体检结果摘要、慢性病风险筛查 |

摘自健康体检基础项目专家共识

表2-6 　健康体检基本项目目录(备选项目)

| 一级目录 | 二级目录 | 主要检查内容 |
|---|---|---|
| 心脑血管疾病风险筛查 | 高血压风险筛查(适宜20岁以上人群) | 问诊问卷:早发高血压家族史、吸烟史、饮酒史、高盐饮食、长期精神紧张、头昏、头痛、眩晕等<br>诊室血压(连续3次)<br>动态血压监测及血压变异性分析<br>心电图<br>血管超声(颈动脉、肾动脉、下肢动脉、腹主动脉)<br>眼底镜及眼底血管照相<br>胸部X线照片<br>脉搏传导速度、踝臂指数<br>空腹血糖、餐后2小时血糖、糖化血红蛋白、血肌酐、尿微量白蛋白<br>血脂:TC、TG、LDL-C、HDL-C、载脂蛋白a、载脂蛋白b、脂蛋白a<br>同型半胱氨酸、超敏C反应蛋白、肾素等 |
| | 冠心病风险筛查(适用40岁以上人群) | 问诊问卷:冠心病病史及早发家族史、心前区疼痛压迫感及胸部不适等<br>血压计动态血压检查<br>眼底镜及眼底血管照相<br>心脏彩色超声<br>脉搏波传导速度、血管内皮功能、踝臂指数<br>颈动脉超声<br>动态心电图<br>心电图运动试验<br>螺旋CT断层扫描冠脉成像(CTA)<br>空腹血糖、血肌酐、尿微量白蛋白<br>心肌酶谱检查:血乳酸脱氢酶及其同工酶(H)血清肌酸激酶(CK)及其同工酶(CK-MB)、肌红蛋白、肌钙蛋白<br>血脂:TC、TG、LDL-C、HDL-C、载脂蛋白a、载脂蛋白b、脂蛋白a<br>血管损伤标志物检查:超敏C反应蛋白、白介素6、肿瘤坏死因子(TNF-α)、纤维蛋白原、同型半胱氨酸等 |
| | 脑卒中风险筛查(适宜40岁以上人群) | 问诊问卷:高血压、慢性房颤、扩张性心肌病、风湿性心脏病病史及早发家族史、头痛、头昏、眩晕及短暂性脑缺血发作(TIA)等<br>血压及动态血压检查<br>眼底镜及眼底血管照相<br>心脏彩色超声<br>颈动脉超声及经颅多普勒<br>脉搏波传导速度、血管内皮功能、踝臂指数<br>头颅CT<br>空腹血糖、血肌酐、尿微量白蛋白<br>血脂:TC、TG、LDL-C、HDL-C、载脂蛋白a、载脂蛋白b、脂蛋白a等、血粘度监测、血小板聚集等<br>血管损伤标志物检查:超敏C反应蛋白、纤维蛋白原、同型半胱氨酸等 |

| 一级目录 | 二级目录 | 主要检查内容 |
|---|---|---|
| 一级目录 | 二级目录 | 主要检查内容 |
| 恶性肿瘤风险筛查 | 前列腺癌（适宜45岁以上男性） | 问诊问卷：前列腺癌家族史、慢性炎症史、反复尿频、尿急及血尿等<br>前列腺触诊检查<br>阴式超声<br>肿瘤标志物：血清前列腺特异性抗原(PSA)、血清游离前列腺特异性抗原(PSA) |
| | 甲状腺癌（适宜40岁以上人群） | 问诊问卷：颈部放射线治疗史、结节性甲状腺肿、声音嘶哑、进食呛噎等症状<br>甲状腺触诊检查<br>甲状腺超声检查 |

摘自健康体检基础项目专家共识

## 附件 2-1 健康体检自测问卷（参考）

### 一、基本信息

姓　　名：_____　性别：□男　□女　出生日期：_____年___月___日

身份证号：_____　民族：□汉族　□少数民族

出生地：_____省_____市_____县

婚姻状况：□未婚　□已婚(含同居)　□丧偶　□离异　□其他

文化程度：□小学及以下　□初中　□高中　□中专及技校

　　　　　□大学本科/专科　□研究生及以上

职　　业：□国家公务员　□专业技术人员　□职员　□企业管理人员

　　　　　□工人　□农民　□学生　□现役军人　□自由职业者

　　　　　□个体经营者　□无业人员　□退(离)休人员　□其他

医保类别：□城镇职工医保　□城镇居民医保　□新农合医保

　　　　　□其他　□无

联系电话：_____

### 二、健康史-家族史

1. 您的父母或兄弟姐妹是否患有明确诊断的疾病？　A. 是　B. 否

1-1. 请选择疾病的名称：(可多选)

　　A. 高血压病　　　　B. 脑卒中　　　　C. 冠心病　　　　D. 外周血管病

　　E. 心力衰竭　　　　F. 糖尿病　　　　G. 肥胖症　　　　H. 慢性肾脏疾病

　　I. 慢性阻塞性肺病　J. 骨质疏松　　　K. 痛风　　　　　L. 恶性肿瘤

　　M. 风湿免疫性疾病　N. 精神疾病　　　O. 其他_____

1-2. 请确定所患的恶性肿瘤名称：

　　A. 肺癌　　　　　　B. 肝癌　　　　　C. 胃癌　　　　　D. 食管癌

E. 结直肠癌      F. 白血病      G. 脑瘤      H. 乳腺癌

I. 胰腺癌      J. 骨癌      K. 膀胱癌      L. 鼻咽癌

M. 宫颈癌      N. 子宫癌      O. 前列腺癌      P. 卵巢癌

Q. 甲状腺癌      R. 皮肤癌      S. 其他_____

1-3. 您的父亲是否在 55 岁、母亲在 65 岁之前患有上述疾病吗？    A. 是   B. 否

**三、健康史-现病史**

2. 您是否患有明确诊断的疾病或异常？    A. 是   B. 否

2-1. 请您确认具体疾病或异常的名称：（可多选）

A. 高血压                                B. 脑卒中

C. 冠心病                                D. 外周血管病

E. 糖尿病                                F. 脂肪肝

G. 慢性肾脏疾病                    H. 慢性胃炎或胃溃疡

I. 幽门螺杆菌感染                J. 胃息肉

K. 肠道息肉                          L. 慢性阻塞性肺病

M. 哮喘                                  N. 慢性胰腺炎

O. 骨质疏松                          P. 慢性肝炎或肝硬化

Q. 慢性胆囊炎胆石症          R. 结核病

S. 类风湿性关节炎            T. 前列腺炎或肥大

U. 慢性乳腺疾病              V. 人乳头瘤病毒(HPV)感染

W. 血脂异常                        X. 尿酸升高

Y. 恶性肿瘤                        Z. 其他_____

2-2. 请确定您所患的恶性肿瘤名称：

A. 肺癌      B. 肝癌      C. 胃癌      D. 食管癌

E. 结直肠癌      F. 白血病      G. 脑瘤      H. 乳腺癌

I. 胰腺癌      J. 骨癌      K. 膀胱癌      L. 鼻咽癌

M. 宫颈癌      N. 子宫癌      O. 前列腺癌      P. 卵巢癌

Q. 甲状腺癌      R. 皮肤癌      S. 其他_____

2-3. 请填写您被诊断患有上述疾病或异常的年龄：_____岁

**四、健康史-过敏史**

3. 您是否出现过过敏？    A. 是   B. 否

3-1. 请选择过敏源：可多选）

A. 青霉素      B. 磺胺类      C. 链霉素      D. 头孢类

E. 鸡蛋      F. 牛奶      G. 海鲜      H. 花粉或尘螨

I. 粉尘      J. 洗洁剂      K. 化妆品      L. 其他

**五、健康史-用药史**

4. 您是否长期服用药物？（连续服用 6 个月以上，平均每日服用一次以上）   A. 是   B. 否

4-1. 您长期服用哪些药物？（可多选）

A. 降压药                                B. 降糖药

    C. 调脂药(降脂药)          D. 降尿酸药

    E. 抗心律失常药           F. 缓解哮喘药物

    G. 解热镇痛药(如布洛芬等)    H. 强的松类药物

    I. 雌激素类药物           J. 利尿剂

    K. 镇静剂或安眠药          L. 中草药

    M. 避孕药               N. 抗抑郁药物

    O. 其他

### 六、健康史-手术史

5. 您是否因病进行过手术治疗?   A. 是  B. 否

5-1. 请您选择手术的部位?(可多选)

    A. 头颅(含脑)    B. 眼    C. 耳鼻咽喉    D. 颌面部及口腔

    E. 颈部或甲状腺    F. 胸部(含肺部)    G. 心脏(含心脏介入)  H. 外周血管

    I. 胃肠          J. 肝胆         K. 肾脏         L. 脊柱

    M. 四肢及关节    N. 膀胱    O. 妇科      P. 乳腺

    Q. 前列腺        R. 其他

### 七、健康史-月经生育史

6. 您第一次来月经的年龄:_____岁

7. 您是否绝经?   A. 是  B. 否

7-1. 绝经年龄:_____岁

8. 您的结婚年龄:_____岁

9. 您是否生育过?   A. 是  B. 否

9-1. 初产年龄:_____岁,生产_____次,流产总次数_____次

9-2. 您的孩子是母乳喂养吗?   A. 是  B. 否

9-3. 哺乳时间:_____月

9-4. 您是否曾患有妊娠糖尿病?   A. 是  B. 否

9-5. 您是否曾患有妊娠高血压?   A. 是  B. 否

### 八、躯体症状(最近3个月)

10. 您感觉身体总体健康状况如何?              A. 好    B. 一般    C. 差

11. 您感到疲劳乏力或周身明显不适吗?     A. 没有    B. 偶尔    C. 经常

12. 您视力有下降吗?                    A. 没有    B. 轻微    C. 明显

13. 您听力有下降吗?                    A. 没有    B. 轻微    C. 明显

14. 您有鼻出血或浓血鼻涕吗?         A. 没有    B. 偶尔    C. 经常

15. 您出现过吞咽不适、哽噎感吗?      A. 没有    B. 偶尔    C. 经常

16. 您有明显的咳嗽、咳痰吗?         A. 没有    B. 偶尔    C. 经常

17. 您有过咳痰带血或咯血吗?         A. 没有    B. 偶尔    C. 经常

18. 您感到胸痛或心前区憋闷不适吗?    A. 没有    B. 偶尔    C. 经常

19. 您感到有胸闷气喘或呼吸困难吗?    A. 没有    B. 偶尔    C. 经常

20. 您感到低热(体温偏高)吗?         A. 没有    B. 偶尔    C. 经常

21. 您感到头晕或头昏吗？ A. 没有 B. 偶尔 C. 经常
22. 您感到恶心、反酸或上腹部不适吗？ A. 没有 B. 偶尔 C. 经常
23. 您有过食欲不振、消化不良或腹胀吗？ A. 没有 B. 偶尔 C. 经常
24. 您有过不明原因跌倒或晕倒吗？ A. 没有 B. 偶尔 C. 经常
25. 您感到明显的手足发麻或刺痛吗？ A. 没有 B. 偶尔 C. 经常
26. 您双下肢水肿吗？ A. 没有 B. 偶尔 C. 经常
27. 您排尿困难吗？ A. 没有 B. 偶尔 C. 经常
28. 您有尿频、尿急、尿痛及尿血吗？ A. 没有 B. 偶尔 C. 经常
29. 您有腹泻、腹痛或大便习惯改变(入厕时间、次数、形状等)吗？

A. 没有 B. 偶尔 C. 经常
30. 您出现过柏油样便或便中带血吗？ A. 没有 B. 偶尔 C. 经常
31. 您出现过不明原因的身体消瘦或体重减轻吗？(体重减轻超过原体重的10%)

A. 是 B. 否
32. 您是否发现乳房有包块，并伴有胀痛吗(与月经周期无关)？ A. 是 B. 否
33. 您有不明原因的阴道出血、白带异常吗？ A. 是 B. 否
34. 您身体有过明显的疼痛吗？(外伤除外) A. 是 B. 否
34-1. 疼痛的部位？ A. 头 B. 颈 C. 咽喉 D. 腰背 E. 胸部 F. 腹部 G. 四肢
H. 关节

### 九、生活习惯-饮食

35. 您通常能够按时吃三餐吗？ A. 能 B. 基本能 C. 不能
36. 您常暴饮暴食吗？ A. 是 B. 否
37. 您常吃夜宵吗？ A. 不吃 B. 偶尔吃 C. 经常吃
38. 您参加请客吃饭(应酬)情况？
    A. 不参加或偶尔参加(1~2次/月) B. 比较多(1~2次/周)
    C. 经常参加(3~5次/周) D. 非常频繁(≥5次/周)
39. 您的饮食口味：A. 清淡 B. 咸 C. 甜 D. 高油脂 E. 辛辣 F. 热烫
40. 您的饮食偏好：
    A. 熏制、腌制类 B. 油炸食品 C. 甜点
    D. 吃零食(适量坚果除外) E. 吃快餐
    F. 喝粥(≥2次/天) G. 其他
41. 您的主食结构如何？
    A. 细粮为主 B. 粗细搭配 C. 粗粮为主 D. 不好说
42. 您喝牛奶吗？
    A. 不喝 B. 偶尔喝(1~2次/周)
    C. 经常喝(3~5次/周) D. 每天都喝(≥5次/周)
43. 您吃鸡蛋吗？
    A. 不吃 B. 偶尔吃(1~2次/周)
    C. 经常吃(3~5次/周) D. 每天都吃(≥5次/周)

44. 您吃豆类及豆制品吗?

    A. 不吃      B. 偶尔吃(1~2次/周)     C. 经常吃(≥3次/周)

45. 您吃水果吗?

    A. 不吃                                B. 偶尔吃(1~2次/周)

    C. 经常吃(3~5次/周)             D. 每天都吃(≥5次/周)

46. 您平均每天吃多少蔬菜?

    A. <100g             B. 100~200g     C. 200~500g     D. >500g

47. 您平均每天吃多少肉(猪、牛、羊、禽)?

    A. <50g              B. 50~100g     C. 101~250g     D. >250g

48. 您吃肥肉吗?

    A. 不吃                      B. 偶尔吃一点     C. 经常吃

49. 您吃动物内脏吗?

    A. 不吃      B. 偶尔吃(1~2次/周)     C. 经常吃(≥3次/周)

50. 您吃鱼肉或海鲜吗?

    A. 不吃      B. 偶尔吃(1~2次/周)     C. 经常吃(≥3次/周)

51. 您喝咖啡吗?

    A. 不喝                                 B. 偶尔喝(1~2次/周)

    C. 经常喝(3~5次/周)             D. 每天都喝(≥5次/周)

52. 您喝含糖饮料(果汁、可乐等)吗?

    A. 不喝                                 B. 偶尔喝(1~2次/周)

    C. 经常喝(3~5次/周)             D. 每天都喝(≥5次/周)

### 十、生活习惯-吸烟

53. 您吸烟吗?(持续吸烟1年以上)

    A. 不吸      B. 吸烟

    C. 吸烟,已戒(戒烟1年以上)

    D. 被动吸烟(每天累计15分钟以上,且每周1天以上)

53-1. 您通常每天吸多少支烟?(含戒烟前)_____支

53-2. 您持续吸烟的年限?(含戒烟前)_____年

53-3. 您戒烟多长时间了? _____年

### 十一、生活习惯-饮酒

54. 您喝酒吗?(平均每周饮酒1次以上)

    A. 不喝      B. 喝           C. 以前喝,现已戒酒(戒酒1年以上)

54-1. 您一般喝什么酒?

    A. 白酒         B. 啤酒         C. 红酒         D. 什么都喝

54-2. 您每周喝几次酒?(含戒酒前)

    A. 1~2次        B. 3~5次        C. ≥5次

54-3. 您每次喝几两?(1两相当于50mL白酒,100mL红酒,300mL啤酒)

    A. 1~2两        B. 3~4两        C. ≥5两

54-4. 您持续喝酒的年限？（含戒酒前）_____年

54-5. 您戒酒多长时间了？_____年

### 十二、生活习惯-运动锻炼

55. 您参加运动锻炼吗？

    A. 不参加　　　　　　　　　　　　B. 偶然参加

    C. 经常参加(平均每周锻炼3次及以上，每次锻炼≥30分钟)

55-1. 您常采用的运动锻炼方式：（可多选）

    A. 散步　　　　　B. 慢跑　　　　　C. 游泳　　　　　D. 骑自行车

    E. 爬楼梯　　　　F. 球类　　　　　G. 交谊舞　　　　H. 瑜伽

    I. 健身操　　　　J. 力量锻炼　　　K. 登山　　　　　L. 太极拳

    M. 其他

55-2. 您每周锻炼几次？

    A. 1~2次　　　　B. 3~5次　　　　C. ≥5次

55-3. 您每次锻炼多长时间？

    A. ≤30分钟　　　B. 30~60分钟　　C. ≥60分钟

55-4. 您坚持锻炼多少年了？_____年

56. 您工作中的体力强度？

    A. 脑力劳动为主　　B. 轻体力劳动　　C. 中度体力劳动　　D. 重体力劳动

    E. 不工作

56-1. 您每周工作几天？

    A. ≤3天　　　　　B. 3~5天　　　　C. ≥5天

56-2. 您每天平均工作多长时间？_____小时

57. 除工作、学习时间外，您每天坐着(如看电视、上网、打麻将、打牌等)的时间是？

    A. ≤2小时　　　　B. 2~4小时　　　C. 4~6小时　　　　D. ≥6小时

### 十三、环境健康

58. 您的工作/生活场所经常会接触到哪些有害物质？

    A. 无或很少　　　　B. 噪音、震动　　C. 电磁辐射　　　　D. 粉尘

    E. 化学污染　　　　F. 空气污染　　　G. 建筑装修污染　　H. 烹饪油烟

    I. 其他

### 十四、心理健康-精神压力(最近两周)

59. 您感到闷闷不乐，情绪低落吗？　　　　　　　　A. 没有　B. 偶尔　C. 经常

60. 您容易情绪激动或生气吗？　　　　　　　　　　A. 没有　B. 偶尔　C. 经常

61. 您感到精神紧张，很难放松吗？　　　　　　　　A. 没有　B. 偶尔　C. 经常

62. 您比平常容易紧张和着急吗？　　　　　　　　　A. 没有　B. 偶尔　C. 经常

63. 您容易发脾气，没有耐性吗？　　　　　　　　　A. 没有　B. 偶尔　C. 经常

64. 您感到心力枯竭，对人对事缺乏热情吗？　　　　A. 没有　B. 偶尔　C. 经常

65. 您容易焦虑不安、心烦意乱吗？　　　　　　　　A. 没有　B. 偶尔　C. 经常

66. 您感觉压抑或沮丧吗？　　　　　　　　　　　　A. 没有　B. 偶尔　C. 经常

67. 您注意力集中有困难吗?　　　　　　　　　　　　　　　A. 没有　B. 偶尔　C. 经常

**十五、睡眠健康**

68. 最近 1 个月,您的睡眠如何?

    A. 好　　　　　　　　　B. 一般　　　　　　　C. 差

68-1. 您睡眠差的主要表现:

    A. 入睡困难　　　　　B. 早醒　　　　　　C. 多梦或噩梦中惊醒

    D. 夜起　　　　　　　E. 熟睡时间短　　　F. 其他

68-2. 影响您睡眠差的主要原因:

    A. 工作压力过大　　　　　　　　　　B. 负性生活事件

    C. 环境干扰(如噪音、配偶或室友打鼾等)

    D. 身体不适或疾病　　E. 气候变化　　　F. 药物

    G. 倒班或倒时差　　　H. 其他

69. 您每天平均睡眠时间:(不等于卧床时间)

    A. ≤5 小时　　　　　　B. 5~7 小时　　　C. 7~9 小时　　　　D. ≥9 小时

**十六、健康素养**

70. 您多长时间做一次体检?

    A. 从来不做　　　B. 半年　　　　C. 1 年　　　　D. 2~3 年　　　E. >3 年

71. 您是否主动获取医疗保健知识?

    A. 是　　　　　　　　　B. 否

71-1. 您获取医疗保健知识的途径?

    A. 电视　　　　　　　B. 广播　　　　　　　C. 图书和报刊杂志

    D. 上网　　　　　　　E. 卫生机构及医生　　F. 其他

72. 您入厕观察二便(大小便)吗?

    A. 从不　　　　　　　B. 偶尔　　　　　C. 经常

73. 您自测血压、心率吗?

    A. 从不　　　　　　　B. 偶尔　　　　　C. 经常

74. 您出差或旅游带常用或急救药品吗?

    A. 从不　　　　　　　B. 偶尔　　　　　C. 经常

75. 您乘坐私家车或出租车时系安全带吗?

    A. 从来不系　　　　　B. 有时系　　　　C. 每次都系

76. 您经常晒太阳吗?

    A. 从不　　　　　　　B. 偶然　　　　　C. 经常

77. 您认为以下血压值哪个最理想?

    A. 140/90mmHg　　　B. 120/80mmHg　　C. 150/100mmHg　　D. 不知道

78. 您认为成年人腋下体温最理想的范围是?

    A. 35~36℃　　　　　B. 36~37℃　　　　C. 37~38℃　　　　D. 不知道

79. 您认为安静状态下成年人最理想的脉搏次数是?

    A. 30~50 次/分钟　　B. 51~70 次/分钟　C. 71~90 次/分钟　D. ≥90 次/分钟

E. 不知道

80. 您认为成年人每天最佳食盐量不要超过多少克?

 A. ≤6 克    B. <8 克    C. <10 克    D. <12 克

 E. 不知道

81. 您认为成年人正常体重指数是(体重指数=体重 kg/身高 m$^2$)?

 A. <18.5    B. 18.5~24.9  C. 25~29.9  D. 30 以上

 E. 不知道

82. 您认为成年人正常腰围是?

 男性:A. <80cm  B. <85cm  C. <90cm  D. <95cm  E. 不知道

 女性:A. 70cm   B. <75cm  C. <80cm  D. <85cm  E. 不知道

83. 您认为成人空腹血糖正常值是?

 A. <3.89mmol/L      B. 3.89~6.1mmol/L

 C. 6.1~7.0mmol/L     D. 27.0mmol/L

 E. 不知道

84. 您认为成人三酰甘油正常值是?

 A. <0.56mmol/L      B. 0.56~1.7mmol/L

 C. >1.7mmol/L       D. 不知道

85. 您认为成人总胆固醇理想值是?

 A. <5.2mmol/L       B. 5.2~6.1mmol/L

 C. >6.1mmol/L       D. 不知道

86. 答完该问卷后,您对自己的健康状态感觉如何?

 A. 很好    B. 比较好   C. 一般(还可以) D. 不好或较差

 E. 不好说

87. 您对该健康自测问卷的总体印象是?

 A. 很好    B. 比较好   C. 一般(还可以) D. 不好说

 E. 较差或不好

## 附件 2-2 健康体检报告首页(参考)

体检机构:      体检编号:

第_____次体检    本次体检日期:_____年___月___日

体检项目类别:1. 健康体检自测问卷 2. 基本体检 3. 专病专项检查(注明)

姓名_____  性别:1. 男 2. 女 出生日期_____年___月___日

身份证号_____

民族_____  职业_____

婚姻状况:1. 未婚 2. 已婚 3. 丧偶 4. 离婚

文化程度:1. 小学及以下 2. 初中 3. 高中 4. 中专及技校 5. 大学本科/专科 6. 研究生及以上

续表

自测问卷发现的主要疾病及健康危险因素(填写相应序号;其他请填写详细名称):____________

1. 阳性家族史(注明) 2. 吸烟 3. 过度饮酒 4. 体力活动不足 5. 不合理膳食 6. 血压升高 7. 血糖异常 8. 血脂异常 9. 超重或肥胖 10. 心理压力大或工作紧张 11. 睡眠问题 12. 现病(a 高血压 b 冠心病 c 脑卒中 d 糖尿病 e 慢阻肺 f 慢性肾病 g 恶性肿瘤 h 其他(注明))

物理检查结果(只对应异常科室):________________

科室:1. 内科 2. 外科 3. 眼科 4. 耳鼻咽喉科 5. 口腔科 6. 妇科 7. 其他(注明)

体检基本项目检测结果

| 指标 | 检测结果 | 指标 | 检测结果 |
|---|---|---|---|
| 心率(次/分) | | 总胆固醇(mmol/L) | |
| 血压(mmHg) | | 三酰甘油(mmol/L) | |
| 体质指数(kg/m2) | | 低密度脂蛋白胆固醇(mmol/L) | |
| 腰围(cm) | | 高密度脂蛋白胆固醇(mmol/L) | |
| 空腹血糖(mmol/L) | | 谷丙转氨酶(U/L) | |
| 白细胞计数(109/L) | | 总胆红素(μ mol/L) | |
| 红细胞计数(109/L) | | 血尿素氮(mmol/L) | |
| 血红蛋白(g/L) | | 血肌酐(μ mol/L) | |
| 血小板计数 (109/L) | | 血尿酸(μ mol/L) | |
| 辅助检查项目 | 检查结果 | 辅助检查项目 | 检查结果 |
| 心电图 | | 其他 1(注明) | |
| 腹部超声 | | 其他 2(注明) | |
| X 线胸片 | | 其他 3(注明) | |

慢性病风险筛查:

| 慢性病类别 | 低风险 | 中度风险 | 高风险 | 疾病 |
|---|---|---|---|---|
| 心血管病 | | | | |
| 糖尿病 | | | | |
| 恶性肿瘤 | | | | |
| 慢阻肺(COPD) | | | | |
| 慢性肾病(CKD) | | | | |
| 骨质疏松 | | | | |
| 其他疾病 1 | | | | |
| 其他疾病 2 | | | | |
| 其他疾病 3 | | | | |

审核签名:________________

# 第二节 体 格 测 量

体格测量是评估营养状况的综合观察指标。常用的指标是体重、身高、皮褶厚度和上臂围，其中体重和身高是最重要的部分。将所有的测量值与人体相应的正常值进行比较，以评估人体的营养状况(表 2-7)。

## 一、体重和身高

体重反映了人体中蛋白质、矿物质、水、脂肪和碳水化合物的总和。在水分恒定的情况下，体重反映了人体的营养水平，尤其是与蛋白质和脂肪相关的能量水平。体重由脂肪体重和去脂肪体重组成，这是客观评估人体营养和健康状况的重要指标。健康体重是指能维持身体的正常生理功能并充分发挥功能作用的体重，体重中各成分的比例适当。体重过轻或过高，或体重组成失衡(例如体脂过高、过低重)是不健康的表现。评估体重状况的方法包括年龄组体重、身高组体重和体质指数三种。

(1)年龄组体重主要用于 0 至 6 岁的儿童。将测得的体重与同一年龄组的标准体重进行比较，应在标准体重平均值的 2 个标准差范围内(或在 25% 至 75% 范围内)。

(2)身高组体重主要用于 0~6 岁的儿童。与相同身高组的标准体重相比，测得的体重也应在平均值的 2 个标准差之内(或在 25% 到 75% 范围内)。如果不符合标准，反映出营养不良。该指标对于区分急性营养不良和慢性营养不良具有重要意义。

(3)体质指数(BMI)是用于计算身高组体重的指数。BMI 计算公式为：BMI = 重量(kg)/[身高(m)]$^2$。它分为性别年龄组 BMI 和 BMI 两类。

①性别年龄组 BMI：适合儿童和青少年进行超重和肥胖症筛查。表 2-8 显示了中国 6 至 18 岁儿童和青少年超重和肥胖的 BMI 筛查。BMI 大于或等于相应性别、年龄组"超重"阈值点且小于"肥胖"阈值点的人为超重。BMI 大于或等于相应性别和年龄组"肥胖"阈值点的人为肥胖(表 2-8)。该指标比年龄组体重更为准确和科学。

表 2-7 　　　　　　　　　　　　　　体格测量记录表

| 身高和体重 | | 结果 | | 代码 |
|---|---|---|---|---|
| 1 | 身高体重测量仪的编号 | 身高仪 | _____ | M1a |
| | | 体高仪 | _____ | M1b |
| 2 | 身高 | 厘米(cm) | _____ _____ . _____ | M2 |
| 3 | 体重 | 千克(kg) | _____ _____ . _____ | M3 |
| | 体重如果超过量程，记录 666.6 | | | |
| 4 | (问妇女)你怀孕了吗？ | 是 | 1 若为是，请跳转至 M7 | M4 |
| | | 否 | 2 | |

续表

| 腰围 | | 结果 | 代码 |
|---|---|---|---|
| 5 | 腰围测量尺的编号 | _____ | M5 |
| 6 | 腰围 | 厘米(cm) _____ _____ · _____ | M6 |

血压

| 7 | 血压计的编号 | | _____ | M7 |
|---|---|---|---|---|
| 8 | 所使用的袖带大小 | 小号 | 1 | M8 |
| | | 中号 | 2 | |
| | | 大号 | 3 | |
| 9 | 第1次读数 | 收缩压(mmHg) | _____ | M9a |
| | | 舒张压(mmHg) | _____ | M9b |
| | 第2次读数 | 收缩压(minHg) | _____ | M10a |
| | | 舒张压(mmHg) | _____ | M10b |
| | 第3次读数 | 收缩压(mmHg) | _____ | M11a |
| | | 舒张压(mmHg) | _____ | Mllb |
| 10 | 在过去2周内，医师或其他医务人员曾经为你提供过针对高血压的药物治疗吗？ | 是 | 1 | M12 |
| | | 否 | 2 | |

| 心率(如果使用自动测量血压计，则记录心率) | | 结果 | 代码 |
|---|---|---|---|
| 11 | 第1次读数 | 每分钟次数 | _____ | M13a |
| | 第2次读数 | 每分钟次数 | _____ | M13b |
| | 第3次读数 | 每分钟次数 | _____ | M13c |

表 2-8　6~18 岁学龄儿童青少年性别年龄别 BMI 筛查超重与肥胖界值(单位为 $kg/m^2$)

| 年龄(岁) | 男生 | | 女生 | |
|---|---|---|---|---|
| | 超重 | 肥胖 | 超重 | 肥胖 |
| 6.0~ | 16.4 | 17.7 | 16.2 | 17.5 |
| 6.5~ | 16.7 | 18.1 | 16.5 | 18.0 |
| 7.0~ | 17.0 | 18.7 | 16.8 | 18.5 |
| 7.5~ | 17.4 | 19.2 | 17.2 | 19.0 |
| 8.0~ | 17.8 | 19.7 | 17.6 | 19.4 |
| 8.5~ | 18.1 | 20.3 | 18.1 | 19.9 |
| 9.0~ | 18.5 | 20.8 | 18.5 | 20.4 |

| 年龄(岁) | 男生 | | 女生 | |
|---|---|---|---|---|
| | 超重 | 肥胖 | 超重 | 肥胖 |
| 9.5~ | 18.9 | 21.4 | 19.0 | 21.0 |
| 10.0~ | 19.2 | 21.9 | 19.5 | 21.5 |
| 10.5~ | 19.6 | 22.5 | 20.0 | 22.1 |
| 11.0~ | 19.9 | 23.0 | 20.5 | 22.7 |
| 11.5~ | 20.3 | 23.6 | 21.1 | 23.3 |
| 12.0~ | 20.7 | 24.1 | 21.5 | 23.9 |
| 12.5~ | 21.0 | 24.7 | 21.9 | 24.5 |
| 13.0~ | 21.4 | 25.2 | 22.2 | 25.0 |
| 13.5~ | 21.9 | 25.7 | 22.6 | 25.6 |
| 14.0~ | 22.3 | 26.1 | 22.8 | 25.9 |
| 14.5~ | 22.6 | 26.4 | 23.0 | 26.3 |
| 15.0~ | 22.9 | 26.6 | 23.2 | 26.6 |
| 15.5~ | 23.1 | 26.9 | 23.4 | 26.9 |
| 16.0~ | 23.3 | 27.1 | 23.6 | 27.1 |
| 16.5~ | 23.5 | 27.4 | 23.7 | 27.4 |
| 17.0~ | 23.7 | 27.6 | 23.8 | 27.6 |
| 17.5~ | 23.8 | 27.8 | 23.9 | 27.8 |
| 18.0~ | 24.0 | 28.0 | 24.0 | 28.0 |

②BMI：评估 18 岁以上成年人营养状况的常用指标，不仅能反映人体的脂肪多少的程度，而且与皮褶厚度、上臂围等营养状况相关指标具有高度的相关性。中国成年人 BMI 的标准见表 2-9。

表 2-9　　　　　　　　　中国成年人判断超重和肥胖程度的标准

| 体重过低 | $BMI<18.5kg/m^2$ |
|---|---|
| 正常体重范围 | $18.5 \leqslant BMI<24kg/m^2$ |
| 超重 | $24 \leqslant BMI<28kg/m^2$ |
| 肥胖 | $BMI \geqslant 28kg/m^2$ |

摘自 2003 年《中国成人超重和肥胖症预防与控制指南》

## 二、腰围

腰围是评估患者腹部脂肪过多的最简单，最实用的指标。它不仅可以用于肥胖人群的初步评估，而且可以作为判断治疗期间体重是否减轻的良好指标。国际生命科学学会公布中国人标准腰围，中国男性正常腰围应在 85cm 内，80~85cm 之间为超重。85cm 及以上为肥胖。女性的腰围应控制在 80cm 以内，75~80cm 之间为超重，80cm 及以上为肥胖。男性的腰围≥90cm，女性腰围≥85cm 则增加了肥胖相关疾病的风险。

## 三、血压

血压是指当血液在血管中流动时对单位面积的血管壁产生的侧压力。由于血管由动脉、静脉和毛细血管组成，因此存在动脉血压、毛细血管血压和静脉血压。一般来说，血压指的是动脉血压。血压分为收缩压和舒张压。当心脏收缩时，动脉中的压力最高，此时，该压力称为收缩压，也称为高压。当心脏舒张时，由动脉的弹性回缩产生的压力称为舒张压，也称为低压。收缩压和舒张压之间的差异称为脉压差。

血压的单位通常以毫米汞柱（mmHg）表示，也可以以千帕（kPa）表示。1mmHg = 1.133kPa，即 7.5mmHg=1kPa。每个人在生理条件下的血压并不完全相同，甚至有些很大差异，这称为个体差异。每个人的生理血压相对稳定。这种相对稳定的血压称为正常血压，正常血压在生理条件下能保持在一定范围内（表 2-10）。除了正常血压的个体差异外，性别和年龄也有所差异。通常女性在绝经前的动脉血压低于同年龄的男性，绝经后的动脉血压升高。随着年龄的增长，男女的动脉血压逐渐升高，收缩压的升高比舒张压的升高更显着。正常血压并非总是保持在一定水平，而是随着周期性变化而波动。正常人的冬季血压往往比夏季高，这是季节性波动。24 小时内，血压在早晨 9 点~10 点达到最高，然后逐渐降低。晚上睡眠期间血压降至最低点。差异可以达到 40mmHg，醒来时血压可以上升约 40mmHg。起床后，血压会进一步升高。这种 24 小时血压波动主要与血浆中的去甲肾上腺素水平和压力感受器敏感性的变化有关。去甲肾上腺素水平的波动与血压波动平行，如果压力感受器敏感性高，当神经抑制有效时血压波动较小。

表 2-10　　　　　　　　　　中国成人血压的标准

| 正常血压 | 收缩压<120mmHg，舒张压<80mmHg |
|---|---|
| 正常高值 | 120mmHg<收缩压<140mmHg，80mmHg<舒张压<90mmHg |
| 高血压 | 收缩压>140mmHg，或舒张压>90mmHg |

摘自 2018 年《中国高血压防治指南》

# 第三节　健康信息系统管理

## 一、国内外健康信息系统建设现状

中国个人健康信息系统（CHIMS）建设现状：我国医疗卫生行业信息化蓬勃发展，各级各类医疗卫生机构都建设了相应的信息系统，社区卫生服务管理系统（CHSS）、体检信息系统（PEIS）、医院信息系统（HIS）等也随着这些卫生机构的发展而不断完善。CHSS 汇总了个人出生、计划免疫、慢性病康复、健康教育、老年病管理及死亡等生长发育、个人健康变化等信息，而 PEIS 则详细记录个人每一次正常体检的结果，HIS（包括 PACS、LIS、CIS 等广泛意义的 HIS）则记录个人门诊、住院治疗期间产生的各种诊疗检查手术等信息。CHSS、PEIS、HIS 三大系统的数据汇总到一起，基本可以形成个人健康信息的全集。目前正在不断整合 CHSS、PEIS、HIS 数据以形成完整的个人健康档案，这项工作仍在发展建设的过程中。

在美国，谷歌已经与美国多家医疗机构、医疗保险公司、连锁药店签署了协议，将为大众提供在谷歌服务器上存贮健康档案的服务，其设计的医疗服务记录本可以让用户输入医生的诊疗纪录、用药史以及化验结果，其目标是推动医疗信息共享，但同时又保证这些信息不会脱离当事人控制。美国医疗体制的一大特点是体系内部的各个部分都非常独立，而且往往各自为政，互不沟通，分工协作非常不便，手续繁杂重复，效率低下，存在着大量的重复浪费的不合理现象。

因此，世界各国都正走在个人健康档案建设与管理的道路上。

## 二、健康管理信息系统（HIMS）执行标准

国家卫生部正在研究医疗卫生信息相关技术标准，组织编写的《医院基本数据集采集标准》《公共卫生分类与基本数据集》《社区卫生信息基本数据集》等数个重要的基本数据集，分别定义了医院业务信息描述方式，公共卫生信息数据结构，社区卫生服务信息采集标准等。这几个最新发布的数据标准中，都包含了大量的个人健康信息。此外，HL7、ICD、SNOMED、LOINC 等国际编码标准中也可以找到大量的个人健康信息的编码标准。但是，众多的标准存在着分类方式差异、术语内涵和外延不一致等情况，并且还存在着信息分类由细到粗分类过程中的缺失，目前正在不断完善而可行的个人健康信息数据标准。国外以医疗保险理赔应用为目标的医疗信息数据中心建设起步较早，在疾病谱分析、医疗成本分析等方面也有较多应用。在建立以从生到死、涵盖健康、亚健康到疾病治疗，康复信息的个人健康档案为核心应用的数据中心方面，各国应用的深度和广度均有待发展。

## 三、HIMS 的结构

HIMS 包含 6 个库，即主库和辅助库。辅助库又分为就诊库、医师库、医院信息库、药品库、检查库等 5 个库。各个库的功能与结构如下：

（1）主库功能包含个人健康卡号和基本信息，可快速实现挂号、预约、就诊，帮助医师快速了解病人基本信息，加快就诊进程，缩短就诊时间，实现快速就诊的目的。主库字段内容包括健康卡号、姓名、身份证号、性别、出生年月、家族病史、血型、身高、体重、现居地、过敏史、联系方式、职业、婚姻状况等个人基本信息。

（2）辅助库包含病人就诊过程全部信息，帮助医师快速为病人诊治，缩短就诊时间，实现就诊过程快速，准确，高效。就诊库字段内容包括就诊编号、就诊日期、就诊地点、检查项目、诊治医师、就诊科室、血压、体温、症状、诊断结果、预计诊治时间、药房地

点等信息。

（3）医师库字段内容包括医师姓名、性别、出生年月、身份证号、学历、科室、职务、出诊时间、行医时间、联系方式、所在医院、主要成就等信息。

（4）医院信息库字段内容包括医院名称、地点、等级、医保类型、医院性质、科室分类、主治病症、医师人数、联系方式等信息。

（5）药品库字段包括药品表编号、药品名称、成分、适应症状、适用范围、禁忌、规格、生产公司、用法、用量、不良反应、贮藏、生产批号、生产日期、有效期等信息。

（6）检查库字段包括检查日期、检查项目、检查医师、仪器名称、仪器编号、仪器状况、检查结果、检查地点、费用、备注等信息。

### 四、HIMS 的主要功能及优势

HMIS 主要是把患者、医生、医疗部门、管理部门、药品监管部门等组成一个系统，便于患者就医看病，便于健康管理。HMIS 让医院对病人的服务更加周到，如系统可以实现对个人健康状况的追踪，在个人注册登记后，每个为病人服务的部门就能获得丰富的病人信息，这些信息包括病人的病情、病症、身体状况等，相关的服务人员从 HIMS 上获取这些信息后，就可以针对个人情况给予相应帮助。通过个人的主索引，就能查询到这个人过去的就诊记录，包括每次就诊的病历、治疗措施、处方、各种检查报告和结果（如 X 线片、CT、心电图、脑电图、实验室检验结果），特别监护数据等信息。健康管理人员确定个人访问记录后，就可以像翻阅纸张病历一样查阅包括有病历首页的详细病历记录。电子健康管理系统不仅提供传统的阅读方式，而且提供更加方便的检索功能，帮助健康管理人员在很短时间内了解个人的健康状态的变化。

### 五、健康信息的录入

健康信息管理是建立在数据采集与传输技术、计算机网络技术、数据库建设、多媒体技术，体检业务需求等基础上的一个信息管理平台。健康信息的管理是整个健康监测中最繁琐的工作，它包括信息录入和信息整理。其中信息录入是整个过程中最枯燥乏味的步骤，也是常常发生错误的环节。

信息录入在健康信息收集完成之后，将收集到的健康信息录入到计算机中保存，以便以后分析和使用。通常问卷的代码已在问卷的设计阶段准备好，并在问卷中放置了空格，要求调查者遵循编码手册中的不同变量填写对应数值。这一步骤经常出现的错误有不能识别手写文字、答案不合逻辑、编码错误、填写位置错误、数据遗漏和数据重复等，值得录入人员注意。因此，为了保证健康信息记录的准确性，有必要对健康信息进行识别和验证，检查输入信息准确性的过程被称为信息清理。

信息清理的方法主要包括以下三种：双重记录方法、直接查看数据库文件和计算机错误检测。

双重记录方法是通过其他人重新进入数据库来检查错误方法。当之前和之后两次记录的数据之间存在差异时，应重新引用源文件和调查表，直到发现并纠正错误为止。直接查看数据库文件则是通过目测检查数据库文件中的记录格式是否相同，是否有空白数据。如果应用固定的列格式，只要出现目录的任何形式缩写，就会找到错误位置栏，并且会发生编码错误。在这种情况下，您应该重新输入正确的数据。同时，数据中的缺失值已被编码。如果出现空白栏，则指示错误。计算机错误检测包括数据库设计的合理编码和逻辑检查两部分。前者在输入健康信息之前的数据库编程阶段，确定每个变量在特定范围内的代码，以确认其属性以指定要接受的合理编码。输入数据时，数据库程序将自动检查编码的正确性。如果发生记录错误，将发出蜂鸣声，提示录入人员及时进行纠正。后者在数据输入完成后，将应用逻辑检查方法检查错误。它是计算机上的一种程序，使用反证方法检查特定问题和其他问题的答案在逻辑上是否合理。如月经失调患者应该是女性，如果是男性，则存在逻辑错误。

# 第三章　健康风险评估和风险分析

健康风险评估（health risk appraisal，HRA），一种用于描述和评估个人将来会发生某种特定疾病或由于某种特定疾病而导致死亡可能性的一种方法或工具，也称为健康风险因素评估。健康风险（health risk，HR）是指看起来健康的人，没有任何症状，由于某些潜在的危险因素而有发病或死亡的可能。如果这些潜在的危险因素可以被识别并消除或控制，即可以达到预防疾病发生或延迟疾病发作的目的。

追溯健康风险评估的历史，1940 年，Lewis C. Robbins 博士首先提出了健康风险评估的概念。他从当时开展的大量宫颈癌和心脏病预防工作中总结出医生应记录患者的健康风险，以指导疾病预防工作的有效开展。他建立的健康风险表对医疗检查结果赋予了更多的预测性意义。1950 年，罗宾斯（Robbins）担任公共卫生部门癌症控制研究的负责人。他主持制定了《10 年期死亡率风险表格》（Tables of 10-years Mortality Risk），在许多小型示范教学项目中，健康风险评估被用作医学课程的教材及应用模式。在 1960 年代后期，随着人寿保险精算方法在个体患者死亡风险概率的定量估算中的广泛应用，为进行健康风险评估的定量提供了所有必要条件。1970 年，罗宾斯（Robbins）博士和杰克·霍尔（Jack Hall）博士合著了《如何运用前瞻性医学》（How to Prospective Medicine），解释了当前健康风险因素与未来健康结局之间的线性定量关系，并给出了完整的健康风险评估工具包，包括问卷、健康风险计算和反馈交流方法等。至此以后，健康风险评估进入了大规模应用和快速发展的时期。

自 2000 年开始，国内陆续从国外引进了健康风险评估系统。国民健康是评价国家经济发展的重要指标。而健康管理则是提高国民健康的重要手段。健康风险评估是进行有效的健康服务计划和卫生行政管理的重要手段之一，对了解人群健康状况、合理的分配资源将起到很大的作用。因此，作为健康管理的核心技术，建立针对中国人群的健康危险因素评估方法是至关重要的。

## 第一节　健康风险评估的目的和意义

### 一、帮助个体综合认识健康危险因素

健康危险因素是指机体内外存在的使疾病发生和死亡概率增加的诱发因素。包括个人特征、环境因素、生理参数、疾病或临床前疾病状态等。个人特征包括不良的行为（如吸烟、运动不足、膳食不平衡、酗酒、睡眠不足、心理压力大、吸毒、迷信、破坏生物节律

等)、疾病家族史、职业等;环境因素包括暴露于不良的生活环境和生产环境等;生理参数包括有关实验室检查结果(如血脂异常)、体型测量(如超重、肥胖)和其他资料(如心电图异常)等。

## 二、鼓励和帮助人们修正不健康的行为

健康风险评估的概念最早是被当作健康教育的一个工具而提出来的,它为医生与病人之间沟通疾病预防方面的信息提供了一个有说服力的工具。应该牢记的是,健康教育不是简单的健康宣教,它是通过有计划、有组织、有系统的教育活动和社会活动,促使人们自愿地改变不良的健康行为和影响健康行为的相关因素,消除或减轻影响健康的危险因素,预防疾病、促进健康、提高生活质量。可以说,健康教育的核心任务就是促使个体或群体改变不健康的行为和生活方式。健康风险评估通过个性化、量化的评估结果,帮助个人认识自身的健康危险因素及其危害与发展趋势,指出了个人应该努力改善的方向,有利于医生制订针对性强的系统教育方案,帮助人们有的放矢地修正不健康的行为。

## 三、制定个体化的健康干预措施

通过健康风险评估,可以明确个人或人群的主要健康问题及其危险因素,接下来应对评估结果进行仔细地分析和判断。如:区分引起健康问题的行为与非行为因素、可修正和不可修正因素(不可修正因素如年龄、性别、疾病家族史和遗传特质);区分重要行为与非重要行为(行为与健康问题相关的密切程度及是否是经常发生的行为);区分高可变性行为与低可变性行为(即通过健康干预,某行为发生定向改变的难易程度)等。由于健康问题及其危险因素往往是多重的,故健康干预的内容和手段也应该是多方位的。对健康风险评估结果的详细分析,有利于制订有效而节约成本的健康干预措施。

## 四、评价干预措施的有效性

评价是指客观实际与预期结果进行的比较,其实质是不断地进行比较,包括结果的比较、实施情况的比较等,只有比较才能找出差异、分析原因、修正计划、完善执行,使工作取得更好的效果。而要进行评价,测量是必需而重要的手段,这里的测量包括对健康干预依从性的测量、对健康评价指标及经济评价指标的定量定性测量,以及对参与者满意度的测量等。准确的信息是评价成功的保障,必须具备完善的信息系统,准确地收集、分析和表达资料。健康风险评估通过自身的信息系统,收集、追踪和比较重点评价指标的变化,可对健康干预措施的有效性进行实时评价和修正。

## 五、健康管理人群分类

健康风险评估的一个重要用途是根据评估结果将人群进行分类。分类的标准主要有两类:健康风险的高低和医疗花费的高低。前者主要根据健康危险因素的多少、疾病危险性的高低等进行人群分组,后者主要根据卫生服务的利用水平、设定的阈值或标准等进行人群划分。不难理解的是,高健康风险的人群其医疗卫生花费通常也处于较高水平。分类后的各类人群,由于已经有效地鉴别了个人及人群的健康危险状态,故可提高干预的针对性

和有效性，通过对不同风险的人群采取不同等级的干预手段，可达到资源的最大利用和健康的最大效果。换句话说，健康风险评估后的各类人群，可依据一定的原则采取相应的策略进行健康管理。

## 第二节　健康风险因素的识别

### 一、健康风险因素

健康风险因素是指增加疾病或死亡发生可能性的因素，或增加不良健康后果可能性的因素。健康风险因素有很多，主要包括个人特征、环境因素、生理参数、疾病或亚临床疾病状态。个人特征包括不良行为(例如吸烟、缺乏运动、饮食不平衡、酗酒、吸毒、迷信和破坏生物节律等)、家族病史和职业等。环境因素包括暴露于恶劣的生活环境和工作环境中等。生理参数包括实验室测试结果(例如血糖异常)，体型测量(例如超重)和其他数据(例如超声波检查异常)。健康风险因素是健康风险评估的基础，分为不可改变风险和可改变风险。例如，慢性病的危险因素包括不可改变的和可改变的危险因素。不变的风险因素包括：家庭遗传史、年龄和性别以及环境。可以改变的风险因素包括：心理不健康、生活方式不健康(吸烟、缺乏运动和饮食不平衡)、腰围过大(肥胖或超重)、血脂异常、高血糖/血压/高尿酸等健康状况和/或慢性病的个人风险密切相关。

现代医学认为影响健康的因素有很多种，但主要分为四类：生活方式/行为因素、环境因素、生物学因素和健康服务因素四大类。生活方式是一种特定的行为方式，受个人特征和社会关系支配，并由某些社会和经济条件以及与环境之间的相互作用形成。根据文化传承、社会关系、人格特征和遗传因素(包括饮食习惯和社交生活习惯)建立稳定的生活方式。大量研究表明，不良的生活方式和行为对健康能产生直接或间接的影响，例如吸烟与肺癌、慢性阻塞性肺疾病、缺血性心脏病和其他心血管疾病密切相关。吸烟、饮食不合理和体育活动不足这些已成为各种慢性疾病的三个主要危险因素。根据美国的调查，只要控制有效的危险因素——饮食不合理、缺乏体育锻炼、吸烟、饮酒和滥用药物，可以减少40%~70%的过早死亡、1/3的急性残疾和2/3慢性残疾。

目前慢性病在各个国家都是最常见的健康问题，而慢性病的治疗则费用昂贵，对政府和个人都是巨大的负担。世界卫生组织《2019年世界卫生报告》指出，高血压、高血脂、超重及肥胖、缺乏体力活动、蔬菜及水果摄入量不足以及吸烟，是引起慢性病的重要危险因素。而这些危险因素都和人们的生活方式密切相关。以目前的医学发展程度仍是无法治愈慢性病的，但其危险因素却是可以预防和控制的。特别是早期的预防可极大地减少慢性病的发生。根据世界卫生组织推测，如果消灭了这些风险因素，心脏病的发病可以减少80%，同时可以预防脑卒中和Ⅱ型糖尿病，并减少40%癌症的发生。由此可见，预防慢性病的最好方法是改善生活方式，减少导致这些慢性病的危险因素。健康教育和健康管理都是帮助人群进行健康改善的重要手段。然而，要想有效地控制和改善慢性病的危险因素，首先应识别这些个体及人群的危险因素。健康风险评估的方法就是对慢性病危险因素的识别，从而有针对性地进行干预和管理。健康风险评估就是在这样的背景下应运而生的。

## 二、身体检查中常用的健康风险评估指标及其意义

（1）体重和体质指数（BMI）：超重（或肥胖）的人易患高血压、高血脂或其他脂质代谢紊乱，患 II 型糖尿病、心脏病、中风和某些癌症的风险较大。减肥不仅有助于预防这些疾病，而且可以延缓疾病的发展。保持适当的体重，不仅要注意体重，还要注意体内多余脂肪的分布。如果您的身体类型是苹果型，那么多余的脂肪将被储存在腹部，患心脏病和 II 型糖尿病的风险就更大。

一个人的体重受多种因素的影响，包括遗传、激素代谢以及饮食和体育锻炼。许多人有超重问题并且都在努力减肥。超重的人通常都不能很好地运动，但是肥胖和缺乏运动之间是否有因果关系尚不确定。一般建议是将体重控制在理想体重的 120% 以内。判断体重超重或肥胖的常用指标是体质指数（BMI），即体重与身高的平方比（$kg/m^2$），是目前国际上常用的衡量人体胖瘦程度以及是否健康的一个标准，是一个中立而可靠的指标。

根据世界卫生组织的标准，亚洲人的 BMI 若高于 22.9 便属于过重。亚洲人和欧美人属于不同人种，WHO 的标准不是非常适合中国人的情况，为此制定了中国参考标准（见表 2-9）。

（2）血压：中国目前有近 2 亿高血压患者，高血压会引发中风、心脏病、肾衰竭等疾病。改变生活方式，例如定期运动、减少盐和钠的摄入、体重减轻和避免饮酒，通常可以有效降低血压。如果生活方式的改变不能降低血压，则只能使用药物。成人血压分类和管理详见表 2-10。

（3）总胆固醇（Total Cholesterol，TC）：是指血液中所有脂蛋白所含胆固醇的总和，包括游离胆固醇和胆固醇酯。胆固醇是肝脏通过脂肪，碳水化合物和蛋白质合成的类脂物质。它是细胞膜彼此结合的"介质"，它也是合成肾上腺素和维生素 D 的原料。总胆固醇是高密度脂蛋白胆固醇（HDL-C）、低密度脂蛋白胆固醇（LDL-C）和极低密度脂蛋白胆固醇（VLDL-C）的总和，总胆固醇的含量取决于人体代谢脂肪的代谢途径，该途径受多种因素的影响，例如遗传、饮食以及肝、肾和甲状腺的功能。尽管有证据表明，高胆固醇还不足以引起所有人得心脏病，但大多数专家认为，高胆固醇与心脏病之间的联系可以与吸烟和癌症之间的关系相提并论。这种关联的强度在 55 岁以下的男性中最高，在女性和 55 岁以上的男性中也相当高。研究人员发现，胆固醇水平降低 1%，就意味着死于心脏病的风险降低 2%。

HDL 和 LDL：通常，对于女性而言，偏低的 HDL 水平比偏高的 LDL 水平对于预测心脏病发作更有价值。而偏高的 LDL 水平对于预测男性心脏病发作极为重要。

TC/HDL 比率：通常我们不仅关注 HDL 的水平，而且关注 TC/HDL 比率，通过该比率测量患心脏病的风险。使用 TC/HDL 比率的目的是测量发生心血管疾病的风险，因为它还包括有关两个生物学指标的信息。如果某人的 TC 为 200mg/dl，HDL 为 50mg/dl，则 TC/HDL 的比例为 200/50＝4.0。该比率越高，患心血管疾病的风险越大。

（4）甘油三酯：甘油三酯是血液中的另一种脂质。由来自食物中脂肪的分解而来。饮食中胆固醇的来源仅限于动物性食品，例如肉，蛋或乳制品，甘油三酯的来源则可以是动

物性食品(饱和脂肪)或植物油(不饱和脂肪)。其他甘油三酯由肝脏合成,合成所需的原料是碳水化合物、蛋白质和酒精。这种合成途径的最初目的是储存能量。甘油三酯总计占人体脂肪组织的95%以上。肝脏也能将血液中的某些糖类转化为甘油三酯。如果甘油三酯过量,囤积于皮下就会使身体肥胖,囤积于血管壁则造成动脉硬化,囤积于心脏就会导致心脏肥大,囤积于肝脏则会造成脂肪肝。甘油三酯是被储藏起来的热量源也是皮下脂肪的主要组成部分。也就是说,甘油三酯在人类进化的过程中,为适应严酷的自然以求生存下来发挥了重要的作用。但是,在拥有舒适的环境与丰富食用材料的现代生活中,甘油三酯却面临着愈加过剩蓄积的危险。

通常,甘油三酯含量高的人患心脏病的风险更大。但是,如果胆固醇水平保持正常仅甘油三酯升高,则风险会大大降低。甘油三酯水平升高也与糖尿病密切相关,特别是如果已经患有心脏病的人群。饮酒和胰腺疾病也会增加甘油三酯的水平。

目前,甘油三酯水平分为四级(见表3-1)。甘油三酯处于临界高水平和高水平的患者,常常伴有导致冠心病危险性增加的脂质紊乱,如家族性复合型高血脂和糖尿病性脂质紊乱血症。甘油三酯水平高于11.3mmol/L的患者患急性胰腺炎的危险性大大增加。据2007年《中国成人血脂异常防治指南》的标准,理想的甘油三酯水平应低于1.70mmol/L,超过1.70mmol/L则需要改变生活方式,控制饮食,增加运动;高于2.26mmol/L则表示甘油三酯偏高,特别是针对已明确患有冠心病、高血压或糖尿病的病人来说,高于2.26mmol/L则意味已经进入心血管事件发生的高危状态了,患者需要加大运动量,严格控制饮食。

表3-1　　　　　　　　　　　　甘油三酯诊断分级

| 正常水平 | <1.69mmol/L |
|---|---|
| 临界高水平 | 1.69~2.25mmol/L |
| 高水平 | 2.26~5.63mmol/L |
| 极高水平 | ≥5.64mmol/L |

《中国成人血脂异常防治指南(2016修订版)》指出,中国动脉粥样硬化性心血管疾病一级预防人群血脂合适水平和异常分层标准见表3-2。

表3-2　　　　　　　　中国动脉粥样硬化性心血管疾病一级预防人群
血脂合适水平和异常分层标准[mmol/L(mg/dl)]

| 分层 | TC | LDL-C | HDL-C | 非-HDL-C | TG |
|---|---|---|---|---|---|
| 理想水平 | | <2.6(100) | | <3.4(130) | |
| 合适水平 | <5.2(200) | <3.4(130) | | <4.1(160) | <1.7(150) |
| 边缘水平 | ≥5.2(200)且<6.2(240) | ≥3.4(130)且<4.1(160) | | ≥4.1(160)且<4.9(190) | ≥1.7(150)且<2.3(200) |

续表

| 分层 | TC | LDL-C | HDL-C | 非-HDL-C | TG |
|---|---|---|---|---|---|
| 升高 | ≥6.2(240) | ≥4.1(160) | | ≥4.9(190) | ≥2.3(200) |
| 降低 | | | <1.0(40) | | |

其中，换算公式为：对于 TC、HDL-C 和 LDL-C：1 mg/dl = 0.0259mmol/L；对于 TG：1mg/dl = 0.0113mmol/L。

(5)激素替代疗法：旨在使用雌激素和孕激素的混合物为绝经后的妇女补充不再自我合成的雌激素。这种治疗可以减轻更年期引起的某些症状，例如潮红和情绪波动，并且研究表明，这种治疗可以降低患心脏病和骨质疏松症的风险。但这也会在一定程度上增加患乳腺癌的风险。在过去和未来很长一段时间内，激素替代疗法仍然是内分泌缺乏疾病的主要治疗方法。这种治疗是一个长期的过程，其中不同的个体在不同的时间可能会有不同的症状或病变，并且治疗必须适应个体化的需求。因此，在治疗期间应监测患者的症状、体征和血液激素水平，以随时调整药物剂量。

更年期妇女当卵巢功能开始衰退或者已经衰退时，可以使用激素替代疗法。卵巢功能开始衰退或者卵巢功能已经衰退的女性有以下表现：①更年期综合征；②泌尿生殖道萎缩：老年性阴道炎、尿道炎，经一般抗炎治疗效果不显著者。③绝经后迅速衰老：出现高脂血症，骨质疏松发展较快者。一般来讲，女性在45岁以后，大部分会出现一系列的更年期综合症症状。这说明卵巢功能已经开始衰退，在排除激素替代疗法禁忌症后，就可以接受激素替代疗法了。

(6)左心室肥大(LVH)：左心室是人类心脏四个心室之一，它会接收来自左心房的含氧血，再把其泵入大动脉以把含氧血供应全身。在此途中，含氧血会经过两个瓣膜，一是位于左心房和左心室之间的二尖瓣，另一个就是位于大动脉的大动脉瓣，它们都用以防止血液倒流。左心室肥大本身并非一种疾病，左心室肥大可以是一种心肌对有氧运动和力量训练的自然生理反应，也会是对心血管疾病和高血压的病理反应，往往是心脏病的先兆。

(7)脂蛋白(LP(a))：肝脏是LP(a)合成的主要部位，是一种与低密度脂蛋白结构相近的颗粒。LP(a)可以进入并沉积在血管壁上，有促进动脉粥样硬化的作用。它与纤溶酶原(PLG)同源，可以与纤维蛋白原竞争与纤维蛋白位点的结合，从而抑制纤维蛋白水解并促进血栓形成。因此，LP(a)与动脉粥样硬化和血栓形成密切相关，是心脏病和脑卒中的危险因素之一。血清脂蛋白的正常参考值：10~300mg/L。

(8)前列腺特异性抗原(PSA)：由前列腺上皮细胞合成分泌至精液中，是精浆的主要成分之一。血液中的PSA增多，可能是罹患癌病的征兆，但也有可能由前列腺老化肥大或发炎引起。PSA目前多用作筛查前列腺癌的指标，但是正常以及良性前列腺增生也可分泌过多的PSA，因此加拿大预防医疗护理专责小组2014年11月11日在《加拿大医学协会期刊》发表研究报告中建议，55岁以下及70岁以上的男性，不要使用前列腺特异性抗原进行癌症筛查。55岁至69岁的前列腺癌高风险男性，则不推荐PSA筛查。综上所述，PSA并不能真正意义反映前列腺癌风险，但是一旦PSA水平过高，可以建议受检者进行更多其他相关检查和分析。

(9)前列腺增生(BPH),也称为前列腺肥大,是老年男性的常见疾病之一,是前列腺的良性病变。疾病的原因与人体中雄激素和雌激素的失衡有关。病变起源于尿道后部中叶或外侧叶的腺组织、结缔组织和平滑肌组织,形成混合球形结节。以小叶和中叶增生最为明显,这种增生能压迫膀胱颈或尿道,导致下尿路阻塞。但是对于一些老年人来说,BPH也是前列腺癌的一种并发症。

## 第三节 健康风险评估的方法

从不同的角度出发,健康风险评估可进行多种分类。如,按应用的领域区分,健康风险评估可分为:①临床评估,包括体检、门诊、入院、治疗评估等;②健康过程及结果评估,包括健康状态评估、患病危险性评估、疾病并发症评估及预后评估等;③生活方式及健康行为评估,包括膳食、运动等的习惯评估;④公共卫生监测与人群健康评估,从人群的角度进行环境、食品安全、职业卫生等方面的健康评估。从评估功能的角度,健康风险评估又分为抗风险评估和疾病风险评估。不管是哪种风险评估都包括3个部分:问卷、危险度(风险)计算和评估报告。

### 一、问卷

问卷调查是收集信息以进行健康风险评估的一项重要手段。根据评估的重点和目的,所需的信息会有所不同。一般情况下,问卷的主要组成:①生理、生化数据,如身高、体重、血压、血脂等;②生活方式数据,如吸烟、膳食与运动习惯等;③个人或家族健康史;④其他危险因素,如精神压力;⑤态度和知识方面的信息。

### 二、危险度的计算

(1)健康风险评估是估计具有某些健康特征的人在一定时期内是否会发生疾病或健康的结果。常用的健康风险评估通常指导致死亡的风险。由于技术的发展和健康管理需求的变化,健康风险评估已逐渐扩展到基于疾病的风险评估。因为后者可以更有效地使个人理解危险因素的作用,并更有效地采取降低风险的控制措施,最终降低医疗成本。

危险度(relative risk)的计算与疾病的前期暴露因素(危险因素)有关。疾病发生前期暴露的危险因素是指已经被科学研究所证实了的与一种或几种健康结果之间有定量关系的因素。前期暴露因素包括行为(如吸烟)、临床测量(如血脂)和历史因素(如乳腺癌的家族史)。健康结果在以病死率为基础的健康风险评估中就是指引起死亡的原因,如果是计算患病率,健康结果就是指疾病或健康状况。一个前期暴露因素与一种健康结果之间的关系可以用多种方法进行计算,但最普遍的方法就是计算相对危险度。

①风险等级(相对危险性):相对危险性反映的是相对于一般人群危险性的增减量,如果把一般人群的相对危险性定成1,被评估个体的相对危险性就是大于1或小于1的值。报告中将受评估者与同年龄同性别的人群比较,来判断其未来患某种疾病的风险等级的高低,危险性给出五个等级(极低风险、低风险、中等风险、高风险和极高风险)。其

中还应当给出"当前风险"和"可控理想风险"，表示为目前的危险因素状况所评估出的风险等级和控制各项可改善的危险因素后风险等级可能达到的理想状况。

当一个死亡的原因有多种前期暴露因素，或者研究已经揭示了一种更准确的评估方法，就会有相对危险度的其他方法被用于计算。例如对于心血管疾病，许多健康风险评估系统使用基于 Framingham 心脏研究中的 Logistic 回归方程来计算危险度。对于其他引起死亡的原因，如 AIDS，由于从应答者处获取准确的危险因素数据比较困难，或者由于目前的研究水平还不足以有效、可靠地量化相对危险度，则普遍的做法就是简单地使用人群平均病死率来表示。

②发病率(绝对危险性)：绝对危险性是以发病率的方式来表示未来若干年内发生某种疾病的可能性大小。"当前风险"和"可控理想风险"的差值，即为受评者健康状况可改善的空间。如果受评者已患有某种疾病或者已符合疾病的诊断标准，则报告中不再显示风险评估结果。

③理想危险度(achievable risk)：健康风险降低的空间。HRA 的一个基本目标就是鼓励人们修正不健康的行为。为了计算每一种不健康行为的负面影响，对危险度进行二次计算。这次计算的基础是假设个人已经将每个不健康行为修正到了一个目标水平。例如，吸烟者已经戒了烟，高血压者已经将其血压降到了 138/88mmHg 以下。如此将所有先兆因素修正到目标水平计算出来的危险度叫做理想危险度。

(2)疾病风险评估(disease specific health assessment)作为健康风险评估的一种主要类型，与健康管理实践紧密相关。在某种程度上，疾病风险评估起着监督分流器管理的作用。疾病风险评估可用于对人群进行分类，针对不同类型和级别的个人实施不同的健康管理策略，以达到实现有效的人群健康管理的目的。疾病风险评估的目的区别于一般的健康风险评估，疾病风险评估指的是对特定疾病患病风险的评估，其主要目的有：①筛查出患有制定疾病的个体；②测量医生和患者良好临床实践的依从性和有效性；③测量特定干预措施所达到的健康结果；④测量医生和患者的满意度。

一般健康风险评估的特点对于疾病风险评估一样适用。另外，疾病风险评估还具有以下特点：①注重评估客观临床(如生化试验)指标对未来特定疾病发生危险性；②流行病研究成果是其评估的主要依据和科学基础；③评估模型运用严谨的统计学方法和手段；④适用于医院或体检中心、健康/人寿保险中的核保与精算。

如同前面特点中所述，疾病风险评估的方法直接源于流行病学的研究成果。其中，前瞻性队列研究和对以往流行病研究成果的综合分析及循证医学是最主要的方法。前者包括生存分析法、寿命表分析法等，后者包括 Meta 分析、合成分析法(synthesis analysis)等。疾病风险评估和预防通常用的是两种方法。一种方法是基于单一的危险因素和发病率，将这些单一因素与发病率之间的关系用强度来表示相对风险性，每个相关因素的加权得分即为患病的风险。由于这种方案简单实用，不需要大量的数据分析，是健康风险评估初期的主要评估方法。另一种方法是基于多因素分析的，它使用统计学概率理论来推导风险与风险因素之间关系的模型。为了包含更多的风险因素并提高评估的准确性，随着计算机和互联网的进步，近年来，这种基于大数据的模型得到了很大的发展。除了常见的多元回归外，还有基于模糊数学和基于 Mote Carlo 模型的数学方法。这种方法的典型代表是

Framingham 的冠心病模型，它是在前瞻性研究的基础上建立的，因而被广泛的使用。Framingham 模型被许多组织用作构建其他模型的基础，并且已经演化出适合其自身项目的评估模型。为了能涵盖更多的风险因素并提高评估的准确性，目前这种基于数据的模型得到了很大的发展。

从大的方面来说，疾病风险评估主要有以下 4 个步骤：①选择要预测的疾病；②不断发现并确定与该疾病发生有关的危险因素；③应用适当的预测方法建立疾病风险预测模型；④验证评估模型的正确性和准确性。

### 三、评估结果

评估结果是健康风险评估报告的主要内容，可以用多种方式表达。但是，无论哪种表达方式它都应该包括个人风险（绝对风险）、人口风险（相对风险）和个人可降低风险。为了帮助被评估人理解，通常评估者会对报告提供简要的说明，医生再进一步进行详细解释。随着互联网的日益普及，通过互联网发布健康教育信息，因其具有广泛的受众、更新快和强大可访问性的特征，而成为一种重要的健康教育模式。

常见评估报告内容有以下几种：

（1）个人健康信息摘要报告显示了被评估人的个人健康信息。应该能清楚地看到评估者的当前健康信息（包括个人疾病史、家族史、吸烟、运动状况和饮食状况）以及当前身体检查指标的汇总摘要以及与上次记录在表中的健康信息进行比较。它可以用作被评估人员的健康状况及变化的参考，但与相关的医学诊断无关。

（2）疾病风险评估报告是评估报告的主要部分，包括单病种的评估结果，或者因为某种病而导致死亡的评估结果。病种主要包括缺血性心血管疾病、肺癌、糖尿病、高血压等慢性病的风险评估。报告包括三个部分：疾病风险评估结果、危险因素状况和可改善的危险因素。

①风险评估结果：以风险等级（相对危险性）和发病率（绝对危险性）两种方式来表达个人在未来发生某种疾病的风险大小。

②危险因素状况（表 3-3）：以列表形式呈现各疾病相关的危险因素、受评估者前后两次评估中各个危险因素的变化情况以及与参考值的对比。

表 3-3         **糖尿病发病相关的危险因素**

| 危险因素 | 本次结果<br>（2018-09-09） | 上次结果<br>（2019-09-09） | 变化状况 | 参考范围 |
|---|---|---|---|---|
| 年龄（岁） | 60 | 59 | — | 随年龄增加风险升高 |
| 糖尿病家族史 | 有 | 有 | — | 无 |
| 高血压病史 | 无 | 无 | — | 无 |
| 体重指数（BMI，kg/m²） | 25.9 | 26.2 | 好转 | $18.5 \leqslant BMI < 24$ |
| 腰围（cm） | 92.0 | 93.0 | 好转 | <85 |

续表

| 危险因素 | 本次结果<br>(2018-09-09) | 上次结果<br>(2019-09-09) | 变化状况 | 参考范围 |
|---|---|---|---|---|
| 空腹血糖(mmol/L) | 6.0 | 6.3 | 好转 | <5.6 |
| 甘油三酯(mmol/L) | 2.18 | 2.18 | — | <1.7 |
| 高密度脂蛋白胆固醇(mmol/L) | 0.8 | 0.8 | — | >1.04 |
| 蔬菜水果摄入(克/天) | 不足 | 不足 | — | >500 |
| 体力活动水平 | 中等 | 不足 | 好转 | 充分 |
| 吸烟状况 | 已戒烟 | 吸烟 | 好转 | 不吸烟 |

③可改变的危险因素提示：使受评估者了解可通过控制哪些可改变的危险因素，来有效控制或降低疾病发病风险，同时也为后续个性化干预和健康指导服务提供了依据和切入点。如果受评估者不存在可改变的危险因素，则不需要展示"可改善的危险因素提示"这一部分内容。

# 第四节　健康风险分析

健康风险分析包括三个部分：个人健康信息汇总报告、疾病风险评估报告和健康促进与指导。

## 一、健康生活方式评估分析

根据所提供的个人健康信息，对受评估者的整体生活方式进行评价。生活方式评分是对个人的生活方式信息进行全面分析后得到的一个分数值，根据得分不同，来评价个人生活方式的健康程度，得分在60分以上可认为拥有良好的生活习惯，得分在80~100分被认为是最佳范围。危险因素需要重点提示，一方面引起受评估者重视，另一方面便于健康教育与指导。在健康教育与健康指导方面，我们可以从两个方面着手，开出饮食处方和运动处方。

饮食处方：根据被管理对象的个人基本信息、疾病史、体格信息及医学指标的不同，针对性地为其制定个性化膳食处方，并提供特定能量级别和膳食营养特点的食谱。

运动处方：根据被管理对象的个人基本信息、疾病史、体格信息、医学指标及体力活动水平的不同，针对性地为其制定个性化运动处方，处方通常提供一周的锻炼方案，针对有氧、力量、柔韧练习给出相应的运动方式、强度、频率及目标的建议，并针对用户的具体情况提出运动中的注意事项。运动处方通常为多个阶段循序渐进的锻炼方案。

## 二、慢性病风险评估分析

慢性病全称是慢性非传染性疾病，不是特指某种疾病，而是对一类起病隐匿，病程长且病情迁延不愈，缺乏确切的传染性生物病因证据，病因复杂，且有些尚未完全被确认的疾病的概括性总称。慢性病的危害主要是造成脑、心、肾等重要脏器的损害，易造成伤残，影响劳动能力和生活质量，且医疗费用极其昂贵，增加了社会和家庭的经济负担。那么我们对慢性病进行风险评估分析的意义在于筛查出患有指定疾病的个体，并引入到疾病管理中。这一节将重点介绍慢性病风险评估的方法，以及一些可参考的模式模板。

慢性病风险评估是在健康风险评估的大框架之下，有针对性评估的一部分，它同样需要建立一套行之有效的评估模型，这套模型由体检数据（生物医学指标）、问卷量表和统计分析三部分组成。此模型针对的是有一定发病率、示范意义以及确诊后缺乏治愈的有效手段的这一类疾病，符合这一标准的常见慢性病主要有心脑血管疾病、癌症、糖尿病、慢性呼吸系统疾病，其中心脑血管疾病包含高血压、脑卒中和冠心病。在具体操作中，我们要从收集的数据中首先确定哪些是危险因素，这些危险因素（以乳腺癌的危险因素为例，见表3-4）必须是符合以下几条：

（1）临床资料显示有很强的相关度；

（2）我国人群中是常见因素；

（3）测量方法简单、廉价并且易控制；

（4）干预后可改变疾病风险。

收集数据的手段无外乎身体检查和问卷量表两种，体检获得的数据有身高、体重、腰围、血压、血脂、血糖、肿瘤标记物等，问卷量表获得的数据有一般情况（年龄、性别、学历、职业和婚姻等）、病史（现病史、既往史、家族史等）、生活习惯（饮食、运动、吸烟、饮酒等）和其他（睡眠、压力）等，见慢性病高危人群筛查和干预项目风险评估表（表3-5，表3-6，表3-7，表3-8）。

表3-4　　　　　　　　　　　　**乳腺癌相关危险因素**

| |
|---|
| 基本信息：年龄、性别、婚姻、年收入、职业、文化 |
| 家族病史：乳腺癌、乳腺良性肿瘤、其他癌症 |
| 精神压力：心理压力、不良刺激、情绪、睡眠、家庭环境 |
| 生活习惯：吸烟、锻炼、新鲜蔬菜水果 |
| 医疗保健：性激素使用、乳腺检查 |
| 现有异常：乳腺结节、乳腺小叶增生、其他乳腺良性疾病 |
| 体检数据：Ca153、CEA |

表3-5　　　　　　　　　　**慢性病高危人群筛查和干预项目风险评估表**
（适用于城市社区和农村乡镇≥40岁以上人群整群抽样筛查）

| 档案信息 |
|---|
| 1.1 基本信息 |
| 医疗机构名称：　　　建档日期：　年　月　日　　社区：○城市　○农村 |
| 筛查员：　　　联系电话：　　　质控员：　　　联系电话： |

70

续表

1.2 人口学信息

姓名：　　　　性别：□男　□女　　年龄：　　民族：　　族　　血型：　　型

身份证号：□□□□□□□□□□□□□□□□□□

婚姻状况：○未婚　○已婚　○丧偶　○离婚　○其他

受教育程度：

○小学及以下　○初中　○中专/高中　○大专/大本　○硕士及以上

职业(退休前职业)：

□国家公务员　□专业技术人员　□职员　□企业管理人员　□工人　□农民　□学生　□现役军人

□自由职业者　□个体经营者　□无业人员

□其他，请详述

个人月均医疗费用支出(不含医保支出费用)：

□500元以下　□500~1000元　□1001~3000元　□3001~5000元　□5001~10000元

□10000元以上　□不详

主要医疗付费方式：

□城镇职工基本医疗保险　□新城镇居民基本医疗保险　□新型农村合作医疗　□贫困救助

□商业医疗保险　□全公费　□全自费　□其他社会保险　□其他

1.3 通讯及联系方式

户籍地址：　　省　　市　　区/县　　　街道/村　　邮编：

现居住地址：　　省　　市　　区/县　　　街道/村　　邮编：

电话：　　　　手机：　　　　电子邮箱(可选项)：

主要联系人姓名：

与本人关系：○父母　○子女　○兄弟姐妹　○配偶　○其他

联系人电话：

表3-6　　　　**慢性病高危人群筛查和干预项目风险评估表**

(适用于城市社区和农村乡镇≥40岁以上人群整群抽样筛查)

初筛信息

1. 高血压(血压≥140/90mmHg 或正在服用降压药)：○无　○有　药名：

高血压家族史：○有　○无　　与本人关系：□父母 □子女 □兄弟姐妹 □其他亲属

现测血压(左侧)：收缩压 SBP　　(mmHg)/舒张压 DBP　　(mmHg)

　　　　(右侧)：收缩压 SBP　　(mmHg)/舒张压 DBP　　(mmHg)

2. 脑卒中家族史：○无 ○有　　与本人关系：□父母 □子 □兄弟姐妹 □其他亲属

3. 血脂异常：○有　○无　○未知

(甘油三脂≥2.26mmol/L，或总胆固醇≥6.22mmol/L，或低密度脂蛋白胆固醇≥4.14mmol/L，或高密度脂蛋白胆固醇<1.04mmol/L)

续表

| |
|---|
| 4. 糖尿病：○无　○有 |
| ○口服药物　□磺脲类　□格列奈类　□α-糖苷酶抑制剂类　□双胍类　□格列酮类　□胰岛素　□其他 |
| ○胰岛素　　　　　　　　预混胰岛素 |
| 　　　　　　　　　　　　预混胰岛素类似物 |
| 　　　　　　　　　　　　胰岛素强化治疗 |
| 　　　　　　　　　　　　基础胰岛素 |
| 　　　　　　　　　　　　普通胰岛素 |
| 　　　　　　　　　　　　短效胰岛素 |
| 糖尿病家族史：○有　○无　与本人关系：□父亲　□母亲　□双亲　□兄弟、姐妹　□姨、舅　□外祖父、外祖母□　叔、伯、姑□祖父、祖母□子女 |
| 5. 心房颤动(房颤)：○无　○有　　药物 |
| 　　冠心病家族史：○有　○无　　与本人关系□父母　□子女　□兄弟姐妹　□其他亲属 |
| 6. 吸烟史：○无　○已戒　○有(日均吸烟　　支)烟龄(　　)年 |
| 7. 明显超重或肥胖(BMI≥26kg/m²)：○否　　○是 |
| 　　身高：　　cm　　体重：　　kg　　腹围：　　cm |
| 8. 运动缺乏或轻体力劳动者：○是　○否 |
| 　　(运动次数<3次/周且<30分钟/次；参与工农业劳动视为有运动) |
| 9. Ⅰ 既往脑卒中：○无　○有 |
| Ⅱ 既往短暂性脑缺血发作(TIA)：○无　○有 |
| 初筛结果(系统生成)： |
| 风险分级：○脑卒中　○TIA　○≥3高危　○中危　○低危 |
| 危险标识： |
| 管理分级：强化管理　　规范化管理　　健康管理 |
| 备注：有无其他病史○无　○有 |
| 饮酒情况：○无　○偶尔　○经常　○每天 (酒龄　年) |
| 饮食习惯：○荤　○素　○荤素结合　□嗜盐　□嗜油　○嗜糖 |
| A 型性格：○是　○否(语速快，追求完美，频繁看表，语言犀利等) |

表 3-7　　　　　　　　　　**慢性病高危人群筛查和干预项目风险评估表**

(适用于城市社区和农村乡镇≥40岁以上人群整群抽样筛查)

| 公共信息 |
|---|
| 检查时间：〔当前日期〕　　　机构类型：○基地医院　　○社区或乡镇医院 |
| 血脂异常：○有　　○无　　○未知 |
| (甘油三脂≥2.26mmol/L，或总胆固醇≥6.22mmol/L，或低密度脂蛋白胆固醇 LDL≥4.14mmol/L，或高密度脂蛋白胆固醇 HDL<1.04mmol/L) |
| 确诊年数：○半年以内　　○1年左右(6~12月)　　○大约　年(按整数计) |
| 异常类型(可多选)：□总胆固醇高　□甘油三酯高　□低密度脂蛋白胆固醇高　□高密度脂蛋白胆固醇高 |

续表

| | |
|---|---|
| 2. 吸烟史：○有　○无　○已戒(日均吸烟　　支)　烟龄(　　)年<br>　若已戒烟，戒烟史　　年(按整数计)，曾经吸烟　　年，平均吸烟　　支/天 | |
| 3. 明显超重或肥胖(BMI≥26kg/m²)：○否　○是 | |
| 4. 身高：　　cm　　　　体重：　　kg<br>　BMI　○<18　○18~24　○24~28　○28~30　○>30<br>　腹围：＿＿＿＿cm　　腰围：＿＿＿＿cm　　臀围：＿＿＿＿cm | |
| 5. 运动缺乏或轻体力劳动者：○是　○否<br>　(运动次数<3次/周且<30分钟/次；参与工农业劳动视为有运动) | |
| 6. 慢性肾病：○无　○有确诊　　年数：○半年以内　○1年左右(6~12月)　○大约　　年(按整数计) | |
| 7. 饮酒：○无　○有<br>　饮酒史：大约　　年(按整数计)<br>　　　　　○偶尔饮　○经常大量饮酒(高度白酒>50度，≥3次/周，≥2两/次) | |
| 8. 膳食习惯：□口味偏咸　□口味偏油　　　　吃蔬菜：○≥5天/周　○≤2天/周 | |
| 9. 吃水果：○≥3天/周　○很少或偶尔吃<br>　喝牛奶或酸奶：○≥200mL/天且≥5天周　○很少或偶尔喝 | |
| 10. 脉搏：＿＿＿＿(次/分)　　　收缩压：＿＿＿＿(mmHg)　　　舒张压＿＿＿＿(mmHg) | |
| 11. 心脏听诊：心率　○整齐　○不齐　○无 | |

12. 辅助检查：

| | | |
|---|---|---|
| 空腹血糖 GLU　　mmol/L | 标识：○↑ | ○正常　○↓ |
| 血糖测量频率：□≥3次/周　□1~2次/周　□1~2次/月　□不规律测量　□未测 | | |
| 糖化血红蛋白 HbA1c(糖尿病人必做)：　　% | 标识：○↑ | ○正常　○↓ |
| 餐后2小时血糖：　　mmol/L | 标识：○↑ | ○正常　○↓ |
| 血钾：　　mmol/L | 标识：○↑ | ○正常　○↓ |
| 尿酸：　　umol/L/h | 标识：○↑ | ○正常　○↓ |
| 甘油三酯 TG：　　mmol/L | 标识：○↑ | ○正常　○↓ |
| 总胆固醇 TC：　　mmol/L | 标识：○↑ | ○正常　○↓ |
| 低密度脂蛋白胆固醇 LDL-C：　　mmol/L | 标识：○↑ | ○正常　○↓ |
| 高密度脂蛋白胆固醇 HDL-C：　　mmol/L | 标识：○↑ | ○正常　○↓ |
| 同型半胱氨酸 HCY(有条件地区开展)：　　mmol/L | 标识：○↑ | ○正常　○↓ |

| |
|---|
| 13. 心电图(心脏听诊有心律不齐者必做项目)<br>　检查时间：　　　　　　　　　　检查机构：○基地医院　○社区或乡镇医院<br>　检查结果：□未见异常　□房颤　□缺血性改变　□左心室肥厚<br>　其他诊断，请详述＿＿＿＿＿＿＿＿＿＿＿＿ |
| 14. 抗凝：□维生素K拮抗剂　□华法林　□增加抗凝血酶活性　□普通肝素　□水蛭　□低分子肝素　□凝血因子抑制剂　□达比加群　□其他 |
| 15. 抗血小板：□环氧化酶1抑制剂　□阿司匹林　□ADP受体拮抗剂　□氯吡格雷　□抑制血小板磷酸二酯酶　□双嘧达莫　□西洛他唑　□其他 |
| 16. 降同型半胱氨酸：□叶酸　□VitB12　□VitB6 |

续表

| 17. 降脂：降脂：□他汀类 □辛伐他汀 □瑞舒伐他汀 □阿托伐他汀 □血脂康<br>□贝特类 □烟酸类 □树脂类 □胆固醇吸收抑制剂 □其他 |
|---|
| 18. 中药治疗：□中成药 □汤药 |
| 19. 其他药物：□其他药物 |
| 患者生存状态：○死亡 ○存活 死亡时间： 年 月 日<br>死亡原因：□脑卒中 □心血管病 □恶性肿瘤 □呼吸系统疾病 □损伤和中毒 □其他死亡原因 |

表 3-8　　　　　**慢性病高危人群筛查和干预项目风险评估表**

（适用于城市社区和农村乡镇≥40 岁以上人群整群抽样筛查）

| 专科信息 |
|---|
| 1. 高血压 |
| 1.1 高血压(血压≥140/90mmHg 或正在服用降压药)：○无 ○有<br>　　确诊年数：○半年以内 ○1 年左右(6~12 月) ○大约： 年(按整数计)<br>　　是否服用降压药：○无 ○有 |
| 1.2 高血压家族史：○有 ○无<br>　　与本人关系 □父母 □子女 □兄弟姐妹 □其他亲属 |
| 1.3 是否存在继发性高血压提示症状：□肾炎史 □贫血史 □肌无力 □发作性软瘫 □阵发性头痛 □心悸 □多汗 |
| 1.4 历史血压最高水平： 收缩压 SBP： (mmHg)/舒张压 DBP： (mmHg)<br>　　平常血压：○左侧 ○右侧 收缩压 SBP： (mmHg)/舒张压 DBP： (mmHg)<br>　　平常血压测量频率：□≥1 次/周 □1~3 次/周 □不规律测量 □未测<br>　　现测血压(左侧)：收缩压 SBP (mmHg)/舒张压 DBP (mmHg)<br>　　　　　　　(右侧)：收缩压 SBP (mmHg)/舒张压 DBP (mmHg) |
| 1.5 检查：<br>　　肾素活性： ug/L 标识：○↑ ○正常 ○↓<br>　　血管紧张素Ⅰ： ug/L 标识：○↑ ○正常 ○↓<br>　　血管紧张素Ⅱ： ug/L 标识：○↑ ○正常 ○↓<br>　　醛固酮： ng/mL 标识：○↑ ○正常 ○↓<br>　　甲功 FT4： pmol/L 标识：○↑ ○正常 ○↓<br>　　　　FT3： pmol/L 标识：○↑ ○正常 ○↓<br>　　　　TSH： uIU/mL 标识：○↑ ○正常 ○↓<br>　　离子 K： mmol/L 标识：○↑ ○正常 ○↓<br>　　　　Na： mmol/L 标识：○↑ ○正常 ○↓<br>　　　　Cl： mmol/L 标识：○↑ ○正常 ○↓<br>　　肾上腺 CT ○无异常 ○有异常<br>　　肾动脉狭窄 ○无异常 ○有异常 |

续表

1.6 低盐饮食　○无　○有

1.7 降压：□利尿药：□吲达帕胺　□氢氯噻嗪　□螺内酯　□呋塞米　□其他

　　□钙拮抗剂：□苯磺酸氨氯地平片（络活喜）　□马来酸左旋苯磺氨氯地平（玄宁）　□苯磺酸左旋氨氯地平（施慧达）　□国产氨氯地平　□维拉帕米　□拜新同　□国产硝苯地平普通片　□国产硝苯地平缓释片　□国产硝苯地平控释片　□波依定　□国产非洛地平　□其他

　　□α受体阻滞剂　□特拉唑嗪　□其他

　　□β受体阻滞剂：□阿替洛尔　□酒石酸美托洛尔（倍他乐克）　□拉贝洛尔　□琥珀酸美托洛尔（倍他乐克缓释片）　□普萘洛尔　□比索洛尔　□其他

　　□ARB：□坎地沙坦　□厄贝沙坦　□替米沙坦　□缬沙坦　□其他

　　□ACEI：□依那普利　□卡托普利　□贝那普利　□其他

　　□复合制剂　□其他

1.8 药物不良反应：○无　○有（如有不良反应请选择）：

　　□低血钾　□高尿酸血症　□高钙血症　□高血糖　□高脂血症　□面部潮红　□头痛　□心率增快　□踝部水肿　□牙龈增生　□支气管哮喘　□干咳、咽痒　□高血钾　□白细胞减少　□低血糖　□体位性低血压　□其他

1.9 本次随访周期内因高血压住院或急诊：○是　○否

　发病时间1：　　年　　月

　入院方式：○急诊住院　○门诊住院　○其他医疗机构转诊入院　○门急诊治疗　○其他诊疗方式

　高血压相关检查：□外周血管病　□痛风　□支气管哮喘　□性功能异常　□睡眠呼吸暂停综合征

　发病时间2：　　年　　月

　入院方式：○急诊住院　○门诊住院　○其他医疗机构转诊入院　○门急诊治疗　○其他诊疗方式

　高血压相关检查：□外周血管病　□痛风　□支气管哮喘　□性功能异常　□睡眠呼吸暂停综合征

　发病时间3：　　年　　月

　入院方式：○急诊住院　○门诊住院　○其他医疗机构转诊入院　○门急诊治疗　○其他诊疗方式

　高血压相关检查：□外周血管病　□痛风　□支气管哮喘　□性功能异常　□睡眠呼吸暂停综合征

　本次随访周期内是否新增下列疾病诊断：

　房颤：○有　○无　糖尿病：○无　○有　○接受降糖治疗　○未接受降糖治疗

2. 脑卒中

2.1 脑卒中家族史：○无　○有与本人关系　□父母　□子女　□兄弟姐妹　□其他亲属

2.1.1 既往脑卒中：○无　○有

2.1.2 既往短暂性脑缺血发作（TIA）：○无　○有

初筛结果（系统生成）：

风险分级：○脑卒中　○TIA　○n≥3 高危　○中危　○低危

危险标识：

管理分级：○ 强化管理　　　○ 规范化管理　　　○ 健康管理

2.2 颈部血管超声

检查时间：　　　　　　　　　检查机构：○基地医院　○社区或乡镇医院

检查结果：□全部正常　□任一部位有异常（可多选）

| 异常类型 | 异常项目 | 责任病灶部位 |
|---|---|---|
| 内膜 IMT | 增厚(IMT≥1.0mm) | □左侧颈总　　□右侧颈总 |
| 斑块 | 数量 | ○无(n=0)　○单发(n=1)　○多发(n≥2) |
| | 形态规则否 | □左侧颈总　□左侧窦部　□左侧颈内　□右侧颈总　□右侧窦部　□右侧颈内 |
| | 溃疡 | □左侧颈总　□左侧窦部　□左侧颈内　□右侧颈总　□右侧窦部　□右侧颈内 |

| 回声　1=强回声 | 左侧颈总：○1　○2　○3　○4 |
|---|---|
| 　　　2=中等回声 | 左侧窦部：○1　○2　○3　○4 |
| 　　　3=低回声 | 左侧颈内：○1　○2　○3　○4 |
| 　　　4=混合回声 | 右侧颈总：○1　○2　○3　○4 |
| | 右侧窦部：○1　○2　○3　○4 |
| | 右侧颈内：○1　○2　○3　○4 |

| 狭窄或闭塞　狭窄率(0=无狭; | 左侧颈总：○0　○1　○2　○3　○4 |
|---|---|
| 　　　1=1%~49% | 左侧窦部：○0　○1　○2　○3　○4 |
| 　　　2=50%~69% | 左侧颈内：○0　○1　○2　○3　○4 |
| 　　　3=70%~99% | 右侧颈总：○0　○1　○2　○3　○4 |
| 　　　4=闭塞) | 右侧窦部：○0　○1　○2　○3　○4 |
| | 右侧颈内：○0　○1　○2　○3　○4 |

支架术(CAS)　术后：　　年　月　日

□左侧颈总　□左侧窦部　□左侧颈内　□右侧颈总　□右侧窦部　□右侧颈内

| 支架术　狭窄率(0=无狭; | 左侧颈总：○0　○1　○2　○3　○4 |
|---|---|
| 　后再狭窄　1=1%~49% | 左侧窦部：○0　○1　○2　○3　○4 |
| 　　　2=50%~69% | 左侧颈内：○0　○1　○2　○3　○4 |
| 　　　3=70%~99% | 右侧颈总：○0　○1　○2　○3　○4 |
| 　　　4=闭塞) | 右侧窦部：○0　○1　○2　○3　○4 |
| | 右侧颈内：○0　○1　○2　○3　○4 |

| 内膜剥脱术(CEA)　术后：　　年　月　日 | □左侧颈总　　□左侧窦部　　□左侧颈内 |
|---|---|
| | □右侧颈总　　□右侧窦部　　□右侧颈内 |

| CEA术后再狭窄　狭窄率(0=无狭; | 左侧颈总：○0　○1　○2　○3　○4 |
|---|---|
| 　　　1=1%~49% | 左侧窦部：○0　○1　○2　○3　○4 |
| 　　　2=50%~69% | 左侧颈内：○0　○1　○2　○3　○4 |
| 　　　3=70%~99% | 右侧颈总：○0　○1　○2　○3　○4 |
| 　　　4=闭塞) | 右侧窦部：○0　○1　○2　○3　○4 |
| | 右侧颈内：○0　○1　○2　○3　○4 |

2.3 mRS 评分(改良 RanKin 量表,仅脑卒中患者需要填写)

评估时间：¦当前日期¦　第　评分　评估机构：○基地医院　○社区或乡镇医院

| 选项 | 评分 |
|---|---|
| ○完全无症状 | 0 |
| ○尽管有症状,但无明显功能障碍,能完成所有日常工作和生活 | 1 |
| ○轻度残疾,不能完成病前所有活动,但不需帮助能照顾自己的日常生活 | 2 |

| | |
|---|---|
| ○中度残疾，需部分帮助，但能独立行走 | 3 |
| ○重度残疾，不能独立行走，无他人帮助布能满足自身日常生活需要 | 4 |
| ○严重残疾，持续卧床，二便失禁，要求持续护理和关注，日常生活完全依赖他人 | 5 |

mRS 得分：

2.4 本次随访周期内因脑卒中住院或急诊：○是　○否

发病时间1：　　年　　月

入院方式：○急诊住院　○门诊住院　○其他医疗机构转诊入院　○门急诊治疗　○其他诊疗方式

出院诊断：脑梗死○心源性　○非心源性　□TIA（短暂性脑缺血发作）　□脑出血　□蛛网膜下腔出血

发病时间2：　　年　　月

入院方式：○急诊住院　○门诊住院　○其他医疗机构转诊入院　○门急诊治疗　○其他诊疗方式

出院诊断：脑梗死○心源性　○非心源性　□TIA（短暂性脑缺血发作）　□脑出血　□蛛网膜下腔出血

发病时间3：　　年　　月

入院方式：○急诊住院　○门诊住院　○其他医疗机构转诊入院　○门急诊治疗　○他诊疗方式

出院诊断：脑梗死○心源性　○非心源性　□TIA（短暂性脑缺血发作）　□脑出血　□蛛网膜下腔出血

脑卒中出院后是否接受肢体康复治疗：○是　○否

接受康复治疗的地点：□三级医院　□二级医院　□社区医院　□家里　□其他场所

本次随访周期内因心脏病住院或急诊：○是　○否

发病时间1：　　年　　月

入院方式：○急诊住院　○门诊住院　○其他医疗机构转诊入院　○门急诊治疗　○其他诊疗方式

2.5 颈动脉超声(3月、6月不用随访)

本次随访或最近一次测量：检查时间：{执行时间}

检查结果：□全部正常　□任一部位有异常（可多选）

| 异常类型 | 异常项目 | 责任病灶部位 |
|---|---|---|
| 内膜IMT | 增厚(IMT≥1.0mm) | □左侧颈总　□右侧颈总 |
| 斑块 | 数量 | ○无(n=0)　○单发(n=1)　○多发(n>=2) |
| 形态规则 否 | | □左侧颈总　□左侧窦部　□左侧颈内 |
| | | □右侧颈总　□右侧窦部　□右侧颈内 |
| 溃疡 | | □左侧颈总　□左侧窦部　□左侧颈内 |
| | | □右侧颈总　□右侧窦部　□右侧颈内 |
| 回声(1=强回声 | 左侧颈总：○1　○2　○3　○4 | |
| 2=中等回声 | 左侧窦部：○1　○2　○3　○4 | |
| 3=低回声 | 左侧颈内：○1　○2　○3　○4 | |
| 4=混合回声) | 右侧颈总：○1　○2　○3　○4 | |
| | 右侧窦部：○1　○2　○3　○4 | |
| | 右侧颈内：○1　○2　○3　○4 | |
| 狭窄或闭塞 | 狭窄率(0=无狭； | 左侧颈总：○0　○1　○2　○3　○4 |

| | |
|---|---|
| 1＝1%～49% | 左侧窦部：○0　○1　○2　○3　○4 |
| 2＝50%～69% | 左侧颈内：○0　○1　○2　○3　○4 |
| 3＝70%～99% | 右侧颈总：○0　○1　○2　○3　○4 |
| 4＝闭塞） | 右侧窦部：○0　○1　○2　○3　○4 |
| | 右侧颈内：○0　○1　○2　○3　○4 |

支架术（CAS）术后：　　　年　月　日　　　□左侧颈总　□左侧窦部　□左侧颈内

| 支架术后再狭窄 | 狭窄率(0＝无狭； | 左侧颈总：○0　○1　○2　○3　○4 |
|---|---|---|
| | 1＝1%～49% | 左侧窦部：○0　○1　○2　○3　○4 |
| | 2＝50%～69% | 左侧颈内：○0　○1　○2　○3　○4 |
| | 3＝70%～99% | 右侧颈总：○0　○1　○2　○3　○4 |
| | 4＝闭塞） | 右侧窦部：○0　○1　○2　○3　○4 |
| | | 右侧颈内：○0　○1　○2　○3　○4 |

内膜剥脱术（CEA）术后：　　　年　月　日　　　□左侧颈总　□左侧窦部　□左侧颈内
　　　　　　　　　　　　　　　　　　　　　　□右侧颈总　□右侧窦部　□右侧颈内

| CEA 术后再狭窄 | 狭窄率(0＝无狭； | 左侧颈总：○0　○1　○2　○3　○4 |
|---|---|---|
| | 1＝1%～49% | 左侧窦部：○0　○1　○2　○3　○4 |
| | 2＝50%～69% | 左侧颈内：○0　○1　○2　○3　○4 |
| | 3＝70%～99% | 右侧颈总：○0　○1　○2　○3　○4 |
| | 4＝闭塞） | 右侧窦部：○0　○1　○2　○3　○4 |
| | | 右侧颈内：○0　○1　○2　○3　○4 |

3. 糖尿病

3.1 糖尿病：○有　○无

患病时间　　月　　年；病程　　年

确诊医院　□市级医院　□县级医院　□区级医院

确诊年数：○半年以内　○1年左右(6～12月)　○大约　年(按整数计)

3.2 糖尿病家族史：○有　○无　与本人关系：□父亲　□母亲　□双亲　□兄弟、姐妹　□姨、舅
　□外祖父、外祖母　□叔、伯、姑　□祖父、祖母　□子女

3.3 糖尿病类型　□1型糖尿病　□2型糖尿病　□妊娠糖尿病　□继发糖尿病

3.4 饮食量　主食(碳水化合物)　　两/日　　蔬菜　　斤/日　　肉(除去鱼肉)　　两/日
　水果　　两/日

3.5 医院复诊　　次/月　　次/季　　次/年

3.6 血糖仪　□有　　□无

3.7 血糖监测　　次/日　　次/周　　次/月

3.8 近期血糖　空腹血糖　　mmol/L　　非空腹血糖　　mmol/L
　近期糖化血红蛋白　　%

糖化血红蛋白检测时间　□3个月　□6个月　□1年　□1年以上

眼底检查时间　　□6个月　□1年　□1年以上

3.9　是否服用降糖药：○无　○有

| 降糖：□磺脲类 □格列奈类 □α-糖苷酶抑制剂类 □双胍类 □格列酮类 □胰岛素 □其他 |
|---|

是——胰岛素 预混胰岛素

预混胰岛素类似物

胰岛素强化治疗

基础胰岛素

普通胰岛素

短效胰岛素

并发症　　　大血管　　　心血管——冠心病

高血压

脑血管病——脑卒中

外周血管　颈动脉

下肢血管

微血管　　视网膜病变

肾病

周围神经病变

其他　　　皮肤病变

牙周病变

感染

肿瘤

是否经常出现低血糖　　　否

是——□次/日　　　□次/周　　　□次/月

目前是否存在急性并发症　　□否　　□是

4. 冠心病

4.1 心房颤动(房颤)：○有　○无

4.2 其他心脏病(可多选)：○无　○有

□冠心病 □风湿性心脏病(包括合并瓣膜病变) □心肌病 □其他类型心脏病

4.3 冠心家族史(可多选)：○无　○有　与本人关系：□父母　□子女　□兄弟姐妹　□其他亲属

4.4 心脏病类型：□ST 段抬高型心肌梗死　□非 ST 段抬高型心肌梗死　□不稳定性心绞痛

□心力衰竭　□心律失常，类型　□其他

4.4.1 发病时间 2：　年　月

4.4.2 入院方式：○急诊住院　○门诊住院　○其他医疗机构转诊入院　○门急诊治疗

○其他诊疗方式

4.4.3 心脏病类型：□ST 段抬高型心肌梗死　□非 ST 段抬高型心肌梗死　□不稳定性心绞痛

□心力衰竭　□心律失常，类型　□其他

4.4.4 发病时间 3：　年　月

4.4.5 入院方式：○急诊住院　○门诊住院　○其他医疗机构转诊入院　○门急诊治疗

○其他诊疗方式

4.4.6 心脏病类型：□ST 段抬高型心肌梗死　□非 ST 段抬高型心肌梗死　□不稳定性心绞痛

□心力衰竭　□心律失常，类型　□其他诊疗方式

| | |
|---|---|
| 4.5 患者编号： 姓名： | |

随访时间： 年 月 日

随访方式：1＝面对面 2＝电话

冠心病管理类型：1＝慢性稳定性心绞痛（SA）；

2＝经皮冠状动脉介入治疗（PCI）；

3＝冠状动脉旁路移植术（CABG）；

4＝陈旧性心梗（OMI）；

5＝其他类型

4.6 日常状况评价

1. 体力活动水平是否下降？ 0＝无下降 1＝下降

2. 对药物治疗能否耐受？ 0＝能耐受 1＝不能耐受

3. 是否出现新的伴随疾病？ 0＝否 1＝是

4. 心绞痛发作的频率或严重程度是否加重？ 0＝没有加重 1＝加重

4.7 药物治疗

阿司匹林： 1＝按医嘱服药 2＝未按医嘱服药 3＝自行停药 4＝无医嘱

氯吡格雷： 1＝按医嘱服药 2＝未按医嘱服药 3＝自行停药 4＝无医嘱

华法令： 1＝按医嘱服药 2＝未按医嘱服药 3＝自行停药 4＝无医嘱

β阻滞剂： 1＝按医嘱服药 2＝未按医嘱服药 3＝自行停药 4＝无医嘱

调脂治疗： 1＝按医嘱服药 2＝未按医嘱服药 3＝自行停药 4＝无医嘱

ACE抑制剂或ARB

1＝按医嘱服药 2＝未按医嘱服药 3＝自行停药 4＝无医嘱

硝酸酯类 1＝按医嘱服药 2＝未按医嘱服药 3＝自行停药 4＝无医嘱

钙拮抗剂 1＝按医嘱服药 2＝未按医嘱服药 3＝自行停药 4＝无医嘱

降糖药 1＝按医嘱服药 2＝未按医嘱服药 3＝自行停药 4＝无医嘱

4.8 冠脉造影后的病变：

血管支数：□单支病变，□2支或2支以上的病变

血管病变：□左主干，□前降支，□回旋支，□右冠脉

病变类型：□A型，□B1型，□B2型，□C型

4.9 介入治疗信息：

冠脉造影及介入日期、

冠脉造影介入影像光盘资料编码、

血管内超声影像光盘资料编码、

冠脉造影提示病变血管部位、

病变血管解剖的危险度分层、

左心室射血分数、

支架植入部位及支架型号规格、

是否急性冠脉综合征、

介入后血流级别及残余狭窄情况

其他情况；

5. 健康教育与行为干预

5.1 您是否戒烟?

　　　　1=是　　2=没有,但比以前吸的少　　3=没有,和以前一样

　　　　4=不吸烟或早就戒烟

5.2 最近您饮食的口味是否变淡?　　　　0=没有变淡　　1=变淡

5.3 最近您饮食中的油和脂肪与以前相比:

　　　　1=减少　　2=没有变化　　3=增加

5.4 最近您体力活动的状况与以前相比

　　　　1=减少　　2=没有变化　　3=增加

5.5 最近您是否按医嘱服药?

　　　　1=完全按照医嘱　　2=部分按照医嘱　　3=没按照医嘱

　　　　4=自行停药

5.1 体格检查

5.1.1 体重　____公斤

5.1.2 血压:　SBP　____mmHg　　　　DBP　____mmHg

　　　　血压水平是否达标?□　　0=未达标　　　1=达标

5.1.3 脉搏:　_____次/分钟

5.1.4 浮肿□　　0=无　　1=有

5.1.5 最近一次做心电图时间:□

　　　　1=三个月内　　2=半年内　　3=1年内　　4=1年以上

5.2 实验室检查

5.2.1 血脂

5.2.2 最近一次测血脂的时间

　　　　1=三个月内　　2=半年内　　3=1年内　　4=1年以上

5.2.3 检查结果

　　　　TC ____　　　TG ____　　LDL-C ____　　　HDL-C ____

5.3 血糖

5.3.1 最近一次测空腹血糖时间

　　　　1=三个月内　　2=半年内　　3=1年内　　4=1年以上

5.3.2 血糖值____

5.3.3 最近一次测糖化血红蛋白时间

　　　　1=三个月内　　2=半年内　　3=1年内　　4=1年以上

5.3.4 糖化血红蛋白值____

5.4. 肾功能

5.4.1 最近一次测肾功能时间

　　　　1=三个月内　　2=半年内　　3=1年内　　4=1年以上

续表

5.4.2 检查结果

尿素氮_____　　肌酐_____　　尿微量白蛋白_____

尿蛋白_____　　白蛋白/肌酐比_____

5.5 肝功能

5.5.1 最近一次测肝功能时间

1=三个月内　　2=半年内　　3=1 年内　　4=1 年以上

5.5.2 检查结果

谷丙转氨酶_____　　谷草转氨酶_____

5.6 最近一年内做过以下哪些检查:

1=动态心电图　　　　2=心电图运动试验(平板运动)

3=核素心肌负荷显像　4=CT 冠脉造影　　　　5=冠状动脉造影

5.7 最近 1 年是否出现以下情况:

5.7.1 急性冠脉综合征　0=否　1=是(　　年　　月)

5.7.2 PCI　　　　　　0=否　1=是(　　年　　月)

5.7.3 ABG　　　　　　0=否　1=是(　　年　　月)

　　评估方法是基于生活方式及常规体检资料中的风险,用相对风险乘以同性别同年龄组一般人群某病的发病率,即可算出个体患病绝对风险值。以缺血性心血管病(ICVD)10 年发病危险度评估为例。以缺血性心血管病事件作为预测模型的因变量,以年龄、收缩压(SBP)、体重指数(BMI)、血清总胆固醇(TC)、是否糖尿病(GLU)和是否吸烟等 6 个主要危险因素为自变量,拟合分性别的最优预测模型。进一步将各连续变量危险因素转化为分组变量拟合出适合我国人群的心血管病综合危险度简易评估工具,该工具是根据简易预测模型中各危险因素处于不同水平时所对应的回归系数,确定不同危险因素水平的分值(评分系统见表 3-9、表 3-10),所有危险因素评分之总和即对应于缺血性心血管病事件的10 年发病绝对危险。

　　现举例说明评估表的使用:一个年龄 50 岁的男性,血压 150/90mmHg,体重指数25kg/m² ,血清总胆固醇 5.46mmol/L,吸烟,无糖尿病。评估各步骤如下:

　　第一步:年龄 50 岁 = 3 分,SBP150mmHg = 2 分,BMI25kg/m² = 1 分,TC 5.46mmol/L=1 分,吸烟 = 2 分,无糖尿病 = 0 分。

　　第二步:评分求和 3+2+1+1+2+0 = 9 分。

　　第三步:查得表中 9 分对应的 10 年发生 ICVD 的绝对危险为 7.3%。表中下方同时又给出了不同年龄组的平均危险和最低危险,以便医生了解该患者的绝对危险相对于人群平均危险和最低危险的严重程度。平均危险是指同年龄所有人的平均发病危险,最低危险是指同年龄同性别人中这名男性的发病危险。对于这例男性,其 10 年发生 ICVD 事件的绝对危险比一般人和低危人群净增加分别为 4.7%(2.6%～7.3%)和 6.6%(0.7%～7.3%),分别是一般人和低危人群 2.8 倍和 10.4 倍。

表 3-9　　　　**缺血性心血管病（ICVD）十年发病危险度（男）**

第一步：评分

| 年龄（岁） | 得分 |
|---|---|
| 35～39 | 0 |
| 40～44 | 1 |
| 45～49 | 2 |
| 50～54 | 3 |
| 55～59 | 4 |
| ≥60岁每5岁累加1分 | |

| 体重指数（kg/m²） | 得分 |
|---|---|
| <24 | 0 |
| 24～27 | 1 |
| ≥28 | 2 |

| 收缩压（mmHg） | 得分 |
|---|---|
| <120 | -2 |
| 120～129 | 0 |
| 130～139 | 1 |
| 140～159 | 2 |
| 160～179 | 5 |
| ≥180 | 8 |

| 总胆固醇（mmol/L） | 得分 |
|---|---|
| <5.20 | 0 |
| ≥5.20 | 1 |

| 吸烟 | 得分 |
|---|---|
| 否 | 0 |
| 是 | 2 |

| 糖尿病 | 得分 |
|---|---|
| 否 | 0 |
| 是 | 2 |

第二步：求和

| 危险因素 | 得分 |
|---|---|
| 年龄 | |
| 收缩压 | |
| 体重指数 | |
| 总胆固醇 | |
| 吸烟 | |
| 糖尿病 | |
| 总计 | |

| 10年ICVD绝对危险参考标准 | | |
|---|---|---|
| 年龄 | 平均危险 | 最低危险 |
| 35～39 | 1.0 | 0.3 |
| 40～44 | 1.4 | 0.4 |
| 45～49 | 1.9 | 0.5 |
| 50～54 | 2.6 | 0.7 |
| 55～59 | 3.6 | 1.0 |

第三步：绝对危险

| 总分 | 10年ICVD危险（%） |
|---|---|
| ≤-1 | 0.3 |
| 0 | 0.5 |
| 1 | 0.6 |
| 2 | 0.8 |
| 3 | 1.1 |
| 4 | 1.5 |
| 5 | 2.1 |
| 6 | 2.9 |
| 7 | 3.9 |
| 8 | 5.4 |
| 9 | 7.3 |
| 10 | 9.7 |
| 11 | 12.8 |
| 12 | 16.8 |
| 13 | 21.7 |
| 14 | 27.7 |
| 15 | 35.3 |
| 16 | 44.3 |
| ≥17 | ≥52.6 |

表 3-10　　　　**缺血性心血管病（ICVD）十年发病危险度（女）**

第一步：评分

| 年龄（岁） | 得分 |
|---|---|
| 35～39 | 0 |
| 40～44 | 1 |
| 45～49 | 2 |
| 50～54 | 3 |
| 55～59 | 4 |
| ≥60岁每5岁累加1分 | |

| 体重指数（kg/m²） | 得分 |
|---|---|
| <24 | 0 |
| 24～27 | 1 |
| ≥28 | 2 |

| 收缩压(mmHg) | 得分 |
|---|---|
| <120 | -2 |
| 120～129 | 0 |
| 130～139 | 1 |
| 140～159 | 2 |
| 160～179 | 3 |
| ≥180 | 4 |

| 总胆固醇（mmol/L） | 得分 |
|---|---|
| <5.20 | 0 |
| ≥5.20 | 1 |

| 吸烟 | 得分 |
|---|---|
| 否 | 0 |
| 是 | 2 |

| 糖尿病 | 得分 |
|---|---|
| 否 | 0 |
| 是 | 2 |

第二步：求和

| 危险因素 | 得分 |
|---|---|
| 年龄 | |
| 收缩压 | |
| 体重指数 | |
| 总胆固醇 | |
| 吸烟 | |
| 糖尿病 | |
| 总计 | |

| 10年ICVD绝对危险参考标准 | | |
|---|---|---|
| 年龄 | 平均危险 | 最低危险 |
| 35～39 | 0.3 | 0.1 |
| 40～44 | 0.4 | 0.1 |
| 45～49 | 0.6 | 0.2 |
| 50～54 | 0.9 | 0.3 |
| 55～59 | 0.4 | 0.5 |

第三步：绝对危险

| 总分 | 10年ICVD危险（%） |
|---|---|
| -2 | 0.1 |
| -1 | 0.2 |
| 0 | 0.2 |
| 1 | 0.3 |
| 2 | 0.5 |
| 3 | 0.8 |
| 4 | 1.2 |
| 5 | 1.8 |
| 6 | 2.8 |
| 7 | 4.4 |
| 8 | 6.8 |
| 9 | 10.3 |
| 10 | 15.6 |
| 11 | 23.0 |
| 12 | 32.7 |
| 13 | ≥43.1 |

下面提供一些简易评估表(表 3-11、表 3-12、表 3-13、表 3-14、表 3-15)供参考,可初步筛查出慢性病风险,再决定是否作进一步的相关医学检查。

表 3-11　　　　　　　　　　　　**肺部疾病风险简易评估表**

| 危险因素 | | 参考值 |
|---|---|---|
| 吸烟/被动吸烟 | ☐ | |
| 经常大量饮酒 | ☐ | 男性每周饮酒超过 3 次,每次酒精总量超过 25 克;女性每周饮酒超过 3 次,每次酒精总量超过 12.5 克。 |
| 近些年是否曾经受较大的精神创伤? | ☐ | 亲人患重病或死亡、家庭不和破裂、重大财产损失、意外失业、重大意外身体伤害、暴力恐吓等。 |
| 近些年是否有较长一段时间内精神处于压抑状况(连续超过 6 个月)? | ☐ | |
| 癌症家族史 | ☐ | 一、二级亲属中有诊断明确的癌症病史。 |
| 生活环境是否存在较严重空气污染 | ☐ | |
| 烧煤取暖、做饭 | ☐ | |
| 住房内油烟多 | ☐ | |
| 慢性呼吸系统疾病: | ☐ | ☐肺结核　☐慢性支气管炎　☐肺气肿　☐哮喘支气管扩张　☐矽肺或尘肺　☐其他 |
| 有害物质职业接触: | ☐ | ☐石棉　☐橡胶　☐煤尘、粉尘　☐农药　☐放射线　☐铍、铀、氡等　☐其他 |
| 评估结果 | 高风险 | ☐ 存在癌症家族史 |
| | | ☐ 上述危险因素≥5 项 |
| | | ☐ 根据临床经验判断 |
| | 低风险 | ☐ 上述危险因素<5 项 |
| 检查建议 | | 如评估结果为高风险,请及时根据医生建议进行肺部低剂量螺旋 CT 检查等。 |

表 3-12　　　　　　　　　　　　**上消化道疾病风险简易评估表**

| 危险因素 | | 参考值 |
|---|---|---|
| 吸烟/被动吸烟 | ☐ | |
| 经常大量饮酒 | ☐ | 男性每周饮酒超过 3 次,每次酒精总量超过 25 克;女性每周饮酒超过 3 次,每次酒精总量超过 12.5 克。 |

续表

| 危险因素 | | | 参考值 |
|---|---|---|---|
| 近些年是否曾经受较大的精神创伤? | | ☐ | 亲人患重病或死亡、家庭不和破裂、重大财产损失、意外失业、重大意外身体伤害、暴力恐吓等。 |
| 近些年是否有较长一段时间内精神处于压抑状况(连续超过 6 个月)? | | ☐ | |
| 癌症家族史 | | ☐ | 一、二级亲属中有诊断明确的癌症病史。 |
| 新鲜蔬菜摄入偏少 | | ☐ | <5 斤/周，摄入量偏少 |
| 新鲜水果摄入偏少 | | ☐ | <2.5 斤/周，摄入量偏少 |
| 奶类、豆类摄入偏少 | | ☐ | <3 次/周，摄入量偏少 |
| 咸鱼、酸菜、泡菜、咸菜等腌晒食品摄入偏多 | | ☐ | ≥3 次/周，摄入量偏多 |
| 油炸、辛辣食物摄入多 | | ☐ | ≥3 次/周，摄入量偏多 |
| 高盐饮食 | | ☐ | 每日食盐摄入>6 克，为高盐饮食 |
| 喜食烫食 | | ☐ | |
| 进食速度快 | | ☐ | |
| 食物过干 | | ☐ | |
| 饮食不规律 | | ☐ | |
| 幽门螺杆菌感染史 | | ☐ | |
| 上消化道疾病史 | | ☐ | ☐反流性食管炎　　☐浅表性胃炎<br>☐萎缩性胃炎　　　☐胃溃疡<br>☐十二指肠溃疡　　☐胃息肉<br>☐粘膜异型增生　　☐胃肠上皮化生<br>☐其他 |
| 评估结果 | 高风险 | | ☐ 存在癌症家族史 |
| | | | ☐ 上述危险因素≥5 项 |
| | | | ☐ 根据临床经验判断 |
| | 低风险 | | ☐ 上述危险因素<5 项 |
| 检查建议 | 如评估结果为高风险，请及时根据医生建议进行便潜血检查和内镜检查等。 | | |

表 3-13　　　　　　　　　　**结直肠疾病风险简易评估表**

| 危险因素 | | 参考值 |
|---|---|---|
| 吸烟/被动吸烟 | ☐ | |
| 经常大量饮酒 | ☐ | 男性每周饮酒超过 3 次，每次酒精总量超过 25 克；女性每周饮酒超过 3 次，每次酒精总量超过 12.5 克。 |
| 近些年是否曾经受较大的精神创伤？ | ☐ | 亲人患重病或死亡、家庭不和破裂、重大财产损失、意外失业、重大意外身体伤害、暴力恐吓等。 |
| 近些年是否有较长一段时间内精神处于压抑状况(连续超过 6 个月)？ | ☐ | |
| 癌症家族史 | ☐ | 一、二级亲属中有诊断明确的癌症病史。 |
| 每天静坐时间超过 8 小时 | ☐ | |
| 超重或肥胖 | ☐ | |
| 畜肉摄入偏多 | ☐ | 畜肉指猪、牛、羊肉等，未烹饪的生重每人每周>7 两，为摄入量偏多 |
| 脂肪和糖类食物摄入过多 | ☐ | 含脂肪和糖类食物摄入≥3 次/周，种类大于 2 种为摄入过多 |
| 食用动物油 | ☐ | |
| 食用油摄入量偏高 | ☐ | 每人每日摄入量>25 克，摄入量偏高 |
| 下消化系统疾病史 | ☐ | ☐肠息肉　☐慢性结直肠炎　☐慢性腹泻　☐慢性便秘　☐其他 |
| 评估结果 | 高风险 | ☐ 存在癌症家族史 |
| | | ☐ 上述危险因素≥5 项 |
| | | ☐ 根据临床经验判断 |
| | 低风险 | ☐ 上述危险因素<5 项 |
| 检查建议 | 如评估结果为高风险，请及时根据医生建议进行便潜血检查和内镜检查等。 | |

表 3-14　　　　　　　　　　**脑卒中风险评分表**

8 项危险因素(适用于 40 岁以上人群)

| 高血压 | ☐ | ≥ 140/90mmHg |
|---|---|---|
| 血脂情况 | ☐ | 血脂异常或不知道 |
| 糖尿病 | ☐ | 有 |
| 吸烟 | ☐ | 有 |

续表

| 房颤或瓣膜性心脏病 | ☐ | 心跳不规则 |
|---|---|---|
| 体重 | ☐ | 明显超重或肥胖 |
| 运动 | ☐ | 缺乏运动 |
| 卒中家族史 | ☐ | 有 |

| 评估结果 | 高危 | ☐ | 存在3项及以上上述危险因素 |
|---|---|---|---|
| | | ☐ | 既往有脑卒中(中风)病史 |
| | | ☐ | 既往有短暂脑缺血发作病史 |
| | 中危 | ☐ | 有高血压、糖尿病、心房颤动之一者 |

如果您是"中风"高危人群,请立即向医生咨询脑卒中的预防,并进行双侧颈动脉超声检查等。

如何减少"中风"危险?

(1)了解您的血压,如果有高血压,找医生帮助控制血压。

(2)如果有糖尿病,仔细听从医生的建议,控制血糖。

(3)定期检查血脂,如存在血脂异常,寻找医生帮助控制。

(4)如心律不规则,请医生诊断有没有心房颤动。

(5)如果吸烟,请尽早戒烟!

(6)如果饮酒,酒精总量男性不超过25克/天,女性不超过12.5克/天。

(7)在日常生活中积极运动。

(8)低盐、低脂饮食。

(9)学习、了解脑卒中症状。

(10)向医生咨询如何降低卒中风险。

急性脑卒中(中风)症状包括:

(1)突然的颜面部、肢体的麻木或无力,尤其是在身体的一侧;

(2)突然不能说出物体的名称,说话或理解困难;

(3)突然单眼或双眼视物不清;

(4)突然行走困难,头晕,伴有恶心、呕吐,肢体失去平衡或不协调;

(5)突然的不明原因的没有经历过的严重头痛,伴有恶心呕吐。

如果您出现上述任何症状,即使是仅持续几分钟,您可能发生了短暂脑缺血发作(TIA)或急性脑卒中

——请立即去医院就诊或拨打电话120!

表3-15　　　　　　　　　　心血管病风险评估表

心血管病危险因素(适用于35~75岁)

| 血压水平 | ☐ | 收缩压:　　　舒张压: |
|---|---|---|
| 血压分级 | ☐ | 1. 正常血压　2. 正常高值　3. 1级高血压　4. 2级高血压　5. 3级高血压 |
| 血脂 | ☐ | 血脂异常 |
| 血糖 | ☐ | 空腹血糖5.6~6.9mmol/L,或糖耐量试验异常 |
| 糖尿病 | ☐ | 有 |
| 年龄 | ☐ | 男>55岁,女>65岁 |

续表

| 吸烟 | ☐ | 有 |
|---|---|---|
| 体重 | ☐ | BMI 明显超重或肥胖或者腹型肥胖(腰围男>90cm，女>85cm) |
| 体力活动 | ☐ | 缺乏运动 |
| 疾病史 | ☐ | 1. 心肌梗死病史　2. 接受经皮冠状动脉介入治疗　3. 接受冠状动脉搭桥手术　4. 脑卒中病史 |
| 早发心血管病家族史 | ☐ | 有(男<55 岁；女<65 岁患心血管病) |

| 评估结果 | 非常高危 | ☐ | 有心血管相关疾病史或肾脏疾病史 |
|---|---|---|---|
| | | ☐ | 3 级高血压合并有 1 项及以上上述危险因素或者合并糖尿病 |
| | 高危 | ☐ | 3 级高血压 |
| | | ☐ | 血压正常高值或者 1、2 级高血压合并有 3 项及以上上述危险因素或者合并糖尿病 |
| | 中危 | ☐ | 2 级高血压 |
| | | ☐ | 1 级高血压合并有 1~2 项上述危险因素 |
| | | ☐ | 正常血压合并有 3 项及以上上述危险因素或者合并糖尿病 |

如果您是"心血管病"高危人群，建议您立即向医生咨询心血管病的预防，并进行心肌酶、心电图、动态心电图、心脏彩超、双侧颈动脉超声检查等。

如何减少"心血管病"风险？
(1)了解您的血压，如果有高血压，找医生帮助控制血压。
(2)如果有糖尿病，仔细听从医生的建议，控制血糖。
(3)定期检查血脂，如存在血脂异常，寻找医生帮助控制。
(4)如心律不规则，请医生诊断有没有心房颤动。
(5)如果吸烟，请尽早戒烟!
(6)如果饮酒，酒精总量男性不超过 25 克/天，女性不超过 12.5 克/天。
(7)在日常生活中积极运动。
(8)低盐、低脂饮食。食盐摄入量<6 克/天

# 第五节　生命质量评估

生命质量(quality of life，QOL)又称生存质量、生活质量，其定义多种多样。最初是社会学概念，由美国经济学家 J. K. Calbraith 在 20 世纪 50 年代提出。到了 20 世纪 70 年代末医学领域广泛开展了生命质量的研究工作，探索疾病及治疗对生命质量的影响，形成了健康相关生命质量(health related quality of life，HRQOL)这一概念，它是在医学模式转变(生物-心理-社会)——生命不仅注重生存时间，也重视生存质量的背景下提出来的。目前较为普遍的定义是：以社会经济、文化背景和价值取向为基础，人们对自己的身体状态、

心理功能、社会能力、以及个人整体情形的一种感觉体验。可见，生命质量是一个内涵丰富的概念，它包括许多内容，如个人的生理健康、心理素质、自立能力、社会关系、个人信念等，指的是人们对自己生活状况的感受和理解。对此概念的理解由于人们的文化和价值观念、生活目标、价值期望、行为准则及社会观念的不同而不同。

QOL 广泛应用于与健康相关的各大领域，如临床医学、预防医学、药学和健康管理学等。用于计算健康寿命年，临床治疗方法的评价，卫生及健康投资效益的评价。

## 一、评估目的

(1)测量个别患者及人群的健康状况；
(2)定量比较患者及人群健康状况的变化；
(3)评价由于疾病带来的负担和对生活质量造成的影响；
(4)对治疗进行临床及经济学的评价，选取最佳方案；
(5)通过了解生命质量，为卫生政策制定和卫生资源的合理利用提供依据。

## 二、评估的内容

生命质量评估的基本内容包括：躯体健康、心理健康、社会功能、健康状况和对健康的总体感受。

(1)躯体健康包括：躯体活动受限(躯体、弯腰、行走等困难)、迁移受限(卧床、驱车、利用公共交通工具等)、自我照顾能力下降(不能自行梳洗、穿衣和进食)。

(2)心理健康：情绪反应(恐惧、忧虑、压抑)、认知功能(机智、思维、注意力和记忆力的损失)。

(3)社会功能：社会融合、社会接触、亲密关系。

(4)健康状况：健康状态、亚健康状态、疾病前驱状态、疾病状态。

(5)对健康的总体感受(主观判断)：满意度/幸福感。

## 三、评估的方法

QOL 多采用量表评定的方法，虽然问卷内容不完全相同，但是都是从 QOL 的基本概念和内容出发，提出问题，构建问卷。国际上使用频率较高的问卷有：sickness impact profile(疾病影响量表，SIP 量表)、functional living index cancer scale(癌症病人生活功能指数，FLIC 量表)、Karnofsky performance index(Karnofsky 机能状况量表，KPS 量表)和 Brad-brun affect balance scale(Bradburn 影响平衡量表，ABS 量表)，我国临床使用较多的是 EORTC QLQ-C30 问卷和 SF-36 量表等。

SIP 量表，即 Marilyn Bergner(1975)疾病影响程度量表(Sickness Impact Profile，SIP)。包括 136 个问题，测定身体、心理、社会健康状况、健康受损程度、健康的自我意识等(见表 3-16)。共分为 12 个大的方面，包括活动能力、自立能力、社会交往、情绪行为、警觉行为、饮食、工作、睡眠和休息、家务管理、文娱活动等。每个问题均经过专家讨论，并赋予权重。1981 年作者做了进一步修订。

表 3-16 **SIP 量表**

I. 睡眠与休息-0499

1. 几乎整体躺在休息【083】是 否

2. 几乎整体坐着【049】是 否

3. 昼夜大部分时间都在睡觉或打盹【104】是 否

4. 经常白天躺下休息几次【058】是 否

5. 经常似睡非睡的坐着【084】是 否

6. 睡眠不好，例如醒得早、夜间常醒、难以长时间睡着【061】是 否

7. 常在白天睡觉或打盹【060】是 否

II. 情感行为-0705

1. 觉得自己很糟、无用。如认为自己是别人的负担【087】是 否

2. 我突然发笑或大叫【068】是 否

3. 在疼痛不适时，常呻吟或悲叹【069】是 否

4. 我曾想过自杀【132】是 否

5. 行动紧张不安【046】是 否

6. 经常抓住或摩擦身体不适处【062】是 否

7. 急躁，对自己感到不耐烦，责备自己【078】是 否

8. 对未来不报希望【089】是 否

9. 会突然感到心慌【074】是 否

III. 躯体运动-2003

1. 即使有人帮助，行动也困难，如上下车、洗澡【084】是 否

2. 需抓住东西，靠人帮忙才能上下床或椅子【121】是 否

3. 只能站立较短的时间【072】是 否

4. 自己不能保持平衡【098】是 否

5. 手或手指活动受限【064】是 否

6. 只有靠人帮助才能站起来【100】是 否

7. 只有抓住它物才能跪下弯腰【064】是 否

8. 一直处于限制性体位【125】是 否

9. 身体移动不方便【058】是 否

10. 上下床或椅子要抓住东西，如拐杖【082】是 否

11. 大部分时间躺着【113】是 否

12. 经常改变体位【030】是 否

13. 需抓住东西才能床上移动【086】是 否

14. 洗澡需要一定的帮助【089】是 否

15. 完全不能洗澡，要别人帮着洗【115】是 否

16. 在别人帮助下，可以使用便盆大小便【114】是 否

17. 穿鞋袜有困难【057】是 否

18. 小便不能控制【124】是 否

19. 自己不能扣好衣服【074】是 否

20. 穿拖衣服要花很长时间【074】是 否

21. 大便不能控制【128】是 否

22. 自己可以穿衣，但很慢【043】是 否

23. 只能靠别人帮助才能穿衣【088】是 否

| |
|---|
| IV. 家务管理-0668 |
| 1. 只能短时间的做些家务或歇会儿再做【054】是　否 |
| 2. 与以往相比家务事做得少多了【044】是　否 |
| 3. 不做以往常做的任何家务活了【086】是　否 |
| 4. 过去我常修修补补，现在不做了【089】是　否 |
| 5. 过去常去商店买东西，现在不去了【115】是　否 |
| 6. 过去常清扫房间，现在一点也不干了【114】是　否 |
| 7. 动手的活做起来困难，如修补【057】是　否 |
| 8. 过去经常自己洗衣服，现在不干了【124】是　否 |
| 9. 家里的重活儿不能做【074】是　否 |
| 10. 家庭收支事务不能管了，如存取款、生活【128】是　否 |
| V. 灵活性-0719 |
| 1. 仅能在一栋房子里活动【086】是　否 |
| 2. 只能呆在室内【106】是　否 |
| 3. 呆在床上的时间较以前多【081】是　否 |
| 4. 大部分时间呆在床上【109】是　否 |
| 5. 现已不能挤乘公共汽车【041】是　否 |
| 6. 大部分时间待在家里【066】是　否 |
| 7. 能到附近有休息室的地方去【056】是　否 |
| 8. 不能去闹区【048】是　否 |
| 9. 在外面只能呆一会儿就得回家【054】是　否 |
| 10. 在黑暗的地方走路要有人扶着【072】是　否 |
| VI. 社会关系-1450 |
| 1. 很少出去走亲访友【044】是　否 |
| 2. 根本不外出走亲访友【101】是　否 |
| 3. 对别人的事情不感兴趣，也不愿帮忙【067】是　否 |
| 4. 常对周围的人发脾气，吼他们，回答尖刻【084】是　否 |
| 5. 很少对周围的人表示慈爱【052】是　否 |
| 6. 很少参加集体社交活动【036】是　否 |
| 7. 缩短了走亲访友的时间【043】是　否 |
| 8. 回避别人社交性的拜访【080】是　否 |
| 9. 性功能减弱了【051】是　否 |
| 10. 关注自己的健康变化【052】是　否 |
| 11. 很少与周围的人交谈【056】是　否 |
| 12. 对别人要求很多，让别人为自己做事，并指使别人怎么做【088】是　否 |
| 13. 大部分时间一个人呆着【086】是　否 |
| 14. 与家人不能和睦相处【088】是　否 |
| 15. 常对家人发怒，打骂他们【119】是　否 |
| 16. 尽可能地和家人少呆在一起【102】是　否 |
| 17. 很少关心孩子们的事【064】是　否 |
| 18. 不理睬家里其他人【115】是　否 |
| 19. 过去常关心家里和孩子们的事，现在不了【079】是　否 |
| 20. 不像往常那样与家人开玩笑了【043】是　否 |

续表

| VII. 行走移动-0842 |
| --- |
| 1. 现在走路比以往短了长，要停下歇歇【048】是 否 |
| 2. 不能上下山坡【056】是 否 |
| 3. 上下楼梯需拐杖，扶住栏杆【067】是 否 |
| 4. 要人扶着才能上下楼梯【076】是 否 |
| 5. 坐着轮椅才能四处活动【096】是 否 |
| 6. 一点也不能走了【105】是 否 |
| 7. 走路摇晃，跛着，易跌倒【055】是 否 |
| 8. 走路只能靠别人扶着【088】是 否 |
| 9. 上下楼梯比以前更慢，常停下来【054】是 否 |
| 10. 完全不能上下楼梯【083】是 否 |
| 11. 只能拄着拐杖，扶着墙或家具才能走动【079】是 否 |
| 12. 比以前走得更慢了【035】是 否 |
| VIII. 警觉行为-0777 |
| 1. 做事没有头绪，同时开始几件事情【090】是 否 |
| 2. 比以前更容易出些小事故，如走路摔倒撞到某物，打掉东西【075】是 否 |
| 3. 对他人的言行反应迟钝【059】是 否 |
| 4. 做事有始无终【067】是 否 |
| 5. 难以思考和解决问题，如定计划，做决定，学习新东西【084】是 否 |
| 6. 有时糊涂搞不清时间、方向、自己在哪儿、周围有什么人【113】是 否 |
| 7. 很健忘，如东西放在哪儿，锁门没有等【078】是 否 |
| 8. 不能长时间集中注意力【067】是 否 |
| 9. 比平常犯更多的错【064】是 否 |
| 10. 难以从事思考和集中注意力的活动【080】是 否 |
| IX. 交流-0725 |
| 1. 书写困难【070】是 否 |
| 2. 多半用手势与别人交流【102】是 否 |
| 3. 说话只能有几个非常了解我的人才理解【093】是 否 |
| 4. 说话常常不能控制音量【083】是 否 |
| 5. 除了签名，已不能书写【083】是 否 |
| 6. 离别人很近或看着别人才能谈话【067】是 否 |
| 7. 说话有困难如哽住、口吃、颤抖、吐词不清【076】是 否 |
| 8. 别人难以理解我的意思【087】是 否 |
| 9. 紧张时说话就不清楚【064】是 否 |
| ＊除了家务，你还能上班或做其他工作吗？ |
| （若您还上班工作，请进入 X，并回答后续问题） |
| （若您不上班工作，请进入 XI，并回答后续问题） |
| 若您不上班，是离、退休吗？ |
| 与健康状况有关吗？ |

X. 工作-0515(若您不工作,并不是由于健康原因,请跳过该部分。)

　　1. 我不干任何工作。【361】是 否

　　(如果是不必回答下面八个问题,从 XI 部分开始)

　　2. 仅在家里做部分工作【037】是 否

　　3. 完成的工作任务没有以前多了【055】是 否

　　4. 常对同事发脾气,吼他们,回答问题很尖刻【080】是 否

　　5. 我工作的时间缩短了【043】是 否

　　6. 只能做些轻活【050】是 否

　　7. 我只能干一会儿,常常休息【061】是 否

　　8. 能干往常工作,但有些变化,如用不同工具或与他人换工作【034】是 否

　　9. 我的工作不像以前那样细心精确【062】是 否

XI. 娱乐与消遣-0422

　　1. 业余爱好和娱乐的时间缩短了【039】是 否

　　2. 外出参加娱乐活动的次数少了【036】是 否

　　3. 非活动性的消遣(如看书、电视、打牌等)的时间减少了【059】是 否

　　4. 非活动性的消遣(如看书、电视、打牌等)我都不玩了【084】是 否

　　5. 现在更多的从事非活动性消遣,替代了往常的活动性娱乐【051】是 否

　　6. 我参加集体活动的时间较以前少了【033】是 否

　　7. 往常的躯体活动(如打球等)减少了【043】是 否

　　8. 我不在从事往常的躯体活动了【077】是 否

XII. 饮食-0705

　　吃的比以前少了【037】是 否

　　我自己能吃饭,但必须是专门为我做的,或特别的餐具【077】是 否

　　需特别的膳食,如软食、低盐、低脂肪、低糖,或平衡膳食【043】是 否

　　我仅能吃些流食,如牛奶、豆浆【104】是 否

　　吃东西挑剔或只一点一点的吃一些【059】是 否

　　现在很少喝饮料(如茶、啤酒、果汁)【036】是 否

　　吃饭时需要别人帮忙(如准备好、加饭等)【099】是 否

　　吃饭时要别人喂【117】

　　什么都不能吃,只能靠胃管或输液供给营养【133】是 否

计分方法:

(1)整个量表的总分、躯体功能分和社会心理分,以及12类功能分都是从0到100分。其功能损失分是根据每项功能障碍的相对严重性的估计,由专家事先决定权数来计算的。

(2)各类功能分的计算:各类功能分 = $\dfrac{\text{该类各项功能损失分之和}}{\text{该类最大可能功能损失分}} \times 100$(如睡眠与休息-0499,最大可能功能损失分为49.9;项目几乎整天躺在休息【083】若回答是"是",即有功能损失分8.3分,若回答"否",得0分)。

(3)SIP 总分的计算:SIP 总分 = $\dfrac{136\text{ 项功能损失分之和}}{\text{SIP 最大可能功能损失分}} \times 100$

注:SIP 最大可能功能损失分为1003.0

FLIC 量表,即 Schipper(1984)的癌症病人生活功能指标(The Functional Living Index-Cancer, FLIC)。包括 22 个条目,用于癌症病人生命质量的自我测试,也可用于鉴定特异性功能障碍的筛选工具。它比较全面地描述了病人的活动能力、执行角色功能的能力、社会交往能力、情绪状态、症状和主观感受等,较适宜预后较好的癌症病人,如乳腺癌患者。每个条目的回答均在一条 1~7 的线段上划记。目前已有正式的中文版发行。具体的 FLIC 如下:

## 癌症病人生活功能指标量表(Functional Living Index-Cancer, FLIC)

指导语:请患者回答以下全部的问题,回答的方法:请在每个问题下画成的线段适当位置处画一个"/"以做出标记,以反映患者的实际情况。

(1) * 大多数人曾感受过沮丧(情绪低落)的时刻,列出您对这种感受的次数。

从来没有 1 2 3 4 5 6 7 连续不断

(2)对于应付每天的压力,您应付得怎样?

不好 1 2 3 4 5 6 7 非常好

(3)您花多少时间在思考您的病情?

经常 1 2 3 4 5 6 7 完全不想

(4) * 估计您个人的能力去保持日常娱乐和悠闲的活动。

有能力 1 2 3 4 5 6 7 无能力

(5) * 想吐的感觉有没有影响您的日常活动?

没有 1 2 3 4 5 6 7 时常有

(6)您今天觉得好吗?

很差 1 2 3 4 5 6 7 很好

(7) * 如果有必要的话,您今天有没有体力去准备一餐或做轻微的家务(例如洗碗)?

有体力 1 2 3 4 5 6 7 无体力

(8) * 在过去两星期内,估计您的病情对您最亲近的人产生困苦的程度有多少?

没有困苦 1 2 3 4 5 6 7 极大困苦

(9)估计您对生命感到失望的时刻。

时常 1 2 3 4 5 6 7 从不

(10)在过去一个月里,估计您对完成工作或家务满意的程度。

非常不满意 1 2 3 4 5 6 7 非常满意

(11) * 今天您是否感觉不舒服?

没有不舒服 1 2 3 4 5 6 7 非常不舒服

(12)您个人认为在过去两个星期内,您的病情对于您最亲近的人,生活上被干扰的程度有多少?

有干扰 1 2 3 4 5 6 7 没有干扰

(13) * 疼痛或不舒服有没有影响您每天的活动?

没有影响 1 2 3 4 5 6 7 极大影响

(14)在过去两个星期您认为您的病情对您个人所增加的困苦有多少？

极大困苦 1 2 3 4 5 6 7 没有困苦

(15)＊您能够完成多少工作以外的日常活动？

全部 1 2 3 4 5 6 7 全无

(16)在过去两个星期内，您是否愿意与您最亲近的人闲谈或会面？

不愿意 1 2 3 4 5 6 7 非常愿意

(17)＊在过去两个星期内您经常想吐吗？

完全没有 1 2 3 4 5 6 7 经常有

(18)估计您对将来产生恐惧的程度。

非常害怕 1 2 3 4 5 6 7 不害怕

(19)估计在过去两星期内，您是否愿意与朋友会面或闲谈。

不愿意 1 2 3 4 5 6 7 非常愿意

(20)＊在过去两星期内，您认为有多少疼痛及不舒服的感觉是与您的病情有关。

与病情无关 1 2 3 4 5 6 7 全部关于病情

(21)估计您对医生的指示与处理有多少信心。

没有信心 1 2 3 4 5 6 7 很有信心

(22)您今天觉得自己看来好吗？

极坏 1 2 3 4 5 6 7 非常好

带＊是反向计分项

该 FLIC 量表 5 个领域的计分方法见表 3-17。

表 3-17 **FLIC 量表各领域及其计分 ( 粗分 ) 方法**

| 领域 | 条目数 | 计分方法（相应的条目得分相加） |
| --- | --- | --- |
| 躯体良好和能力<br>（Physical well-being and ability） | 9 | 4+6+7+10+11+13+15+20+22 |
| 心理良好（Psychological well-being） | 6 | 1+2+3+9+18+21 |
| 因癌造成的艰难<br>（Hardship due to cancer） | 3 | 8+12+14 |
| 社会良好（Social well-being） | 2 | 16+19 |
| 恶心（Nausea） | 2 | 5+17 |
| 总量表 | 22 | 全部条目 |

KPS 量表，即 Karnofsky( 1948 ) 的行为表现量表( Karnofsky Performance Status，KPS )，是医学领域中使用较早的测定量表。由医务人员根据病情变化对癌症病人的身体功能状况进行测评。尽管该法有较好的重复性，但却不包括病人的主观感受，因此严格说来它所反映的并非生命质量，只能算作生命质量的一部分。如表 3-18 所示。

表 3-18 **Karnofsky 机能状况量表**

| 体力状况 | 评分 |
|---|---|
| 正常，无症状和体征 | 100 |
| 能进行正常活动，有轻微症状和体征 | 90 |
| 勉强可进行正常活动，有一些症状和体征 | 80 |
| 生活可自理，但不能维持正常生活工作 | 70 |
| 生活能大部分自理，但偶尔需要别人帮助 | 60 |
| 常需人照料 | 50 |
| 生活不能自理，需要特别照顾和帮助 | 40 |
| 生活严重不能自理 | 30 |
| 病重，需要住院和积极的支持治疗 | 20 |
| 重危，临近死亡 | 10 |
| 死亡 | 0 |

ABS 量表，也称 Bradburn 情感平衡量表，由 Bradburn（1969）编制而成，见表 3-19。包含正性情感和负性情感，认为同一幸福感水平可能由不同水平的正性、负性情感平衡得到。该表用于测量一般人群的心理满意程度。其中 10 个项目是一系列描述"过去几周"感受的是非题。如对正性情感项目回答"是"则记分；对负性情感项目回答"否"也记 1 分。情感平衡的计算方法是以正性情感分减负性情感分，再加一个系数 5，因此其得分为 1~9。

表 3-19 **Bradburn 情感平衡量表**

下面我们讨论一些问题，我们想了解您最近的感受。在过去几周里你是否感到……

| 题号 | 题目 | | |
|---|---|---|---|
| 1 | （P）A. 对某事特别热衷或特别感兴趣？ | 是 | 否 |
| 2 | （N）B. 感到坐立不安？ | 是 | 否 |
| 3 | （P）C. 因为别人对你工作的赞扬而感到骄傲？ | 是 | 否 |
| 4 | （N）D. 十分孤独或远离他人？ | 是 | 否 |
| 5 | （P）E. 由于完成了某项工作而感到快乐？ | 是 | 否 |
| 6 | （N）F. 心烦？ | 是 | 否 |
| 7 | （P）G. 仿佛处在世界的巅峰(有飘飘然的感觉)？ | 是 | 否 |
| 8 | （N）H. 忧郁或非常不幸福？ | 是 | 否 |
| 9 | （P）I. 事情在按你的意愿发展？ | 是 | 否 |
| 10 | （N）J. 由于某人的批评而感到不安？ | 是 | 否 |

注：P 为正性情感项目；N 为负性情感项目

EORTC QLQ-C30 量系列，即欧洲癌症研究与治疗组织（European Organization for Research and Treatment）的生命质量核心量表。该组织于 1986 年开始研制面向癌症病人的核心量表（共性量表），在此基础上增加不同的特异性条目（模块）即构成不同病种的特异量表。1987 年，含 36 个条目的第一代核心量表 QLQ-C36 开发出来（表 3-20）。90 年代初，含 30 个条目的第二代 QLQ-C30 一、二版相继问世。1999 年推出了其第三版本，含 5 个功能子量表（躯体、角色、认知、情绪和社会功能）、3 个症状子量表（疲劳、疼痛、恶心呕吐）、一个总体健康状况子量表和一些单一条目构成。目前已开发出肺癌、乳腺癌、头颈部癌、直肠癌等多个特异性模块。QLQ-C30（V3.0）的计分方法见表 3-21。

表 3-20 **EORTC QLQ-C30（version 3）生活质量调查问卷**

我们很希望了解一些有关您及您的健康状况的信息。请独立回答一下所有问题，并圈出对您最合适的答案。答案无"正确""错误"之分。您提供的信息我们将绝对保密。

| 题号 | 题目 | 没有 | 有一点 | 有一些 | 非常多 |
|---|---|---|---|---|---|
| 1 | 当您做一些费力的动作，如提沉重的购物袋或行李箱时，您是否感到困难？ | 1 | 2 | 3 | 4 |
| 2 | 长距离步行时，您是否感到困难？ | 1 | 2 | 3 | 4 |
| 3 | 在户外短距离散步时，您是否感到困难？ | 1 | 2 | 3 | 4 |
| 4 | 在白天，您是否必须卧床或坐在椅子上？ | 1 | 2 | 3 | 4 |
| 5 | 您是否需要别人协助进食、穿衣、洗漱或上厕所？ | 1 | 2 | 3 | 4 |
| | 在过去一周 | 没有 | 有一点 | 有一些 | 非常多 |
| 6 | 您的工作或者日常活动是否受到体能限制？ | 1 | 2 | 3 | 4 |
| 7 | 您的业余爱好和休闲活动是否受到体能限制？ | 1 | 2 | 3 | 4 |
| 8 | 您曾感到气短吗？ | 1 | 2 | 3 | 4 |
| 9 | 你有过疼痛吗？ | 1 | 2 | 3 | 4 |
| 10 | 您曾需要休息吗？ | 1 | 2 | 3 | 4 |
| 11 | 您曾感到睡眠不好吗？ | 1 | 2 | 3 | 4 |
| 12 | 您曾感到虚弱吗？ | 1 | 2 | 3 | 4 |
| 13 | 您曾感到没有胃口吗？ | 1 | 2 | 3 | 4 |
| 14 | 您曾感受到恶心想吐吗？ | 1 | 2 | 3 | 4 |
| 15 | 您曾呕吐过吗？ | 1 | 2 | 3 | 4 |
| 16 | 您曾有便秘吗？ | 1 | 2 | 3 | 4 |
| 17 | 您曾有过腹泻吗？ | 1 | 2 | 3 | 4 |
| 18 | 您曾感到疲乏吗？ | 1 | 2 | 3 | 4 |
| 19 | 疼痛妨碍您的日常生活吗？ | 1 | 2 | 3 | 4 |

续表

| 题号 | 题目 | 没有 | 有一点 | 有一些 | 非常多 |
|---|---|---|---|---|---|
| 20 | 您是否很难集中注意力做事，例如读报或看电视？ | 1 | 2 | 3 | 4 |
| 21 | 您曾感到紧张吗？ | 1 | 2 | 3 | 4 |
| 22 | 您曾感到担心吗？ | 1 | 2 | 3 | 4 |
| 23 | 您曾感到容易动怒吗？ | 1 | 2 | 3 | 4 |
| 24 | 您曾感到情绪低落吗？ | 1 | 2 | 3 | 4 |
| 25 | 您曾感到记事困难吗？ | 1 | 2 | 3 | 4 |
| 26 | 您的身体状况或治疗过程，妨碍了您的家庭生活吗？ | 1 | 2 | 3 | 4 |
| 27 | 您的身体状况或治疗过程，妨碍了您的社交活动吗？ | 1 | 2 | 3 | 4 |
| 28 | 您的身体状况或治疗过程，造成了您的经济困难吗？ | 1 | 2 | 3 | 4 |

以下问题，数字 1~7 代表从"很差"到"很好"的等级，请在请在 1~7 之间圈出对您最合适的答案。

| 29 | 您如何评定过去一周中您的整体健康状况？ | 很差1 | 2 | 3 | 4 | 5 | 6 | 7非常好 |
|---|---|---|---|---|---|---|---|---|
| 30 | 您如何评定过去一周中您的整体生活质量？ | 很差1 | 2 | 3 | 4 | 5 | 6 | 7非常好 |

非常感谢您的配合！　　　　　　　　　　　　　　　　　　日期：

表 3-21　　　　　　　**QLQ-C30(V3.0) 各子量表及计分(粗分)方法**

| 子量表 | 条目数 | 得分极差 | 计分方法(条目得分相加) |
|---|---|---|---|
| 功能子量表(Functional Scales) | | | |
| 　躯体功能(Physical Functioning) | 5 | 3 | (1+2+3+4+5)/5 |
| 　角色功能(Role Functioning) | 2 | 3 | (6+7)/2 |
| 　情绪功能(Emotional Functioning) | 4 | 3 | (21+22+23+24)/4 |
| 　认知功能(Cognitive Functioning) | 2 | 3 | (20+25)/2 |
| 　社会功能(Social Functioning) | 2 | 3 | (26+27)/2 |
| 总健康状况子量表(Global Health) | 2 | 6 | (29+30)/2 |
| 症状子量表(Symptom Scales) | | | |
| 　疲倦(Fatigue) | 3 | 3 | (10+12+18)/3 |
| 　恶心与呕吐(Nausea and Vomiting) | 2 | 3 | (14+15)/2 |
| 　疼痛(Pain) | 2 | 3 | (9+19)/2 |
| 　呼吸困难(Dyspnoea) | 1 | 3 | 8 |
| 　失眠(Insomnia) | 1 | 3 | 11 |
| 　食欲丧失(Appetite Loss) | 1 | 3 | 13 |
| 　便秘(Constipation) | 1 | 3 | 16 |
| 　腹泻(Diarrhoea) | 1 | 3 | 17 |
| 经济困难(Financial Diffculties) | 1 | 3 | 28 |

MOSSF-36 量表，该量表是美国医学结局研究(Medical Outcomes Study，MOS)组开发的一个普适性测定量表。该工作开始于 80 年代初期，形成了不同条目不同语言背景的多种版本。1990—1992 年，含有 36 个条目的健康调查问卷简化版 SF-36 的不同语种版本相继问世。其中用得较多的是英国发展版和美国标准版，均包含躯体功能、躯体角色、肌体疼痛、总的健康状况、生命力、社会功能、情绪角色和心理卫生 8 个领域，见表 3-22。其各领域的计分方法见表 3-23。

表 3-22 **SF-36 量表**

您的姓名：

您的性别： 男○ 女○

您的年龄段：

　　　　　　○18 以下　　　　　○26~30　　　　　○31~40　　　　　○41~50

题目 1：总体来说您的健康状况是(权重或得分依次为 5，4.4，3.4，2 和 1)

　　①非常好　　　②很好　　　③好　　　④一般　　　⑤差

⑥

题目 2：跟一年以前比，您觉得您现在的健康状况是：(权重或得分依次为 5，4，3，2 和 1)

　　①比 1 年前好多了；　　②比 1 年前好一些；　　③跟 1 年前差不多；

　　④比 1 年前差一些；　　⑤比 1 年前差多了

题目 3：请根据您的实际情况选择最符合的项题目题目(权重或得分依次为 1，2，3；下同)

1. 重体力活动(如跑步举重、参加剧烈运动等)

　　①限制很大　　　②有些限制　　　③毫无限制

2. 适度的活动(如移动一张桌子、扫地、打太极拳、做简单体操等)

　　①限制很大　　　②有些限制　　　③毫无限制

3. 手提日用品(如买菜、购物等)

　　①限制很大　　　②有些限制　　　③毫无限制

4. 上几层楼梯

　　①限制很大　　　②有些限制　　　③毫无限制

5. 上一层楼梯

　　①限制很大　　　②有些限制　　　③毫无限制

6. 弯腰、屈膝、下蹲

　　①限制很大　　　②有些限制　　　③毫无限制

7. 步行 1500 米以上的路程

　　①限制很大　　　②有些限制　　　③毫无限制

8. 步行 1000 米的路程

　　①限制很大　　　②有些限制　　　③毫无限制

9. 步行 100 米的路程

　　①限制很大　　　②有些限制　　　③毫无限制

10. 自己洗澡、穿衣

　　①限制很大　　　②有些限制　　　③毫无限制

题目 4：在过去 4 个星期里，您的工作和日常活动有无因为身体健康的原因而出现以下这些问题？(权重或得分依次为 1、2；下同)

1. 减少了工作或其他活动时间：①是　②不是

2. 本来想做的事情只能完成一部分：①是　②不是

3. 想要干的工作或活动种类受到限制：①是　②不是

4. 完成工作或其他活动困难增多(比如需要额外的努力)：①是　②不是

题目5：在过去4个星期里，您的工作和日常活动有无因为情绪的原因(如压抑或忧虑)而出现以下这些问题？（权重或得分依次为1、2；下同）

1. 减少了工作或其他活动时间：①是　②不是

2. 本来想做的事情只能完成一部分：①是　②不是

3. 做事情不如平时仔细：①是　②不是

题目6：在过去4个星期里，您的健康或情绪不好在多大程度上影响了您与家人、朋友、邻居或集体的正常社会交往？（权重或得分依次为5、4、3、2和1）
　　　　①完全没有影响　　　　②有一点影响　　　　③中等影响
　　　　④影响很大　　　　　　⑤影响非常大

题目7：在过去4个星期里，您有身体疼痛吗？（权重或得分依次为6、5、4、3、2和1）
　　　　①完全没有疼痛　　　　②有一点疼痛　　　　③中等疼痛
　　　　④有中度疼痛　　　　　⑤严重疼痛　　　　　⑥很严重疼痛

题目8：在过去4个星期里，您的身体疼痛影响您的工作和家务吗？（如果7无8无，则权重或得分依次为6、4.75、3.5、2.25、1、0；如果为7有8无，则权重或得分依次为5、4、3、2、1）
　　　　①完全没有影响　　　　②有一点影响　　　　③中等影响
　　　　④影响很大　　　　　　⑤影响非常大

题目9：以下问题是关于过去一个月里您自己的感觉，对每一条问题所说的事情，您的情况是什么样的？

1. 您觉得生活充实(权重或得分依次为6、5、4、3、2和1)：
　　①所有时间　　　　②大部分时间　　　　③比较多时间
　　④一部分时间　　　⑤小部分时间　　　　⑥没有这种感觉

2. 您是一个敏感的人(权重或得分依次为1、2、3、4、5和6)：
　　①所有时间　　　　②大部分时间　　　　③比较多时间
　　④一部分时间　　　⑤小部分时间　　　　⑥没有这种感觉

3. 您的情绪非常不好，什么事都不能使您高兴起来(权重或得分依次为1、2、3、4、5和6)：
　　①所有时间　　　　②大部分时间　　　　③比较多时间
　　④一部分时间　　　⑤小部分时间　　　　⑥没有这种感觉

4. 您的心理很平静(权重或得分依次为6、5、4、3、2和1)：
　　①所有时间　　　　②大部分时间　　　　③比较多时间
　　④一部分时间　　　⑤小部分时间　　　　⑥没有这种感觉

5. 您做事精力充沛(权重或得分依次为6、5、4、3、2和1)：
　　①所有时间　　　　②大部分时间　　　　③比较多时间
　　④一部分时间　　　⑤小部分时间　　　　⑥没有这种感觉

6. 您的情绪低落(权重或得分依次为1、2、3、4、5和6)：
　　①所有时间　　　　②大部分时间　　　　③比较多时间
　　④一部分时间　　　⑤小部分时间　　　　⑥没有这种感觉
　　⑥没有这种感觉

7. 您觉得筋疲力尽(权重或得分依次为1、2、3、4、5和6)：
　　①所有时间　　　　②大部分时间　　　　③比较多时间
　　④一部分时间　　　⑤小部分时间　　　　⑥没有这种感觉

8. 您是个快乐的人(权重或得分依次为6、5、4、3、2和1)：
　　①所有时间　　　　②大部分时间　　　　③比较多时间
　　④一部分时间　　　⑤小部分时间　　　　⑥没有这种感觉

9. 您感觉厌烦(权重或得分依次为1、2、3、4、5和6)：
　　①所有时间　　　　②大部分时间　　　　③比较多时间
　　④一部分时间　　　⑤小部分时间　　　　⑥没有这种感觉

续表

题目10：不健康影响了您的社会活动(如走亲访友)(权重或得分依次为1、2、3、4、5和6)：
　　①所有时间　　　　　②大部分时间　　　　　③比较多时间
　　④一部分时间　　　　⑤小部分时间　　　　　⑥没有这种感觉

题目11：请看下列每条问题，哪一种答案最符合您的情况？
1. 我好像比别人容易生病(权重或得分依次为1、2、3、4和5)：
　　①绝对正确　　　　　②大部分正确　　　　　③不能肯定
　　④大部分错误　　　　⑤绝对错误
2. 我跟周围人一样健康(权重或得分依次为5、4、3、2和1)：
　　①绝对正确　　　　　②大部分正确　　　　　③不能肯定
　　④大部分错误　　　　⑤绝对错误
3. 我以为我的健康状况在变坏(权重或得分依次为1、2、3、4和5)：
　　①绝对正确　　　　　②大部分正确　　　　　③不能肯定
　　④大部分错误　　　　⑤绝对错误
4. 我的健康状况非常好(权重或得分依次为5、4、3、2和1)：
　　①绝对正确　　　　　②大部分正确　　　　　③不能肯定
　　④大部分错误　　　　⑤绝对错误

表 3-23　　　　　　　MOS SF-36(英国发展版)各领域及计分(粗分)方法

| 领域 | 条目数 | 得分范围 | 计分方法 |
|---|---|---|---|
| 躯体功能 PF(Physical Function) | 10 | 10~30 | 3a+3b+3c+3d+3e+3f+3g+3h+3I+3j |
| 躯体角色 RP (Role Physical) | 4 | 4~8 | 4a+4b+4c+4d |
| 肌体疼痛 BP (Bodily Pain) | 2 | 2~12 | 7+8 |
| 总健康 GH (General Health) | 5 | 5~25 | 1+11a+11b+11c+11d |
| 生命力 VT (Vitality) | 4 | 4~24 | 9a+9e+9g+9I |
| 社会功能 SF (Social Function) | 2 | 2~10 | 6+10 |
| 情感角色 RE (Role Emotional) | 3 | 3~6 | 5a+5b+5c |
| 心理健康 MH (Mental Health) | 5 | 5~30 | 9b+9c+9d+9f+9h |

注：条目2为自我报告的健康变化，不参与量表得分的计算。

# 第六节　运动风险评估

　　人们在进行运动健身获得健康益处的同时，也面临着运动带来的一系列健康风险，如不恰当的运动或运动过量可能导致的心血管事件、肌肉-骨骼肌损伤、上呼吸道感染、消化道症状或猝死等多器官多系统的风险。因此建议在做运动前做一次全面的运动风险评估，以降低运动相关意外事件发生的概率。

临床上，全面的运动风险评估通常包括医疗史、体格检查和实验室测试。而在健康管理计划中，中危和低危人群可应用一套相对简单的运动前评价方法。因此，本节所介绍的简单运动前评价方法只适用于希望进行低强度到中强度运动的中危和低危人群。而高危人群不管是在健康管理计划还是在临床计划中，需要在运动前进行更详细的医学评价，以确保运动训练的安全性。

因此，运动前评价的范围取决于前述的危险分层的等级及体力活动计划中运动强度的大小。对于高危人群，建议将体格检查和运动测试作为运动前评价的一部分，以便制定安全、有效及个性化的运动处方。对于中低危人群进行低强度到中等强度运动（如步行）时，通常不推荐进行包含运动测试的运动前评价。但是，当关注心血管疾病风险时，或者健康管理和运动处方专业人士为低危人群设计运动处方需要更多信息时，以及在没有医学评价的情况下打算用任意强度开始运动计划时，中危和低危人群也可以进行运动前评价，包括医疗史、体格检查、运动测试和/或实验室检查。

## 一、医疗史

运动前测试评价中的医疗史应该是既往史、现病史、家族史、用药史等的总和。医疗史的组成应包括以下内容：

（1）医学诊断。心血管疾病危险因素包括高血压、肥胖、血脂异常、糖尿病和代谢综合征；心血管疾病包括心衰、瓣膜功能紊乱、心肌梗塞和其他急性冠状动脉综合征；经皮冠状动脉手术包括血管成形术和冠脉支架、冠状动脉旁路移植术和其他心脏手术如瓣膜手术；心脏移植；植入起搏器和/或植入式复率除颤仪，心率失常射频消融术；外周血管疾病；肺部疾病包括哮喘、肺气肿和支气管炎；脑血管疾病包括一过性脑缺血和脑卒中；贫血和其他血液系统异常（如红斑狼疮）；静脉炎、深静脉血栓或栓塞；癌症；怀孕；骨质疏松；骨骼肌功能紊乱；精神紊乱、饮食紊乱等方面的医学诊断。

（2）以前的体检结果。包括是否心脏听诊异常、肺部异常、血液生化指标和其他实验室检查结果异常、高血压、水肿等。

（3）症状。是否有身体不适（如：胸部、下颌、颈部、背部和上肢等处有压榨感、疼痛、麻木、沉重感、紧缩感、烧灼感、挤压感等感觉）；是否有头痛、头晕眼花或昏厥；暂时性视觉或语言能力丧失；是否存在呼吸困难、心率加快或心悸、尤其是在体力活动、饮食过量、心情沮丧、或暴露在寒冷环境（或这些因素的综合作用）时出现。

（4）近期患病史、住院史、最新的医学诊断或外科手术史。

（5）运动习惯。习惯的体力活动水平和准备改变的内容：运动时间、频率、强度、类型。

（6）生活习惯。喝咖啡、饮酒、抽烟、服用违禁药物等。

（7）工作经历。强调当前的情况或期望达到的身体要求，记录最高或最低限度的要求。

（8）家族史。包括：心脏病、肺部疾病、代谢性疾病、脑卒中和猝死。

## 二、常规体格检查内容

运动前的评价所包含的常规体格检查主要从如下几个方面入手：

### （一）一般形态

在多数情况下，一般形态检查是必要的，主要检查身高、体重、胸围差、腹围、臀围、体重指数（BMI）、身体成分（体脂百分比）等，评估营养、形态发育等一般情况。成年人的体脂百分比正常范围分别是女性 20%～25%，男性 15%～18%。若体脂率过高，体重超过正常值的 20%以上就可视为肥胖。运动员的体脂率可随运动项目而定。一般男运动员为 7%～15%，女运动员为 12%～25%。根据世界卫生组织的标准，亚洲人的 BMI 若高于 22.9 便属于过重。由于亚洲人和欧美人属于不同人种，WHO 的标准不是非常适合中国人的情况，为此制定了中国成年人参考标准表（见表 2-9）。

### （二）肺功能检查

对于 45 岁以上吸烟者和有呼吸困难（即呼吸短促）、慢性咳嗽、哮鸣音或有较多粘痰者，应通过肺活量测定法进行肺功能测试。通过肺功能测试得出的数据包括：用力肺活量（FVC）、第 1s 最大呼气量（FEV1.0）、FEV1.0/FVC 和呼气量峰值（PEF）、最大通气量（MVV，可用于评估最大强度运动时的呼吸储备）。这些检查可以用于识别病人是否出现限制性或阻塞性呼吸异常，有时可在出现某种疾病的症状或体征前发现。气道阻塞性疾病（如哮喘、慢性支气管炎、肺气肿和慢性阻塞性肺部疾病 COPD）患者，FEV1.0/FVC 降低；气道受限时（如脊柱后侧凸、神经肌肉疾病、肺纤维化和其他间质性疾病），FEV1.0/FVC 仍保持正常。

当慢性支气管炎和肺气肿单独存在或同时存在时称为慢性阻塞性肺部疾病（COPD），COPD 患者测定肺活量会有阻塞性异常。美国胸科协会（ATS）和欧洲呼吸协会（ERS）肺功能标准工作组采用不同方法对阻塞性和限制性缺陷的严重程度进行分类，见表 3-24、表 3-25。

表 3-24　　　　　基于支气管扩张后 $FEV_{1.0}$ 值将 COPD 肺活量测试
进行严重程度分级的慢性阻塞性肺部疾病全球倡议

| 阶段 I | 轻度 | FEV1.0/FVC<0.7<br>FEV1.0≥80%预测值 |
|---|---|---|
| 阶段 II | 中度 | FEV1.0/FVC<0.7<br>50%≤FEV1.0<80%预测值 |
| 阶段 III | 重度 | FEV1.0/FVC<0.7<br>30%≤FEV1.0<50%预测值 |
| 阶段 IV | 非常严重 | FEV1.0/FVC<0.7<br>FEV1.0<30%预测值，或 FEV1.0<50%预测值+慢性呼吸衰竭 |

表 3-25　　　　　　　　**美国胸科协会（ATS）和欧洲呼吸协会（ERS）**
**基于 FEV$_{1.0}$ 的肺活量异常严重程度分级**

| 严重度 | FEV1.0%预测值 |
|---|---|
| 轻度 | <LLN，但≥70 |
| 中度 | 60~69 |
| 中重度 | 50~59 |
| 重度 | 35~49 |
| 非常严重 | <35 |

注：LLN：正常值下限；呼吸衰竭：在海平面呼吸空气的条件下，动脉氧分压（PaO$_2$）<8.0kPa（60mmHg），并伴有或不伴有动脉二氧化碳分压（PaCO$_2$）<6.7kPa（50mmHg）。

引自：Pellegrino R, Viegi G, Brusasco V, et al. Interpretative strategies for lung function tests. Eur Respir J. 2005；26(5)：948-68. Rabe KF, Hurd S, Anzueto A, et al. Global strategy for the diagnosis, management, and prevention of chronic obstructive pulmonary disease：GOLD exercise summary. Am J Respir Crit Care Med. 2007；176(6)：532-55.

ATS/ERS 工作组应用的最大肺活量（VC），可以通过吸气肺活量（IVC）、慢肺活量（SVC），或用力肺活量（FVC）获得。阻塞性缺陷是指 FEV1.0/FVC 低于预测值5%。用 FEV1.0/FVC 或 FEV1.0/FVC 固定值小于 0.7 作为划分正常与异常的界限，用低于预测值5%作为正常下限，不会引起老年人阻塞性异常的过度评价。在一项肺容量研究中，测得限制性缺陷的特点是肺总量（TLC）降低，低于预测值5%，FEV1.0/FVC 正常。

（三）内、外科检查

主要检查安静时血压、心率、心肺听诊、腹部触诊、神经反射等项目。

①安静时血压。可选择坐位、仰卧位或站立位。血压与心血管疾病风险相关，并独立于其他危险因素。40~70 岁的人血压在 115/75~185/115mmHg 范围内时，收缩压每升高 20mmHg 或舒张压每增加 10mmHg，心血管疾病的风险就增加 1 倍。收缩压在 120~139mmHg，或舒张压在 80~89mmHg 之间属于高血压前期，应该选择健康的生活方式，预防心血管疾病的发生。

生活方式的调节包括体力活动、减轻体重、高血压饮食控制（即增加水果蔬菜的摄入，坚持饱和脂肪酸和总脂肪含量低的低脂饮食）、低钠饮食（每日钠摄入量不超过100mmol/L 或 2.4g）、控制酒精摄入量、坚持高血压治疗。

正常收缩压（SBP）、舒张压（DBP）血压范围见表 3-26。

表 3-26 成人血压分类和管理[a]

| 血压分类 | SDP | DBP | 早期药物治疗 | | |
|---|---|---|---|---|---|
| | mmHg | mmHg | 生活方式调整 | 无并发症 | 有并发症 |
| 正常 | <120 | <80 | 鼓励 | | |
| 高血压前期 | 120~139 | 80~89 | 调整 | 无需药物治疗 | 药物治疗[b] |
| 1级高血压 | 140~159 | 90~99 | 调整 | 抗高血压药物 | 药物治疗[b]<br>其他抗高血压药物 |
| 2级高血压 | ≥160 | ≥100 | 调整 | 抗高血压药物<br>多数人使用两种药物[c] | |

[a]治疗依据高血压分类

[b]并发症包括心力衰竭、陈旧性心肌梗死、冠心病高危人群、糖尿病、慢性肾脏疾病和脑卒中再发预防。对慢性肾脏疾病或糖尿病病人，血压要降到 130/80mmHg 以下。

[c]对存在直立性低血压风险的人群，药物联合治疗应谨慎。

引自：The Seventh Report of the Joint National Committee on Prevention, Detection, Evaluation, and Treatment of High Blood Pressure(JNC7)[Internet]. Bethesda, (MD)：National High Blood Pressure Education Program；2004 [cited 2012 Jan 7]. 104 p. Available from：http：//www.nhlbi.nih.gov.guidelines/hypertension.)

②心尖触诊，心脏听诊，注意有无杂音、奔马率、喀啦音和摩擦音；

③肺部听诊，注意肺各个部位的呼吸音是否一致(有没有水泡音、哮鸣音或其他呼吸音)。

④颈动脉、腹部动脉和股动脉的触诊和听诊。

⑤腹部触诊，对腹部肠鸣音、肿块、内脏肿大和柔软度进行评价。

⑥神经功能检查，包括反射和指定的认知能力。

⑦下肢浮肿和外周动脉搏动的触诊和检查。

⑧与骨关节和其他限制运动测试的医学情况相关联的进一步检查。

⑨ 检查皮肤、淋巴结、脊柱四肢、肛门、疝气等。尤其对糖尿病病人进行足部检查。

### 三、实验室测试

实验室检查包括对血清生化、全血细胞计数、血脂、脂蛋白、炎性标记物、空腹血糖、糖化血红蛋白百分比等多种血液指标进行监测，但不限于此内容。表 3-27 列举了根据危险分层和临床评估推荐的实验室测试。以下就血常规、血清生化指标测试等内容进行阐述。

(一)血常规

血常规是指通过观察血细胞的数量变化及形态分布从而判断血液状况及疾病的检查。血常规检查包括有红细胞计数、血红蛋白、白细胞、白细胞分类计数及血小板等，通常可分为三大系统，即红细胞系统、白细胞系统和血小板系统。

表 3-27                         根据危险分层和临床评估推荐的实验室测试

**低危到中危人群:**

(1)空腹血清总胆固醇、低密度脂蛋白胆固醇、高密度脂蛋白胆固醇和甘油三酯。

(2)空腹血糖,尤其是 45 岁以上的人、年轻的超重者(BMI≥25kg/m²)和有一个或多个 2 型糖尿病危险因素的人:近亲属中有糖尿病者,高危种族人群(如亚洲裔美国人、拉丁美洲人、本土美国人、亚裔美国人和天平洋岛民),生育 4.0kg 以上婴儿者或有妊娠糖尿病病史的人,高血压(成人 BP≥140/90 mmHg),HDL-C<40 mg/dl(1.04mmol/L)和/或甘油三酯≥150 mg/dl(1.69mmol/L),糖耐量或空腹血糖异常[空腹血糖≥ 100 mg/dl(5.55mmol/L)],习惯性体力活动缺乏,多囊卵巢综合征和血管疾病史。

(3)甲状腺功能检查,作为一种筛查评估,特别是存在血脂异常时。

**高危人群:**

(1)以上的检查结合相关的心血管实验室测试(如:静态 12 导心电图、动态心电图监控、冠脉造影、放射性核素检查或超声心动图、运动测试)。

(2)颈动脉和其他外周血管的超声检查。

(3)考虑检查脂蛋白(a)、高敏 C 反应蛋白、LDL-C 颗粒的大小和数量、HDL 亚型(特别关注那些有冠心病家族史,但无心血管危险因素的年轻人)。

(4)存在或怀疑有心力衰竭的病人应进行胸部 X 线检查。

(5)既往史和体格检查发现需要进行的全面的血清化学成分和血常规测试。

**肺部疾病病人**

(1)肺部 X 线。

(2)肺功能测试。

(3)一氧化碳扩散能力。

(4)其他特殊的肺部检查(如血氧饱和度或血气分析)。

血常规中的许多项具体指标都是一些常用的敏感指标,对机体许多病理改变都有敏感反映,其中又以白细胞计数、红细胞计数、血红蛋白和血小板最具有诊断参考价值,许多患者在病因不明时可以做血常规检查对其进行辅助诊断。此外,血常规检查还是观察治疗效果、用药或者停药、继续治疗或停止治疗、疾病复发或痊愈的常用指标。血常规各项指标的正常范围见表 3-28。

表 3-28                         血常规各项指标的正常范围

| 指标 | 男性 | 女性 |
|---|---|---|
| 血红蛋白(g/L) | 120～160 | 110～150 |
| 红细胞计数(×10¹²/L) | 4.0～5.5 | 3.5～5.0 |
| 红细胞压积(%) | 40～50 | 37～48 |
| 平均红细胞体积(fL) | 80～100 | |
| 平均红细胞血红蛋白含量(pg) | 27～34 | |
| 平均红细胞血红蛋白浓度(g/L) | 320～360 | |

续表

| 指 标 | 男性 | 女性 |
|---|---|---|
| 红细胞分布宽度(%) | 10.1~16.0 | |
| 网织红细胞计数(%) | 0.5~1.5 | |
| 血小板计数(×10⁹/L) | 108~273 | 148~257 |
| 白细胞计数(×10⁹/L) | 4~10 | |
| 中性粒细胞百分比(%) | 杆状核:0~5;分叶核:50~70 | |
| 淋巴细胞百分比(%) | 20~40 | |
| 单核细胞百分比(%) | 3~8 | |
| 嗜酸性粒细胞百分比(%) | 0.5~5.0 | |
| 嗜碱性粒细胞百分比(%) | 0~1 | |
| 单核细胞百分比(%) | 3~8 | |
| 中性粒细胞绝对值(×10⁹/L) | 杆状核:0.04~0.5;分叶核:2~7 | |
| 淋巴细胞绝对值(×10⁹/L) | 0.2~0.4 | |
| 单核细胞绝对值(×10⁹/L) | 0.08~0.8 | |
| 嗜酸性粒细胞绝对值(×10⁹/L) | 0.05~0.5 | |
| 嗜碱性粒细胞百分比(×10⁹/L) | 0~0.1 | |

(二)血液生化检测

多种血液生化指标分析广泛应用于临床运动计划中。这些分析为全面了解病人的健康状况和运动能力提供信息,也有助于解释某些心电图异常。表3-29列出了部分血液生化指标的正常值。

表3-29　　　　部分血液生化指标的正常范围

| 分类 | 男性 | 女性 |
|---|---|---|
| 比重(g/L) | 1.055~1.063 | 1.051~1.060 |
| pH | 7.34~7.44 | |
| GLU 空腹血糖(mmol/L) | 3.61~6.11 | |
| TG 甘油三酯(mmol/L) | 0.56~1.7 | |
| TC 总胆固醇(mmol/L) | 2.84~5.68 | |
| HDL-C 高密度脂蛋白胆固醇(mmol/L) | >1.04 | |
| LDL-C 低密度脂蛋白胆固醇(mmol/L) | <3.12　　3.63 | |

续表

| 分类 | 男性 | 女性 |
|---|---|---|
| 总胆红素（umol/L） | 3~24 | |
| TP 总蛋白（g/L） | 60~80 | |
| ALB 白蛋白（g/L） | 35~55 | |
| 球蛋白（g/L） | 20~40 | |
| ALP 碱性磷酸酶（U/L） | 40~160 | |
| GGT r-谷氨酰转肽酶（U/L） | 0~50 | |
| TBIL 总胆红素（umol/L） | 1.7~17.1 | |
| DBIL 直接胆红素（umol/L） | 0~6.0 | |
| 血尿素氮（BUN）（mmol/L） | 1.8~7.1 | |
| Crea 肌酐（μmol/L） | 44~133 | |
| Ua 血尿酸（μmol/L） | 150~420 | 90~357 |
| 钠（mmol/L） | 135~145 | |
| 钾（mmol/L） | 3.5~5.5 | |
| 渗透压（mOsm/kg） | 278~302 | |
| 钙（mmol/L） | 2.25~2.75 | |
| 磷（mmol/L） | 0.97~1.62 | |
| 血清铁（mmol/L） | 10.7~27 | |
| 谷草转氨酶（AST）（IU/L） | 0~45 | |
| 谷丙转氨酶（ALT）（IU/L） | 0~40 | |

1. 血脂和脂蛋白

血脂是血清中的胆固醇、甘油三酯（TG）和类脂（磷脂、糖脂、固醇、类固醇）等的总称，广泛存在于人体中，与临床密切相关的血脂是胆固醇和 TG。在人体内胆固醇主要以游离胆固醇及胆固醇酯的形式存在；TG 是甘油分子中的 3 个羟基被脂肪酸酯化而形成。它们是生命细胞的基础代谢必需物质，甘油三酯参与人体内能量代谢，而胆固醇则主要用于合成细胞浆膜、类固醇激素和胆汁酸。胆固醇主要包括低密度脂蛋白胆固醇（LDL-C）、高密度脂蛋白胆固醇（HDL-C）。血脂不溶于水，必须与特殊的蛋白质即载脂蛋白（apolipoprotein，Apo）结合形成脂蛋白才能溶于水。

脂蛋白（lipoprotein）是一类由富含固醇脂、甘油三酯的疏水性内核和由蛋白质、磷脂、胆固醇等组成的外壳构成的球状微粒。脂蛋白的核心成分是甘油三酯，周围包绕一层磷脂、胆固醇、蛋白质分子。脂蛋白分为：乳糜微粒（CM）、极低密度脂蛋白（VLDL）、中间密度脂蛋白（IDL）、低密度脂蛋白（LDL）、高密度脂蛋白（HDL）。此外，还有一种脂蛋白称为脂蛋白(a)[lipoprotein (a)，Lp(a)]。

临床上血脂检测的基本项目为 TC、TG、LDL-C 和 HDL-C。其他血脂项目如 ApoA1、ApoB 和 Lp(a)的临床应用价值也日益受到关注。

(1)TC。TC 是指血液中各种脂蛋白所含胆固醇之总和。因为 LDL 通常是胆固醇的主体成分，因此高水平的 TC 也是冠心病的风险因素。但是，TC 对动脉粥样硬化性疾病的危险评估和预测价值不及 LDL-C 精准。

(2)TG。TG 水平受遗传和环境因素的双重影响，与种族、年龄、性别以及生活习惯(如饮食、运动等)有关。TG 轻至中度升高常反映 VLDL 及其残粒(颗粒更小的 VLDL)增多，这些残粒脂蛋白由于颗粒变小，可能具有直接致动脉粥样硬化作用。但多数研究提示，TG 升高很可能是通过影响 LDL 或 HDL 的结构而具有致动脉粥样硬化作用。调查资料表明，血清 TG 水平轻至中度升高者患冠心病危险性增加。

(3)LDL-C。由于胆固醇占 LDL 比重的 50%左右，故 LDL-C 浓度基本能反映血液 LDL 总量。影响 TC 的因素均可同样影响 LDL-C 水平。LDL-C 增高是动脉粥样硬化发生、发展的主要危险因素。LDL 通过血管内皮进入血管壁内，在内皮下层滞留的 LDL 被修饰成氧化 LDL(oxidized low-density lipoprotein，Ox-LDL)，巨噬细胞吞噬 Ox-LDL 后形成泡沫细胞，后者不断增多、融合，构成动脉粥样硬化斑块的脂质核心。动脉粥样硬化病理虽表现为慢性炎症性反应特征，但 LDL 很可能是这种慢性炎症始动和维持的基本要素。一般情况下，LDL-C 与 TC 相平行，但 TC 水平也受 HDL-C 水平影响，故最好采用 LDL-C 作为 ASCVD 危险性的评估指标。

(4)HDL。HDL 能将外周组织如血管壁内胆固醇转运至肝脏进行分解代谢，即胆固醇逆转运，可减少胆固醇在血管壁的沉积，起到抗动脉粥样硬化作用。因为 HDL 中胆固醇含量比较稳定，故目前多通过检测其所含胆固醇的量，间接了解血中 HDL 水平。大量的流行病学资料表明，血清 HDL-C 水平与 ASCVD 发病危险呈负相关。ACSM 认为 HDL-C 含量在 60mg/mL 以上就能够在一定程度上对抗冠心病的发生。另外，TC/HDL-CD 的比值也与冠心病的危险有关，比值越高则冠心病的危险越大。TC/HDL-CD>5 危险增加，TC/HDL-CD<3.5 危险很低。

(5)ApoA1。正常人群血清 ApoA1 水平多在 1.2~1.6g/L 范围内，女性略高于男性。HDL 颗粒的蛋白质成分即载脂蛋白约占 50%，蛋白质中 ApoA1 约占 65%~75%，而其他脂蛋白中 ApoA1 极少，所以血清 ApoA1 可以反映 HDL 水平，与 HDL-C 水平呈明显正相关，其临床意义也大体相似。

(6)ApoB。正常人群中血清 ApoB 多在 0.8~1.1g/L 范围内。正常情况下，每一个 LDL、IDL、VLDL 和 Lp(a)颗粒中均含有 1 分子 ApoB，因 LDL 颗粒占绝大多数，大约 90%的 ApoB 分布在 LDL 中。故血清 ApoB 主要反映 LDL 水平，与血清 LDL-C 水平呈明显正相关，两者的临床意义相似。ApoB 有 ApoB48 和 ApoB100 两种，前者主要存在于 CM 中，后者主要存在于 LDL 中。除特殊说明外，临床常规测定的 ApoB 通常指的是 ApoB100。

(7)Lp(a)。血清 Lp(a)浓度主要与遗传有关，基本不受性别、年龄、体重和大多数降胆固醇药物的影响。正常人群中 Lp(a) 水平呈明显偏态分布，虽然个别人可高达 1000mg/L 以上，但 80% 的正常人在 200mg/L 以下。通常以 300mg/L 为切点，高于此水平者患冠心病的危险性明显增高，提示 Lp(a) 可能具有致动脉粥样硬化作用，但尚缺乏临床研究证据。此外，Lp(a) 增高还可见于各种急性时相反应、肾病综合征、糖尿病肾病、妊娠和服用生长激素等。在排除各种应激性升高的情况下，Lp(a) 被认为是动脉粥样硬化性心血管疾病(Atherosclerotic Cardiovascular Disease，ASCVD)的独立危险因素。

《中国成人血脂异常防治指南(2016 年修订版)》指出我国人群(主要适用于 ASCVD 一级预防目标人群)血脂成分合适水平及异常切点的建议见表 3-30，血脂异常分类见表 3-31。

表 3-30　　　　　　　　　　　中国动脉粥样硬化性心血管疾病
一级预防人群血脂合适水平和异常分层标准

| 分层 | 血脂项目[mmol/L(mg/dl)] | | | | |
| --- | --- | --- | --- | --- | --- |
| | TC | LDL-C | HDL-C | 非-HDL-C | TG |
| 理想水平 | | <2.6(100) | | <3.4(130) | |
| 合适范围 | <5.2(200) | <3.4(130) | | <4.2(160) | <1.7(150) |
| 边缘升高 | ≥5.2(200)且<6.2(240) | ≥3.4(130)且<4.1(160) | | ≥4.1(160)且<4.9(190) | ≥1.7(150)且<2.3(200) |
| 升高 | ≥6.2(240) | ≥4.1(160) | | ≥4.9(190) | ≥2.3(200) |
| 降低 | | | <1.0(40) | | |

各血脂项目测定数值的表达单位按国家标准为 mmol/L，国际上有些国家用 mg/dl，其转换系数如下：TC、HDL-C、LDL-C：1mg/dl=0.0259mmol/L；TG：1mg/dl=0.0113mmol/L。

表 3-31　　　　　　　　　　　　血脂异常的临床分类

| | TC | TG | HDL-C | 相当于 WHO 表型 |
| --- | --- | --- | --- | --- |
| 高胆固醇血症 | 增高 | | | IIa |
| 高 TG 血症 | | 增高 | | IV、I |
| 混合型高脂血症 | 增高 | 增高 | | IIb、III、IV、V |
| 低 HDL-C 血症 | | | 降低 | |

《中国成人血脂异常防治指南(2016 年修订版)》同时指出：

(1)极高危和高危人群不需要按危险因素个数进行中国动脉粥样硬化性心血管疾病(ASCVD)危险分层。

已诊断 ASCVD 者直接列为极高危人群；符合下列条件之一者列为高危人群：①LDL-C≥4.9 mmol/L(190mg/dl)。②1.8mmol/L(70mg/dl)≤LDL-C≤4.9mmol/L(190 mg/dl)

且年龄在 40 岁以上的糖尿病患者。

（2）需要按照危险因素个数进行 ASCVD 危险分层时，可按照下表 3-32。

表 3-32　　　　　　　　**按照危险因素个数进行 ASCVD 危险分层**

| | 危险因素<br>个数 | 血清胆固醇水平分层（mmol/L） | | |
| | | $3.1 \leq TC \leq 4.1$ 或者<br>$1.8 \leq LDL\text{-}C \leq 2.6$ | $4.1 \leq TC \leq 5.2$ 或者<br>$2.6 \leq LDL\text{-}C \leq 3.4$ | $5.2 \leq TC \leq 7.2$ 或者<br>$3.4 \leq LDL\text{-}C \leq 4.9$ |
|---|---|---|---|---|
| 无高<br>血压 | 0~1 | 低危（< 5%） | 低危（< 5%） | 低危（< 5%） |
| | 2 | 低危（< 5%） | 低危（< 5%） | 中危（5%~9%） |
| | 3 | 低危（< 5%） | 中危（5%~9%） | 中危（5%~9%） |
| 有高<br>血压 | 0 | 低危（< 5%） | 低危（< 5%） | 低危（< 5%） |
| | 1 | 低危（< 5%） | 中危（5%~9%） | 中危（5%~9%） |
| | 2 | 中危（5%~9%） | 高危（≥10%） | 高危（≥10%） |
| | 3 | 高危（≥10%） | 高危（≥10%） | 高危（≥10%） |

注：危险因素包括：1. 吸烟；2. 低 HDL-C；3. 男性≥45 岁或女性≥55 岁。

（3）年龄<55 岁中危者还要评估余生危险

对 10 年 ASCVD 发病危险为中危且年龄小于 55 岁者，还应评估余生危险。具有以下任意 2 项及以上危险因素者，其 ASCVD 余生危险为高危。这些危险因素包括：①收缩压（SBP）≥160 或舒张压（DBP）≥100mmHg；②非-HDL-C ≥5.2mmol/L（非-HDL-C 是指除 HDL 以外其他脂蛋白中含有的胆固醇总和。计算公式：非-HDL-C = TC-HDL-C）；③HDL-C<1.0mmol/L；④身体质量指数（BMI）≥28kg/m$^2$；⑤吸烟。

2. 其他血液指标

对于本身就有心血管疾病的病人，普遍会使用某些药物来控制血脂和血压。这些药物作用于肝脏和肾脏，因此，这类病人更应该进行肝功能（包括总蛋白、白蛋白、球蛋白、白蛋白、白球比、总胆红素、直接胆红素、间接胆红素、转氨酶等指标）和肾功能（包括肌酐、尿素氮等指标）测试。同时还可测定乳酸脱氢酶、肌酸激酶等反映心肌有无受损，测定血清钾、钠可用于确定体液量和血钾异常。

（三）运动测试禁忌症

对于某些个体来说，运动测试带来的风险会超过收益。这部分人在决定是否应该进行运动测试时，认真的评价运动测试的风险与收益是非常重要的。对于有绝对禁忌症的病人在病情稳定或进行适当治疗后才可以进行运动测试；有相对禁忌症的人只有在仔细评估风险和收益后才可以决定是否进行测试（表 3-33）。

表 3-33　　　　　　　　　　　　　　　　运动测试的禁忌症

| | |
|---|---|
| 绝对禁忌症 | 近期安静心电图显示有严重心肌缺血、近期心肌梗死(2天内)或其他急性心脏事件 |
| | 不稳定型心绞痛 |
| | 可引起症状或血流动力学改变的未控制的心律失常 |
| | 严重的有症状的心力衰竭 |
| | 急性肺栓塞或肺梗死 |
| | 急性心肌炎或心包炎 |
| | 怀疑或已知动脉瘤破裂 |
| | 急性全身感染，伴发热、全身疼痛或淋巴结肿大 |
| 相对禁忌症 | 冠状动脉左干支狭窄 |
| | 中度狭窄性心瓣膜病 |
| | 电解质紊乱(如：低钾血症、低镁血症) |
| | 严重高血压(收缩压>200mmHg或舒张压>110mmHg) |
| | 心动过速或心动过缓 |
| | 肥厚型心肌病或其他形式的流出道狭窄 |
| | 运动中加重的神经肌肉、肌肉骨骼疾病和风湿性疾病 |
| | 重度房室传导阻滞 |
| | 室壁瘤 |
| | 未控制的代谢性疾病(如：糖尿病、甲状腺功能亢进或黏液性水肿) |
| | 慢性感染性疾病(如：艾滋病) |
| | 精神或躯体障碍导致的运动能力显著下降 |

　　运动测试可以在运动能力、肺功能、运动中心律失常和血液动力学反应等方面提供有用的信息。需要强调的是，禁忌症评价不能用于某些特殊的临床情况，如：急性心肌梗死后、血管成形术或旁路移植术后、确定是否需要应用某些药物或药物治疗是否有益等。运动测试中可能还存在一些可能影响有诊断意义和心电图信息的情况(如左束支传导阻滞、洋地黄治疗)。有这些情况的病人在运动测试中应同时使用通气过程中的气体分析、超声心动图、放射性核素显像等技术来提高运动测试的敏感性、特异性和诊断能力。

　　(四)知情同意书

　　运动测试前获取参与者的知情同意书是重要的伦理和法律问题。知情同意书的形式和内容不同，但必须包含足够的信息，确保参与者知道并理解运动测试或运动项目的目的和相伴的风险。知情同意书应给予语言上的解释，并说明病人可以对运动过程提出问题，从知情同意书上获得更多信息。在知情同意书的相应位置应注明参与者的特殊问题和相关责任。在知情同意书中必须指出参与者可以随时退出测试。如果参与者是未成年人，要由其父母或监护人签署知情同意书。通过权威机构(如风险管理机构、伦理委员会和法律顾问)的检查来决定参与者可接受的知情同意书的内容是否合理。但应尽可能地保护参与者的隐私。知情同意书模板见表3-34。

表3-34 运动测试知情同意书

| |
|---|
| 1. 测试目的和说明<br>你将在功率车或跑台上进行运动测试,运动强度从低强度开始,根据你的体适能水平逐级递增。我们将根据疲劳体征、心率、心电图、血压变化或可能出现的症状及时终止测试。当你感到疲劳或其他不适时,可以要求停止测试,这一点很重要。 |
| 2. 可能出现的风险和不适<br>测试过程中可能出现某些情况,包括血压异常、头晕、心率过快、过慢或心律不齐,以及心脏病、脑卒中和死亡等罕见情况。我们会通过测试前对健康和体适能相关信息的评价和测试中的仔细观察,最大限度的降低风险。测试现场有相应的急救设备和接受过训练的专业人员以保证及时处理异常情况。 |
| 3. 参与者的责任<br>参与者应知道身体用力时自己的健康状况和曾经历过的心脏相关症状(如:低强度的体力活动引起的呼吸困难,胸部、颈部、下颌、后背和手臂等处的疼痛、压榨感、沉重感)可能影响你在运动测试中的安全性。应及时报告在努力完成运动测试的过程中出现的这些症状和其他异常感觉。你有义务提供全部病史和在试验中可能出现的症状。此外,你还要提供所有的药物治疗记录(包括非处方药),尤其是最近和当天服用的药物。 |
| 4. 预期获得的益处<br>运动测试结果可能有助于疾病诊断、评价药物治疗效果或者评价在低风险状态下你能从事哪种类型的体力活动。 |
| 5. 咨询<br>你可以提出任何有关测试步骤和结果的问题。如果你有顾虑和问题,请咨询我们,并得到进一步的解释。 |
| 6. 医疗记录的用途<br>像1996医疗保险通用性和责任法案(HIPAA)中描述的那样,我们会尽最大努力保护运动测试中获得的参与者的信息的权利和隐私(如:病史、测试结果)。没有受试者的书面同意书,不得将相关信息透露给医生以外的任何人。在保护个人隐私的前提下,可以将测试中所获得的信息用于统计分析和科学研究。 |
| 7. 自愿参加<br>我同意参加运动测试,确定我的运动能力和心血管健康状况。我承诺参加这个运动测试是自愿的,如果我要求停止,测试可以随时终止。 |
| 我已阅读这份知情同意书,清楚测试流程和可能出现的风险和不适,我有随时提问的机会直到获得满意答案。我愿意参加这项测试。<br>日期: 受试者(病人)签名:<br>日期: 担保人签名:<br>日期: 内科医生或授权代表签名: |

如果运动测试的目的不是为了诊断和运动处方所需（即：以完成实验为目的），应在知情同意书的内容中加以说明，并反映在知情同意书中，而且必须根据人体实验的原则执行。如果进行运动测试是以科研为目的，健康管理人士应该获得制度上的支持。

由于大多数知情同意书中包括急救的过程和所需的设备，必须确保救护人员受过相应培训并得到使用相关急救设备的授权。应该张贴急救原则和过程，急救演习至少每隔 3 个月练习一次。如果出现人员变动，则需更频繁的进行急救演习。

（五）受试者说明

在运动测试前对参与者进行指导，可以提高测试的有效性和数据的准确性。在预先约定中应提供包含评价描述的书面说明书，使测试人员和受试者都能做好充分准备。进行测试时，在评价的过程中应努力确保运动测试过程持续进行。以下几点是受试者说明书的基本内容，根据测试的类型和目的的不同，还应提供特殊的说明书。

①在测试 3 小时以内，受试者应禁食，不吸烟、不饮酒、不喝咖啡。

②在测试当天，受试者要注意休息，避免明显费力的体力活动或运动。

③应当穿运动自如的衣裤，包括合适走路或跑步的鞋。女性受试者要穿宽松短裤、前开式衣服，不要穿紧身内衣。

④如果是评价门诊病人，受试者要了解测试可能会导致的疲劳，受试者可能需要有人陪伴参加测试，并在测试结束后送其回家。

⑤如果测试是出于诊断的目的，病人最好停止服用心血管处方药，但必须得到内科医生许可。所用的抗心绞痛处方药能改变血流动力学对运动的反应，并明显降低心电图对缺血性变化的敏感性。对于服用中等或大剂量 β 受体阻断剂的病人，要求在 2~4 小时内逐渐减量，以减少肾上腺功能亢进的反跳现象。

⑥如果测试是出于评价功能或制定运动处方的目的，病人可以继续按日常需要服药。测试中的运动反应将是实际运动训练中的预期反应。

⑦受试者要提供所服药物的名称、剂量和次数，尤其是测试前最后一次的实际服药量。受试者可以把药带在身边以便测试人员记录。

⑧测试前 24 小时，要喝足够的水，确保测试前正常的水平衡。

### 四、运动心电图试验

心脏是推动血液循环的器官，其病变是运动性猝死的主要原因。因此，用专门的器械检查心脏，包括阐明心功能储备、探测冠心病和各种心率失常，特别是保证运动安全具有一定价值。

（一）运动心电图测试方法及注意事项

1. 方法

受试者在功率自行车或跑台上，从低负荷等级（200kg·m 或 0 坡度）开始进行逐级递增负荷运动，每级负荷运动持续 3 分钟，直到力竭或年龄预算最大心率的85%为止。也可进行心电图两级梯双倍或改良梯级运动试验。持续检测运动前、中和 9 分钟恢复期的心率、血压和心电图。以达到 85%最大心率或出现症状、体力衰竭和心电图异常时即停止运动试验。

2. 注意事项

本实验的禁忌症包括：各种急性疾病，特别是急性心肌梗塞；近 2 周内有较频繁的心绞痛发作；严重肺部疾病；电解质紊乱；严重的心律失常、高血压；老年(>65 岁)体衰、行动不便，或伴有骨骼、关节疾病者；安静心电图已明确冠状动脉供血不足者。同时试验时必须有医师参加，并要准备急救药品和器械。

(二)运动心电图的评定

ST 段下移>0.05mV、持续两分钟和在 R 波占优势的导联中 T 波平坦、双相或倒置为心肌缺血阳性。

运动过程中由规则变为不规则，心律失常加重或发生严重心律失常(心房颤心室性期前收缩)，揭示器质性心脏病。

心房颤动的心电图特征是：P 波被连续的细小、形态不一致和频率及不规则的 f 波替代，速度为 400~600 次·$min^{-1}$；QRS 波群和 T 波大致正常，但不规则。

心室性期前收缩的心电图特征是：QRS 波群和 T 波提前出现，其前面无过早的 P 波；QRS 波群形态异常，时限>0.12s，下波方向与 QRS 主波方向相反；期前收缩前后两个窦性心博相隔的时限，等于正常两个心动周期。

年龄预测的最大心率约为：30~39 岁 182 次·$min^{-1}$，40~49 岁 178 次·$min^{-1}$，50~59 岁 167 次·$min^{-1}$，60~69 岁 164 次·$min^{-1}$。

# 第四章　健康教育与健康促进

## 第一节　概　　述

### 一、健康教育的含义

健康教育的核心是教育人们树立健康意识、促使人们改变不健康的行为生活方式，养成良好的行为生活方式，以减少或消除影响健康的危险因素。通过健康教育，帮助人们了解哪些行为是影响健康的，并能自觉地选择有益于健康的行为生活方式。健康教育已被各国及地区政府、卫生部门和医学界作为改善和管理健康状况的主要手段。

世界各国的健康教育实践经验表明，行为改变是长期的复杂的过程，许多不良行为生活方式仅凭个人的主观愿望仍无法改变，要改变行为必须依赖于支持性的健康政策、环境、卫生服务等相关因素。单纯的健康教育理论在许多方面已经满足不了社会进步与健康发展的新需要，在这种情况下，健康促进开始迅速发展。

健康教育计划设计的原则：目标性原则，必须有明确的总体目标和切实可行的具体目标，保证以最小的投入取得最大的成功；前瞻性原则，计划的制定和执行要考虑长远的发展和要求；弹性原则，要预计到实施过程中可能发生的变故，制定应急预案，以确保计划顺利实施；参与性原则，在制定过程中要求被教育对象也要积极参与。

### 二、健康促进的含义

世界卫生组织给健康促进(health promotion)作如下定义："健康促进是促进人们维护和提高他们自身健康的过程，是协调人类与他们环境之间的战略，规定个人与社会对健康各自所负的责任。"美国健康教育学家格林(Lawrence W. Green)指出："健康促进是指一切能促使行为和生活条件向有益于健康改变的教育与环境支持的综合体。"其中，环境包括社会的、政治的、经济的和自然的环境，而支持即指政策、立法、财政、组织、社会开发等各个系统。1995 年，WHO 西太区办事处发表《健康新视野》(New horizons in Health)重要文献指出："健康促进是指个人与其家庭、社区和国家一起采取措施，鼓励健康的行为，增强人们改进和处理自身健康问题的能力。"健康促进的基本内涵包含了个人和群体行为改变，以及政府行为(社会环境)改变两个方面，并重视发挥个人、家庭、社会的健康潜能。

1986 年，在首届国际健康促进大会通过的《渥太华宣言》中明确指出，健康促进涉及

5个主要活动领域：

（1）建立促进健康的公共政策：健康促进的含义已超出卫生保健的范畴，各个部门、各级政府和组织的决策者都要把健康问题提到议事日程上。明确要求非卫生部门建立和实行健康促进政策，其目的就是要使人们更容易作出更有利健康的抉择。

（2）创造健康支持环境：健康促进必须为人们创造安全的、满意的和愉快的生活和工作环境。系统地评估快速变化的环境对健康的影响，以保证社会和自然环境有利于健康的发展。

（3）增强社区的能力：确定问题和需求是社区能力建设最佳的起点。社区人民有权、有能力决定他们需要什么以及如何实现其目标。因此提高社区人民生活质量的真正力量是他们自己。充分发动社区力量，积极有效地参与卫生保健计划的制订和执行，挖掘社区资源，帮助他们认识自己的健康问题，并提出解决问题的办法。

（4）发展个人技能：通过提供健康信息，教育并帮助人们提高作出健康选择的技能，来支持个人和社会的发展。这样，人们能够更好控制自己的健康和环境，不断地从生活中学习健康知识，有准备地应付各个阶段可能出现的健康问题，并很好地应付慢性病和外伤。学校、家庭、工作单位和社区都要帮助人们做到这一点。

（5）调整卫生服务方向：健康促进中的卫生服务责任由个人、社会团体、卫生专业人员、卫生部门、工商机构和政府等共同分担。他们必须共同努力建立一个有助于健康的卫生保健系统。同时，调整卫生服务类型与方向，将健康促进和预防作为提供卫生服务模式的组成部分，让最广大的人群受益。

### 三、健康教育与健康促进的联系

健康促进是一个综合的调动教育、社会、经济和政治的广泛力量，改善人群健康的活动过程，它不仅包括一些旨在直接增强个体和群体知识技能的健康教育活动，更包括那些直接改变社会、经济和环境条件的活动，以减少它们对个体和大众健康的不利影响。健康教育是健康促进的基础和先导，一方面健康教育在促进行为改变中起重要作用，另一方面健康教育对激发领导者拓展健康促进的政治意愿，促进群众的积极参与，促成健康促进氛围的行为有着重要的作用，因此离开了健康教育，健康促进就会是无源之水、无本之木。同时，政府的承诺、政策、法律、组织等社会支持条件和社会、自然环境的改善对健康教育是强有力的支撑，而健康教育如不向健康促进发展，其作用就会受到极大限制。

### 四、健康教育在健康管理中的应用

（一）健康教育与健康管理的区别与联系

从健康教育和健康管理的内涵和基本操作步骤来看，两者都运用了基线资料收集—需求评估—干预实施—效果评价的管理过程，在计划前研究和评估中，都会采用定量的问卷调查和一些定性的方法寻找问题的原因和可能的解决问题的办法，只不过健康教育主要侧重在知识、态度、信念、行为方面，而健康管理还重视从体格检查的资料获得信息、强调对活方式和行为的长期、连续的管理。在制订计划中，健康教育更加重视目标人群的知识、态度和行为的改变，而健康管理的计划要在风险评估的基础上，提出针对个人的个性化的措施。在实施的过程中，健康教育通常运用教育、传播乃至政策的策略，针对目标人群进行教育和干预，而健康管理通常运用对个体进行生活方式的干预和健康、疾病的咨询和指导。在评价方面，健康教育会细分为过程评价、效应评价和结局评价。健康管理也类似，只是内容更侧重于行为的监测和健康指标的改善以及健康风险的变化(表4-1)。

表4-1　　　　　　　　　　　**健康教育与健康管理的区别与联系**

|  | 健康教育 | 健康管理 |
|---|---|---|
| 内涵 | 有计划、有组织、有评价的教育活动和过程 | 健康监测、健康维护以及生活方式管理、疾病管理的过程 |
| 侧重点 | 知识、信念和行为改变，提高人们的健康素养 | 健康风险评估、健康危险因素管理、改善人们的健康水平 |
| 对象 | 个体和群体，侧重群体 | 个体和群体，侧重个体 |
| 基本步骤 | 需求评估—计划制订—干预实施—效果评价 | 信息收集—风险评估—干预、咨询、指导—效果评估 |
| 干预方法 | 信息传播、行为干预 | 行为干预、健康和疾病的咨询与指导、生活方式管理、疾病管理 |
| 效果评价 | 活动实施、人群参与情况<br>知识、信念、行为的变化<br>健康指标的改善 | 健康相关行为、生活方式的改变<br>健康指标的改变<br>健康状况的提高、病情的改善<br>疾病或死亡风险的改变 |

(二)健康教育在健康管理中的作用

健康管理是把健康监测和维护、健康相关行为以及治疗和康复都纳入管理并实施干预，干预手段主要是非临床的方法，即教育和管理。因此，健康教育无论是针对个体的健康管理，还是针对群体的健康管理，都是一种非常基本和重要的方法和策略。

(1)在个体健康管理中的作用：针对个体的健康信息收集问卷的设计原理与健康教育常用的问卷相似，内容中所包含的行为和生活方式相关问题以及健康教育需求等问题在健康教育的问卷中也经常问及。在对个体进行的健康教育干预时，要应用健康教育中常用的人际传播和行为干预策略。因此，熟悉和掌握健康教育的理论和实践技能是实现有效的个体健康管理的基础。

(2)在群体健康管理中的作用：在健康管理领域健康管理师除了要做个体化的健康管理外，还面临着社区、企事业单位、学校等场所人群为基础的群体健康干预。健康教育和健康促进是群体健康管理工作的重要工具、方法和策略。健康教育计划设计、实施和评价的基本步骤与健康管理的信息收集—健康风险评估—教育、干预—效果评价基本一致。与个体信息收集相类似，群体信息收集的问卷内容也与健康教育常用的问卷相近。在群体健康干预中，健康管理师要运用到比针对个体更加全方位、多样化的手段，创造有利于健康的社会/社区环境以及工作和家庭氛围，包括健康促进的社会动员策略、群体行为干预的理论与方法、大众传播和人际沟通的技巧与方法。

在制定健康的公共政策、创造支持性环境、强化社区行动和发展个人技能的策略下，健康教育与健康促进要达到以下目的：①促进人们生活、工作、学习和娱乐环境的健康；②预防在生命不同阶段中相关的危险因素；③促使个人和社区人群降低因不健康生活方式、行为和环境所致的危险；④降低性别、种族、年龄和社会经济地位的不公平性，特别关注脆弱人群的健康。

健康教育与健康促进的工作特点是以行为改变为手段，最终达到健康的目的，因此本章介绍与之相关的三个方面内容——生活方式的指导、身体活动的指导和健康咨询。

## 第二节　生活方式指导

生活方式是指在一定环境条件下所形成的生活意识和生活行为习惯的总称。不良生活方式包括不合理的饮食、缺少锻炼、精神紧张、生活不规律等。我国常见慢性疾病如冠心病、脑卒中、糖尿病等都与吸烟、饮食过量、不健康的饮食、体力活动不足、长期疲劳等生活方式有关，因此生活方式的指导是预防管理慢性病和管理健康的基本内容，它的核心是饮食指导。

目前我国居民普遍存在膳食结构不尽合理的状况，畜肉类以及油脂消费过多，谷类食物消费偏低，铁、钙、维生素 A 等微量营养素缺乏，导致各种慢性非传染性疾病的患病率逐年攀升。鉴于此，2016 年我国颁布了《中国居民膳食指南》(2016)，一般人群膳食指南包括以下 6 条：①食物多样，谷类为主；②吃动平衡，健康体重；③多吃蔬果、奶类、大豆；④适量吃鱼、禽、蛋、瘦肉；⑤少盐少油，控糖限酒；⑥杜绝浪费，新兴时尚。并在此基础上推出了新的中国居民平衡膳食宝塔，便于人们在日常生活中实行。

基于上述原则，营养指导的原则可以分为以下几点：

(1) 食物多样化，以谷类为主：食物多样是平衡膳食模式的基本原则。谷物为主是平衡膳食的基础，谷类食物含有丰富的碳水化合物，它是提供人体所需能量的最经济、最重要的食物来源。每天的膳食应包括谷薯类、蔬菜水果类、畜禽鱼蛋奶类、大豆坚果类等食物。平均每天摄入 12 种以上食物，每周 25 种以上。每天摄入谷薯类食物 250～400g，其中全谷物和杂豆类 50～150g，薯类 50～100g。全谷物富含 B 族维生素、脂肪酸、营养更丰富。食物多样、谷类为主是平衡膳食模式的重要特征。每一种食物都有不同的营养特点，只有食物多样，才能满足平衡膳食模式的需要。

(2) 多吃蔬菜、水果、奶类、大豆：食物与人体健康关系的研究发现，蔬菜水果的摄入不足，是世界各国居民死亡前十大高危因素之一。蔬菜和水果富含维生素、矿物质、膳食纤维，且能量低，对于满足人体微量营养素的需要，保持人体肠道正常功能以及降低慢性病的发生风险等具有重要作用。蔬果中还含有各种植物化合物、有机酸、芳香物质和色素等成分，能够增进食欲，帮助消化，促进人体健康。蔬菜水果摄入可降低脑卒中和冠心病的发病风险以及心血管疾病的死亡风险，降低胃肠道癌症、糖尿病等的发病风险。

奶类富含钙，是优质蛋白质和 B 族维生素的良好来源；奶类品种繁多，液态奶、酸奶、奶酪和奶粉等都可选用。我国居民长期钙摄入不足，每天摄入 300g 奶或相当量乳制品可以较好补充不足。增加奶类摄入有利于儿童少年生长发育，促进成人骨健康。

大豆富含优质蛋白质、必需脂肪酸、维生素 E，并含有大豆异黄酮、植物固醇等多种植物化合物。

坚果富含脂类和多不饱和脂肪酸、蛋白质等营养素，是膳食的有益补充。

奶类和大豆类食物在改善城乡居民营养，特别是提高贫困地区居民的营养状况方面具有重要作用。在各国膳食指南中，蔬果奶豆类食物都被作为优先推荐摄入的食物种类。

（3）选择优质蛋白质：鱼、禽、蛋和瘦肉含有丰富的蛋白质、脂类、维生素 A、B 族维生素、铁、锌等营养素，是平衡膳食的重要组成部分，是人体营养需要的重要来源。根据 2012 年全国营养调查结果计算此类食物对人体营养需要的贡献率，满足人体营养需要 20% 以上的营养素有蛋白质、维生素 A、维生素 B2、烟酸、磷、铁、锌、硒、铜等，其中蛋白质、铁、硒、铜等达到 30% 以上。但是此类食物的脂肪含量普遍较高，有些含有较多的饱和脂肪酸和胆固醇，摄入过多可增加肥胖、心血管疾病的发生风险，因此其摄入量不宜过多，应当适量摄入。

相较之下鱼类脂肪含量相对较低，且含有较多的不饱和脂肪酸，有些鱼类富含二十碳五烯酸（EPA）和二十二碳六烯酸（DHA），对预防血脂异常和心血管疾病等有一定作用，可首选。禽类脂肪含量也相对较低，其脂肪酸组成优于畜类脂肪，应先于畜肉选择。蛋黄，是蛋类中的维生素和矿物质的主要来源，尤其富含磷脂和胆碱，对健康十分有益，尽管胆固醇含量较高，但若不过量摄入，对人体健康不会产生影响，因此吃鸡蛋不要丢弃蛋黄。肥的畜肉，脂肪含量较多，能量密度高，摄入过多往往是肥胖、心血管疾病和某些肿瘤发生的危险因素，但瘦肉脂肪含量较低，矿物质含量丰富，利用率高，因此应当选吃瘦肉，少吃肥肉。动物内脏如肝、肾等，含有丰富的脂溶性维生素、B 族维生素、铁、硒和锌等，适量摄入可弥补日常膳食的不足，可定期摄入，建议每月可食用动物内脏食物 2~3 次，每次 25g 左右。

（4）少盐少油，控糖限酒：培养清淡饮食习惯，少吃高盐和油炸食品。中国营养学会建议健康成年人一天食盐（包括酱油和其他食物中的食盐量）的摄入量是不超过 6g，烹调油 25~30g。但 2012 年的调查显示，我国居民每人日平均摄入食盐 10.5g。因此，减少食盐量仍需努力。一般 20mL 酱油中含有 3g 食盐，10g 蛋黄酱含 1.5g 食盐，如果菜肴需要用酱油和酱类，应按比例减少食盐用量。人类饮食离不开油，烹调油除了可以增加食物的风味，还是人体必需脂肪酸和维生素 E 的重要来源，并且有助于食物中脂溶性维生素的吸收利用。但是过多脂肪摄入会增加慢性疾病发生的风险。动物油的饱和脂肪酸比例较高，植物油则以不饱和脂肪酸为主。不同植物油又各具特点，如橄榄油、茶油、菜籽油的单不饱和脂肪酸含量较高，玉米油、葵花籽油则富含亚油酸，胡麻油（亚麻籽油）中富含 α-亚麻酸。因此应当经常更换烹调油的种类，食用植物油，减少动物油的用量。

（5）足量饮水，成年人每天 7~8 杯（1500~1700mL），提倡饮用白开水和茶水，不喝或少喝含糖饮料。在温和气候条件下，成年男性每日最少饮用 1700mL（约 8.5 杯）水，女性最少饮用 1500mL（约 7.5 杯）水。最好的饮水方式是少量多次，每次 1 杯（200mL），不鼓励一次大量饮水，尤其是在进餐前，大量饮水会冲淡胃液，影响食物的消化吸收。除了早、晚各 1 杯水外，在三餐前后可以饮用 1~2 杯水，分多次喝完；也可以饮用较淡的茶水替代一部分白开水，人体补充水分的最好方式是饮用白开水和淡茶水。此外，在炎热夏天，饮水量也需要相应地增加。

儿童、少年、孕妇、乳母不应饮酒。成人如饮酒，男性一天饮用酒的酒精量不超过25g，女性不超过15g。换算成不同酒类，25g酒精相当于啤酒750mL或葡萄酒250mL或白酒75g或高度白酒50g。

（6）选择新鲜卫生的食物和适宜的烹调方式也很重要。食物制备生熟分开、熟食二次加热要热透。选择当地、当季食物，能最大限度保障食物的新鲜度和营养，对于肉类和家禽、蛋类，应确保熟透。购买预包装食品要看食品看标签。食品标签通常标注了食品的生产日期、保质期、配料、质量（品质）等级等，这些信息告诉了消费者食物是否新鲜、产品特点、营养信息，另要注意过敏食物及食物中的过敏原信息。

（7）吃动平衡才能保持健康，如何通过吃动平衡达到健康体重呢？原则上是量出为入，但鼓励多动会吃，不提倡少动少吃，忌不动不吃，因为生命在于运动，吃是为了更好地"动"，一切生命活动和生活功能活动都离不开"吃"。对于成年人来说，轻体力劳动者每天能量摄入量男性为2250kcal，女性为1800kcal；中、重体力劳动者或活动量大的人，每天能量摄入应适当增加300~500kcal。建议食物多样，平衡膳食，每餐食不过量；一日三餐，定时定量，重视早餐，不漏餐。

# 第三节　身体活动指导

身体活动（Physical Activity）又叫体力活动，主要指由骨骼肌收缩导致能量消耗明显增加的各种身体活动。运动主要包括在日常生活中进行的各种身体活动和在日常活动的基础上增加的能够产生健康效益的健身活动，而体力活动的范围大于运动，几乎涵盖了人体所有产生能量消耗的身体活动。体力活动包括休闲性体力活动和非休闲性体力活动（职业性、交通性、家务性）等。体力活动的分类：根据肌肉收缩的形式分为静力性运动和动力性运动；根据运动供能的代谢方式分为有氧运动和无氧运动；根据日常生活来源分为职业性体力活动、交通性体力活动、家务性体力活动、休闲性体力活动。其中休闲性体力活动又分为竞技运动、娱乐性活动和体育锻炼。

运动锻炼是有计划、有组织、可重复的体力活动，是一种旨在促进或维持一种或多种体适能或健康水平的体力活动。根据这一定义，运动锻炼可作为体力活动的下属概念，是体力活动的组成部分，但不是体力活动的全部。身体活动指导既是对这些体力活动进行指导、评估和反馈。

## 一、身体活动的强度

身体活动的强度与获得的健康益处存在明确的量效关系。身体活动的强度包括绝对强度和相对强度两种表示方法。绝对强度是指体力活动实际能量消耗率，通常以摄氧量（L·min$^{-1}$）、摄氧量的体重相对值（mL·kg$^{-1}$·min$^{-1}$）及代谢当量（METs）表示。然而，由于绝对强度无法兼顾个体体适能水平或健康水平的差异，有时也使用相对强度来表示体力活动的强度水平。通常情况下，相对强度可用最大摄氧量百分比（percentage of maximal oxygen uptake，%$VO_2$max）、摄氧量储备百分比（percentage of oxygen uptake reserve，%$VO_2R$）、心率储备百分比（percentage of heart rate reserve，% HRR）、最大心率百分比（percentage of maximal heart rate，% HRmax）、运动强度与运动自觉量表（rating of perceived exertion，RPE）。而对于力量性活动，相对强度通常以 1-RM（one-repitition maximum，指能够一次成功举起的最大重量）为参照进行标准化处理。

摄氧量是机体在单位时间内能够摄取并被利用的氧量，也称耗氧量。在一定的范围内，随着运动强度的增加，摄氧量和需氧量均成比例增加。

代谢当量（METs，为安静时人体平均耗氧量值，其大小为 $3.5mL \cdot kg^{-1} \cdot min^{-1}$ 或者 $1kcal \cdot kg^{-1} \cdot h^{-1}$）是一种有效、便捷、标准的描述多种体力活动强度的方法。一般认为，低强度体力活动<3 METs，中等强度体力活动为 3～6 METs，较大强度以上体力活动≥6 METs。表4-2 显示了针对每个强度区间给出的不同体力活动的代谢当量值。

表 4-2　　　　　　　低、中和较大强度体力活动对应的代谢当量（METs）

| 低（<3METs） | 中（3～<6METs） | 较大（≥6METs） |
|---|---|---|
| 步行<br>在住宅、商店或办公室周围漫步=2.0[a] | 步行<br>步行 3.0mph=3.0[a]<br>快速健步走（4.0mph）=5.0[a] | 步行、慢跑和跑步<br>非常快的健步走（4.5mph）=6.3[a]<br>中速步行/健步旅行没有或轻便随身物品（<101b）=7.0<br>在陡峭的路上徒步旅行，随身物品 10～42 1b=7.5～9.0；慢跑 5mph=8.0[a]；慢跑 6mph=10.0[a]<br>慢跑 7mph=11.5[a] |
| 居家和工作<br>静坐：用电脑、伏案工作、应用轻便的手控工具=1.5<br>站立时轻度工作，如铺床、洗碗、熨衣服、做饭或储藏杂物=2.0～2.5 | 居家和工作<br>费力的清扫：擦窗户、擦车、扫储藏室=3.0<br>扫地或地毯、吸尘、拖地=3.0～3.5<br>木工工作-主要=3.6<br>搬运和堆积木材=5.5<br>割草-推除草剂=5.5 | 居家和工作<br>铲沙子、煤等=7.0；搬重物，如砖头=7.5<br>做重农活，如排水=8.0；铲土或挖沟=8.5 |
| 休闲时间和运动<br>绘画和手工、打牌=1.5<br>台球=2.5<br>划船（手动）=2.5<br>飞镖=2.5<br>钓鱼（坐）=2.5<br>演奏多数乐器=2.0～2.5 | 休闲时间和运动<br>打羽毛球：娱乐性=4.5<br>打篮球：投篮=4.5<br>跳舞：慢舞=3.0；快舞=4.5<br>在河边步行钓鱼=4.0<br>打高尔夫-发球区之间步行=4.3<br>帆船，有风帆=3.0<br>休闲游泳=6.0[b]<br>乒乓球=4.0<br>网球双打=5.0<br>打排球-非竞技性=3.0～4.0 | 休闲时间和运动<br>平地自行车-低速（10-12mph）=6.0；打篮球=8.0<br>平地自行车-中速（12-14mph）=8.0；快速（14-16mph）=10<br>越野滑雪-慢速（2.5mph）=7.0；快速（5.0-7.9mph）=9.0<br>踢足球-随意=7.0；竞赛=10.0<br>游泳-休闲=6.0[b]；中/强=8-11[b]<br>网球单打=8.0<br>打排球-馆内或沙滩竞赛性=8.0 |

METs：代谢当量[1MET=3.5mL／（kg. min）]；　　　mph：英里每小时。

[a] 平地：表面凸凹不平

[b] MET 水平可因不同个体选择的不同泳姿或游泳水平而不同。

（引自：Anisworth BE, Haskell WL, Whitt MC, et al. Compendium of physical activities：an update of activity codes and MET intensities. *Med Sci Sports Exerc*. 2000；32：S498-504）

为简便起见，也可按表4-3推算不同体力活动的强度。

表4-3                        不同体力活动对应的梅脱值

| 活动方式 | METs | 活动方式 | METs | 活动方式 | METs | 活动方式 | METs |
|---|---|---|---|---|---|---|---|
| 坐公交车 | 1.0 | 钓鱼 | 3.0 | 篮球 | 6.0 | 慢跑 | 7.0 |
| 开会 | 1.5 | 打扫卫生 | 3.0 | 移动家具 | 6.0 | 滑雪 | 7.0 |
| 学习 | 1.8 | 拖地 | 3.5 | 有氧舞蹈 | 6.5 | 搬杂物上楼 | 7.5 |
| 做饭 | 2.0 | 散步 | 3.5 | 竞走 | 6.5 | 自行车 | 8.0 |
| 瑜伽 | 2.5 | 体操 | 4.0 | 划船 | 7.0 | 柔软体操 | 8.0 |
| 台球 | 2.5 | 田径 | 4.0 | 游泳 | 7.0 | 足球 | 8.0 |
| 排球 | 3.0 | 高尔夫 | 4.0 | 滑冰 | 7.0 | 跳绳 | 10.0 |
| 保龄球 | 3.0 | 羽毛球 | 4.5 | 网球 | 7.0 | 柔道 | 10.0 |

最大摄氧量百分比（%VO$_2$max）：指任一体力活动的摄氧量占个体最大摄氧量的百分比，即，%VO$_2$max =靶 VO$_2$/ VO$_2$max。

摄氧量储备百分比（% VO$_2$R）：指任一体力活动的净摄氧量与最大摄氧量的百分比。即，%VO$_2$R =（靶 VO$_2$-VO$_2$rest)/(VO$_2$max-VO$_2$rest)。例如，某人的最大摄氧量是35mL·kg$^{-1}$·min$^{-1}$，其体力活动的摄氧量为 24mL·kg$^{-1}$·min$^{-1}$，则其摄氧量储备百分比就是65% VO$_2$R，即[（24-3.5)/(35-3.5）]×100% =65%。

心率储备百分比（% HRR）中 HRR 是个体最大心率与安静时心率的差值，而% HRR 则是任一体力活动的净心率变化（活动时心率与安静时心率的差）占 HRR 的百分比。即，%HRR =（靶 HR-HRrest)/(HRmax-HRrest）。

最大心率百分比（%HRmax）：指任一体力活动时的心率占最大心率的百分比，即，%HRmax =靶 HR/ HRmax。其中，普遍使用的推测 HRmax 的公式见表4-4。

表4-4                        普遍使用的推测 HRmax 的公式

| 作者 | 公式 | 使用人群 |
|---|---|---|
| Fox(19) | HRmax =220-年龄 | 少部分男性和女性 |
| Astrand(9) | HRmax =216.6-0.84×年龄 | 4~34 岁男性和女性 |
| Tanaka(48) | HRmax =208-0.7×年龄 | 健康的男性和女性 |
| Gelish(21) | HRmax =207-0.7×年龄 | 所有年龄段和体适能水平的成年男女 |
| Gulati(23) | HRmax =206-0.88×年龄 | 运动负荷试验中无症状的中年女性 |

研究表明,% HRR 在数值上与% VO$_2$R 较为一致。而且用% HRR 法与% VO$_2$R 法表示运动强度可能更适用于制定运动处方，因为% VO$_2$max 和%HRmax 可能过高或过低评估运

动强度。

运动强度与运动自觉量表(RPE)：该量表是1962年由瑞典生理学家Borg制定的判别主观强度知觉水平的量表。人体运动时的主观体力感觉与工作负荷、心功能、耗氧量、代谢产物堆积等多种因素密切相关，因此，受试者的自我体力感觉是反应运动强度的重要标志。Borg量表使原本粗略的定性分析变为半定量分析。研究发现，如果用RPE的等级值乘以10，相应的得数就是完成该负荷中的心率。见表4-5

表4-5　　　　　　　　　　**Borg主观体力感觉等级(RPE)量表**

| RPE | 主观运动感觉 | 相对强度% | 相应心率(次/分) |
|---|---|---|---|
| 6 | 安静 | 0.0 | |
| 7 | 非常轻松 | 7.1 | 70 |
| 8 | | 14.3 | |
| 9 | 很轻松 | 21.4 | 90 |
| 10 | 尚且轻松 | 28.6 | |
| 11 | | 35.7 | 110 |
| 12 | | 42.9 | |
| 13 | 稍费力 | 50.0 | 130 |
| 14 | | 57.2 | |
| 15 | 费力 | 64.3 | 150 |
| 16 | | 71.5 | |
| 17 | 很费力 | 78.6 | 170 |
| 18 | | 85.8 | |
| 19 | 非常费力 | 95.0 | 195 |
| 20 | 竭尽全力 | 100 | 最大心率 |

（引自 Borg G. Borg's Perceived Exertion and Pain Scales. Champaign(IL)：Human Kinetics；1998. 104p. 也可访问主页：http：//www. borgperception. se/index. html）

谈话测试是另一种确定运动强度的方法。运动者在一定强度下运动，使其呼吸加快，但是仍然以完整的句子进行通畅谈话，当问及"你还能舒服说话吗?"回答"yes"，通常表示强度为通气阈下强度。当运动者能够提供一个类似的答案，表示强度大约在通气阈强度。如果运动者回答"No"时，表示为通气阈上强度。

谈话测试还可以如下判断："可以讲话或唱歌"是低强度，"能讲话不能唱歌"是中等强度，"难以讲话"是较高强度。

几种不同方法表示运动强度的对应关系如表4-6。

表 4-6　　　　　　　　　　　　　几种表示运动强度方法

| 强度 | 主观评价指标 | | 生理学指标/相对评价指标 | | 绝对评价指标 |
|---|---|---|---|---|---|
| | "讲话测试" | RPE(6～20 级) | %HRR<br>%VO$_2$max | %HRmax | METs<br>VO$_2$ |
| 低强度 | 可以讲话或唱歌 | <11 | <40 | <64 | <3 |
| 中等强度 | 能讲话但不能唱歌 | 11～13 | 40～60 | 64～76 | 3～6 |
| 较高强度 | 难以讲话 | ≥14 | >60 | >76 | >6 |

## 二、身体活动的强度分级

由于不同个体的身体活动水平和最大摄氧量存在个体差异。因此，当从事绝对强度相同的运动时，不同个体的相对运动强度可能不同，对机体造成的影响也会不同。例如，最大摄氧量通常随年龄增长而下降。当年龄较大和年龄较小的个体在同一代谢当量水平运动时，相对运动强度(% VO$_2$max)是不同的。换句话说，年龄较大者较年龄较小者相对运动强度(% VO$_2$max)更高。同时也可发现年龄较大且体力活动活跃的个体，其有氧能力可优于静坐少动的年龄较小的个体。因此，在制定运动强度时需要先明确运动者的自身的身体活动能力水平。

表 4-7 中显示了相对和绝对运动强度及不用有氧能力之间(6～12 METs)之间的关系。

表 4-7　　　　　　　　　　　　　体力活动强度分级

| 强度 | 相对强度 | | | 各种体适能水平的绝对强度范围(METs) | | | | |
|---|---|---|---|---|---|---|---|---|
| | VO$_2$R(%)<br>HRR(%) | HRmax%<br>(%) | RPE | 12METs<br>VO$_2$max | 10METs<br>VO$_2$max | 8METs<br>VO$_2$max | 6METs<br>VO$_2$max | 力量<br>%1RM |
| 低 | <20 | <50 | <10 | <3.2 | <2.8 | <2.4 | <2.0 | <30 |
| 较低 | 20～<40 | 50～<64 | 10～11 | 3.2～<5.4 | 2.8～<4.6 | 2.4～<3.8 | 2.0～<3.1 | 30～<50 |
| 中等 | 40～<60 | 64～<77 | 12～13 | 5.4～<7.6 | 4.6～<6.4 | 3.8～<5.2 | 3.1～<4.1 | 50～<70 |
| 较大 | 60～<85 | 77～<94 | 14～16 | 7.6～<10.3 | 6.4～<8.7 | 5.2～<7.0 | 4.1～<5.3 | 70～<85 |
| 大 | 85～<100 | 94～<100 | 17～19 | 10.3～<12 | 8.7～<10 | 7.0～<8.0 | 5.3～<6.0 | 85～<100 |
| 最大 | 100 | 100 | 20 | 12 | 10 | 8 | 6 | 100 |

HR：心率；HRR：心率储备；METs：代谢当量单位[1MET = 3.5mL/(kg. min)]；VO$_2$max：最大摄氧量；VO$_2$R：摄氧量储备

（整理自：Garber CE，Blissmer B，Deschenes MR，et al. American College of Sports Medicine Position Stand. The quantity and quality of exercise for developing and maintaining cardiorespiratory , musculosk-eletal, and neuromotor fitness in apparently healthy adults：guidance for prescribing exercise. *Med Sci Sports Exerc*. 2011；43：1334-559. Howley ET. Type of activity：resistance，aerobic and leisure versus occupational physical activity. *Med Sci Sports Exerc*. 2001；33：S364，S369；discussion S419-20. U. S. Department of Health and Human Services. *Physical Activity and Health*：*A Report of the Surgeon Genenal*. Atlanta，GA：U. S. Department of Health and Human Services，Public Health Service，CDC，National Center for Chronic Disease Prevention and Health Promotion；1996，p. 278.）

职业性体力活动强度的分级评价标准相对较多，通常以 1994 年由 Bouchard 和 Shephard 建立的 5 级评价为主要依据（表 4-8），该评价标准是以 8 小时工作时间为依据制定的，强度级别分为久坐、轻、中等、大和非常大 5 个等级。

表 4-8　　　　　　　　　　职业性体力活动强度分级标准

| 强度级别 | 能量消耗（kJ·min$^{-1}$） | 能量消耗（METs） |
|---|---|---|
| 久坐 | <8.4 | <1.9 |
| 轻 | 8.4~<14.8 | 1.9~<3.4 |
| 中等 | 14.8~<21.0 | 3.4~<4.8 |
| 大 | 21~<31.4 | 4.8~<7.1 |
| 非常大 | ≥31.4 | ≥7.1 |

（引自：Bouchard C，Shephard RJ. Physical activity，fitness，and health：the model and key concepts. In：Physical activity，Fitness，and Health：International proceedings and Consensus Statement. Human Kinetics Publishers，1994. pp. 77-88. ）

随着年龄增长，人体各器官系统的机能及相应生理指标如心肺功能、最大摄氧量和肌肉力量均发生变化。因此，针对不同年龄人群体力活动绝对强度的等级划分应有所区别。表 4-9 介绍了年龄相关的绝对运动强度和%1-RM。

表 4-9　　　　　　　年龄相关的绝对运动强度（METs）和%1-RM

| 强度 | 年龄相关的绝对运动强度（METs）及%1-RM | | | 抗阻训练强度 |
|---|---|---|---|---|
| | 青年人（20~39 岁） | 中年人（40~64 岁） | 老年人（≥65 岁） | %1-RM |
| 很小 | <2.4 | <2.0 | <1.6 | <30 |
| 小 | <4.8 | <4.0 | <3.2 | 30~<50 |
| 中等 | 4.8~<7.2 | 4.0~<6.0 | 3.2~<4.8 | 50~<70 |
| 较大 | 7.2~<10.2 | 6.0~<8.5 | 4.8~<6.8 | 70~<85 |
| 次大到最大 | ≥10.2 | ≥8.5 | ≥6.8 | ≥85 |

2017 年 8 月，针对中国居民参加体育健身活动状况实际，国家体育总局发布了《全面健身指南》，该指南提出体育健身活动强度的划分见表 4-10。

表 4-10　　　　　　　体育健身活动强度划分及其监测指标

| 运动强度 | 心率（次/分） | 呼吸 | RPE |
|---|---|---|---|
| 小强度 | <100 | 平稳 | 轻松 |
| 中等强度 | 100~140 | 比较急促 | 稍累 |
| 大强度 | >140 | 急促 | 累 |

## 三、身体活动强度的计算方法

如前文所述，体力活动强度可用不同的方法来表示，归纳见表4-11。

表4-11　　　　　　　　　　使用 HR、VO$_2$、METs 计算运动强度的方法

◆ %HRR 法：THR(靶心率) = (HRmax−HRrest) × 期望强度% + HRrest

◆ %VO2R 法：靶 VO2 = (VO$_2$max−VO$_2$rest) × 期望强度% + VO$_2$rest

◆ %HRmax 法：THR(靶心率) = HRmax × 期望强度%

◆ %VO2max 法：靶 VO$_2$ = VO$_2$max × 期望强度%

◆ MET 法：靶 MET = (VO$_2$÷3.5mL/(kg·min)) 期望强度%

注：HRmax 是最大强度运动负荷试验中测得的最大值，或者是用"207−0.7×年龄"等其他推测公式得到的。VO$_2$max 是在最大强度运动负荷试验中测得的最大值，也可以通过次大强度运动负荷试验推测出的最大值。

活动时的 VO$_2$ 和 MET 可以使用体力活动概要或代谢公式计算得出。

HRR：心率储备；HRrest：安静时心率；HRmax：最大心率或者心率峰值；VO$_2$R：摄氧量储备

而对于不同形式运动中的能量消耗，目前已有一些公式用于计算散步、跑步、骑自行车和爬楼梯的能量消耗(表4-12)。虽然有一些公式来推测如椭圆机等其他运动模式的能量消耗，但是目前还缺乏推广这些公式的研究数据。如果可以通过运动负荷试验直接测得 HR 和 VO$_2$，那么专业人士可以使用 HR 和 VO$_2$ 之间的关系来确定运动强度。这种方法特别适用于那些在运动过程中心率反应可能异常的人，如服用 β 受体阻断剂，或者患有糖尿病、冠心病(CVD)等某些慢性疾病病人。

表4-12　　　　　　　　常见体力活动的能量消耗计算方法(mL/kg·min)

| 三部分能量消耗综合 | | | | |
|---|---|---|---|---|
| 活动 | 安静部分 | 水平运动部分 | 垂直运动部分/抗重力运动部分 | 限制 |
| 走路 | 3.5 | 0.1×速度 | 1.8×速度×坡度 | 速度在 1.9~3.7mph (50~100m/min)最准确 |
| 跑步 | 3.5 | 0.2×速度 | 0.9×速度× 坡度 | 速度>5mph (134 m/min) 最准确 |
| 登台阶 | 3.5 | 0.2×每分登台阶次数 | 1.33×(1.8×台阶高度×每分登台阶次数) | 登台阶速度在 12~30 步/min 时最准确 |
| 下肢自行车 | 3.5 | 3.5 | (1.8×功率)÷体重 | 功率在 300~1200 kg·m/min (50~200W)之间最准确 |

续表

<table>
<tr><td colspan="5" align="center">三部分能量消耗综合</td></tr>
<tr><td>活动</td><td>安静<br>部分</td><td>水平运动<br>部分</td><td>垂直运动部分/<br>抗重力运动部分</td><td>限制</td></tr>
<tr><td>上肢<br>自行车</td><td>3.5</td><td></td><td>（3×功率）÷体重</td><td>功率在 150~750 kg·m/min（25~1250W）之间最<br>准确</td></tr>
</table>

速度单位：m/min；坡度单位:%；台阶高度单位：m；功率单位：kg·m/min；体重：kg

常用换算公式：

1 lb = 0.454 kg

1 in = 2.54cm

1 ft = 0.3048 m

1 mi = 1.609 km

1 mph = 26.8 m/min

1 kg·m/min = 0.164 W

1 W = 6.12 kg·m/min

1 MET = 3.5mL/(kg·min)

1 L/min = 4.9 kcal/min

功率的单位是 kg·m/min，是由阻力（kg）×每转周长（m）×每分转速计算得出。注释：Monark 下肢功率车每转周长 6m，Tunturi 和 BodyGuard 功率车每转周长 3m，Monark 上肢功率车每转周长 2.4m。

（引自：美国运动医学会，王正珍。ACSM 运动测试与运动处方指南（第九版），北京体育大学出版社，2017 年 8 月第 1 版）

具体举例如表4-13。

表 4-13　　　　　　　　　**应用多种方法制定运动处方强度的示例**

1. %HRR 法

　　可用数据：HRrest：70 次/min　　　　HRmax：180 次/min

　　计划运动强度范围：50%~60% HRR

　　公式：THR（靶心率）=（HRmax−HRrest）× 期望强度% + HRrest

　　THR 范围：125 次/min ~ 136 次/min

2. %$VO_2$R 法

　　可用数据：$VO_2$max：30mL/(kg·min)　　$VO_2$rest：3.5mL/(kg·min)

　　计划运动强度范围：50%~60% $VO_2$R

　　公式：靶 $VO_2$ =（$VO_2$max−$VO_2$rest）× 期望强度% + $VO_2$rest

　　靶 $VO_2$ 范围：16.8mL·$kg^{-1}$·$min^{-1}$~19.4mL·$kg^{-1}$·$min^{-1}$

　　另，还可以用 METs 表示如下：

　　由于 1MET=3.5mL·$kg^{-1}$·$min^{-1}$

　　靶 MET 范围：4.8 METs ~ 5.5 METs

3. %HRmax 法（可以使用测试或者推测得出的 HRmax）

可用数据：45 岁男性

计划运动强度范围：70%~80% HRmax

公式：THR（靶心率）= HRmax × 期望强度%

其中，HRmax = 220−年龄 或者 HRmax = 207−0.7×年龄

HRmax = 175 次/分

THR 范围：123 次/分~140 次/分

4. %VO$_2$max 法（可以使用测试或者推测得出的 VO2max）

可用数据：45 岁女性

推算出的 VO$_2$max：$30mL \cdot kg^{-1} \cdot min^{-1}$

计划运动强度范围：50%~60% VO$_2$max

公式：靶 VO$_2$ = VO$_2$max × 期望强度%

靶 VO$_2$ 范围 = $15mL \cdot kg^{-1} \cdot min^{-1}$ ~ $18mL \cdot kg^{-1} \cdot min^{-1}$

另，还可以用 METs 表示如下：

由于 $1MET = 3.5mL \cdot kg^{-1} \cdot min^{-1}$

靶 MET 范围：4.3 METs ~ 5.1 METs

5. 利用代谢公式（表 2-10）确定使用跑台跑步的速度

可用数据：32 岁男性

体重：130lb（59kg）

身高：70 in（177.8 cm）

推算出的 VO$_2$max：$54mL \cdot kg^{-1} \cdot min^{-1}$

计划跑台坡度：2.5%

期望强度：80% VO$_2$max

公式：靶 VO$_2$ = 3.5 +（0.2×速度）+（0.9×速度×坡度%）

靶 VO$_2$ = 80% VO$_2$max = $43.2mL \cdot kg^{-1} \cdot min^{-1}$，将靶 VO$_2$代入上述公式计算速度。

跑台速度 = 178.4 m/min = 10.7 km/h（6.7 mph）

6. 利用代谢公式（表 2-10）确定使用跑台步行的坡度

可用数据：54 岁男性，中等体力活动水平

体重：190 lb（86.4 kg）

身高：70 in（177.8 cm）

计划跑速：2.5 mph（4 km/h；67 m/min）

计划 MET：5 METs

计划靶 VO$_2$ = MET ×$3.5mL \cdot kg^{-1} \cdot min^{-1}$ = $17.5mL \cdot kg^{-1} \cdot min^{-1}$

公式：靶 VO$_2$ = 3.5 +（0.1×速度）+（1.8×速度×坡度%）

代入以上公式计算，得坡度% = 6%

7. 利用代谢公式(表 2-10)确定使用 Monark 下肢功率车的功率负荷

可用数据：42 岁女性

体重：190 lb(86.4 kg)

身高：70 in（177.8 cm）

计划运动 $VO_2$：$18mL \cdot kg^{-1} \cdot min^{-1}$

公式：$VO_2 = 7.0 + (1.8 \times 功率)/体重$

计算得出 功率 $= 528mL \cdot kg^{-1} \cdot min^{-1} = 86.6W$

注：速度单位：m/min；坡度单位：%；台阶高度单位：m；功率单位：$kg \cdot m/min$；体重：kg

常用换算公式：

1 lb = 0.454 kg       1 in = 2.54cm       1 ft = 0.3048 m

1 mi = 1.609 km 1 mph = 26.8 m/min

$1 kg \cdot m/min = 0.164 W$       $1 W = 6.12 kg \cdot m/min$

$1 MET = 3.5mL \cdot kg^{-1} \cdot min^{-1}$       $1 L/min = 4.9 kcal/min \approx 5kcal/min$

功率的单位是 $kg \cdot m/min$，是由阻力(kg)×每转周长(m)×每分转速计算得出。注释：Monark 下肢功率车每转周长 6m，Tunturi 和 BodyGuard 功率车每转周长 3m，Monark 上肢功率车每转周长 2.4m。

（引自：美国运动医学会，王正珍。ACSM 运动测试与运动处方指南(第九版)，北京体育大学出版社，2017 年 8 月第 1 版）

## 四、身体活动的运动量

运动量是由运动的频率、强度和时间(持续时间)共同决定的。运动量对促进健康/体适能的重要作用已被证实，它对身体成分和体重管理的重要性尤为突出。因此，可用运动量来估算运动处方的总能量消耗。运动量的标准单位可以用 MET-min/wk 和 kcal/wk 表示。

MET(代谢当量)是运动时的代谢率与安静时代谢率的比值，是表示能量消耗的指标。1MET 相当于安静、坐位时的能量代谢率，换算成耗氧量的话，$1 MET = 3.5mL \cdot kg^{-1} \cdot min^{-1}$。

MET-min 也是衡量能量消耗的一个指标，它是对人们从事各种体力活动的总和进行标准的量化。计算方法是用一项或多项体力活动的 METs 乘以进行每项活动的时间（即 METs × min）。通常用每周或每天的 MET-min 来衡量运动量的大小。

千卡(kcal)指 1kg 水温度升高 1℃所需要的热量。使用 METs 来计算 kcal/min 时，需要已知运动者的体重，即 $kcal/min = (METs \times 3.5mL \cdot kg^{-1} \cdot min^{-1} \times 体重(kg) \div 1000) \times 5$。通常用每周或每天活动所消耗的千卡作为衡量运动量的标准。

例如：某男性运动员，每天进行 30 分钟的慢跑锻炼(跑步运动强度约 7 METs)，每周运动 3 天，那么他每周的总运动量为：

$$7 \text{ METs} \times 30min \times 3 \text{ 次/wk} = 630MET\text{-}min/wk$$

$$(7 \text{ METs} \times 3.5mL \cdot kg^{-1} \cdot min^{-1} \times 70kg \div 1000) \times 5 = 8.575kcal/min$$

$$8.575 \text{kcal/min} \times 30 \text{min} \times 3 \text{ 次/wk} = 771.75 \text{ kcal/wk}$$

流行病学和随机临床试验的研究结果显示，运动量与健康/体适能收益之间存在量效关系(即健康/体适能益处随着体力活动量的增加而增加)。虽然还不清楚是否存在获得健康/体适能益处的最大或最小的运动量，但是总能量消耗不少于 500-1000 METs-min/wk 与更低的 CVD 发病率和死亡率密切相关。因此推荐给大多数成年人的合理运动量是≥500-1000 METs-min/wk。这一运动量大约相当于：

(1)每周消耗 1000kcal 的中等强度运动或体力活动(或每周 150 分钟)；

(2)3~5.9 METs 运动强度(适用于体重大约是 68~91kg[150~200 lb]的个体)；

(3)10 METs-h/wk。

需要注意的是，较小的运动量(即 4kcal/kg 或 330kcal/wk)也可为某些个体带来健康/体适能益处，尤其是那些低体适能者。甚至是更小的运动量也可能有益健康，所以目前无法指定最小推荐量。

计步器是一种促进体力活动的有效工具，并且可以通过每天行走的步数来估算运动量。人们经常提到"每天步行 10000 步"，但是每天步行至少 5400~7900 步就已经满足推荐量(表 4-14)。为了达到每天 5400~7900 步的目标，人们可以考虑使用以下方法估算总运动量：(1)以 100 步/min 的速度步行大约相当于中等强度的运动；(2)每天走 1 英里相当于每天走了 2000 步；(3)每天以中等强度步行 30min，相当于每天走 3000~4000 步。如果运动者的目的是通过运动管理体重，那么需要走得更多。基于人群的研究显示，以维持正常体重为目的的男性运动者可能需要每天步行 11000~12000 步，女性需要 8000~12000 步。使用计步器估算运动量存在潜在的误差，因此最明智的做法是将步/min 与目前推荐的运动时间/持续时间结合使用(如：以 100 步/min 的速度每次步行 30min，或以此速度每周步行 150min)。

表 4-14　　　　　　　　　　每天步数与体力活动水平

| 每天步数 | 体力活动水平 | 说明 |
|---|---|---|
| <2500 | 基础活动 | 每天 1 万步，5400~7900 已经满足推荐量；每天至少 3000 步达到中等或中等以上强度。 |
| 2500~7499 | 体力活动不足、静坐少动生活方式 | |
| 5000~7499 | 不活跃 | |
| 7500~9999 | 比较活跃 | |
| 10000~12499 | 活跃 | |
| >13000 | 非常活跃 | |

案例：

一位体重 75 kg 的男性，从事 6METs 的健身运动，需要运动多长时间才能够消耗掉一个巨无霸提供的热量？

已知：1 个馒头 = 200-280 kcal；1 个巨无霸(A Big Mac)= 540 kcal

运动强度：$VO_2 = 3.5 \text{mL/kg/min} * 6 = 21 \text{mL/kg/min}$

每分钟的耗氧量：21mL/kg/min×75 kg ＝ 1575mL/min ＝ 1.575 L/min

每分钟消耗的能量 ＝ 1.575 L/min×5 kcal/min ＝ 7.875kcal/min

消耗一个巨无霸的能量需要的运动时间：540 kcal÷7.875 kcal/min ＝ 68.57min　（约70分钟）

### 五、身体活动能量消耗的测量方法

直接观察法是指调查人员通过观察用表格或手提计算机设备记录调查对象的体力活动情况。观察者要记录观察对象的行为信息、活动类型、频率、活动时间。根据这些信息，对照各种活动的能量消耗量表，可以计算出观察对象在一段时间内的能量消耗。直接观察法得出的数据客观可靠，所以是研究体质与健康、体育课程的完善与监督的一个重要方法。由于它限制了观察的时间和地点，所以观察的地点一般在学校（操场、体育馆）或/和家里，该方法比较适用于没有认知或准确回忆细节能力的学龄前儿童。同时由于系统的观察是对行为的直接测量，不需要进行推算和解释，但是这需要观察者一对一地观察对象，且在观察时间比较长时精度会出现下降，费时且研究费用比较高，因此这种方法只能应用于短时间小样本研究。

DLW（doubly labeled water，双标水法）是目前测试体力活动能量消耗最可靠、最标准的方法，是国际上测量能量消耗的"金标准"。DLW方法的优点是结果精确度高，样品收集和测定过程简单、安全，无毒副作用，受试者的日常生活方式不受限制，适用范围广，可用于测量各种生理条件下的人群。其缺点是测试费用昂贵，且操作专业性较强，不适合大众的非研究性应用。

心率检测法应用心率与能量消耗密切相关的原理。体力活动可以通过心血管系统使得心率产生相应的变化，当已知心率和氧消耗量关系的情况下，可以通过心率计算氧消耗量，进而计算出能耗。

运动感应器（motion detectors）是佩戴在人体的腰部、手腕和上臂等处的用于定量测量体力活动量或估计能量消耗（Energy Expenditure，EE）的装置。具有客观、准确且携带和佩戴方便等优点，可以在大众健康中广泛应用。

加速度计能够有效检测体力活动的能量消耗、持续时间和活动强度，对测量日常生活中的能量消耗有一定的实用性，且客观、准确、易于接受。研究实验发现，采用三维加速度感应器预测体力活动能耗量与气体代谢法得出的结果有很好的一致性。

计步器以感受人在走、跑过程中脚步落地对身体的冲击或者身体摆动对平衡臂的作用，以步数/天的形式记录每天的体力活动量。与加速度计比较，计步器的优点是体积小，价格便宜。对于以步行为主要活动方式的人群，计步器可以为他们提供费用低廉的自我监控方法，以协助他们达到预定的运动目标。

问卷调查法主要形式有访谈法、日志、日记法、活动回顾、问卷填写法等。问卷调查法优点：价格较低、适合大样本人群调查、能够通过设计尽可能满足研究需要。最大弊端是信度和效度不高，测试对象填写时往往带有明显的主观性，只能粗略估计测试对象的能量消耗和体力活动水平。目前用得最多的是国际体力活动问卷、体力活动记录、体力活动日志和体力活动回顾。

(1)国际体力活动问卷(International Physical Activity Questionnaires，IPAQ)是目前国际上比较公认的体力活动问卷，调查受试者一个星期的体力活动情况。2000 年通过了 12 个国家 14 个地区大范围的信效度测试，基本可以满足不同种族、文化背景、地区体力活动调查的需要。IPAQ 体系建立的主要目的是建立起统一、规范的标准来为体力活动研究提供有力工具，支持不同国家和地区之间的科研交流。IPAQ 主要分为长卷和短卷，长卷能够获得更详尽的信息，更适合于科研工作和体质测量。由于问卷的填写需要受试者进行回忆，所以问卷调查的准确度受到了限制。

(2)体力活动记录(PA records)通常是观察者将被观察者日常 PA 情况按照规定的时间间隔加以记录，然后统计和计算体力活动量。采用这种方法能够精确记录 PA 的类型、持续时间等，但耗时长，不便于群体性研究。

(3)体力活动日志(PA logs)与 PA 记录相似，通常采用特定的结构式表格，要求自己定时(几分钟到几个小时)记录日常 PA 及其持续时间，然后根据 PA 能耗标准计算体力活动量。这种方法较 PA 记录方法更加简便，但是，当所从事的 PA 不在表格观察范围内时，便无法准确计算体力活动量。

(4)体力活动回顾(PA recall)通常是通过电话访谈和面谈方法详细了解被访者在过去的 24 小时或者更长时间内的 PA 情况。目前最常采用的方法是电话随机访谈。与 PA 记录和日志相比。PA 回顾便于进行群体抽样研究，但电话访谈通常需要耗费较多的时间。另外，由于需要被访者回忆一天的活动，受到受试者主观因素的影响很大，对于那些回忆能力和认知能力较差的人，势必造成误差，从而影响计算结果。

## 第四节 运动的健康效益

### 一、身体活动与健康的量效关系

25 年前，美国运动医学会(Amercian College of Sports Medicine，ACSM)联合美国疾病控制和预防中心(Disease Control and Prevention，CDC)、美国卫生总署和美国国立卫生研究院针对体力活动和健康发表了标志性的出版物，唤起人们关注与传统标准不同、能够改善体适能水平的规律体力活动(如：每次运动时间< 20 分钟的中等强度体力活动而不是较大强度体力活动)的健康收益，告诉公共健康、健康/体适能、临床运动和健康管理人士，给予一定量和强度的体力活动是满足改善健康、降低疾病的易感性(发病率)和降低早期死亡率的需要。并提出了体力活动的量与健康之间的量效关系(如：活动比不活动好，多活动比少活动好)。Williams 对 23 项共涉及 1325004 例不同性别个体的体力活动或体适能的随访资料进行了 Meta 分析，结果显示体力活动、体适能与冠状动脉疾病(Coronary artery disease，CAD)及心血管疾病(Cardiovascular disease，CVD)风险之间存在量效关系(图4-1)。大量研究证实了体力活动的健康促进效应(图4-2，图4-3)。可见，增加体力活动或提高体适能水平可以提供更多的健康收益是显而易见的。

大量研究支持体力活动与早期死亡、心血管疾病/冠心病、高血压病、中风、骨质疏松、2 型糖尿病、代谢综合征、肥胖、结肠癌、乳腺癌、抑郁、功能性健康、跌倒风险及认知功能的负相关关系。大量来自于实验室研究及大规模基于人群的观察性研究发现，上述多种疾病及健康状况与体力活动存在强有力的量效关系。

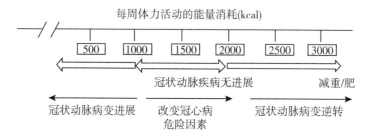

图 4-1　基于每周体力活动的总能量消耗与健康的量效关系

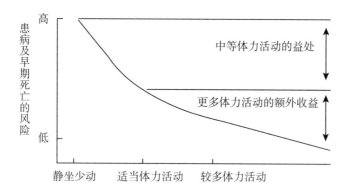

图 4-2　不同体力活动水平与患病及早期死亡率风险的关系

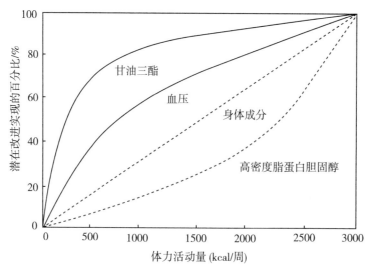

图 4-3　潜在改进实现的百分比与体力活动量的关系
（引自 Advanced fitness and exercise prescription）

表 4-15，表 4-16 分别显示了体力活动与多种健康指标量效关系。

表 4-15                                **体力活动与健康指标的量效关系证据**

| 变量 | 负性量效关系证据 | 证据级别[a] |
|---|---|---|
| 全因死亡率 | 是 | 强 |
| 心肺健康 | 是 | 强 |
| 代谢相关健康 | 是 | 强 |
| 能量平衡：保持体重 | 数据不充分 | 弱 |
| 减轻体重 | 是 | 强 |
| 减重后维持体重 | 是 | 中 |
| 腹型肥胖 | 是 | 中 |
| 肌肉骨骼健康：骨骼 | 是 | 中 |
| 关节 | 是 | 强 |
| 肌肉 | 是 | 强 |
| 功能性健康 | 是 | 中 |
| 结肠和乳腺癌 | 是 | 中 |
| 精神健康：抑郁和痛苦 | 是 | 中 |

证据级别分类：强-研究和人群中的稳定结果；中-中度或合理；合理一致的；弱-弱或受限：研究和人群中的结果不一致。

（引自：Physical Activity Guidelines Advisory Committee Report，2008. To the Secretary of Health and Human Services[Internet]. Washington：U. S. Department of Health and Human Services；2008[cited 2010 Aug 11]. 683 p. Available from：http：//www. health. gov/paguidelines/committeereport. Aspx；http：//www. health. gov/paguidelines/Report/pdf/CommitteeReport. pdf）

表 4-16                                **体力活动与健康的量效关系**

| 健康指标 | 证据强度 | 一致结论 |
|---|---|---|
| 全因死亡率 | 中 | 线性负相关，阈值 1000 千卡/周 |
| 冠心病与心血管疾病 | 中 | 与发病率和死亡率线性负相关 |
| 血压 | 高、非常高 | 50%~70%最大摄氧量强度有益，没有明显量效关系 |
| 血脂 | 中、高 | 50%~80%最大摄氧量强度有益，没有明显量效关系 |
| 凝血因子(血小板粘附性、纤维蛋白原) | 非常高 | 没有量效关系证据 |
| 超重/肥胖 | 中、高 | 控制饮食 4 个月以下体重持续线性减轻，6 个月以上没有量效关系 |
| 2 型糖尿病 | 中 | 负相关 |

续表

| 健康指标 | 证据强度 | 一致结论 |
|---|---|---|
| 骨质疏松 | 非常高 | 没有与峰值骨量相关的证据，没有体力活动与延缓绝经后骨量减少的量效关系证据 |
| 癌症 | 中 | 与结肠癌负相关 |
| 抑郁 | 中、高 | 没有量效关系证据 |

引自：体力活动与健康促进，李红娟主编，北京：北京体育大学出版社，2012，7

美国 2008 年体力活动指南顾问委员会专家小组通过回顾自 2006 年起美国卫生总署报告中已发表的有关体力活动和健康的科学证据，指出了一些体力活动有益于健康以及多种疾病与健康状况量效关系的强有力的证据，其中两个重要结论如下：

(1) 可通过每天或每周大多数天进行中等量的体力活动获得主要的健康收益。

(2) 增加体力活动量可获得更多的健康收益。进行规律的体力活动，并坚持更长时间和/或更剧烈的体力活动将比体力活动较少者获得更为显著的健康收益。

早在 1995 年美国 CDC 和 ACSM 推荐，"所有美国成年人至少需要每天或每周大多数天进行 30min/d 的中等强度体力活动"。但是静坐少动的生活方式还是成为主要的公共健康问题。调查发现仅有 46% 的美国成年人达到了 CDC 和 ACSM 推荐的体力活动量最低标准，即每周至少 5 天，每天 30 分钟的中等强度有氧体力活动，或者每周至少 3 天，每天 20 分钟的较大强度体力活动。

而且，能够降低慢性疾病的进展及低死亡率的体力活动量并不足以预防或逆转由生活方式引起的体重增加和/或肥胖。对于大多数人来说，可能需要超过最小推荐量的体力活动来管理和/或预防体重增加和肥胖。

2007 年 ACSM 和美国心脏学会(American Heart Association，AHA)更新了体力活动和健康的建议如表 4-17。

表 4-17         **ACSM-AHA 主要体力活动建议**

> (1) 所有 18~65 岁的健康成年人至少需要进行每周 5 天，每天 30 分钟中等强度有氧体力活动，或每周 3 天，每天 20 分钟较大强度的体力活动。
>
> (2) 建议中等强度和较大强度相结合的运动。
>
> (3) 30 分钟中等强度有氧活动可分次进行，但每次至少持续 10 分钟或以上。
>
> (4) 每个成年人每周至少进行 2 天维持或增加肌肉力量和耐力的运动。
>
> 基于体力活动和健康之间的量效关系，希望可以改善自己体适能、降低慢性疾病和残疾风险或预防不健康体重增加者可通过完成最低限度的体力活动而获益。
>
> ACSM：美国运动医学会；AHA：美国心脏学会

在《2008 体力活动指南顾问委员会报告》中的《2008 年联邦体力活动指南》(http：//www/health. gov/PAguideline)也有类似推荐。在该指南中专家提出有关有氧体力活动的推荐，即相比推荐每周特定频率的体力活动，科学证据更支持每周体力活动总量的健康获益。见表 4-18。

表 4-18　　　　　　　　**2008 年体力活动指南委员会报告中的主要体力活动推荐**

（1）所有美国居民应参加能量消耗相当于 150min/wk 中等强度有氧活动；75min/wk 较大强度有氧活动；或两者搭配的相等能量消耗的生活方式以获得健康收益。

（2）这些指南进一步提出了量效关系，指出更多的健康收益可通过每周 300 分钟及以上中等强度有氧活动，每周 150 分钟以上较大强度有氧活动；或中等强度和较大强度有氧活动结合达到相同能量消耗水平而获得。

《2008 联邦体力活动指南》同时建议可将每周体力活动总量分散为 1 周内规律的多次活动（如 1 次 30 分钟中等强度有氧体力活动，每周 5 天）以降低肌肉骨骼损伤的风险。

## 二、体力活动的益处

经常参加运动锻炼能明显改善个体的健康水平。根据 ACSM 发布的权威总结报告，运动对于健康的益处主要表现在：

（1）增进心血管和呼吸系统的功能，包括增加最大摄氧量、降低非最大运动负荷的心肌耗氧、降低最大运动负荷时的心率和血压、减少乳酸生成、减少运动过程中的心绞痛现象；

（2）减少冠状动脉疾病的危险，包括降低安静状态下的收缩压和舒张压、增加血液高密度脂蛋白含量、减少全身脂肪含量、增强葡萄糖耐受和减少胰岛素抵抗；

（3）减少患病率和死亡率；

（4）降低焦虑程度和精神沮丧、增强自我健康感觉、保持并改善人体工作能力和运动成绩。

坚持规律运动还能够在一定程度上改善机体免疫功能，提高机体的抗病能力，减缓机体的衰老速度，改善糖尿病、骨质疏松、关节炎、精神紧张、焦虑和抑郁等身心疾病的病情，提高睡眠质量，预防骨质增生和恶性肿瘤生成，提高生活自我满意度和社会适应能力，对社会交往和认知功能也有一定的促进作用。见表 4-19。

表 4-19　　　　　　　　**规律体力活动/运动锻炼的收益**

1. 心血管和呼吸功能的改善
　　通过改善中枢和周围的适应力而增加最大摄氧量。
　　进行特定的绝对次大强度活动降低每分通气量。
　　进行特定的绝对次大强度活动降低心肌耗氧量。
　　进行特定的绝对次级量强度活动降低心率和血压。
　　骨骼肌毛细血管密度增加。
　　运动时乳酸阈提高。
　　运动时出现疾病症状或体征的阈值提高（如心绞痛、缺血性 ST 段压低、跛行）。

续表

| |
|---|
| 2. 冠状动脉疾病危险因素减少<br>　安静收缩压/舒张压降低。<br>　血清高密度脂蛋白胆固醇水平增加和甘油三酯水平下降。<br>　总体脂肪量减少，腹腔内脂肪减少。<br>　胰岛素需要量减少，葡萄糖耐量改善。<br>　血小板黏附和凝聚下降。<br>　炎症水平下降。 |
| 3. 发病率和死亡率降低<br>　一级预防(即：干预以预防初级发病)。<br>　较高的体力活动和/或体适能水平可降低冠状动脉疾病的死亡率。<br>　较高的体力活动和/或体适能水平可降低 CVD、CAD、中风、2 型糖尿病、骨折、结肠和乳腺癌及<br>　胆囊疾病的发生率。<br>　二级预防(即：一次心脏事件后的干预以预防下次发作)。<br>　基于 meta 分析，心肌梗死后病人参与心脏康复性运动训练可降低心血管疾病和全因死亡率。<br>　随机对照试验并不支持心肌梗死后病人心脏康复运动训练，可减少非致死性再梗死的发生。 |
| 4. 其他益处<br>　减缓焦虑和抑郁。<br>　改善认知功能。<br>　增强老年人的体质和独立生活能力。<br>　增加幸福感。<br>　增加工作、娱乐和体力活动的能力。<br>　预防或缓解老年人的功能性障碍。<br>　增强许多老年人慢性疾病的疗效。<br>　CAD：冠状动脉疾病；CVD：心血管疾病。 |

（引自：Kesaniemi YK, Danforth E, Jr, Jensen MD, Kopelman PG, Lefebvre P, Reeder BA. Dose-response issues concerning physical activity and health：an evidence-based symposium. *Med Sci Sports Exerc*. 2001；33：S351-358. Nelson ME, Rejeski WJ, Blair SN, et al. Physical activity and public health in older adults：recommendation from the Amercian College of Sports Medicine and the Amercian Heart Association. Med Sci Sports Exerc. 2007；39：1435-1445. U. S. Department of Health and Human Services. *Physical activity and health：A Report of the Surgeon General*. Atlanta GA：U. S. Department of Health and Human Services, Public Health Service, CDC, National Center for Chronic Disease Prevention and Health Promation；1996，p. 278.）

### 三、运动不足可能导致的疾病

对于积极参加运动锻炼的人群，每周的运动之间在 150 分钟左右或者每周消耗的能量在 1000 kcal 左右，采取中等强度的运动锻炼可以使冠心病的发病风险降低 30%，并可使高血压、糖尿病、结肠癌发病概率降低；同时对于女性采取 1.25~2.5 h/wk 的快走可使乳腺癌的发生率降低 18%。积极进行身体活动的成年人髋部或脊椎骨折的风险一般较低。增加运动训练还可以最大限度地减轻脊椎、髋部骨密度的降低，增加骨骼肌肉体积、力量、功率和神经肌肉反应能力。负重的耐力和抗阻力形式的身体活动可以有效促进骨密度增加（如每周 3~5 天、每次 30~60 分钟中等到高强度身体活动）。

因此，ACSM、美国心脏协会 AHA、美国医学总监报告中对总运动量最低推荐：每周通过体力活动和运动至少消耗 1000 kcal 的能量；每周运动 150 分钟或每天运动 30 分钟；每天中等强度步行约 3000~4000 步。每天中等强度步行≥10000 步，为活跃体力活动的标准；≥2000 kcal/wk 的能量消耗，250~300 min/wk 或 50~60 min/d 获得更多益处，有助于减重。

如果运动不足，或者生活方式静态化，可能会导致一些疾病的发生（图 4-4）。

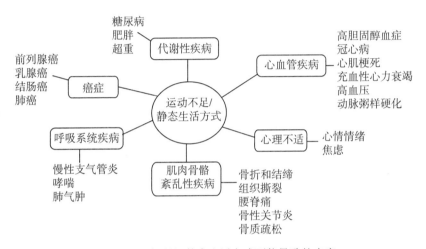

图 4-4　运动不足/静态生活方式可能导致的疾病

（1）心血管方面的疾病（高血压、血脂异常、心肌梗死、冠心病、动脉粥样硬化、充血性心力衰竭）。

运动不足会增加患心肌梗死的危险性。长期缺乏运动可使得人体安静时心率加快，心脏每搏输出量减少。有研究证明，安静卧床休息 3~4 周，人体的血容量可以下降 17%。在这种情况下，一旦体力负荷增大，只能靠心率增加来满足机体的需氧量，从而导致心肌耗氧量相对增加，心肌缺血增加了冠心病病人心肌梗死的危险性。运动不足者血液中脂蛋白成分可发生改变，使得具有防止动脉粥样硬化作用的高密度脂蛋白水平下降，因而容易引起动脉粥样硬化的危险性。

（2）代谢性疾病（超重、肥胖、糖尿病、骨质疏松）。

运动不足易形成肥胖。运动不足可以使体内能量消耗降低，过剩的能量以脂肪的形式存储在皮下、器官，易引起肥胖。而肥胖容易引起高血脂、高血压、高血糖。

运动不足易导致骨质疏松。经常适当的运动能刺激成熟的骨细胞并抑制破骨细胞，如果运动量太少，骨承受机械应力不足，就容易导致骨膜下骨吸收的钙、磷等物质过度的丢失，进而引起骨质疏松。

（3）呼吸系统疾病（肺气肿、哮喘病、慢性支气管炎）。

运动不足引起肺功能减退。长期不运动，可导致呼吸肌无力，肺泡弹性降低，影响肺的通气功能，肺最大通气量降低，肺内气体交换能力降低，血红蛋白携氧能力也会下降，较小负荷运动时即可出现胸闷、气急的症状。

（4）肌肉骨骼紊乱性疾病（腰背痛、骨折、退行性关节炎）。

运动不足会使关节结构产生一系列的变化，使得关节囊和韧带组织缺乏被动牵伸，弹性较差，容易导致关节活动幅度受限，内部纤维排列紊乱，韧带止点骨质薄弱，进而造成韧带强度不足。

运动不足还容易引起关节内滑膜纤维、脂肪组织增生，形成关节内粘连，同时还会妨碍关节滑液的分泌和流转，使得关节面软骨缺乏挤压，引起软骨营养障碍及萎缩，受压处软骨则由于弹性改变，易出现坏死和脱落。

运动不足易发生肌肉萎缩。运动不足会导致肌肉力量、耐力下降，严重者会发生废用性肌萎缩。通常健康成人安静卧床 1 周可使得肌力下降 20%，同时肌纤维会变细。另外，缺乏运动还会使得肌肉组织内的无氧和有氧代谢酶活性下降。

（5）癌症（乳腺癌、肺癌、结肠癌、前列腺癌）。

（6）心理不适（压力、情绪、焦虑）及神经官能症（神经官能症又称神经症，或精神神经症，是一组精神障碍的总称，包括神经衰弱、强迫症、焦虑症、恐怖症、躯体形式障碍等）。

长期缺乏运动，大脑血流缓慢，神经细胞营养供应不足，工作能力降低，容易导致疲劳，出现头昏眼花、神思疲倦的症状。

## 四、运动的风险

适宜的运动能增进健康，而运动不当也存在一定的风险。运动锻炼，特别是强度较高的运动锻炼，对运动者的心血管系统机能要求极高，运动中既会增加心血管事件的风险，也会增加肌肉骨骼系统损伤的风险。

运动的风险包括：健康风险（指原有疾病或危险因素在运动中可能出现的问题：如心血管事件、中风、低血糖等）及运动损伤风险（指运动中可能引起腰损伤、骨折、关节扭伤、肌肉拉伤等）。本部分重点讨论运动中的心血管事件，即健康风险。

一般来说，心血管系统正常的健康个体进行运动不会引起心血管事件的发生。健康个体进行中等强度体力活动引起心脏骤停或心肌梗死的风险很低。然而，对于已经诊断或隐匿性心血管疾病的个体，在较大强度体力活动时可快速而短暂增加心脏骤停（猝死）和/或心肌梗死的风险。因此，此类事件的风险取决于人群中心血管疾病的流行状况。为了避免运动中心血管事件发生，降低运动中的风险，在进行计划运动锻炼前应该有针对性的医学检查和运动负荷试验。

1. 年轻人猝死

运动中主要存在的风险是由心血管疾病引起的猝死。30~40 岁年轻人群中心血管疾病的流行率很低，因此发生心源性猝死的风险极低。2007 年 AHA 发布了一项"运动和急性心血管事件：正确看待风险"的科学声明。表 4-20 列出了年轻运动员运动相关猝死的心血管因素。数据显示年轻个体致死的常见原因是先天性遗传缺陷，包括肥厚性心肌病、冠状动脉异常和主动脉狭窄。美国的高中和大学生运动员中与运动相关的绝对年死亡率分别为男性 1/133000，女性 1/769000。这个比例包含了所有运动相关的非创伤性死亡。虽然死亡率很低，但是值得注意，在可确定死亡原因的 136 例死亡者中，有 100 例是死于心血管疾病，心血管疾病占比很大。

一项更新的评估发现，美国年轻竞技运动员心血管疾病的年死亡率为男性 1/185000 和女性 1/150000。有些专家认为，年轻竞技运动参与者运动相关猝死的风险已达到 1/50000 运动员/年。

表 4-20 　　　　　　　　　　　青年运动员死亡的心脏原因[a]

| 疾病 | Van Camp(100)[b*] | Maron(134)[☆] | Corrado(55)[c#] |
|---|---|---|---|
| 肥厚性心肌病 | 51 | 36 | 1 |
| 可疑肥厚性心肌病 | 5 | 10 | 0 |
| 冠状动脉异常 | 18 | 23 | 9 |
| 瓣膜和瓣膜下主动脉狭窄 | 8 | 4 | 0 |
| 心肌炎可能 | 7 | 3 | 5 |
| 扩张性和非特异性心肌病 | 7 | 3 | 1 |
| 动脉粥样硬化性心血管疾病 | 3 | 2 | 10 |
| 主动脉撕裂/破裂 | 2 | 5 | 1 |
| 心肌瘢痕 | 0 | 3 | 0 |
| 二尖瓣脱垂 | 1 | 2 | 6 |
| 其他先天畸形 | 0 | 1.5 | 0 |
| 长 QT 综合征 | 0 | 0.5 | 0 |
| 预激综合征 | 1 | 0 | 1 |
| 心脏传导疾病 | 0 | 0 | 3 |
| 结节性心肌病 | 0 | 0.5 | 0 |
| 冠状动脉瘤 | 1 | 0 | 0 |
| 尸检正常心脏 | 7 | 2 | 1 |
| 肺血栓栓塞 | 0 | 0 | 1 |

[a]年龄范围 13~24[*]，12~40[☆]，12~35[#]. 参考文献[*]和[☆]应用同一数据库且其中包括很多相同的运动员。所有[*]，90%[☆]和 89%[#]在运动中或训练或比赛的 1 小时内出现症状。

[b]总数超过 100%，因为其中的一些运动员有多种异常。

[c]包括并不是与近期运动相关的运动员死亡。包括异常动脉起源和进展，穿支动脉和其他异常。(引自：American College of Sports Medicine，American Heart Association. Exercise and acute cardiovascular events：placing the risks into perspective. *Med Sci Sports Exerc*，2007；39：886-897)

### 2. 成年人运动相关心血管事件

由于成年人动脉粥样硬化性心血管疾病增多，成年人心脏猝死或急性心肌梗死的风险高于年轻人。成年人进行较大强度体力活动时心脏猝死的绝对风险是每年 15000~18000 人中有 1 例死亡。估计男性每 10000 人每小时 0.3~2.7 次事件，女性 0.6~6.0 次事件。总体来看，与年轻人比较，成年人参加较大强度体力活动时，心源性猝死和急性心肌梗死的发生率是增高的。而且，多数静坐少动者参加不常进行的运动或强度较大的运动时，心源性猝死和急性心肌梗死比率异常增加。

尽管较大强度运动时心源性猝死和急性心肌梗死的发生率增加，但是，与体力活动不足者比较，体力活动积极者或者健康的成年人发生心血管疾病的风险降低 30%~40%。目前，就健康无症状成年人在较大强度运动中发生心源性猝死的确切机制尚不明确，但是有证据显示，心脏收缩频率和冠状动脉波动幅度增加导致冠脉的扭曲，这可能会导致动脉粥样硬化斑块的破裂，引起血小板凝聚，或急性栓塞。这一过程已通过血管造影，在多个运动诱导的心脏事件中得到证实。

3. 运动测试中发生心血管事件的风险

运动测试中发生心血管事件的风险随人群中心血管疾病的流行率而变化。表 4-21 总结了多种心脏事件的风险，包括急性心肌梗死、室颤、住院治疗和死亡等。这些数据表明，在混合人群中运动测试的风险是很低的，每进行 10000 次测试，约发生 6 次心脏事件，其中有一项研究的试验数据是非内科医师提供的。此外，多数研究应用的症状限制性运动负荷试验。因此，可以预期在正常人群中次极量测试的风险是较低的。

表 4-21　　　　　　　　　　　　　　运动测试中的心脏并发症[a]

| 参考 | 年 | 地点 | 测试次数 | 心肌梗死 | 心室纤颤 | 死亡 | 住院治疗 | 注释 |
|---|---|---|---|---|---|---|---|---|
| Rochimis | 1971 | 73 美国中心 | 170000 | NA | NA | 1 | 3 | 34%的测试是症状限制性的；50%的死亡发生在 8h 内，50%发生在 4 天后 |
| Irving | 1977 | 15 西雅图研究所 | 10700 | NA | 4.67 | 0 | NR | |
| Mchenry | 1977 | 医院 | 12000 | 0 | 0 | 0 | 0 | |
| Atterhog | 1979 | 20 瑞典中心 | 50000 | 0.8 | 0.8 | 6.4 | 5.2 | |
| Stuart | 1980 | 1375 美国中心 | 518448 | 3.58 | 4.78 | 0.5 | NR | "心室纤颤"包括其他需要治疗的心率失常 |
| Gibbons | 1989 | 库珀诊室 | 71914 | 0.56 | 0.29 | 0 | NR | 仅 4%的男性和 2%的女性患冠状动脉疾病 |
| Knight | 1995 | Geisinger 心脏病中心 | 28133 | 1.42 | 1.77 | 0 | NR | 25%是对住院病人的测试，为非内科医生所监测 |

MI：心肌梗死；VF：心室纤颤；CVD：心血管疾病；MD：医学博士；NA：不适用；NR：无报告；[a]是指每一万次测试中发生的心脏意外(心肌梗死、心室纤颤、死亡、住院治疗)。

4. 心脏康复中发生心血管事件的风险

显然，患有冠状动脉疾病的人在运动中发生心血管事件的风险最高。一项调查显示，心脏康复过程中非致死性心血管疾病并发症的发生率是每34673小时1次，致死性心血管疾病并发症的发生率是每116402小时1次。近期更多研究发现，这些事件的发生率更低，心脏骤停发生率是1/116906人次/小时，心肌梗死发生率是1/219970人次/小时，死亡率是1/752365人次/小时，主要并发症的发生率是1/81670人次/小时(表4-22)。尽管这些并发症的发生率很低，但要注意病人需要进行筛查，并在具备可进行医学心脏急救的设备支持下进行运动。当病人在缺乏有效心脏骤停处理措施的支持下运动时死亡率将增加6倍。有趣的是，一篇关于家庭心脏康复项目的综述发现，心血管并发症的发生率并未增加，这恰好与正规医疗中心运动项目的数据相反。

表4-22　　　　　　　**以运动为基础的心脏康复项目中并发症的发生率**

| 调查者 | 年数 | 病人运动小时数 | 心脏骤停 | 心肌梗死 | 死亡事件 | 主要并发症[a] |
|---|---|---|---|---|---|---|
| Van Camp | 1980—1984 | 2351916 | 1/111996[b] | 1/293990 | 1/783972 | 1/81101 |
| Digenio | 1982—1988 | 480000 | 1/120000[c] | — | 1/160000 | 1/120000 |
| Vongvanich | 1986—1995 | 268503 | 1/89501[d] | 1/268503[d] | 0/268503 | 1/67126 |
| Franklin | 1982—1998 | 292254 | 1/146127[d] | 1/97418[d] | 0/292254 | 1/58451 |
| 平均 | | | 1/116906 | 1/219970 | 1/752364 | 1/81670 |

[a]心肌梗死和心脏骤停;[b]死亡率14%;[c]死亡率75%;[d]死亡率0%

(引自：American College of Sports Medicine, American Heart Association. Exercise and acute cardiovascular events: placing the risks into perspective. *Med Sci Sports Exerc*, 2007; 39: 886-897)

5. 运动相关心血管事件的预防

由于与较大强度运动有关的心血管事件发生率很低，因此测试减少这些事件发生的相关策略的有效性是十分困难的。根据近期ACSM和AHA的声明"内科医生不应过度评价运动风险，因为习惯性体力活动的收益显著高于运动的风险"，报告中还提出了数种降低较大强度运动中心血管事件发生率的策略：

(1)专业健康护理人员应了解运动相关事件的病理基础，从而可以对参加体力活动的儿童和成年人进行大致评估；

(2)体力活动活跃的个体应了解心脏病的前驱症状(如极度不寻常的疲劳感和胸部和/或背部疼痛)，并在类似症状(见表4-23)出现进展时及时获取医学治疗。

(3)高中和大学运动员应接受有认证的专业人员进行的运动前筛查。

(4)健康护理机构应确认其工作人员接受过处理心脏急诊的训练，并由专门的计划及相关急求设备。

(5)体力活动活跃的个体应根据他们不同的运动能力、日常体力活动水平和环境来调整他们的运动计划。

尽管减少较大强度运动中心血管事件发生次数的策略仍未被系统的研究过，但当个体希望增加体力活动/增加体适能和/或提高体力活动/体适能水平时，健康/体适能和临床运动专业人士有责任提高警惕,特别是进行极大强度的体力活动时。尽管很多静坐少动的个体可以安全地开始一项低至中等强度的体力活动项目,但各年龄个体均应进行危险分层,以备未来医学评估和/或筛查、决定运动测试的数据(极量或刺激量)以及测试中需要的医学监督时使用。

　　静坐少动的个体或平日不经常运动的个体应以较低强度的活动开始他们的运动项目,并以较慢的进度增加运动量,因为此类人群中心脏事件发生率是异常增加的。个体患有确诊或可疑的心血管、肺部或代谢性疾病或肾脏疾病时,应在参加较大强度运动计划之前获得医生许可。监督较大强度项目的健康/体适能和临床运动专业人士应定期接受有关心脏支持和急救程序的培训。急救过程应在固定的时间内有规律地复习和练习。最后,人们都应当接受有关心血管疾病相关的症状和体征的教育,也应该通过内科医师来评估远期是否存在出现这些症状的可能性。

表 4-23　　　　　　　　　心血管、肺部疾病或者代谢性疾病的主要症状或体征

| 症状或体征 | 解释/意义 |
|---|---|
| 疼痛,由局部缺血引起的胸部、颈部、臀部或其他部位的疼痛、不舒服(或其他类似于心绞痛的感觉) | 心脏疾病,尤其是冠状动脉疾病表现出局部缺血的主要特征包括:<br>性质:收缩感、压榨感、烧灼感、"沉重感"<br>位置:胸骨下、胸部正中前面、单侧或双侧臀部、肩部、颈部、面颊、牙齿、前臂、手指、肩胛间<br>诱发因素:运动或竭力、兴奋、应激、冷环境、餐后发生<br>非局部缺血的主要特征包括:<br>性质:钝痛、"刀割样"、锐痛、刺痛、呼吸时刺激加重<br>位置:左侧乳腺部位、左半胸<br>诱发因素:运动后、某一特定的身体动作 |
| 休息或轻微用力时气短 | 呼吸困难(反常不适的呼吸感觉)是心脏病或肺部疾病的一个主要症状。通常发生在健康而训练有素的个体进行较大强度运动时和健康未经训练的个体进行中等强度运动时。然而,如果某人在做原本不该引起呼吸困难的体力活动时发生这种情况,则为异常现象。异常的劳力性呼吸困难表明心肺功能失调,特别是左心室功能紊乱或慢性阻塞性肺部疾病。 |
| 头晕眼花或晕厥 | 晕厥(定义为意识丧失)通常由脑部血流减少引起。头晕眼花,特别是运动过程中晕厥,可能是由于心脏功能失调阻碍了心输出量的正常上升引起。这种心脏功能失调有潜在的致命危险,包括严重的冠状动脉疾病、肥厚型心肌病、主动脉狭窄和严重的室性心律失常。不应该忽视运动后即刻发生的头晕眼花或晕厥,但是也应知道,这些症状会在发生在静脉回流减少的健康人中。 |
| 端坐呼吸或夜间阵发性呼吸困难 | 端坐呼吸是发生在卧位休息时的呼吸困难,坐起或站立时能得到缓解。夜间阵发性呼吸困难通常在睡眠2~5小时后开始发生,能通过坐在床边或下床得到缓解。两者都是左心室功能紊乱的症状。虽然夜间呼吸困难也可以发生在慢性阻塞性肺部疾病的患者中,但是与前者是有区别的。慢性阻塞性肺部疾病的呼吸困难通常在排除痰液后得到缓解,而不是通过坐起来缓解。 |

续表

| 症状或体征 | 解释/意义 |
|---|---|
| 脚踝水肿 | 夜间明显的双侧脚踝水肿是心力衰竭或双侧慢性静脉功能不全的典型体征。单侧下肢水肿通常是由该肢体的静脉血栓或淋巴回流障碍引起的。无显著特点的水肿(全身水肿)通常发生在有肾病综合症、严重的心力衰竭或肝硬化的患者中 |
| 心悸或心动过速 | 心悸(定义为心脏快速或强有力地跳动产生的不舒服感觉)可以由各种心律失常引起。心律失常包括心动过速、突然发作的心动过缓、异位节律、代偿间歇或瓣膜反流引起的每搏输出量增加。心悸通常是由于焦虑或高心输出量(或功能亢进)引起的,如贫血、感冒、甲状腺功能亢进、动静脉瘘和先天性心脏功能亢进综合征 |
| 间歇性跛行 | 间歇性跛行是外周动脉供血不足(通常是动脉硬化的结果)引起的肌肉疼痛,运动后加重。在站位或坐位时疼痛不发生,每天重复发生,上楼梯或爬山时加重,常被描述为"抽筋",停止运动后 1~2 分钟内症状消失。冠状动脉疾病在有间歇性迫性的人中更常见。糖尿病增加了间歇性跛行的风险。 |
| 明确的心脏杂音 | 心脏杂音可能意味着有瓣膜疾病或其他心血管疾病。从运动的安全角度出发,要特别注意排除由肥厚型心肌病和主动脉狭窄引起的心脏杂音,因为它们是大强度运动相关猝死比较常见的原因。 |
| 日常活动时异常疲劳或呼吸困难 | 虽然这些症状可以由正常原因引起,但是它们也可能标志着心血管、肺部疾病或代谢性疾病的发生或这些疾病状态的变化。 |

对于健康来说,体力活动是一把双刃剑。在活动量和强度提高的同时,运动相关损伤发生的风险也相应增加,尤其是骨骼肌肉损伤与心血管并发症。当我们希望建立获取健康效益的最佳活动剂量时,强度是尤其应关注的要素,但强度同时也是活动中诱发各种运动风险的主要因素。因此,在评定体力活动与健康的量效关系时,不但要考虑其健康收益,还要考虑该剂量产生的健康风险,做到健康风险最小化,健康收益最大化。较高强度的体力活动或许在改善某一具体的健康指标方面能获得更多效益,但是中等强度的活动因其具有低风险特征,能提供更为全面的健康效益。

大量科学证据支持的体力活动可以降低早期死亡率,并降低多种慢性疾病和健康问题的风险。同时存在明确的有关体力活动与健康量效关系的证据。因此,鼓励任何量的体力活动。

理想的基本目标为:

(1)每周 150 分钟中等强度的有氧运动;

(2)75 分钟较大强度的有氧运动;

(3)较大强度和中等强度相结合的有氧运动达到相同的能量消耗水平。

为了降低肌肉骨骼的损伤,应将体力活动分散在一周内。尽管运动中,尤其在较大运动强度的运动中,运动风险暂时增高,但规律的体力活动的健康收益远超过了运动的风险。

6. 降低大强度运动心脏风险的策略

由于与较大强度运动有关的心血管事件发生率很低，因此对降低心血管事件发生的有关策略的有效性的检测十分困难。美国运动医学学会（ACSM）和 AHA 的声明中，提出了数种降低较大强度运动中心脏事件发生率的策略：

（1）专业健康护理人员应了解运动相关事件的病理基础，从而可以对参与体力活动的儿童和成年人进行大致评估。

（2）体力活动活跃的个体应了解心脏病的前驱症状（如极度不寻常的疲劳感和胸部和肩背部疼痛），并在类似症状出现进展及时获取医学治疗。

（3）高中和大学运动员应接受有认证的专业人员进行的运动前健康筛查。

（4）运动员了解其心脏状况，或通过已有的指南在竞赛前对家族史进行评估。

（5）健康护理机构应确认其工作人员接受过心脏急诊的训练，并有专门的计划及相关急救设备。

（6）体力活动活跃的个体应根据他们不同的运动能力、日常体力活动水平和环境来调整他们的运动计划。

# 第五节 健 康 咨 询

健康咨询指的是通过健康咨询的技术与方法，为求助者的健康问题提供咨询服务。相关专业人士必须运用营养学、医学以及相关学科的专业知识，遵循健康科学原则，通过健康咨询的技术与方法，为咨询者解答健康问题。目前，我国占人口总数 85% 的健康、亚健康人群长期被忽略，这与发达国家相比差距很大。但是，既懂得公众营养指导，又懂得公众运动健身指导、公众心理咨询指导、公众生活环境指导和整个人生经营指导的高素质综合性公众健康指导人才在我国十分稀缺。

## 一、健康咨询的基本模式（"5A 模式"）

目前较多推荐进行健康行为指导的健康咨询模式为以评价为基础的"5A 模式"，这种指导方式是帮助或者协助个人改变行为的一系列步骤，以个人健康为中心，指导健康管理双方"如何做"的一套程序。它指导工作者完成对个人的健康咨询和促进行为的改变。它包含五个基本的步骤。

（1）评估（Ask/Assess）：评估个人行为的现状、相关知识、技能和自信心。

（2）劝告（Advise）：提供有关健康危害的相关信息，行为改变的益处等。

（3）达成共识（Agree）：指根据患者的兴趣、能力共同设定一个改善健康/行为的目标；

（4）协助（Assist）：为患者找出行动可能遇到的障碍，帮助确定正确的策略、解决问题的技巧及获得社会支持；

（5）安排随访：明确随访的时间和方式（上门、电话、电子邮件）。

### 二、健康咨询的原则

健康咨询的基本原则包括：

（1）自愿原则，避免强制。

（2）保密原则，咨询服务提供者必须恪守的基本准则，也是与服务对象保持信任关系的基本条件。

（3）建立平等友好信赖关系原则，只有尊重对方，平等相待，才能提高咨询效果。

（4）鉴定需求原则，避免主动指出服务对象存在的问题。

（5）调动参与原则，着力调动对方的参与意识和主观能动性，促使对方主动思考，进行自我分析、自我批判，从而接受新的知识，树立新的态度。

（6）接触限制原则，接触只能限于咨询服务内。

（7）伦理原则，必须遵循普遍认同的伦理规范与价值观。

### 三、健康咨询的内容

（1）青少年的行为问题。例如青少年的不良行为，吸烟、喝酒等问题；

（2）儿童的行为问题。如儿童的多动症、学习困难等；

（3）老年行为问题。如老年人的生活质量，空巢问题等；

（4）家庭行为问题。如家庭暴力、家庭关系不和等；

（5）职业工作行为问题。如劳动保护、高危职业行为问题、自杀等；

（6）致病行为问题，包括对不健康的致病行为的咨询。

# 第五章　合理营养与平衡膳食

营养和膳食是人体生长发育的关键，是人类整个生命进程中提高和保持健康状况的重要因素。体格、脑及神经系统发育的重要营养物质包括碳水化合物、蛋白质、脂肪、各种矿物质和维生素等。为了获得维持健康所需要的各种营养素，膳食搭配是否均衡，营养是否合理非常关键。

## 第一节　营　养　素

### 一、营养和营养素

营养是机体通过摄取食物，经过体内消化、吸收和代谢，利用食物中对身体有益的物质作为构建机体组织器官、满足生理功能和身体活动需要的生物学过程。

营养素是营养学中一个非常重要的概念，指食物中可给人体提供能量、机体构成成分和组织修复以及生理调节功能的化学成分。凡是能维持人体健康以及提供生长、发育和劳动所需要的各种物质均称为营养素。现代医学研究表明，人体所需的营养素不下百种，其中一些可由自身合成、制造，但无法自身合成、制造必须由外界摄取的约有40余种，经细分后，人体所必需的营养素有蛋白质、脂肪、糖、无机盐(矿物质)、维生素、水和膳食纤维等7大类。健康的继续是营养，营养的继续是生命。不论男女老幼，皆为生而食，为了延续生命现象，必须摄取有益于身体健康的食物。

每种食物所提供的营养素种类丰富但并不全面，单一摄入某种食物无法获取人体所需的全部营养素，因此摄入的能量和各种营养素的种类、数量要和实际需要相符；膳食要做到各种营养素之间搭配合理、科学配比；加工过程中要尽量减少营养素的丢失；采用新鲜、优质、干净的食材；养成良好的饮食习惯，建立合理的膳食制度，对于特殊人群，这一观点尤其重要。

### 二、营养素的分类

糖、蛋白质和脂肪因为需要量多，在膳食中所占的比重较大，称为"宏量营养素"；矿物质和维生素因为需要量相对较少，在膳食中所占比重较小，称为"微量营养素"。

矿物质中有的在人体内含量较多，大于体重的0.01%，每日膳食需要量都在100mg以上，称为常量元素，有钙、镁、钾、钠、磷、氯、硫，共7种。有的在体内含量小于体重的0.01%，每日膳食需要量为微克至毫克，称为微量元素。人体必需的微量元素包括铁、碘、锌、硒、铜、钼、铬、钴，共 8 种。

维生素有 14 种，包括脂溶性的维生素 A、维生素 D、维生素 E、维生素 K、以及水溶性的维生素 C、维生素 B1、维生素 B2、维生素 B12、烟酸、泛酸、叶酸、胆碱、生物素等。

另外，还有植物化学物。研究表明，植物性食物中除了某些营养素外，还有一些生物活性成分，具有保护人体、预防心脑血管疾病和恶性肿瘤等慢性非传染性疾病的作用，这些生物活性成分被统称为植物化学物。按照植物化学物的结构和功能特点不同，这些植物化学物可分为：类胡萝卜素、植物固醇、多酚、蛋白酶抑制剂、植物雌激素、硫化物、单萜类、植酸等。正是由于这些活性物质的存在，多吃富含蔬菜和水果的膳食更加有益于健康。

### 三、膳食营养素参考摄入量

为了指导居民合理营养、平衡膳食、中国营养学会根据国际发展趋势，结合我国具体情况，制定并修正了《中国居民膳食营养素参考摄入量(dietary reference intakes，DRIs)》。最新一版由中华人民共和国国家卫生健康委员会于 2018 年发布，分为 5 个部分：宏量营养素、微量营养素、常量元素、脂溶性维生素、水溶性维生素。

"膳食营养素参考摄入量"是一组每日平均膳食营养素摄入量的参考值。包括平均需要量(EAR)、推荐摄入量(RNI)、适宜摄入量(AI)、可耐受最高摄入量(UL)宏量营养素可接受范围(AMDR)、预防非传染性慢性病的建议摄入量(PI-NCD，简称 PI)和特定建议值(SPL)。

(1)平均需要量(Estimated Average Requirement，EAR)是群体中各个体需要量平均值，是根据个体需要量的研究资料计算而得。是根据某些指标进行判断，可以满足某一特定性别、年龄及生理状况群体中 50% 个体需要量的摄入水平。这一摄入水平不能满足另外 50% 个体对该营养素的需要。EAR 是制订推荐摄入量(RNI)的基础。

(2)推荐摄入量(Recommended Nutrient Intakes，RNI)是可以满足某一特定性别、年龄及生理状况群体中绝大多数(97%~98%)个体需要量的摄入水平。长期摄入 RNI 水平，可以满足身体对该营养素的需要，保持健康和维持组织中有适当的储备。RNI 是以 EAR 为基础制定的，其主要用途是作为个体每日摄入该营养素的目标值。如果已知 EAR 的标准差，则 RNI 定为 EAR 加两个标准差，即 RNI＝EAR+2SD。如果需要量变异的资料不够充分，不能计算 SD 时，一般设 EAR 的变异系数为 10%，这样 RNI＝1.2×EAR。能量和蛋白质的每日推荐摄入量(RNIs)见表 5-1。

表 5-1                 能量和蛋白质的每日推荐摄入量(RNIs)及脂肪供能比

| 年龄/岁 | 能量的 RNIs/(MJ/kg d)[#] | | 蛋白质的 RNIs/(g)[*] | | 脂肪占能量百分比/(%) |
|---|---|---|---|---|---|
| | 男 | 女 | 男 | 女 | |
| 0~ | 0.4(95)[*] | | 1.5~3.0(g/kg d) | | 45~50 |
| 0.5~ | | | | | 35~40 |

续表

| 年龄/岁 | 能量的 RNIs/(MJ/kg d)# | | | | 蛋白质的 RNIs/(g)* | | 脂肪占能量百分比/(%) |
|---|---|---|---|---|---|---|---|
| | 男 | | 女 | | 男 | 女 | |
| 1～ | 4.60 | (1100) | 4.40 | (1050) | 35 | 35 | |
| 2～ | 5.02 | (1200) | 4.81 | (1150) | 40 | 40 | 30～35 |
| 3～ | 5.64 | (1350) | 5.43 | (1300) | 45 | 45 | |
| 4～ | 6.06 | (1450) | 5.83 | (1400) | 50 | 50 | |
| 5～ | 6.70 | (1600) | 6.27 | (1500) | 55 | 55 | |
| 6～ | 7.10 | (1700) | 6.67 | (1600) | 55 | 55 | |
| 7～ | 7.53 | (1800) | 7.10 | (1700) | 60 | 60 | 25～30 |
| 8～ | 7.94 | (1900) | 7.53 | (1800) | 65 | 65 | |
| 9～ | 8.36 | (2000) | 7.94 | (1900) | 65 | 65 | |
| 10～ | 8.80 | (2100) | 8.36 | (2000) | 70 | 65 | |
| 11～ | 10.04 | (2400) | 9.20 | (2200) | 75 | 75 | |
| 14～ | 12.00 | (2900) | 9.62 | (2400) | 85 | 80 | 25～30 |
| 18～ | | | | | | | 20～30 |
| 体力活动 PAL▲ | | | | | | | |
| 轻 | 10.03 | (2400) | 8.80 | (2100) | 75 | 65 | |
| 中 | 11.29 | (2700) | 9.62 | (2300) | 80 | 70 | |
| 重 | 13.38 | (3200) | 11.30 | (2700) | 90 | 80 | |
| 孕妇 | | | +0.84 | (+200) | | +5, +15, +20△ | |
| 乳母 | | | +2.09 | (+500) | | +20 | |
| 50～ | | | | | | | 20～30 |
| 体力活动 PAL▲ | | | | | | | |
| 轻 | 9.62 | (2300) | 8.00 | (1900) | | | |
| 中 | 10.87 | (2600) | 8.36 | (2000) | | | |
| 重 | 13.00 | (3100) | 9.20 | (2200) | | | |
| 60～ | | | | | 75 | 65 | 20～30 |
| 体力活动 PAL▲ | | | | | | | |
| 轻 | 7.94 | (1900) | 7.53 | (1800) | | | |

续表

| 年龄/岁 | 能量的 RNIs/(MJ/kg d)# | | | | 蛋白质的 RNIs/(g)* | | 脂肪占能量 |
|---|---|---|---|---|---|---|---|
| | 男 | | 女 | | 男 | 女 | 百分比/(%) |
| 中 | 9.20 | (2200) | 8.36 | (2000) | | | |
| 70~ | | | | | 75 | 65 | 20~30 |
| 体力活动 PAL▲ | | | | | | | |
| 轻 | 7.94 | (1900) | 7.10 | (1700) | | | |
| 中 | 8.80 | (2100) | 8.00 | (1900) | | | |
| 80~ | 7.74 | (1900) | 7.10 | (1700) | 75 | 65 | 20~30 |

注：#各组年龄的能量的 RNI 与其 EAR 相同，( ) 内为 RNI/kcal 值；＊为 AI，非母乳喂养应增加 20%；▲PAL，体力活动水平；Δ 表示孕早、中、晚分别增加 5、5、20。(凡是数字缺失之处表示未定制该参考值)。

（3）适宜摄入量（Adequate Intakes，AI）。当某种营养素的个体需要量的研究资料不足而无法计算 EAR，进而不能推算 RNI 时，可设定适宜摄入量（AI）来代替 RNI。AI 是通过观察或实验获得的健康人群某种营养素的摄入量。也可用作个体摄入量的目标，该量可满足目标人群中几乎所有个体的需要。例如，纯母乳喂养的足月产婴儿，从出生到 4~6 个月，他们的营养素全部来自母乳。母乳中供给的营养素量就是他们的 AI 值。

AI 和 RNI 相似之处是二者都用作个体摄入的目标，能满足人群中几乎所有个体的需要。区别在于 AI 准确性远不如 RNI，可能显著高于 RNI。因此，使用 AI 时要比 RNI 要更加小心。常量和微量元素，维生素的每日推荐摄入量（RNI）或适宜摄入量（AI）见表5-2，表5-3。

表 5-2　　**常量和微量元素的每日推荐摄入量（RNI）或适宜摄入量（AI）（单位：mg）**

| 年龄 （岁） | 钙 AI | 磷 AI | 钾 AI | 钠 AI | 镁 AI | 铁 AI | 碘 RNI | 锌 RNI | 硒 RNI | 铜 AI | 氟 AI | 铬 AI | 锰 AI | 钼 AI |
|---|---|---|---|---|---|---|---|---|---|---|---|---|---|---|
| 0~ | 300 | 150 | 500 | 200 | 30 | 0.3 | 50 | 1.5 | 15(AI) | 0.4 | 0.1 | 10 | | |
| 0.5~ | 400 | 300 | 700 | 500 | 70 | 10 | 50 | 8.0 | 20(AI) | 0.6 | 0.4 | 15 | | |
| 1~ | 600 | 450 | 1000 | 650 | 100 | 12 | 50 | 9.0 | 20 | 0.8 | 0.6 | 20 | | 15 |
| 4~ | 800 | 500 | 1500 | 900 | 150 | 12 | 90 | 12.0 | 25 | 1.0 | 0.8 | 30 | | 20 |
| 7~ | 800 | 700 | 1500 | 1000 | 250 | 12 | 90 | 13.5 | 35 | 1.2 | 1.0 | 30 | | 30 |
| 11~ | 1000 | 1000 | 1500 | 1200 | 350 | *16/18 | 120 | *18/15 | 45 | 1.8 | 1.2 | 40 | | 50 |
| 14~ | 1000 | 1000 | 2000 | 1800 | 350 | *20/25 | 150 | *19/16 | 50 | 2.0 | 1.4 | 40 | | 50 |
| 18~ | 800 | 700 | 2000 | 2200 | 350 | *15/20 | 150 | *15/12 | 50 | 2.0 | 1.5 | 50 | 3.5 | 60 |

续表

| 年龄<br>（岁） | 钙<br>AI | 磷<br>AI | 钾 AI | 钠 AI | 镁 AI | 铁 AI | 碘 RNI | 锌 RNI | 硒<br>RNI | 铜<br>AI | 氟<br>AI | 铬<br>AI | 锰<br>AI | 钼<br>AI |
|---|---|---|---|---|---|---|---|---|---|---|---|---|---|---|
| 50- | 1000 | 700 | 2000 | 2200 | 350 | 15 | 150 | 11.5 | 50 | 2.0 | 1.5 | 50 | 3.5 | 60 |
| 孕妇 | | | | | | | | | | | | | | |
| 孕早期 | 800 | 700 | 2500 | 2200 | 400 | 15 | 200 | 11.5 | 50 | | | | | |
| 孕中期 | 1000 | 700 | 2500 | 2200 | 400 | 25 | 200 | 16.5 | 50 | | | | | |
| 孕晚期 | 1200 | 700 | 2500 | 2200 | 400 | 35 | 200 | 16.5 | 50 | | | | | |
| 乳母 | 1200 | 700 | 2500 | 2200 | 400 | 25 | 200 | 21.5 | 65 | | | | | |

注：凡表中数字缺之处表示未定该参考值。

带＊号表示有男女之分，"/"前为男性数据，"/"后为女性数据。

表 5-3　　　脂溶性和水溶性维生素的每日推荐摄入量（RNI）或适宜摄入量（AI）

| 年龄<br>（岁） | RNI | AI | RNI | | | AI | | RNI | | AI | | |
|---|---|---|---|---|---|---|---|---|---|---|---|---|
| | VA/<br>ugRE | VD/<br>ug | VE/<br>mg | VB1/<br>mg | VB2/<br>mg | 烟酸/<br>meNE | VB6<br>/mg | VB12<br>/ug | 叶酸/<br>ugDFE | VC/<br>mg | 泛酸/<br>mg | 生物<br>素/ug | 胆碱/<br>mg |
| 0- | 400(AI) | 10 | 3 | 0.2(AI) | 0.4(AI) | 2(AI) | 0.1 | 0.4 | 65(AI) | 40 | 1.7 | 5 | 100 |
| 0.5- | 400(AI) | 10 | 3 | 0.3(AI) | 0.5(AI) | 3(AI) | 0.3 | 0.5 | 80(AI) | 50 | 1.8 | 6 | 150 |
| 1- | 500 | 10 | 4 | 0.6 | 0.6 | 6 | 0.5 | 0.9 | 150 | 60 | 2.0 | 8 | 200 |
| 4- | 600 | 10 | 5 | 0.7 | 0.7 | 7 | 0.6 | 1.2 | 200 | 70 | 3.0 | 12 | 250 |
| 7- | 700 | 10 | 7 | 0.9 | 1.0 | 9 | 0.7 | 1.2 | 200 | 80 | 4.0 | 16 | 300 |
| 11- | 700 | 5 | 10 | 1.2 | 1.2 | 12 | 0.9 | 1.8 | 300 | 90 | 5.0 | 20 | 350 |
| 14- | ＊800/700 | 5 | 14 | ＊1.5/1.2 | ＊1.5/1.2 | ＊15/12 | 1.1 | 2.4 | 400 | 100 | 5.0 | 25 | 450 |
| 18- | ＊800/700 | 5 | 14 | ＊1.4/1.3 | ＊1.4/1.2 | ＊14/13 | 1.2 | 2.4 | 400 | 100 | 5.0 | 30 | 500 |
| 50- | ＊800/700 | 10 | 14 | 1.3 | 1.4 | 13 | 1.5 | 2.4 | 400 | 100 | 5.0 | 30 | 500 |
| 孕妇 | | | | | | | | | | | | | |
| 孕早期 | 800 | 5 | 14 | 1.5 | 1.7 | 15 | 1.9 | 2.6 | 600 | 100 | 6.0 | 30 | 500 |
| 孕中期 | 800 | 10 | 14 | 1.5 | 1.7 | 15 | 1.9 | 2.6 | 600 | 130 | 6.0 | 30 | 500 |
| 孕晚期 | 900 | 10 | 14 | 1.5 | 1.7 | 15 | 1.9 | 2.6 | 600 | 130 | 6.0 | 30 | 500 |
| 乳母 | 1200 | 10 | 14 | 1.8 | 1.7 | 18 | 1.9 | 2.8 | 500 | 130 | 7.0 | 35 | 500 |

注：RNI：推荐摄入量；AI：适宜摄入量；DFE 为膳食叶酸当量；凡表中数字如缺之处表示未制定该参考值。带＊号表示有男女之分，"/"前为男性数据，"/"后为女性数据。

（4）可耐受最高摄入量（UL，Tolerable Upper Intakes Level，UL）是平均每日可摄入该营养素的最高量（表5-4）。"可耐受"是指这一摄入水平时是可耐受的，这个量对一般人群中的几乎所有个体都不至于损害健康。当摄入量超过 UL 而进一步增加时，损害健康的危险性也随之增加。

如果某营养素的毒副作用与摄入总量有关，则该营养素的 UL 是依据食物、饮水及补充剂提供的总量而定。如毒副作用仅与强化食物和补充剂有关，则 UL 依据这些来源而制定。

表 5-4　　　　某些营养素的每日可耐受最高摄入量（ULs）（单位：mg）

| 年龄/岁 | 钙 | 磷 | 镁 | 铁 | 碘 | 锌 | 硒 | 铜 | 氟 | 铬 | 锰 | 钼 |
|---|---|---|---|---|---|---|---|---|---|---|---|---|
| 0~ | | | | 10 | | | 55 | | 0.4 | | | |
| 0.5~ | | | | 30 | | 13 | 80 | | 0.8 | | | 80 |
| 1~ | 2000 | 3000 | 200 | 30 | | 23 | 120 | 1.5 | 1.2 | 200 | | 110 |
| 4~ | 2000 | 3000 | 300 | 30 | | 23 | 180 | 2.0 | 1.6 | 300 | | 160 |
| 7~ | 2000 | 3000 | 500 | 30 | 800 | 28 | 240 | 3.5 | 2.0 | 300 | | |
| 11~ | 2000 | 3500 | 700 | 50 | 800 | *37/34 | 300 | 5.0 | 2.4 | 400 | | 280 |
| 14~ | 2000 | 3500 | 700 | 50 | 800 | *42/35 | 360 | 7.0 | 2.8 | 400 | | 280 |
| 18~ | 2000 | 3500 | 700 | 50 | 1000 | *45/37 | 400 | 8.0 | 3.0 | 500 | 10 | 350 |
| 50~ | 2000 | 3500▲ | 700 | 50 | 1000 | 37 | 400 | 8.0 | 3.0 | 500 | 10 | 350 |
| 孕妇 | 2000 | 3000 | 700 | 60 | 1000 | 35 | 400 | | | | | |
| 乳母 | 2000 | 3500 | | 50 | 1000 | 35 | 400 | | | | | |

| 年龄/岁 | VA（ugRE） | VD（ug） | VB1（mg） | VC（mg） | 叶酸（ugDFE） | 烟酸（mgNE） | 胆碱（mg） |
|---|---|---|---|---|---|---|---|
| 0 | | | | 400 | | | 600 |
| 0.5 | | | | 500 | | | 800 |
| 1 | | | | 600 | 300 | 10 | 1000 |
| 4 | 2000 | 20 | 50 | 700 | 400 | 15 | 1500 |
| 7 | 2000 | 20 | 50 | 800 | 400 | 20 | 2000 |
| 11 | 2000 | 20 | 50 | 900 | 600 | 30 | 2500 |
| 14 | 2000 | 20 | 50 | 1000 | 800 | 30 | 3000 |
| 18 | 3000 | 20 | 50 | 1000 | 1000 | 35 | 3500 |
| 50 | 3000 | 20 | 50 | 1000 | 1000 | 35 | 3500 |
| 孕妇 | 2400 | 20 | 50 | 1000 | 1000 | | 3500 |
| 乳母 | | 20 | 50 | 1000 | 1000 | | 3500 |

注：＊NE 为烟酸当量；#DEF 为膳食叶酸当量；▲60 岁以上磷的 UL 为 3000mg（表中数字缺如之处表示未制定该参考值）；带 ＊ 号表示有男女之分，"/"前为男性数据，"/"后为女性数据。

（5）宏量营养素可接受范围（Acceptable Macronutrient Distribution Ranges，AMDR）指脂肪、蛋白质和碳水化合物理想的摄入范围，该范围可以提供人体对这些必需营养素的需要，并且有利于降低慢性病的发生危险，常用占能量摄入量的百分比表示。AMDR 的显著特点是具有上限和下限。如果一个个体的摄入量高于或低于推荐的范围，可能引起患慢性病的风险增加，或导致必需营养素缺乏的可能性增加。

（6）预防非传染性慢性病的建议摄入量（proposed intakes for preventing non-communicable chronic diseases，PI-NCD，简称建议摄入量，PI）。膳食营养素摄入量过高或过低导致的慢性病一般涉及肥胖、糖尿病、高血压、血脂异常、脑卒中、心肌梗塞以及某些恶性肿瘤。PI-NCP 是以非传染性慢性病（NCD）的一级预防为目标，提出的必需营养素的每日摄入量。当 NCD 易感人群某些营养素的摄入量接近或达到 PI 时，可以降低他们发生 NCD 的风险。

（7）特定建议值（Specific proposed levels，SPL）。近几十年的研究证明，营养素以外的某些膳食成分，其中多数属于植物化学物，具有改善人体生理功能、预防慢性疾病的生物学作用。某些疾病易感人群膳食中这些成分的摄入量达到或接近这个 SPL 时，有利于维护人体健康。

# 第二节　糖、脂肪和蛋白质

糖、脂肪和蛋白质因为需要量多，在膳食中所占的比重较大，称为"宏量营养素"。糖、脂肪和蛋白质的主要作用是提供能量来满足人体的需要，也被称为产能营养素。其中，糖和脂肪是最重要的产能营养素，蛋白质具有双重作用，它既能产生能量，也可以为构建机体的组织提供原料。

## 一、糖

### （一）糖的概念及分类

糖是人体的主要能量来源，主要由碳、氢、氧三种元素组成，是一类多羟基醛或多羟基酮及其缩聚物和某些衍生物的统称，又称碳水化合物。糖主要分为三大类：单糖、寡糖（低聚糖）和多糖（表5-5）。其中，单糖包括葡萄糖、果糖、半乳糖及核糖；寡糖是由 2~9 个糖单位通过糖苷键连接形成的短链聚合物，最常见的是双糖，由 2 个糖单位组成，如：蔗糖、麦芽糖、乳糖等。3 个糖单位以上的寡糖并不都是游离存在的，而是与非糖物质（脂类或蛋白质）形成复合糖；多糖无甜味，不溶于水，淀粉、糖原、膳食纤维就属于多糖。

表 5-5　糖分类

| 分类（糖分子） | 亚组 | 组成 |
|---|---|---|
| 糖（1~2） | 单糖 | 葡萄糖、半乳糖、果糖等 |
| | 双糖 | 蔗糖、乳糖、麦芽糖、海藻糖等 |
| | 糖醇 | 山梨醇、甘露醇、木糖醇等 |

续表

| 分类（糖分子） | 亚组 | 组成 |
|---|---|---|
| 寡糖（3~9） | 异麦芽低聚寡糖 | 麦芽糊精 |
| | 其他寡糖 | 棉子糖、水苏糖、低聚果糖等 |
| 多糖（≥10） | 淀粉 | 直链淀粉、直链淀粉、变性淀粉、抗性淀粉 |
| | 非淀粉多糖 | 纤维素、半纤维素、果胶、亲水胶质物 |

糖的种类不同其甜度有所差异，如蔗糖为1，则果糖为1.75，葡萄糖为0.75，麦芽糖等于半乳糖为0.33，乳糖为0.16，淀粉则无甜味；其消化吸收速度也有所差异，如葡萄糖为100，则半乳糖为110，果糖为43。

### （二）糖的生理功能

#### 1. 参与机体构成

细胞中的糖主要以糖脂、糖蛋白、蛋白多糖的形式存在，分布于细胞膜、细胞液及细胞间质。糖与蛋白质组成的糖蛋白是抗体、酶、激素的组成部分，是构成软骨的组成部分，其中细胞膜上的糖蛋白可参与细胞识别；糖与脂肪合成的糖脂是细胞膜和神经组织的成分之一，脑神经组织的糖脂主要分布于髓鞘上；核糖和脱氧核糖是遗传物质的基础。

#### 2. 维持血糖

人体通过食物摄入糖的形式包括淀粉、蔗糖、乳糖等。这些糖都必须经过相应酶的水解作用水解成单糖才能在小肠上段被吸收，供人体利用。糖原又称动物性淀粉，是葡萄糖在动物体内储存的形式，主要存在肝脏和肌肉中，分别称为肝糖原和肌糖原。正常成年人肝糖原约占肝重的6%，约75克，动物体内肝糖原的合成与分解可参与维持血糖浓度的相对恒定，是空腹血糖的主要来源之一，正常人空腹血糖含量为3.89~6.11mmol/L；肌糖原不超过肌肉重的1.0%，约250克，主要供肌肉收缩时的能量需要，由于骨骼肌中缺乏葡萄糖-6-磷酸酯酶，而肝脏中存在这种酶，因此骨骼肌中的肌糖原无法直接转化成葡萄糖，必须先转化成乳酸，然后经过血液循环运输到肝脏中转化成肝糖原或葡萄糖才能补充血糖或被组织利用。

#### 3. 供给能量

糖是人体主要的能源物质，一般情况下，人体所需能量的50%~70%由糖类物质的氧化分解供能。葡萄糖——单糖的一种形式，每克葡萄糖可以供能16.7kJ（4.0kcal），脑、神经组织及红细胞等只能靠血液中的葡萄糖供应能量。运动中，葡萄糖或糖原在氧供充足的情况下，彻底氧化分解，生成水和二氧化碳（$CO_2$），并释放大量能量的过程称为有氧氧化，1mol葡萄糖经有氧氧化完全释放的能量可合成38mol的ATP；葡萄糖或糖原在无氧或氧供不足的情况下，在细胞质内进行无氧氧化，生成乳酸，同时产生少量能量的过程称为无氧氧化又称糖酵解，1mol葡萄糖经无氧酵解途径只能合成2mol的ATP。

#### 4. 抗生酮及节约蛋白质

正常起情况下，糖供应充足，脂肪动员较少，肝生酮速度与肝外消耗速度相当，血液中仅存少量酮体(0.03~0.5mmol/L)。肝脂肪在体内分解代谢的中间产物酮体，必须与葡萄糖在体内的代谢产物草酰乙酸结合才能继续氧化彻底分解，葡萄糖还提供脂肪分解代谢所需的能量，因此，在饥饿、糖尿病、高脂低糖膳食等情况下，体内葡萄糖含量不足，脂肪动员加强，就会使堆积大量酮体。酮体是酸性物质，体内储存过多会产生身体疲劳感，甚至引起酸中毒。

当体内糖含量不足时，机体内许多氨基酸在脱氨基后生成的 α-酮酸会通过糖异生作用转变生葡萄糖供自身能量需求；而体内糖含量充足的情况下，葡萄糖的分解可为氨基酸的主动转运提供充足的 ATP。

(三) 糖的氧化分解

葡萄糖的氧化分解根据代谢产物和反应的不同主要分为三种形式：糖的有氧氧化、无氧分解和戊糖磷酸途径。

1. 糖的无氧酵解

葡萄糖或糖原在无氧或缺氧条件下分解成乳酸，产生少量能量的过程称为糖的无氧分解，又称糖酵解。糖酵解的全部反应在细胞质中进行。全程分为四个阶段：

第一阶段，葡萄糖或糖原转变为果糖-1，6-二磷酸(F-1，6-BP)：

葡萄糖受己糖激酶(HK)或葡糖激酶(GK 肝)的作用催化形成葡糖-6-磷酸(G-6-P)，消耗一个 ATP，并需要 $Mg^{2+}$ 作为酶的激活剂，反应不可逆。G-6-P 在磷酸己糖异构酶的作用下变成果糖-6-磷酸(F-6-P)，此过程可逆。F-6-P 受磷酸果糖激酶-1(PFK-1)的作用变成 F-1，6-BP，此过程同样消耗一个 ATP，不可逆，并需要 $Mg^{2+}$ 作为酶的激活剂。糖原则需要先在糖原磷酸化酶的作用下先转化成葡萄糖-1-磷酸(G-1-P)，然后在磷酸葡糖变位酶的作用下变成 G-6-P，再参与反应，此过程不消耗 ATP。因此，从葡萄糖开始转化共消耗 2 分子 ATP，从糖原开始则消耗 1 分子 ATP。

第二阶段：F-1，6-BP 裂解为 2 分子的磷酸丙糖：

此过程经醛缩酶作用，两分子磷酸丙糖即：磷酸二羟丙酮和甘油醛-3-磷酸，两者为同分异构体。在磷酸丙糖异构酶的作用下，磷酸二羟丙酮可转化成甘油醛-3-磷酸。此过程可逆且不消耗能量。

第三阶段：2 分子磷酸丙糖转变为 2 分子丙酮酸：

甘油醛-3-磷酸在甘油醛-3-磷酸脱氢酶催化下，生成甘油酸-1，3-二磷酸。此过程是糖酵解过程中唯一的脱氢反应，脱下的氢交给甘油醛-3-磷酸脱氢酶的辅酶 $NAD^+$，生成 $NADH+H^+$，依 NADH 进入呼吸链的方式而定，可产生 5 个 ATP 或者 3 个 ATP。同时从细胞质中的无机磷中获取磷酸，形成含有高能磷酸酯键的甘油酸-1，3-二磷酸。甘油酸-1，3-二磷酸继续受甘油酸-3-磷酸激酶催化转变成甘油酸-3-磷酸，产生 1 分子 ATP。甘油酸-3-磷酸在磷酸甘油酸变位酶的作用下转化成甘油酸-2-磷酸，再经烯醇化酶作用脱水转化成磷酸烯醇式丙酮酸。磷酸烯醇式丙酮酸在丙酮酸激酶的作用下转化成丙酮酸，同时生成 1 分子 ATP。

此过程 1 分子葡萄糖产生 2 分子丙酮酸，因此，共产生 4 分子 ATP。

第四阶段：2 分子丙酮酸还原成 2 分子乳酸：

　　丙酮酸在乙酸脱氢酶的作用下还原成乳酸。需甘油醛-3-磷酸脱氢产生的 NADH+H⁺，其提供氢后氧化成 NAD⁺，继续供甘油醛-3-磷酸脱氢使用。

　　总的来看，1 分子葡萄糖糖酵解生成 2 分子乳酸，净剩 2 分子 ATP。1 分子糖原糖酵解也产生 2 分子乳酸，但净产生 3 分子 ATP，另加 NADH 进入呼吸链产生 ATP5 个或 3 个，共产生 7 个或 5 个。

　　2. 糖的有氧氧化

　　葡萄糖或糖原在有条件下彻底氧化分解生成二氧化碳和水并释放大量能量的过程，成为糖的有氧氧化。有氧氧化与糖酵解途径部分重合，即都需要在细胞质中分解为丙酮酸。不同的是，丙酮酸在缺氧或无氧条件下还原成乳酸，而在氧供充足的情况下，进入线粒体，氧化脱羧形成乙酰辅酶 A，再经三羧酸循环彻底氧化分解为二氧化碳和水。

　　糖的有氧氧化分三个过程：

　　第一，葡萄糖氧化分解为丙酮酸：

　　与上述基本一致，但甘油醛-3-磷酸脱氢产生的 NADH+H⁺进入线粒体，经呼吸链给氧生成水，同时释放 ATP。

　　第二，丙酮酸氧化脱羧生成乙酰辅酶 A：

　　丙酮酸自细胞质进入线粒体与辅酶 A 一同在丙酮酸脱氢酶复合体的作用下，氧化脱羧生成乙酰辅酶 A，同时与 NAD⁺生成 NADH+H⁺。此阶段因为有两分子的丙酮酸，利用 2 个 NAD⁺每个 NAD⁺可形成 2.5 个 ATP，因此产生 5 个 ATP。

　　第三，三羧酸循环：

　　乙酰辅酶 A 与草酰乙酸缩合成柠檬酸，柠檬酸在顺乌头酸酶的催化下脱水形成顺乌头酸，在水合形成异柠檬酸。异柠檬酸氧化脱羧形成 α-酮戊二酸，释放 1 分子 $CO^2$，同时脱下 2 分子氢与 NAD⁺形成 NADH+H⁺。α-酮戊二酸在 α-酮戊二酸脱氢酶复合体作用下氧化脱羧形成琥珀酰辅酶 A，释放 1 分子 $CO_2$，脱 2 分子氢同样与 NAD⁺形成 NADH+H⁺。琥珀酰辅酶 A 随后转化成琥珀酸，产生 ATP。琥珀酸脱氢生成延胡索酸，脱 2 分子氢与 FAD 生成 $FADH_2$。延胡索酸加水生成苹果酸，苹果酸脱氢又生成草酰乙酸，脱下 2 分子氢与 NAD⁺形成 NADH+H⁺。草酰乙酸继续与另 1 分子的乙酰辅酶 A 缩合进行三羧酸循环。

　　此过程共脱 4 对氢，其中三对与 NAD⁺形成 NADH+H⁺，一对与 FAD 生成 $FADH_2$，脱羧 2 次，以及产生 2 分子的 ATP。因每个 FAD 生成 $FADH_2$ 的过程产生 1.5 个 ATP，因此，总产生 20 个 ATP。所以，整个有氧氧化过程共产生 32 个或 30 个 ATP。

　　3. 戊糖磷酸途径

　　戊糖磷酸途径在肝脏、脂肪、组织等组织细胞的胞质中进行。全程分两个阶段：（1）氧化阶段，生成戊糖磷酸、NADPH 和 $CO_2$，此阶段不可逆。（2）非氧化阶段，发生基团转换反应，生成糖酵解的中间产物，此阶段可逆。

　　(四)糖原的合成与分解

　　由单糖生成糖原的过程称为糖原合成。糖原合成过程在细胞质中发生，且消耗能量。糖原分解为葡萄糖的过程称为糖原分解，此过程同样在细胞质中进行。动物体内肝糖原的的合成和分解参与维持血糖浓度的相对稳定。当体内糖来源丰富或细胞中能量充足时，可合成糖原储备能量。当糖供应不足时或能量需求增加时，储存的糖原可以分解为葡萄糖，进入血液供能。

（五）血糖及其调节

血糖指血液中的葡萄糖，通常含量相对稳定，血糖浓度受肝脏、肾脏以及神经和激素的调节，其处于较小范围内波动。正常人空腹血糖含量为 3.89~6.11mmol/L。

血糖的来源主要包括：食物中糖的消化吸收、肝糖原的分解、糖异生的作用。血糖的去路包括：氧化分解供能、合成肝糖原和肌糖原储存起来、代谢转化为脂肪、核糖和非必需氨基酸等的碳架等。

血糖生成指数（glycemic index，GI）：简称血糖指数，指分别摄入某种食物与等量葡萄糖 2 小时后血浆葡萄糖曲线下面积比。

GI =（某食物在食后 2 小时血糖曲线下面积/相当含量葡萄糖在食后 2 小时血糖曲线下面积）×100

GI 是用来衡量某种食物或某种膳食组成对血糖浓度影响的一个指标。GI 高的食物或膳食，表示进入胃肠后消化快、吸收完全，葡萄糖迅速进入血液，血糖浓度波动大；反之则表示在胃肠内停留时间长，释放缓慢，葡萄糖进入血液后峰值低，下降速度慢，血糖浓度波动小。

（六）碳水化合物参考摄入量与食物来源

人体对碳水化合物的需要量，常以占总供能量的百分比来表示。中国营养学会根据目前我国居民膳食碳水化合物的实际摄入量和国际粮农组织和世界卫生组织的建议，建议中国居民膳食碳水化合物的参考摄入量为占总能量摄入量的 50%~65%（宏量营养素可接受范围 AMDR）。对碳水化合物的来源也作出要求，即应包括复合碳水化合物淀粉、不消化的抗性淀粉、非淀粉多糖和低聚糖等碳水化合物；限制纯能量食物如糖的摄入量，以保障人体能量和营养素的需要及改善胃肠道环境和预防龋齿的需要。

膳食中淀粉的主要来源是粮谷类和薯类食物。粮谷类食物一般含碳水化合物 60%~80%，薯类含量为 15%~30%，豆类为 40%~60%。单糖和双糖的来源主要是蔗糖、糖果、甜食、糕点、甜味水果、含糖饮料和蜂蜜等。

（七）运动与补糖

糖是运动时所需能量的主要供给体，对运动能力有重要影响。运动前、中、后科学的补糖对于运动员技能水平的提高和体能的恢复有重要意义。葡萄糖吸收快、胰岛素效应显著、可抑制脂肪酸动员；果糖胰岛素反应小、不抑制脂肪酸动员、有利于肝糖原的恢复，但可能使肠胃紊乱；低聚糖渗透压小、甜度小、胰岛素反应小；淀粉人体适应性好、吸收慢、释放慢、胰岛素效应小、血糖维持时间长。

运动前补糖：赛前补糖以每千克体重补充约 1g 为宜，不应超过 2g，一次性补糖总量应控制在 60g 之内。可在赛前数日内提高膳食中的糖分至总能量的 60%~70%，或赛前 1~4 小时内每千克体重补充 1~5g 液态糖，赛前 15 分钟或 2 小时补糖可使血糖快速增加，有利于运动员的运动能力提高。但赛前30~90分钟补糖可造成血糖下降，故此时间段不宜补糖。运动前储备肌糖原、肝糖原并提高血糖可增强耐力，延长运动时间。

运动中补糖：长时间运动可在运动每隔30~60分钟摄入含糖饮料，依据少量多次的原则。

运动后补糖：运动后6小时内，肌肉中糖原合成酶活性高，糖原恢复速度快，补糖效果最佳。可在采用运动后即刻并每间隔1~2小时连续补糖的方式进行补糖。

富含糖的食物血糖指数举例见表5-6。

表5-6 富含糖食物血糖指数

| 分类 | 食物名称 | GI | 分类 | 食物名称 | GI |
|---|---|---|---|---|---|
| 高 GI(>70) | 葡萄糖 | 100 | 适度 GI(55~70) | 橙汁 | 57 |
| | 脆玉米片 | 84 | | 蔗糖 | 65 |
| | 烤土豆 | 85 | 低 GI(<55) | 熟香蕉 | 52 |
| | 运动饮料 | 95 | | 麦片粥 | 49 |
| | 白面包 | 70 | | 杂麦面包 | 45 |
| | 西瓜 | 72 | | 牛奶 | 27 |
| | 蜂蜜 | 73 | | 酸奶 | 33 |
| 适度 GI(55~70) | 全麦面包 | 69 | | 巧克力 | 49 |
| | 速溶麦片 | 66 | | 苹果 | 36 |
| | 牛奶什锦早餐 | 68 | | 橙子 | 43 |
| | 冰激凌 | 61 | | 红扁豆 | 26 |
| | 芒果 | 55 | | 果糖 | 20 |

## 二、脂肪

正常情况下，人体所消耗的能量的40%~50%来自于体内的脂肪，其中包括从食物中摄取的碳水化合物所转化成的脂肪。在短期饥饿情况下，主要是体内的脂肪供给能量。脂肪也是重要的能源物质，但是它只能进行有氧代谢，不能在人体缺氧条件下供给能量。

（一）脂类的组成与分类

脂类由碳、氢、氧三种元素构成，有的类脂还含有磷。脂类是脂肪和类脂的总称，难溶于水且易溶于有机溶剂。脂肪是由甘油和三个脂肪酸生成的甘油酯，故又称甘油三酯。

1. 脂肪酸

脂肪酸是构成甘油三酯的基本单位。按照脂肪酸碳链长度可分为长链脂肪羧酸(含碳原子14~24个)、中链脂肪酸(含碳原子8~12个)、短链脂肪酸(含碳原子2~6个)。根据分子结构分为饱和脂肪酸(其碳链中不含双键)和不饱和脂肪酸(其碳链中含双键)两类。

而不饱和脂肪酸又分为单不饱和脂肪酸(其碳链中只含一个双键)和多不饱和脂肪酸(其碳链中含两个或多个双键)。多不饱和脂肪酸中的亚油酸、亚麻酸在体内无法合成,必须从食物中提供的脂肪酸称为营养必须脂肪酸。按不饱和脂肪酸第一个双键的位置分为 n-3、n-6、n-9(也称 ω-3、ω-6、ω-9)等系列脂肪酸。不饱和脂肪酸的第一个不饱和键坐在碳原子序号是 3,则为 n-3 系脂肪酸,以此类推。

按照脂肪酸空间结构可分为顺式脂肪酸(cis-fatty acid)和反式脂肪酸(trans-fatty acid)。

顺式脂肪酸是指联结到双键两端碳原子上的两个氢子在碳链的同侧。反式脂肪酸是指联结到双键两端碳原子上的两个氢子在碳链的不同侧。

天然食品中的油脂,其脂肪酸结构多为顺式脂肪酸。人造黄油是植物油经氢化处理后而制成的,在此过程中,植物油的双键与氧结合变成饱和键,并使其由液态变成固态,同时其结构也由顺式变成为反式。研究表明,反式脂肪酸可以使血清低密度脂蛋白胆固醇(LDL)升高,而使高密度脂蛋白胆固醇(HDL)降低,因此有增加心血管疾病的危险性。我国食品安全国家标准《预包装食品营养标签通则》(2013 年 1 月 1 日实施)中明确规定:食品中若含有反式脂肪酸,必须在食品营养标签中明确标示。并指出每天摄入反式脂肪酸不应超过 2.2g,应少于每日总能量的 1%。过多摄入反式脂肪酸可使血液胆固醇增高,从而增加心血管疾病发生的风险。

2. 必需脂肪酸

必需脂肪酸是指机体内不能合成,必须从食物中摄取的脂肪酸。人体的必需脂肪酸是亚油酸和 α-亚麻酸两种。亚油酸作为其他 n-6 系列脂肪酸的前体可在体内转变生成 γ-亚麻酸、花生四烯酸等 n-6 系列长链多不饱和脂肪酸。α-亚麻酸则作为 n-3 系列脂肪酸的前体,在体内可转变生成二十碳五烯酸(EPA)、二十二碳六烯酸(DHA)等 n-3 系脂肪酸。

必需脂肪酸在体内有多种生物学功能,主要有:

(1)构成线粒体和细胞膜的重要组成成分。人体缺乏必需脂肪酸时,细胞对水的通透性增加,毛细血管的脆性和通透性增高,皮肤出现水代谢紊乱,出现湿疹样病变。

(2)合成前列腺素的前体。前列腺素可抑制甘油三酯水解、促进局部血管扩张,影响神经刺激的传导等,作用与肾脏影响水的排泄等。

(3)参与胆固醇的代谢。胆固醇需要和亚油酸形成胆固醇亚油酸酯后,才能在体内转运,进行正常代谢。如果缺乏必需脂肪酸,胆固醇则与一些饱和脂肪酸结合,由于不能进行正常转运代谢,会在动脉沉积,形成动脉粥样硬化。

(4)参与精子形成。膳食中长期缺乏必需脂肪酸,可出现不孕症,哺乳过程也会发生障碍。

(5)维护视力。α-亚麻酸的衍生物 DHA 是维护视网膜感受器功能所必需脂肪酸。α-亚麻酸缺乏时,可引起光感受器细胞受损,视力减退。长期缺乏 α-亚麻酸时,对调节注意力和认知过程也有不良影响。但是过多摄入必需脂肪酸,也可使体内氧化物、过氧化物增加,对机体不利。

3. 类脂

类脂是结构和理化性质类似于脂肪的物质,包括磷脂、糖脂和类固醇等,其可溶于脂肪或脂肪溶剂。由于机体摄入脂肪和需要脂肪的量远大于类脂,因此通常脂肪的提及次数大于类脂。脂肪常温下分两种形态：固态的动物脂肪(如：猪油)和液态的植物油(如：豆油)。

磷脂是含有磷酸根、脂肪酸、甘油和氮的化合物。体内除甘油三酯外，磷脂是最多的脂类。主要形式有甘油磷脂、卵磷脂、神经鞘磷脂等。甘油磷脂存在于各种组织、血浆，并有小量储存于体脂库中，它是构成细胞膜的物质并与机体的脂肪运输有关。卵磷脂又称为磷脂酰胆碱，存在于血浆中。神经鞘磷脂存在于神经鞘。

糖脂是含有碳水化合物、脂肪酸和氨基乙醇的化合物。糖脂包括脑苷酯类和神经苷脂。糖脂也是构成细胞膜所必需的。

类固醇是含有环戊烷多氢菲的化合物。类固醇中含有自由羟基者视为高分子醇，称为固醇。常见的固醇有动物组织中的胆固醇和植物组织中的谷固醇。

类脂在体内的含量较恒定，即使在肥胖患者含量也不增多。反之，在饥饿状态也不减少，故有"固定脂"或"不动脂"之称。

(二)脂类的功能

1. 供给能量

脂肪是高热能物质，脂肪是人体能量的重要来源。1g 脂肪在体内氧化约产生 9kcal 即 37.6kJ 的热能，因此体内储存的脂肪可作为热量储存库。同样的量，脂肪是糖和蛋白质产热的 2.25 倍，且脂肪不溶于水，因此其体积比糖和蛋白质更小。当机体运动强度小、持续时间长的运动时，会动用脂肪氧化供能。体内的脂肪还可以保护器官、减震、隔凉、保温的作用。

2. 参与机体组织构成

脂类可以参与生物膜的构成。生物膜是将细胞或细胞器同外界环境分隔开的膜，是细胞中各种膜结构的统称，也是细胞功能的基本结构基础。生物膜主要组成成分是脂类、蛋白质和少量糖类。

3. 供给必需脂肪酸

必须脂肪酸是人体必需的但体内无法合成必须从食物中摄取的一类脂肪酸。必需氨基酸是磷脂的重要成分，而磷脂则是生物膜的重要结构物质。必需氨基酸还参与合成某些激素，促进生长发育。胆固醇和必需氨基酸结合后，才能在体内运转正常代谢。

4. 促进脂溶性维生素的吸收

脂肪是脂溶性维生素的溶媒，可促进脂溶性维生素的吸收。维生素 A、D、E、K，是脂溶性维生素，只有在脂肪的帮助下才能被有效吸收利用。

有些食物脂肪含有脂溶性维生素，如鱼肝油、奶油含有丰富的维生素 A 和维生素 D。

5. 维持体温、保护脏器

脂肪是热的不良导体，在皮下可阻止体热散失，有助于御寒。在器官周围的脂肪，有缓冲机械冲击的作用，可固定和保护脏器。

6. 增加饱腹感

脂肪在胃内停留时间较长，使人不易感到饥饿。

### 7. 提高膳食感官性状

脂肪可使膳食增味添香。

#### （三）脂肪的来源、摄入以及对机体的影响

脂肪可以从各种油脂、食物中获得，如：猪肉、牛肉、鸡肉、鱼肉、坚果中脂肪含量丰富；蘑菇、蛋黄、动物内脏中都含有丰富的磷脂；动物的心、肝、肾等内脏中不饱和脂肪酸较多，见表5-7。此外，人体内不能合成多不饱和脂肪酸，必须从食物中获取，才能满足机体对亚油酸、亚麻酸和花生四烯酸等必需氨基酸的需要。一般情况下，摄入的脂肪中饱和脂肪酸、单不饱和脂肪酸和多不饱和脂肪酸比例以 1∶1∶1 为宜。单一油脂不能达到要求，因此推荐摄入多用植物油或食用混合油。

脂肪摄入过多对身体也存在危害。脂肪是高能物质，摄入过多机体无法利用，过剩的热量转化为脂肪储存于体内皮下或内脏部分，形成内脏脂肪和皮下脂肪，一旦积累过多会导致机体肥胖，会造成脂肪肝、乳腺癌以及动脉粥样硬化等心脑血管疾病危害身体健康。胆固醇摄入量增大了患动脉粥样硬化和冠心病的危险性，因此要控制膳食中胆固醇的摄入量，一般每日不超过300mg。推荐脂肪占膳食总热量的15%~25%，儿童少年以及热能消耗多或寒冷下，可适当多吃但不能超过30%，随年龄增加基础代谢降低可适当降低脂肪的摄入。运动员脂肪占膳食总热量的25%~30%。

表5-7　　　常见动物性食物的脂肪、胆固醇含量（单位：g/100g）

| 食物名称 | 脂肪含量 | 胆固醇含量 | 食物名称 | 脂肪含量 | 胆固醇含量 |
|---|---|---|---|---|---|
| 猪肉（肥瘦） | 37.0 | 80 | 鸡翅 | 2.3 | 106 |
| 羊肉（瘦） | 14.1 | 60 | 鸡腿 | 11.8 | 113 |
| 猪肝 | 3.5 | 288 | 鸡蛋 | 13.0 | 162 |
| 牛肉（瘦） | 2.3 | 58 | 带鱼 | 4.9 | 76 |
| 鸡 | 2.3 | 106 | 鸭 | 19.7 | 112 |

中国营养学会参考各国不同人群脂肪推荐摄入量（RDA），结合我国膳食结构特点，提出成人脂肪可接受范围（AMRD），见表5-8。

表5-8　　　　中国成人膳食脂肪可接受范围（AMRD）

| 年龄（岁） | 脂肪 | SFA | MUFA | PUFA | n-6∶n-3 |
|---|---|---|---|---|---|
| 成人 | 20~30 | <10 | 10 | 10 | 4∶1~6∶1 |

SFA：饱和脂肪酸；MUFA：单不饱和脂肪酸；PUFA：多不饱和脂肪酸

### 三、蛋白质

（一）蛋白质组成

蛋白质是一类生物大分子物质，是生命的物质基础，参与许多重要生命活动。其主要由碳（C，约占 50%～55%）、氢（H，约占 6.7%～7.3%）、氧（O，约占 19%～24%）、氮（N，约占 13%～19%）四种元素组成，还可含有硫（S，约占 0%～4%）、磷（P）、铁、碘、锰、锌、硒等元素。蛋白质是人体氮的唯一来源，碳水化合物和脂肪不能代替。氨基酸是构成蛋白质的基本单位，构成天然蛋白质的氨基酸有 20 种。体内需要，但自身无法合成，必须由食物蛋白提供的氨基酸被称为必需氨基酸，有 8 种；体内需要，但自身可以合成，不必由食物提供的氨基酸称为非必需氨基酸，有 12 种。

1. 蛋白质的分类

蛋白质的化学结构非常复杂，常按营养价值分类：

（1）完全蛋白：所含必需氨基酸种类齐全、数量充足、比例适当，不但能维持成人的健康，并能促进儿童生长发育。如乳类中的酪蛋白、乳白蛋白，蛋类中的卵白蛋白、卵磷蛋白，肉类中的白蛋白、肌蛋白，大豆中的大豆蛋白等。

（2）半完全蛋白：所含必需氨基酸种类齐全，但有的数量不足，比例不适当，可以维持生命，但不能促进生长发育，如小麦中的麦胶蛋白等。

（3）不完全蛋白：所含必需氨基酸种类不全，既不能维持生命，也不能促进生长发育，如玉米中的玉米胶蛋白，动物结缔组织和肉皮中的胶质蛋白，豌豆中的豆球蛋白等。

2. 氮折算成蛋白质的折算系数

大多数蛋白质的含氮量相当接近，平均约为 16%。因此在任何生物样品中，每克氮相当于 6.25g 蛋白质（即 100÷16），其折算系数为 6.25。只要测定食物样品中的含氮量，就可以算出其中蛋白质的大致含量：

样品中蛋白质的百分含量（g%）= 每克样品中含氮量（g）×6.25×100%

3. 氨基酸

氨基酸是组成蛋白质的基本单位，是分子中具有氨基和羧基的类化合物，具有共同的基本结构。羧酸分子的 α 碳原子上的氢被一个氨基取代的化合物，故又称 α-氨基酸。

（1）氨基酸的分类。组成蛋白质的氨基酸有 20 多种（见表 5-9），但绝大多数的蛋白质只由 20 种氨基酸组成。在营养学上分为必需氨基酸、非必需氨基酸和条件必需氨基酸。必需氨基酸是指不能在体内合成或合成速度不够快，必须由食物供给的氨基酸；非必须氨基酸并非体内不需要，只是可在体内合成，食物中缺少了也无妨。半胱氨酸和酪氨酸在体内可分别由蛋氨酸和苯丙氨酸转变而成，称为条件必需氨基酸或半必需氨基酸。在计算食物必需氨基酸组成时，常将蛋氨酸和半胱氨酸、苯丙氨酸和酪氨酸合并计算。

表 5-9                                                  人体的必需氨基酸

| 必需氨基酸 | 非必需氨基酸 | 条件必需氨基酸 |
|---|---|---|
| 异亮氨酸 Isoleucine( Ile) | 天冬氨酸 Aspartic acid( Asp) | 半胱氨酸 Cysteine( Cys) |
| 亮氨酸 Leucine( Leu) | 天冬酰胺 Asparagine( Asn) | 酪氨酸 Tyrosine( Tyr) |
| 赖氨酸 lysine( Lys) | 谷氨酸 Glutamic acid( Glu) | |
| 蛋氨酸 Methionine( Met) | 谷氨酰胺 Glutamine( Glu) | |
| 苯丙氨酸 Phenylalanine( Phe) | 甘氨酸 Glycine( Gly) | |
| 苏氨酸 Threonine( Thr) | 脯氨酸 Proline( Pro) | |
| 色氨酸 Tryptophan( Trp) | 丝氨酸 Serine( Ser) | |
| 缬氨酸 Valine( Val) | 精氨酸 Arginine( Arg) | |
| 组氨酸 Histidine( His) | 胱氨酸 Cystine( Cys-Cys) | |
| | 丙氨酸 Alanine( Ala) | |

(2)限制氨基酸。食物蛋白质的必需氨基酸组成与参考蛋白质相比缺乏较多的氨基酸称限制氨基酸。其中缺乏最多的一种称第一限制氨基酸。由于该种氨基酸缺乏或不足,限制或影响了其他氨基酸的利用,从而降低了食物蛋白质的营养价值。

食物蛋白质氨基酸组成与人体必需氨基酸需要量模式接近的食物,在体内的利用率就高,反之则低。例如,动物蛋白质中的蛋、奶、肉、鱼等以及大豆蛋白质的氨基酸组成与人体是必需氨基酸需要量模式较接近,所含的必需氨基酸在体内的利用率较高,故称为优质蛋白质。其中鸡蛋蛋白质的氨基酸组成与人体蛋白质氨基酸模式最为接近,在比较食物蛋白质营养价值时常作为参考蛋白质。植物蛋白质中,赖氨酸、蛋氨酸、苏氨酸和色氨酸含量相对较低,所以营养价值也相对较低。

(二)蛋白质的生理功能

1. 供给能量

蛋白质在体内被蛋白酶分解成氨基酸,然后被氧化分解,同时释放能量,是人体的能量来源之一。每克蛋白质在体内氧化可产生能量与糖类一样为 16.7kJ(4.0kcal),当机体摄入糖类和脂肪不足或氨基酸摄入过多的情况下,机体可以分解蛋白质产生氨基酸来获能,与糖类和脂肪相比,蛋白质供应所占的比例要小。供给高强度、长时间运动时,机体动用蛋白质的比例和对蛋白质的功能的要求会随之增加。供给能量是蛋白质的次要功能。

2. 参与机体组织构成

蛋白质是细胞的主要组成成分之一,约占细胞干重的 80%,主要作为结构和修补组织的"建筑材料"。身体的生长发育就是蛋白质的不断积累过程。蛋白质广泛存在于肌肉、毛发、血液等身体组织中,是生命进行新陈代谢的重要标志。儿童少年时期蛋白质的合成大于分解,人到中年甚至老年则分解大于合成,成年时期则基本处于平衡状态。因此,在儿童青少年时期应该补充足够的完全性蛋白质。但是，蛋白质摄入过多会加重肾脏的负担，而且蛋白质的分解会使机体 pH 偏向酸性，机体为维持酸碱平衡会动用大量钠、钙类元素，而钙大量存在于骨骼中，因此，蛋白质摄入过多会损失体内的钙。

3. 调节生理机能

蛋白质在体内参与需对机能物质的构成，调节生理机能。①可以保持体内的渗透压和血液的酸碱平衡，如：血浆蛋白参与维持血浆渗透压；血红蛋白、肌红蛋白可以运输氧气和储存氧气，防止酸碱堆积；②可以促进体内各种生理生化反应的进行，如：酶的化学本质是蛋白质，部分激素本质也是蛋白质，而激素和酶是调控机体代谢的重要物质；③可以起到保护和防御功能，蛋白质对于机体的免疫能力和调节控制能力有重要作用，机体通过抗体与抗原的相互作用实现对外来物质的排除，起到保护机体的功能。

(三) 蛋白质生理需要量及来源

氮平衡是指摄入氮和排出氮之间的平衡关系，依次可以估计体内的蛋白质代谢状况。氮平衡分为三种情况：①氮总平衡：指摄入氮≈排出氮，体内蛋白质的合成和分解处于动态平衡，健康成年人应维持氮总平衡并富余 5%；②氮正平衡：指摄入氮>排出氮，体内蛋白质合成大于分解，常见于儿童、孕妇、康复期患者，运动、劳动等需要增加肌肉时均应保证适当的正氮平衡，以满足机体对蛋白质的需要；③氮负平衡：指摄入氮<排出氮，体内蛋白质分解大于合成，常见于长期饥饿、消耗性疾病、大面积烧伤、大量失血等患者及老年人，但应尽量避免。

氮的摄入量和排出量的关系可用下列公式表示：

$$B = I - (U + F + S)$$

其中，B：氮平衡；I：摄入氮；U：尿氮；F：粪氮；S：皮肤氮

根据氮平衡情况可估算体内对蛋白质的需求量。成年人在不进食蛋白质的情况下，每天至少也要分解 20g 蛋白质。人体摄入的蛋白质不可能全部被吸收利用。因此，成人每天至少需要补充 30~50g 的食物蛋白才能维持氮总平衡，此为蛋白质的最低生理需要量。由于个体差异，以及劳动轻度的不同，我国营养学会推荐成人每天蛋白质需要量约 80g，孕妇早、中、晚每日分别增加 5g、15g、20g，母乳喂养期间每日增加 20g。

一般认为成人按每天 0.8~1.0g/kg 的标准摄入蛋白质即可维持身体的正常生理功能。若按提供的能量计算，蛋白质摄入量应占总能量摄入量的 10%~15%。《中国居民膳食营养素参考摄入量》(2013 版)指出：成年人蛋白质每日推荐摄入量(RNI)为男性 65g/d，女性为 55g/d。

目前，我国蛋白质的摄入主要来源于植物类蛋白和动物类蛋白。食物蛋白质营养价值的高低主要取决于必需氨基酸的种类、数量和比例是否与人体蛋白质的氨基酸组成相接近。越接近，人体对其利用率就越高，蛋白质的营养价值就越高。动物蛋白与植物蛋白相比，其必需氨基酸的种类、数量和比例与人体蛋白质相接近，易于被机体吸收，营养价值就越高。而植物蛋白由于缺少一种或几种必需氨基酸，机体利用率低，营养价亦较低。将不同种类营养价值较低的植物蛋白混合使用，可以互相补充所缺少的必需氨基酸，从而提高蛋白质的营养价值，称为蛋白质的互补作用。因此，提倡食物品种多样化摄入，以提高

蛋白质营养价值。

表 5-10 　　　　　　　　　　　常用食物中蛋白质含量( g/100g)

| 食物名称 | 蛋白质含量（g） | 食物名称 | 蛋白质含量（g） | 食物名称 | 蛋白质含量（g） | 食物名称 | 蛋白质含量（g） |
|---|---|---|---|---|---|---|---|
| 猪肉 | 13.3~18.5 | 牛奶 | 3.3 | 面粉 | 11.0 | 油菜 | 1.4 |
| 羊肉 | 15.8~21.2 | 稻米 | 8.5 | 大豆 | 39.2 | 黄瓜 | 0.8 |
| 牛肉 | 14.3~18.7 | 小麦 | 12.4 | 花生 | 25.8 | 橘子 | 0.9 |
| 鸡肉 | 21.5 | 小米 | 9.0 | 白萝卜 | 0.6 | 苹果 | 0.2 |
| 鲤鱼 | 18.1 | 玉米 | 8.6 | 大白菜 | 1.1 | 红薯 | 1.3 |
| 鸡蛋 | 13.4 | 高粱 | 9.5 | 菠菜 | 1.8 | | |

（四）蛋白质的互补作用

两种或两种以上食物蛋白质混合食用，其中所含有的必需氨基酸取长补短，相互补充，达到较好的比例，从而提高蛋白质利用率的作用，称为蛋白质互补作用。例如，玉米、小米单独食用时，赖氨酸含量较低，蛋氨酸相对较高；而大豆中的蛋白质恰恰相反，主食和大豆混合食用时赖氨酸和蛋氨酸两者可相互补充；若在植物性食物的基础上再添加少量动物性食物，蛋白质的生物价还会提高。

蛋白质互补作用应遵循的原则：为充分发挥食物蛋白质的互补作用，在调配膳食时，应遵循三个原则：

①食物的生物学种属愈远愈好，如动物性和植物性食物之间的混合比纯植物性食物之间的混合要好。

②搭配的种类愈多愈好。

③食用时间愈近愈好，同时食用最好。

（五）蛋白质的合成与代谢

食物蛋白经胃蛋白酶的消化产生多肽和少量氨基酸，但食物在胃内存留时间较短，小肠中的多种蛋白水解酶和肽酶可将蛋白质分解为氨基酸，因此，小肠是蛋白质消化的主要场所。肠黏膜细胞将部分氨基酸吸收，而肠道内未被消化的蛋白质和未被吸收的氨基酸，在大肠下部受肠菌作用，发生一系列化学反应产生有害物质，此过程称为腐败作用。食物蛋白质的氨基酸模式越接近人体蛋白质的氨基酸模式，则这种蛋白质越容易被人体吸收利用，称为优质蛋白质。例如，动物蛋白质中的蛋、奶、肉、鱼等以及大豆蛋白质。

三大能源物质中，蛋白质供能比例最小，氨基酸氧化可供运动中 5%~15% 的能量。运动强度、持续时间、运动类型以及体内糖原储备的不同都能影响蛋白质作为能源物质提供能量的比例。

（六）运动与蛋白质

蛋白质的需要量与训练状态、类型、强度、时间等因素密切相关。在摄入蛋白质时，要保证优质蛋白占三分之一以上。

1. 减脂运动员

运动员采用低能量膳食导致的的体重快速减轻可使蛋白质丢失量为 30~50g/d，此外，运动员的血清蛋白也会降低，球蛋白相对百分数增高，白蛋白与球蛋白的比值相对降低。由于不同人群对蛋白质的摄入量不同，因此对于控制体重人群，蛋白质所供热量应占到总热量的 18%。

2. 训练状态

有的人剧烈运动之后，出现面色苍白，头晕目眩，心慌气促，四肢无力，精神萎靡等症状，即运动性贫血。在大运动量训练初期，应适当增加富含蛋白质的营养物质的摄入，否则易引起负氮平衡甚至运动性贫血的发生。据报道，蛋白质摄入量≥2g/kg 体重时，可预防运动性贫血。

3. 性别与年龄

运动员男性个体蛋白需求大于女性。青少年运动员需要满足成长发育要求的同时，满足运动训练的要求，因此其蛋白质的含量可达到 2~3g/kg 体重。

4. 其他因素

经常参加力量训练的人比耐力训练的人蛋白质需求量要大，夏季高温训练气温高或空气湿度大时，蛋白质需求量比平时大一些，应结合实际需要增减蛋白质的摄入量，满足机体的需要且保证不会过多摄入对机体产生伤害。我国学者提出，蛋白质供应量应为总能量的 12%~15%，一般为每日 1.2~2.0g/kg 体重。

# 第三节　其他营养素

维生素和矿物质因需要量较少，在膳食中所占的比例也小，称为微量营养素。

## 一、维生素

（一）维生素及其特点

维生素是维持机体正常代谢和生理功能所必需的一类小分子有机化合物。具有如下特点：①不参与构成组织细胞结构，不提供机体所需能量，却参与构成酶的辅酶或辅基，以特定形式在机体物质代谢中发挥重要作用，因此在体内必不可少；②生物体内无法合成必须从食物中获得；③机体对维生素需求量少至每日仅需几毫克或几微克，但却不能为零；④缺乏维生素会引起一系列维生素缺乏疾病的产生。同时，长期过量或不当摄入维生素也会引起中毒症状。

（二）维生素的分类

维生素根据其溶于水还是脂肪分为两大类：水溶性维生素和脂溶性维生素。

1. 水溶性维生素及功能

水溶性维生素主要包括：B 族维生素和维生素 C。其共同特点是溶于水，可随尿液排出体外，不易在体内储留，必须经常从食物中补充。B 族维生素主要构成酶的辅酶或辅基，参与能量代谢，维持红细胞的正常生长和生理学功能。如：维生素 $B_1$(硫胺素、抗脚气病维生素)、$B_2$(核黄素)、$B_6$(吡哆醇、抗皮炎维生素)、烟酸(尼克酸、维生素 PP、抗癞皮素维生素)、$B_{12}$(钴胺素、抗恶性贫血维生素)、生物素以及泛酸(遍多酸)。维生素 C 在一定程度上可以改善机体免疫能力和肌肉收缩能力，并在一定程度上保护 DNA 不受氧化损伤。

2. 脂溶性维生素及功能

脂溶性维生素包括维生素 A(视黄醇)、D(钙化醇，抗佝偻病维生素)、E(生育酚，抗不育维生素)、K(凝血维生素)等。其共同特点是不易溶于水，但易溶于脂肪及有机溶剂，在食物中与脂类共存并一同被吸收，还需要胆汁酸盐的帮助。因此，脂类吸收不良会影响脂溶性维生素的吸收。体内脂溶性维生素主要储存于肝脏，摄入过多会引起中毒症状。具体见表 5-11。

表 5-11　　　　　　　　　　　各类维生素缺乏症状及分布

| 症状 | 缺乏维生素 | 分布 |
|---|---|---|
| 皮肤粗糙、湿疹、眼睛干涩、夜盲症、骨骼发育受阻、免疫生殖功能下降 | 维生素 A | 动物性食物，如：肝脏、蛋类、奶类等；有色蔬菜，如：菠菜、胡萝卜等 |
| 佝偻病、骨质疏松、免疫力下降 | 维生素 D | 动物的脑、肝、肾、牛奶、蛋黄、鱼肝油中含量丰富，但植物体内不含维生素 D |
| 生殖障碍、肌肉营养不良、神经系统功能异常和循环系统损伤 | 维生素 E | 麦胚、麦胚油含量最为丰富，其次是植物油，如：棉籽油、花生油、玉米油等 |
| 莴原发性缺乏维生素 K 不常见，但一旦缺乏会引起出血不止是情况 | 维生素 K | 存在于动物、植物性食物中，其中暗绿色植物含量丰富，如：绿茶、莴苣、甘蓝、菠菜等；其次是牛油、火腿、蛋类等；最后是香蕉、苹果汁、玉米等 |
| 坏血症，易患感冒，牙龈、眼膜、皮肤易出血化脓感染，伤口不愈合，关节痛、疲倦、烦躁 | 维生素 C | 新鲜水果、蔬菜含量较高，如：鲜枣、山楂、西红柿、橙子、草莓、花菜、苦瓜等 |
| 脚气病、疲乏食欲差、恶心、忧郁、沮丧、麻木、心电图异常、急躁 | 维生素 $B_1$ | 谷类、豆类、坚果等；馒头、面条等；动物心、肝、猪瘦肉、蛋类等 |
| 口角炎、肌肉无力、皮炎、影响机体对铁和其他维生素的吸收利用 | 维生素 $B_2$ | 动物性食物、植物性食物中含量都很丰富，如：心、肝、肾、绿叶蔬菜、豆类等 |
| 癞皮病、对称性皮炎、急躁忧虑等 | 维生素 PP | 很多食物中都含有但含量较少，冬菇、香菇、花生等含量丰富 |

（三）运动员维生素的摄入

不同维生素有不同的生理功能，根据运动员不同的专项可适量多摄入需要的维生素。

视力紧张的运动项目，如：射击、射箭、摩托车等运动员可适当增加维生素 A 的摄入量；维生素 D 与钙的吸收不可分割，两者一起补充可预防骨质疏松，预防骨丢失，室内运动员以及其他长时间见不到阳光的运动员可适当补充维生素 D 的摄入；维生素 E 可以作为抗氧化剂，预防大量高强度训练中自由基的生成和红细胞的破坏，以提高或维持运动时氧向肌肉的释放；维生素 K 能提高优秀女运动员骨钙蛋白结合钙的能力，提高骨生成指标，降低骨重吸收指标，维持骨生成和重吸收的平衡；维生素 $B_1$ 作为辅酶参与三羧酸循环和丙酮酸转化成乙酰辅酶 A 的脱羧反应，但正常饮食摄入的维生素 $B_1$ 不会影响运动能力。

## 二、矿物质

（一）矿物质的分类

人体内除碳（C）、氢（H）、氧（O）、氮（N）以有机的形式存在以外，其他的无机元素都称为矿物质。根据人体日需要量和含量分为常量元素和微量元素。其中，总量超过体重0.01％或日需要量100mg 以上的称为常量元素，包括：钠（Na）、钾（K）、钙（Ca）、镁（Mg）、氯（Cl）、磷（P）、硫（S）；低于此标准为微量元素，包括：铁（Fe）、碘（I）、锌（Zn）、铜（Cu）、铬（Cr）、钴（Co）、硒（Se）、钼（Mo）。

（二）主要矿物质与运动

1. 钙与运动

钙是人体内含量最多的微量元素，成年人约有 850～1200g，占体重的 1.5％～2.0％。其中99％的钙存在于骨骼和牙齿中，同时，其在神经传导方面尤为重要，维持神经系统兴奋性和心脏的正常搏动功能，还参与维持体液酸碱性平衡和细胞内胶质的稳定性，促进脂肪代谢控制体成分。

钙离子在血液、组织、骨骼中穿梭，但总体上来说保持相对稳定。食物中的钙主要在小肠上段被吸收，钙的吸收需要维生素 D 的参与，并受某些氨基酸、乳糖、脂肪酸的影响，其过程需要消耗能量。钙离子缺乏在人体晚年时期表现出来，并与骨质疏松、骨质增生、佝偻病、高血压、男性不育、结肠癌等疾病相关。而钙摄入过多则会增加肾患结石的风险，也会降低机体对其他矿物质的利用率。

运动员在运动训练过程中，钙随汗液大量流失，因此，运动员应及时补充钙以补充体内钙离子含量。对于儿童、青少年、女性运动员，更有必要合理多补充钙。在运动员通过控制饮食减重期间，也需要适当多补充一些钙。运动在钙离子摄入充足的情况下，可以促进钙在骨骼中的沉积作用。含钙较高的食物见表5-12。

表 5-12　　　　　　　　　　　　常见含钙较高的食物（mg/100g）

| 食物 | 含量钙 | 食物 | 含钙量 | 食物 | 含钙量 |
|---|---|---|---|---|---|
| 牛乳粉(强化) | 1796.8 | 榛子(炒) | 815 | 海带 | 348 |
| 芝麻酱 | 1170.4 | 虾脑酱 | 667 | 酱油 | 588.2 |
| 虾皮 | 991.4 | 桑葚(干) | 622 | 茶叶(铁观音) | 416.2 |
| 发菜 | 875.2 | 鲮鱼(罐头) | 598 | 素鸡 | 319.2 |
| 奶酪 | 799.2 | 千张 | 313 | 西瓜子(话梅) | 392 |
| 卤豆干 | 731.2 | 虾米 | 555 | 河虾 | 325 |
| 芥末 | 656.2 | 酸枣 | 435 | 黑木耳 | 247.2 |

2. 铁与运动

铁是人体必需的微量元素，成年人体内含铁总量一般在 3~5g，通常男性略高于女性。人体的铁 75% 左右与蛋白质结合称为功能性铁，如：血红蛋白、肌红蛋白、含铁酶类(过氧化物酶、黄嘌呤氧化酶、细胞色素酶)等，其储存于血液和肌肉等组织中，具有参与氧气和二氧化碳的运输，参与组织的氧化呼吸，催化生物的氧化还原反应，参与能量代谢和体温调节等作用。其余 25% 左右的铁，以铁蛋白和含铁黄素蛋白的形式储存在肝、脾、骨髓和血液中，其不具备特殊的生理功能，但可以随时动员使用，被称为储存铁。

铁主要在十二指肠中被吸收，空肠上段也可吸收少量铁。正常情况下，铁从食物中获取，并通过肠道、尿液、汗液以及月经、哺乳等途径排出，使人体铁含量保持动态平衡，体内的铁可以循环再利用。铁缺乏分三个阶段：①铁缺少期：机体会动用储备铁来供机体需求，储备铁耗尽，血清铁蛋白浓度下降；②红细胞生成缺铁期：血铁清下降，铁结合力上升；③贫血期：血红蛋白和红细胞比积下降。铁含量过多主要是因为口服铁剂和输血过多造成，会导致铁中毒可造成胃肠道出血性坏死、呕吐、血性腹泻甚至严重情况可出现中毒、休克。

我国规定铁的供给量为：成年男子 15mg/d，成年女子 18mg/d，儿童 10mg/d，哺乳期妇女和孕妇 28mg/d。运动员铁代谢加快、红细胞代谢周转率加快，从汗液中丢失的铁量增加，运动训练还会使组织中储存中的铁含量明显下降，因此运动员的供给量应稍微提高，可达到 20~30mg/d。研究表明，补充铁不会提高有氧能力，除非运动员铁缺乏或贫血。铁的主要来源是动物肝、全血、肉类、豆类和蔬菜等（表 5-13）。

表 5-13　　　　　　　　　　　　含铁较高的食物（mg/100g）

| 食物 | 含量 | 食物 | 含量 | 食物 | 含量 | 食物 | 含量 |
|---|---|---|---|---|---|---|---|
| 黑木耳 | 185.0 | 黑豆 | 10.5 | 淡菜 | 24.5 | 小油菜 | 7.0 |
| 海带 | 150.0 | 油豆腐 | 9.4 | 猪肝 | 25.0 | 芥菜 | 6.3 |
| 芝麻酱 | 58.0 | 芹菜 | 8.5 | 猪血 | 15.0 | 西瓜籽 | 8.3 |

续表

| 食物 | 含量 | 食物 | 含量 | 食物 | 含量 | 食物 | 含量 |
|---|---|---|---|---|---|---|---|
| 桂圆 | 44.0 | 豆腐脑 | 7.9 | 牛肾 | 11.4 | 海蜇 | 9.5 |
| 银耳 | 30.4 | 桃干 | 7.6 | 大豆 | 11.0 | 鸡肝 | 8.2 |

3. 锌与运动

人体锌含量为 1.5~2.5g，主要存在于肌肉、骨骼、皮肤和肝脏。血液中锌含量不足 0.5%、分布于红细胞、血浆、白细胞和血小板。锌可以参与够成酶或酶激活剂，含锌的酶约有 200 多种。锌能促进生长发育与组织再生；维持生物膜结构和功能，维持肌肉正常代谢和功能；影响味觉和食欲；参与雄激素的合成，与生殖功能有关；参与免疫功能，并与清除自由基有关。

食物中的锌在小肠与胰液中的前列腺素 E 结合，主要在十二指肠和小肠近端被吸收。食物中的锌约 25% 可以被吸收。高蛋白食物、肉类食物、葡萄糖等有助于锌的吸收，而食物纤维、植酸、草酸、大豆蛋白等会减少锌的吸收。

锌缺乏可使味觉减退、厌食、食欲不振或异食癖；锌缺乏可使第二性征发育不全，精子活力下降，性器官发育不良，性功能低下，影响生殖功能；儿童缺锌会使生长发育缓慢、可能出现智力低下；锌缺乏使 T 细胞功能降低，影响免疫力，使伤口愈合缓慢，易引发伤口感染。通过膳食不会使锌摄入过多，一般不会引起锌中毒。成人一次摄入 2g 以上的锌会导致锌中毒；长期补充大量的锌（100mg/天）可能导致贫血、免疫能力下降、高密度脂蛋白降低等情况的出现。

我国推荐正常成年男子每天应摄入 15mg 的锌，成年女子每天摄入 12mg。运动员供给量应比普通人高一些。常温环境下训练约 20mg/d，高温环境或大运动量比赛训练供给量约 25mg/d。若膳食中的锌无法满足需求，则应在专业指导下合理补充锌，避免锌过量带来的危害。部分含锌较高的食物含锌量见表 5-14。

表 5-14　　　　　　　　含锌量丰富的食物（mg/100g）

| 食物 | 含量 | 食物 | 含量 | 食物 | 含量 |
|---|---|---|---|---|---|
| 生蚝 | 71 | 火鸡腿 | 9 | 银耳 | 4 |
| 蝎子 | 27 | 口蘑 | 9 | 猪肝 | 5 |
| 小麦胚粉 | 23 | 松子（生） | 9 | 黄豆 | 3 |
| 扇贝（鲜） | 12 | 香菇（干） | 9 | 青豆 | 3 |
| 赤贝 | 12 | 乌梅 | 8 | 猪肘 | 3 |
| 鱿鱼（干） | 11 | 牛前腱肉 | 8 | 牛乳 | 3 |
| 墨鱼（干） | 10 | 南瓜子（炒） | 7 | 虾米 | 5 |

4. 钠与运动

钠是人体重要的无机元素之一，正常成年人体内约含有 6.2~6.9g 的钠。体内的钠分布于细胞外液(约 50%)、骨骼(约 40%)和细胞内液(约 10%)中。血浆钠浓度约为 136~146mmol/L。体内的钠参与调节细胞内外水平衡；维持酸碱平衡；加强神经肌肉兴奋性，一旦钠减少神经肌肉兴奋性降低，肌肉无力、疲劳；维持正常血压，钠钾比值偏高血压易升高；钠与氯离子组成的氯化钠可以起到调味的作用。

体内绝大部分钠经肾由尿液排出体外，摄入量与排出量之间保持动态平衡。禁食、膳食中钠被限制、高温、重体力劳动出汗、肠胃疾病、呕吐腹泻等情况会导致钠缺乏。当血浆钠离子浓度低于 135mmol/L 时，称为低钠血症，其早期症状包括：血钠过低、渗透压下降、细胞肿胀。严重时出现恶心、呕吐、心率加速、疼痛反射消失等情况，最后可导致昏迷、淡漠、休克、急性肾功能衰竭甚至死亡。当血浆钠离子浓度高于 150mmol/L 时，称为高钠血症，表现为口渴、面部潮红、精神恍惚、昏迷、血压下降甚至死亡。高血压、胃癌等可能与长期钠摄入过多相关。

食盐是人体钠和氯的主要来源。成年人每天摄入量不超过 10g，以 6g 为宜。在高温、运动量大等造成大量出汗的情况下，机体会丢失大量的钠，应适当补充淡盐水浓度以 0.3% 为宜，排汗量 1L 约补充氯化钠 3g。长时间耐力运动，导致的过度缺钠会导致运动员发生肌肉痉挛和低钠血症。部分含钠较高的食物含钠量见表 5-15。

表 5-15　　　　　　　　　　部分含钠较高的食物( mg/100g )

| 食物 | 含量 | 食物 | 含量 | 食物 | 含量 | 食物 | 含量 |
|---|---|---|---|---|---|---|---|
| 精盐 | 39311 | 海虾米 | 4892 | 酱萝卜 | 6881 | 咸鸭蛋 | 2706 |
| 虾油 | 9350 | 榨菜 | 4253 | 豆瓣酱 | 6012 | 香肠 | 2309 |
| 味精 | 8160 | 大酱 | 3606 | 酱油 | 5757 | 甜面酱 | 2097 |

## 三、水

(一)水的功能

水在生命活动中发挥着重要的功能，是人体的重要组成部分。水参与保持每个细胞外形及构成每一种体液所必需的物质；水的比热大，流动性大等特点使其可以调节体温；机体各种营养物质都通过水的运输到机体的各个部位，是营养物质的载体，代谢产物的溶剂；水是天然的润滑剂，润滑眼球组织、咽部、关节等组织器官；水还能直接参与水解反应、加水反应以及脱氢反应等物质代谢。血液中水含量最多，脂肪中含量较少。

(二)水缺乏与过多

温和气候条件下，轻体力劳动者成年人每天饮水量 1.5~1.7L/d。高温或中等以上体力劳动则适当增加。成年人总的摄入量(包括食物中的水以及饮用水)男性 3.0L/d，女性

2.7L/d。

水缺乏的原因有很多种：水摄入不足、丢失过多都可引起体内失水。严重缺水可使细胞外电解质浓度增加，形成高渗透压；细胞内水分流失，引起脱水。脱水程度分为三度：

①轻度脱水：失水量占体重的 2%~4%，表现为口渴、尿少。

②中度脱水：失水量占体重的 4%~6%，可出现脱水综合征，表现为口渴感、烦躁不安、精神不集中、软弱无力、皮肤黏膜干燥、体温升高、心率加快。

③失水量占体重的 6% 以上，表现为皮肤弹性降低、眼球内陷、呼吸加快、恶心呕吐、肌肉抽搐、神志不清、昏迷。失水量超过体重的 20% 时，可能发生体位性低血压、休克、循环衰竭、甚至死亡。

水摄入过多超过肾脏的排出能力，会导致体内水过多或水中毒。水中毒常见于肾脏疾病、肝脏疾病、充血性心力衰竭等情况。表现为精神迟钝、恍惚、昏迷、惊厥，严重者引起死亡。饮水应分布于一天中的任何时刻，少量多次，每次 200mL 左右。

（三）水与运动

人在运动时出汗增多、呼吸道排水量增多，以及运动中补水不合理都有可能引起运动性脱水。脱水会影响运动能力，减少最大摄氧量。当发生运动性脱水时，最主要的措施就是及时补充丢失的体液，补液量为丢失 1kg 体重补液 1000~1500mL。脱水程度较轻者可通过肠胃道补液，严重者则需要通过静脉补液。为预防运动性脱水的发生，应提高对运动型脱水的耐受性，及时补充水分，使机体达到水平衡，以及避免采取限制饮水的方式控制体重和降低体重。

**四、膳食纤维**

膳食纤维可分为可溶性膳食纤维与非可溶性膳食纤维。前者包括部分半纤维素、果胶和树胶，后者包括纤维素、木质素等。膳食纤维有很强的吸水能力或与水结合的能力。可使肠道中粪便的体积增大，加快其转运速度，减少其中有害物质接触肠壁的时间。膳食纤维具有结合胆酸和胆固醇的所用。

（一）膳食纤维的功能

①有利于食物的消化过程：增加食物在口腔咀嚼的时间，可促进肠道消化酶的分泌，同时加速肠道内容物的排泄，有利于食物的消化吸收。

②降低血清胆固醇，预防冠心病：可结合胆酸，故有降血脂作用，以可溶性纤维果胶、树胶、豆胶的降脂作用较明显，不溶性膳食纤维无此种作用。

③预防胆石形成：大部分胆石是由于胆汁内胆固醇过度饱和所致，膳食纤维可降低胆汁和胆固醇的浓度，使胆固醇饱和度降低，而减少胆石症的发生。

④促进结肠功能，预防结肠癌。

⑤防止能量过剩和超重与肥胖。

⑥维持血糖正常平衡，防治糖尿病。

(二)参考摄入量

我国成年人膳食纤维的适宜摄入量(AI)为25g/d。过多摄入对机体无益,还可影响微量营养素的吸收利用,因为膳食纤维可与钙、铁、锌等结合,从而影响这些元素的吸收利用。

(三)膳食纤维的食物来源

膳食纤维主要来源是植物性食物,如谷粒(小麦、大米、燕麦、小黑麦、小米和高粱等)、豆类、蔬菜、水果和坚果等。整谷粒含大量的膳食纤维,包括抗性淀粉和不可消化性低聚糖,同时还富含营养成分和一些植物化学物质(如多酚化合物、植物雌激素和植物甾醇等)。麸皮和米糠中含有大量纤维素、半纤维素和木质素;柑桔、苹果、香蕉、柠檬等水果和白菜、甜菜、苜蓿、豌豆、蚕豆等蔬菜含有较多的果胶。除了食物所含自然状态的膳食纤维外,近年有多种粉末状、单晶体等形式从食物中提取的膳食纤维产品。

# 第四节　平　衡　膳　食

## 一、平衡膳食的含义

在营养学上,能使人体的营养需要与膳食供给之间保持平衡状态,能量及各种营养素满足人体生长发育、生理及身体活动的需要,且各种营养素之间保持适宜比例的膳食,称为平衡膳食。

要做到平衡膳食,要求从膳食合理搭配做起,也就是要吃多样化食物。没有一种天然食物能满足人体所需要的全部营养素。因此,膳食必须由多种食物组成。同时,要保证三大宏量营养素的合理比例,即碳水化合物提供的能量占50%~65%,蛋白质提供的能量占10%~15%,脂肪提供的能量占20%~30%。还必须做到蛋白质及脂肪食物来源组成合理,各种营养素摄入量均达到供给量标准。

## 二、平衡膳食宝塔

为了指导居民更科学合理的饮食,我国卫生部委托中国营养学会组织专家制定了《中国居民膳食指南》,并根据这一指南制定了平衡膳食宝塔,见图5-1。此宝塔共分为五层:

(1)谷薯类及杂豆:谷薯类及杂豆作为基层,包括小麦、玉米、大米、高粱、马铃薯、红薯等,每天推荐摄入250~400g,其淀粉和膳食纤维的含量丰富,提供了人体所需的大部分能量。其中谷类还含有丰富的 B 类维生素,如维生素 $B_1$、$B_2$,但不含维生素 $B_{12}$,薯类食物还含有膳食纤维、矿物质和多种维生素,有预防便秘等帮助。

(2)蔬菜、水果类:蔬菜、水果类作为第二层,是平衡膳食宝塔最重要的组成部分。其中,蔬菜类还分菜叶类、根茎类等,每天推荐摄入 300~500g。水果类又分干果和鲜果两类,每天推荐摄入 200~350g。番茄、菠菜、蒜、苹果、西瓜、橘子、葡萄干、柿饼等都属于此类,其水分、维生素、矿物质含量丰富,但也要合理烹饪才能充分吸收利用其含有的营养素。

（3）畜禽类、鱼虾类和蛋类：作为膳食宝塔的第三层，其属于动物性食物，主要提供优质蛋白质、维生素、脂肪和无机盐，每天推荐摄入畜禽类 40~75g，鱼虾类 40~50g，蛋类 40~75g。例如：猪肉、羊肉、虾、鱼、鸡蛋、鹅蛋等都属于此类。

（4）奶制品类、豆类及坚果：位居第四层，每天推荐摄入奶制品 300g，豆类及坚果 25g 以上，鲜奶、奶粉、酸奶、炼乳、黄豆、豆腐、豆芽等都归为此类，其主要补充钙、铁等矿物质、蛋白质以及维生素等。有些人患有牛奶乳糖不耐受症，因此要注意选择合适的替代品补充所需的营养素。

（5）油、盐、糖：位于塔尖，每天摄入油 25~30g，盐 6g，糖 50g（最好控制在约 25g 以下）。盐主要成分氯化钠，可调味，加碘盐还可补充甲状腺主要元素碘，另外，糖、油属于纯热量食物，主要提供能量。

平衡膳食宝塔模型中，建议根据个体年龄、性别、身高、体重、劳动强度等标准进行适当调整，选择最适合自己所需能量水平的食物。食物之间可进行同类互换，将营养与味道结合，调配出丰富多彩的一日三餐。因我国地大物博，民族种类多，各地风土人情不一致，因此推荐因地制宜，将平衡膳食宝塔与当地风土人情结合，有效合理利用膳食宝塔。例如，牧区可适当提高奶类摄入量；渔区可适当提高鱼及其他水产品摄入量；农村山区则可利用山羊奶以及花生、瓜子、核桃、榛子等资源。在某些情况下，由于地域、经济或物产所限无法采用同类互换时，也可以暂用豆类代替乳类、肉类；或用蛋类代替鱼、肉；不得已时也可用花生、瓜子、榛子、核桃等坚果代替大豆或肉、鱼、奶等动物性食物。要长期坚持良好的生活习惯，不挑食，不暴饮暴食，持之以恒才能体现平衡膳食对健康的促进作用。

### 三、中国居民膳食指南（2016）

重新修订的《中国居民膳食指南》2016 版与 2007 版相比，更加强调了可操作性和实用性；更加注重饮食文化的传承发扬；兼顾科学性和科普性。其指出我国仍面临营养缺乏和营养过剩双重挑战，提出了符合我国的居民营养健康状况和基本需求以及适合我国国情的膳食指导建议。对于一般人群的膳食指南推荐如下：

1. 食物多样，谷物为主，粗细搭配

食物多样，谷物为主，粗细搭配是平衡膳食模式的重要特征。平衡膳食必须由多种食物组成才能达到合理营养的目的。除全谷食物外，还可摄入杂豆类食物，如：红豆、绿豆、芸豆等，参照膳食宝塔推荐数量，根据自身具体需求摄入。每天的膳食应包括谷薯类、蔬菜水果类、畜禽肉蛋奶类、大豆坚果类等食物。建议每天摄入 12 种以上食物，每周 25 种以上。在一段时间内，比如一周，各类食物摄入量的平均值应当符合膳食宝塔的建议量。

2. 多吃蔬菜水果

蔬菜水果能量低，但却含有丰富的维生素、矿物质和膳食纤维，在保护心血管机能、保持肠道通畅、预防慢性疾病的发生、提高抵抗力等方面具有不可忽视的作用，是平衡膳食模式的重要组成部分。

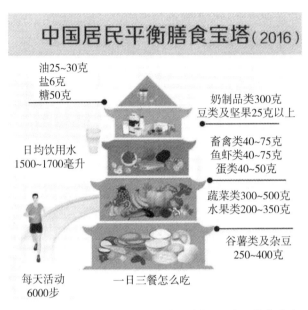

图 5-1　中国居民平衡膳食宝塔营养结构图(中国营养学会)

3. 经常摄入鱼、蛋、禽、瘦肉类

此类食物属于动物性食物，是人体优质蛋白、脂类，以及各种脂溶性维生素和 B 族维生素的优良来源，同样是平衡膳食的重要组成部分。我国一部分城市摄入的动物性食物远远不够或主要以猪肉为主，提倡适当提高鱼、蛋、禽、瘦肉类在动物性食物中所占的比重，但因为动物性食物中一般含有一定量的不饱和脂肪酸和胆固醇，因此过多摄入会提高患心血管疾病的风险。

4. 每天摄入一定量的奶类及豆制品类

奶类所含的营养素丰富，含钙量尤其高，各年龄的人群都应该适当地摄入奶类食物，其有利于保持骨骼的状态。但高血脂或肥胖患者应该选用脱脂奶，乳糖不耐受患者根据自身情况选择适合自己的奶制品或奶制品的替代品。豆类是我国的传统食品，其含有丰富的优质蛋白、不饱和脂肪脂肪酸、磷脂等元素也是机体不可或缺的。

5. 控制油、盐的摄入

脂肪提供人体所需的能量，但脂肪过多会增加各种疾病的患病风险。盐的摄入量过高也与高血压等疾病密切相关。因此，不宜摄入过多油炸、烟熏、腌制的食物。

6. 食不过量，坚持运动

饮食有度，不过饱或过饥。从食物中获取的能量与运动所需要消耗的能量之间保持动态平衡，摄入过多而消耗过少则会使能量以脂肪的形式在体内堆积，体重增加，造成肥胖。相反，摄入过少消耗过多则会引起体内储存的脂肪被大量消耗甚至动用蛋白质，引起体重过低或消瘦。建议成年人最好每天进行累计相当于步行 6000 步以上的身体活动，如果身体条件允许，最好每天进行 30 分钟中等强度的身体运动。

7. 每天摄入足够的水分，合理选择饮料，饮酒适量

水以尿液、汗液、粪便、呼吸等形式从体内排出，因此需要及时补充体内消耗的水分。2016 年膳食宝塔增加了水和身体活动的形象，强调足量饮水和增加身体活动的重要性。水是膳食的重要组成部分，是一切生命活动的物质，其需要量主要受年龄、环境温度、身体活动等因素影响。在温和气候条件下生活的轻身体活动成年人每天至少饮水 1500~1700 mL（约 7~8 杯）水；在高温或强体力活动条件下应适当增加。饮水不足或过多都会对人体健康带来危害。养成主动多次的饮水习惯，不要在口渴时再饮水。少喝添加剂多的饮料以及碳酸饮料，其营养价值不高。饮酒适度，无节制的饮酒会造成酒精性脂肪肝、急性酒精中毒等疾病。

8. 食物符合卫生标准

干净卫生的饮食会减少许多不必要的食品卫生问题。高温加热能杀灭食物中的大部分微生物。要保持良好的个人卫生，保持食品加工环境的卫生，选用无污染、杂质、变色、变味的食品。

### 四、《健康中国行动（2019—2030 年）》之合理膳食

2019 年 7 月健康中国行动推进委员会发布了《健康中国行动（2019—2030 年）》。其中合理膳食行为列为健康中国之重大行动之一。

合理膳食是保证健康的基础。近年来，我国居民营养健康状况明显改善，但仍面临营养不足与过剩并存、营养相关疾病多发等问题。2012 年调查显示，我国居民人均每日食盐摄入量为 10.5g（世界卫生组织推荐值为 5g）；居民家庭人均每日食用油摄入量 42.1g（《中国居民膳食指南》（以下简称《膳食指南》）推荐标准为每天 25~30g）；居民膳食脂肪提供能量比例达到 32.9%（《膳食指南》推荐值上限为 30.0%）。目前我国人均每日添加糖（主要为蔗糖即"白糖""红糖"等）摄入量约 30g，其中儿童、青少年摄入量问题值得高度关注。2014 年调查显示，3~17 岁常喝饮料的儿童、青少年，仅从饮料中摄入的添加糖提供的能量就超过总能量的 5%，城市儿童远远高于农村儿童，且呈上升趋势（世界卫生组织推荐人均每日添加糖摄入低于总能量的 10%，并鼓励控制到 5%以下或不超过 25g）。与此同时，2010—2012 年，我国成人营养不良率为 6%；2013 年，5 岁以下儿童生长迟缓率为 8.1%，孕妇、儿童、老年人群贫血率仍较高，钙、铁、维生素 A、维生素 D 等微量营养素缺乏依然存在，膳食纤维摄入明显不足。

高盐、高糖、高脂等不健康饮食是引起肥胖、心脑血管疾病、糖尿病及其他代谢性疾病和肿瘤的危险因素。2016 年全球疾病负担研究结果显示，饮食因素导致的疾病负担占到 15.9%，已成为影响人群健康的重要危险因素。2012 年全国 18 岁及以上成人超重率为 30.1%，肥胖率为 11.9%，与 2002 年相比分别增长了 32.0%和 67.6%；6~17 岁儿童青少年超重率为 9.6%，肥胖率为 6.4%，与 2002 年相比分别增加了 1 倍和 2 倍。合理膳食以及减少每日食用油、盐、糖摄入量，有助于降低肥胖、糖尿病、高血压、脑卒中、冠心病等疾病的患病风险。

《健康中国行动（2019—2030 年）》提出的行动目标：到 2022 年和 2030 年，成人肥胖增长率持续减缓；居民营养健康知识知晓率分别在 2019 年基础上提高 10%和在 2022 年基

础上提高 10%；5 岁以下儿童生长迟缓率分别低于 7% 和 5%、贫血率分别低于 12% 和 10%，孕妇贫血率分别低于 14% 和 10%；合格碘盐覆盖率均达到 90% 及以上；成人脂肪供能比下降到 32% 和 30%；每 1 万人配备 1 名营养指导员；实施农村义务教育学生营养改善计划和贫困地区儿童营养改善项目；实施以食品安全为基础的营养健康标准，推进营养标准体系建设。

提倡人均每日食盐摄入量不高于 5g，成人人均每日食用油摄入量不高于 25～30g，人均每日添加糖摄入量不高于 25g，蔬菜和水果每日摄入量不低于 500g，每日摄入食物种类不少于 12 种，每周不少于 25 种；成年人维持健康体重，将体重指数（BMI）控制在 18.5～24kg/m$^2$；成人男性腰围小于 85cm，女性小于 80cm。

对于个人和家庭，《健康中国行动（2019—2030 年）》提出：

（1）对于一般人群。学习中国居民膳食科学知识，使用中国居民平衡膳食宝塔、平衡膳食餐盘等支持性工具，根据个人特点合理搭配食物。每天的膳食包括谷薯类、蔬菜水果类、畜禽鱼蛋奶类、大豆坚果类等食物，平均每天摄入 12 种以上食物，每周 25 种以上。不能生吃的食材要做熟后食用；生吃蔬菜水果等食品要洗净。生、熟食品要分开存放和加工。日常用餐时宜细嚼慢咽，保持心情平和，食不过量，但也要注意避免因过度节食影响必要营养素摄入。少吃肥肉、烟熏和腌制肉制品，少吃高盐和油炸食品，控制添加糖的摄入量。足量饮水，成年人一般每天 7～8 杯（1500～1700mL），提倡饮用自开水或茶水，少喝含糖饮料；儿童少年、孕妇、乳母不应饮酒。

（2）对于超重（24kg/m$^2$≤BMI<28kg/m$^2$）、肥胖（BMI≥28kg/m$^2$）的成年人群。减少能量摄入，增加新鲜蔬菜和水果在膳食中的比重，适当选择一些富含优质蛋白质（如瘦肉、鱼、蛋白和豆类）的食物。避免吃油腻食物和油炸食品，少吃零食和甜食，不喝或少喝含糖饮料。进食有规律，不要漏餐，不暴饮暴食，七八分饱即可。

（3）对于贫血、消瘦等营养不良人群。建议要在合理膳食的基础上，适当增加瘦肉类、奶蛋类、大豆和豆制品的摄入，保持膳食的多样性，满足身体对蛋白质、钙、铁、维生素 A、维生素 D、维生素 B12、叶酸等营养素的需求；增加含铁食物的摄入或者在医生指导下补充铁剂来纠正贫血。

（4）对于孕产妇和家有婴幼儿的人群。建议学习了解孕期妇女膳食、哺乳期妇女膳食和婴幼儿喂养等相关知识，特别关注生命早期 1000 天（从怀孕开始到婴儿出生后的 2 周岁）的营养。孕妇常吃含铁丰富的食物，增加富含优质蛋白质及维生素 A 的动物性食物和海产品，选用碘盐，确保怀孕期间铁、碘、叶酸等的足量摄入。尽量纯母乳喂养 6 个月，为 6～24 个月的婴幼儿合理添加辅食。

（5）对于家庭。提倡按需购买食物，合理储存；选择新鲜、卫生、当季的食物，采取适宜的烹调方式；按需备餐，小份量食物；学会选购食品看标签；在外点餐根据人数确定数量，集体用餐时采取分餐、简餐、份饭；倡导在家吃饭，与家人一起分享食物和享受亲情，传承和发扬我国优良饮食文化。

对于社会，《健康中国行动（2019—2030 年）》提出：

（1）推动营养健康科普宣教活动常态化，鼓励全社会共同参与全民营养周、"三减三健"（减盐、减油、减糖、健康口腔、健康体重、健康骨骼）等宣教活动。推广使用健康

"小三件"(限量盐勺、限量油壶和健康腰围尺),提高家庭普及率,鼓励专业行业组织指导家庭正确使用。尽快研究制定我国儿童添加蔗糖摄入的限量指导,倡导天然甜味物质和甜味剂饮料替代饮用。

(2)加强对食品企业的营养标签知识指导,指导消费者正确认读营养标签,提高居民营养标签知晓率。鼓励消费者减少蔗糖摄入量。倡导食品生产经营者使用食品安全标准允许使用的天然甜味物质和甜味剂取代蔗糖。科学减少加工食品中的蔗糖含量。提倡城市高糖摄入人群减少食用含蔗糖饮料和甜食,选择天然甜味物质和甜味剂替代蔗糖生产的饮料和食品。

(3)鼓励生产、销售低钠盐,并在专家指导下推广使用。做好低钠盐慎用人群(高温作业者、重体力劳动强度工作者、肾功能障碍者及服用降压药物的高血压患者等不适宜高钾摄入人群)提示预警。引导企业在食盐、食用油生产销售中配套用量控制措施(如在盐袋中赠送 2g 量勺、生产限量油壶和带刻度油壶等),鼓励有条件的地方先行试点。鼓励商店(超市)开设低脂低盐、低糖食品专柜。

(4)鼓励食堂和餐厅配备专兼职营养师,定期对管理和从业人员开展营养、平衡膳食和食品安全相关的技能培训、考核;提前在显著位置公布食谱,标注份量和营养素含量并简要描述营养成分;鼓励为不同营养状况的人群推荐相应食谱。

(5)制定实施集体供餐单位营养操作规范,开展示范健康食堂和健康餐厅创建活动。鼓励餐饮业、集体食堂向消费者提供营养标识。鼓励发布适合不同年龄、不同地域人群的平衡膳食指导和食谱。鼓励发展传统食养服务,推进传统食养产品的研发以及产业升级换代。

对于政府,《健康中国行动(2019—2030 年)》提出:

(1)全面推动实施《国民营养计划(2017—2030 年)》,因地制宜开展营养和膳食指导。实施贫困地区重点人群营养干预将营养干预纳入健康扶贫工作。继续推进实施农村义务教育学生营养改善计划和贫困地区儿童营养改善项目。

(2)推动营养立法和政策研究。研究制定实施营养师制度,在幼儿园、学校、养老机构、医院等集体供餐单位配备营养师,在社区配备营养指导员。强化临床营养工作,不断规范营养筛查、评估和治疗。

(3)完善食品安全标准体系,制定以食品安全为基础的营养健康标准,推进食品营养标准体系建设。发展营养导向型农业和食品加工业。政府要加快研究制定标准限制高糖食品的生产销售。加大宣传力度,推动低糖或无糖食品的生产与消费。实施食品安全检验检测能力达标工程,加强食品安全抽检和风险监测工作。

(4)加快修订预包装食品营养标签通则,增加蔗糖等糖的强制标识,鼓励企业进行"低糖"或者"无糖"的声称,积极推动在食品包装上使用"包装正面标识(FOP)"信息,帮助消费者快速选择健康食品,加强对预包装食品营养标签的监督管理。研究推进制定特殊人群集体用餐营养操作规范,探索试点在餐饮食品中增加"糖"的标识。研究完善油、盐、糖包装标准,在外包装上标示建议每人每日食用合理量的油盐糖等有关信息。

### 五、《国民营养计划(2017—2030年)》

《国民营养计划(2017—2030年)》的指导思想是坚持以人民健康为中心，以普及营养健康知识、优化营养健康服务、完善营养健康制度、建设营养健康环境、发展营养健康产业为重点，立足现状，着眼长远，关注居民生命全周期、健康全过程的营养健康，将营养融入所有健康政策，不断满足人民群众营养健康需求，提高全民健康水平，为建设健康中国奠定坚实基础。

《国民营养计划(2017—2030年)》坚持政府引导、科学发展、创新融合、共享共建的原则，提出到2020年实现五个总目标：营养法规标准体系基本完善；营养工作制度基本健全，省、市、县营养工作体系逐步完善，基层营养工作得到加强；食物营养健康产业快速发展，传统食养服务日益丰富；营养健康信息化水平逐步提升；重点人群营养不良状况明显改善，吃动平衡的健康生活方式进一步普及，居民营养健康素养得到明显提高。到2030年实现六个总目标：营养法规标准体系更加健全；营养工作体系更加完善；食物营养健康产业持续健康发展；传统食养服务更加丰富；"互联网+营养健康"的智能化应用普及推广；居民营养健康素养进一步提高，营养健康状况显著改善。该计划同时推出六大行动：生命早期1000天营养健康行动；学生营养改善行动；老年人群营养改善行动；临床营养行动；贫困地区营养干预行动；吃动平衡行动。

## 第五节　运动健身人群的膳食营养

### 一、能量来源与消耗

(一)能量来源

能量是一切生命活动的基础和动力，能量主要来源于食物，食物中的产能营养素主要包括：碳水化合物、脂肪、蛋白质、乙醇。其中，碳水化合物来源广泛，是最重要、最直接、最经济的产能营养素；脂肪是人体能量储备的主要形式，是机体的高能物质，储备充足，主要在低强度运动时提供能量；蛋白质虽不是主要的能源物质，但其通过每日的正常代谢能提供部分能量；乙醇是纯能量物质，能提供能量，但不含任何其他的营养素。

(二)能量消耗

人体的能量消耗主要包括三个方面：基础代谢、食物的特殊动力效应和体力活动。

(1)清晨、清醒、安静、空腹状态下，室内温度 $18 \sim 25℃$ 之间，测得的能量消耗率称为基础代谢。基础代谢是维持人体基本生命活动的热量，即在无任何体力和紧张思维活动、全身肌肉松弛、消化道处于安静状态下，用以维持体温和人体必要的生理活动的热量。单位时间内人体每平方米体表面积所消耗的基础代谢能称为基础代谢率。

年龄、性别、机体的生理病理状态都会影响基础代谢。一般人在婴幼儿及青春期的基础代谢高于成年人，而老年人基础代谢呈下降趋势。一般女性基础代谢低于男性，处于发烧、甲亢、应激等状态的人基础代谢会升高。

（2）人体摄食过程中引起的额外的能量消耗称为食物的特殊动力效应。食物的特殊动力效应主要与食物的摄取、消化、吸收、转运、储存和利用有关。脂肪的食物特殊动力效应占食物能量的4%~5%，碳水化合物的食物特殊动力效应占食物能量的5%~6%，蛋白质的食物特殊动力效应占食物能量的30%。食物的特殊动力效应与进餐数量无关，而是与食物种类有关。

（3）体力活动的能量消耗是人体的能量消耗中变动最大的。中等强度体力活动的人，体力活动所消耗的能量约占人体总能量消耗的15%~30%，随人体活动量的增加，能量消耗也增加，可占到人体总能量消耗的50%。除具体的体力活动以外，机体的活动状态难以明确界定时，称为隐性活动。隐性活动消耗能量占人体能量消耗的10%~15%。

（三）能量失衡

（1）能量的计量单位。按照国际计量单位规定，热量产生的计量单位是焦耳（J），1J即是1牛顿的力使1kg的物体移动1m所消耗的能量。日常用千焦（kJ）和兆焦（MJ）作为单位。

$$1kcal = 4.184kJ \qquad 1kJ = 0.239kcal$$
$$1000kcal = 4.184MJ \qquad 1MJ = 239kcal$$

通常把1g供能物质氧化分解时所释放出来的热量称为该食物的热价。

$$1g 葡萄糖 = 4.1kcal/g$$
$$1g 脂肪 = 9.3kcal/g$$
$$1g 蛋白质 = 4.1kcal/g$$

（2）能量摄入超过人体的能量消耗，人体处于能量正平衡。长期处于能量正平衡状态会导致过剩的能量转化成脂肪，储存在体内，使人发胖，提高患心脑血管疾病、糖尿病等风险。

（3）能量摄入小于人体的能量消耗，人体处于能量负平衡。长期能量摄入不足，机体会自动调配能量储备，甚至分解自身组织，以维持生命活动的能量需要。儿童长期处于饥饿状态下，会影响其生长发育，甚至停止生长发育。

**二、健身人群合理膳食的基本要求**

（一）保证三大宏观营养素的合理比例

在摄入的总能量中，糖类占60%~70%、蛋白质占10%~15%、脂肪占20%~25%。

（二）糖、脂肪、蛋白质

（1）糖类分解简单，容易氧化分解；脂肪和蛋白质分解复杂，不易氧化，且蛋白质的代谢产物硫化物会使体液变酸，加速疲劳的产生。因此健身人群推荐将谷类和动物性食物等产热高的食物作为能量的主要来源。

（2）脂肪的摄入以植物油为主，脂肪中单不饱和脂肪酸、多不饱和脂肪酸和饱和脂肪酸的比例应为 1：1：1。

（3）应摄入三分之一以上的优质蛋白质（动物蛋白和大豆蛋白），维持体内氮动态平衡。运动健身者在加大运动量、生长发育期、以及体重减轻期可适量补充优质蛋白。

（三）维生素与无机盐

（1）在运动锻炼后，体内自由基增多，最多时可达平时的千倍，而维生素 C、B、E 具有清除体内自由基的作用。因此，营养学专家提示，健身者在高强度运动后最好服用适量的维生素 E 补剂或富含维生素 E 的食物，除可清除体内多余的自由基外，维生素 E 补剂或富含维生素 E 的食物还可减轻肌肉酸痛、消除疲劳、恢复体力。通常若特殊情况需要增加 B 组维生素的含量时，一般选择维生素 $B_1$、维生素 $B_2$、烟酸之间的比例为 1：1：10 较为合理。

（2）健身运动者无机盐需要量与健康人基本无差别，但在大运动量和高温环境下锻炼时，机体大量出汗，应注意由于无机盐不足引起的无力或运动能力下降。一般健身运动者膳食中每人每天食盐 6~10g，铁为 20~25mg，钙为 1000~2000g，磷为 500~1000mg，钙磷比 2：1，若维生素 D 含量正常则无需严格控制钙磷比。

（四）水

出汗是机体调节热平衡的主要途径。运动强度、运动时间以及运动次数都是影响排汗率的主要因素。此外，气温、湿度和健身者的训练水平都影响排汗量。汗中主要是水分，而这些水分主要来自血浆和细胞内液。因此，要及时补充水分，预防发生脱水，及时减轻心血管负担以及循环系统功能障碍，避免肾功能损害。日常无明显出汗情况下，每日水分需求量为 2000~3000mL。大量出汗时，采用少量多次的补水方式，长时间大量出汗时，每隔 30 分钟补液 150~250mL。运动时间不超过 1 小时，则每 15 分钟饮水 150~300mL，若运动时间在 1~3 小时，则及时补充含糖水分，避免低血糖的发生。切记运动中，以及运动后不要饮用冰水，否则会加重人体消化系统的负担。

（五）食物多样化

膳食搭配要食物多样化，动物性食物与植物性食物搭配食用会比单纯的植物性食物更有利于蛋白质的营养价值的体现。一日三餐的食物多样化在提高食欲的同时，还可以促进食物在体内的消化吸收。

### 三、增强肌力健身人群的合理膳食营养

一般来说，增肌人群主要分为三类：运动员为了拥有更强大的竞技能力而需要增强肌力；普通男性人群为了彰显自己的体魄而需要增强肌力；普通女性人群为了自身形体完美和健康而需要增强肌力。肌力的增长需要将锻炼与营养两者相结合，只有二者兼顾才能达到理想的健身效果。

经常进行健身的人群其毛细血管的分布密度、机体耐酸能力、无氧酵解能力以及肌肉内能源物质（三磷酸腺苷和磷酸肌酸）的储备较为丰富。经常参加健身锻炼且锻炼水平越

高，能量储备越多，运动的耐受能力越强，肌肉中新生的毛细血管越丰富，可使肌肉中的血流量增加，使肌肉的新陈代谢加快，引起肌肉体积增大。而营养补充是从肌肉组织的物质构成、新陈代谢特点入手，进行合理补充。

（一）增强肌力健身人群的物质代谢特点

肌肉的增长随年龄的增长而不断变化，分为快速增长、相对稳定和明显下降三个阶段。男子 25 岁时肌肉增长达到峰值，女子 22 岁左右达到峰值，随后逐年降低。少年时期，肌肉含水量较成人高，而肌肉蛋白和能源物质等的储备比成年人低，肌纤维较细。因此，年龄因素也是影响肌肉增加的关键因素。

"超量恢复"学说认为，运动后在一定范围内不仅能使已消耗的物质恢复，而且能出现比原先水平更高的"超量恢复"现象。在肌肉运动停止后，肌肉中蛋白质的强烈合成过程开始进行，最后会使蛋白质的含量超过原来的水平。肌力较弱的人蛋白质含量、能源物质的储备量较正常人低。增强肌力的关键在于在保障能源物质供应的基础上，增加肌肉的蛋白质含量，减少脂肪含量。

1. 糖类代谢

糖类进入机体后存在三种代谢途径：氧化分解，最终变成 $CO_2$ 和 $H_2O$，并释放一部分的能量；被肌肉、肝脏等组织、细胞利用，合成糖原储备于体内；通过其他代谢途径合成脂肪和某些氨基酸，是过度摄入糖至发胖的原因之一。糖类代谢需要多种维生素、矿物质的参与，如：维生素 $B_1$、$B_2$、PP 等，如严重缺乏这些辅助因子，则会造成糖代谢障碍。与此同时，糖代谢还受到机体摄氧量、代谢中间产物、激素和神经体液调节等多种因素的影响。

糖类作为增强肌力健身过程中的重要能源物质，是非常重要的。增长肌力一般会采用力量训练的方法，此方法主要通过糖的无氧酵解和有氧氧化供能。运动过程中，物质代谢所产生的能量主要用于肌肉收缩，运动后，主要用于合成代谢和离子的转运过程。进行肌肉锻炼时常常会出现肌肉酸痛的情况，是因为锻炼肌肉时主要是糖酵解供能，因此出现乳酸堆积的现象，长时间的乳酸堆积就会造成肌肉酸痛。所以提出要循序渐进的增强运动负荷，适当延长恢复时间，给乳酸代谢提供更充足的时间。在健身过程中，要控制糖类的摄入，摄入过多转化成脂肪，但也不能过少，太少会影响正常供能。

2. 脂肪代谢

脂肪主要成分是三酰甘油，在脂肪酶的作用下，三酰甘油被水解成脂肪酸和甘油。脂肪酸和甘油进入人体后，大部分又重新合成脂肪，另一部分则以磷脂化合物的形式被机体利用。

在增肌健身人群之中，一部分人体脂是超标的，而增加肌力往往与减少脂肪密不可分，因此这部分人群就要通过控制脂肪的摄入，并增强脂肪的利用率来实现增加肌力的效果。一般来说，运动强度较小，运动时间越长，依靠脂肪氧化供能占人体总能量代谢的百分比越高。还有部分人是由于自我感觉瘦弱而选择增强肌肉力量，这时要注意脂肪的摄入量，既要保障能量供应，也不能摄入过多而造成脂肪堆积。

3. 蛋白质代谢

生物体内各种蛋白质的更新包括蛋白质的分解代谢和蛋白质的合成代谢。分解代谢指蛋白质分解为氨基酸及氨基酸继续分解为含氮的代谢产物、$CO_2$、$H_2O$，并释放能量的过程。合成代谢过程复杂，涉及蛋白因子和 RNA 种类繁多，蛋白质合成场所在核糖体内，合成基本原料为氨基酸，且由 ATP、GTP 供能。蛋白质摄入严重不足的人群，体内蛋白质分解率则大于合成率。当然不同组织器官，蛋白质合成分解的速率也不同。

氨基酸进入机体有三种用途：①被利用合成组织细胞中的各种蛋白质；②通过代谢转化成其他氨基酸或合成糖类或脂肪；③通过分解代谢转化成尿素或氧化分解为 $CO_2$ 和 $H_2O$ 并释放出能量。

蛋白质是肌肉的重要组成部分，增强肌力健身人群增强蛋白质的摄入量是关键，重点就在于要适量补充优质蛋白，促进机体蛋白质的合成率大于降解率，同时避免蛋白质的过度代谢。

4. 水、无机盐和维生素代谢

水是机体进行生物化学反应不可或缺的介质，水在体内构成体液，维持电解质，润滑关节，维持长时间的运动，任何机体都无法离开水。无机盐同样对于维持机体渗透压和体液的酸碱平衡以及神经肌肉的兴奋性起重要作用。维生素是维持人体正常代谢和功能所必需的有机化合物，对于能量代谢也起一定的调节作用。

健身过程中会排出大量的汗液带走了大量的水分、维生素以及无机盐，因此需要及时补充，避免因此导致的体内代谢紊乱、酸碱失衡等不良影响。增强肌力健身人群根据年龄、运动强度及时补充水、无机盐和维生素是加强增强肌力效果和维护机体健康水平的不可忽视的重要措施之一。

(二)增强肌力健身人群的膳食营养安排

增强肌力健身人群的膳食营养应根据个体健康状况以及需求，有肾脏疾病等健康问题的人群应按照医生建议，从根本上遵循以下原则改善饮食。

(1)保证充足的热量摄入。肌肉的生长需要热量，因此没有足够的热量就无法保证肌肉的生长。糖类是主要能源物质，摄入足够的糖可以补充糖原、供给能量。同时蛋白质是构成肌肉的基石，因此每天同样需要摄入一定量的优质蛋白满足肌肉生长的需求。另外，必须适量摄入脂肪酸，满足机体需要的同时预防心血管疾病的发生。

(2)保持体内激素水平适宜肌肉蛋白质的合成，控制肌肉合成大于分解，使肌肉增长。

(3)采用"日食五餐法"，早餐占 20%，上午加餐占 10%，午餐占 30%，下午加餐占 10%，晚餐占 30%。五餐的热量总和满足日需要量。

(4)健身增加肌力人群必须通过"超负荷运动"才能引起肌肉超量恢复，使肌纤维增粗、肌肉体积增大。而蛋白质占肌肉成分的 80%，因此，增肌就必须补充优质蛋白，使肌肉处于"运动—补充营养—休息"的关系中。

(5)多吃碱性食物，综合运动消耗糖、脂肪、蛋白质产生的乳酸、磷酸等酸性物质，缓解肌肉关节酸痛，精神疲惫，保持体内酸碱平衡。碱性食物有：甘薯、柑橘、苹果等。

（6）适当使用营养补剂，如：乳清蛋白、大豆蛋白、肌酸、谷氨酰胺以及增肌粉增重粉等，促进肌肉的生长和恢复疲劳。但对于增强肌力的健身人群，不推荐在早期使用更多的营养补剂，当运动强度达到一定水平后，可适当使用。

（7）增强肌力健身人群可以制定一个营养记录表，根据以往的资料对食物做出调整，使营养摄取处于最佳状态。

（8）补充足够的水分，水参与全身新陈代谢，可使微血管保持清洁、通畅，通过清洗细胞使肌细胞得到再生。补水量可按锻炼前后的体重差值补充。

（9）不能仅仅靠吃肉来提供机体所需的蛋白质，单靠吃肉可能会摄入过多的脂肪。蔬菜水果可以补充各种维生素、矿物质，对于清除体内产生的氧化物质有帮助，因此，在膳食中也是必不可少的。

以75kg体重健身人群为例，增强肌力的一日膳食营养安排见表5-16。

表5-16　　　　增强肌力健身人群的一日膳食营养安排（**75kg 体重为例**）

| 三餐名称 | 食物名称 | 进食量 |
|---|---|---|
| 早餐 | 全麦切片面包或馒头 | 5 片或 2 个 |
| | 牛奶 | 500mL |
| | 蛋清 | 3 个 |
| | 鸡蛋 | 1 个 |
| 午餐 | 米饭或馒头 | 250g |
| | 蔬菜 | 1 份 |
| | 鸡胸肉或牛肉或鱼肉 | 200g |
| | 桃子或苹果或香蕉 | 1 个 |
| | 牛奶 | 500mL |
| | 左旋肉碱 | 0.5g |
| 中加餐 | 运动饮料 | 500 mL（运动前、中、后） |
| | 乳清蛋白 | 25g（运动后即刻） |
| | 肌酸 | 5g（运动后即刻） |
| 晚餐 | 米饭或面条 | 200g |
| | 蔬菜 | 1 份 |
| | 鸡胸肉或牛肉或鱼肉 | 200g |
| | 桃子或苹果或香蕉 | 1 个 |
| | 牛奶 | 500mL |

注意：还要根据个人工作强度、运动情况和身体状况进行调整。如果个体患病，应遵医嘱。

### 四、减脂健身人群的合理膳食营养

减少脂肪健身人群主要目的就是要调节代谢功能，促进脂肪消耗和分解。人体参与运动时，肌肉组织的主要能量来源是脂肪和糖类。理想而有效的减少脂肪的方法是适量运动、控制饮食和改善生活方式。减脂健身人群大部分是肥胖人群，肥胖是体内某些物质（过多的体脂肪）过剩、滞留、堆积的现象或症状的总称。肥胖按发病原因分为单纯性肥胖和继发性肥胖；按体型分为苹果型肥胖和梨形肥胖；按脂肪情况分为脂肪细胞增大型肥胖和脂肪细胞增殖型肥胖。生活方式的改变，现代人肥胖的趋势越来越明显，腹部脂肪堆积为主的中心型肥胖症，已经成为现代文明病之一。而系统有效的运动可以改善激素的调节和影响肥胖基因的表达。

（一）运动减少脂肪的机制

正常人体组织中脂类占体重的 14%~19%，主要分布于皮下及内脏器官周围，绝大多数脂肪从过多的食物中获得，并以甘油三酯的形式储存于脂肪组织中。肥胖基因仅在脂肪组织中表达，基因产物为瘦素，瘦素是控制体重稳定和能量平衡的关键因素，在脂肪细胞中合成后分泌入血液，通过血脑屏障作用于中枢神经系统，抑制食物摄入，增加体内产热，最终起到减肥降脂的作用。

在运动强度低于 70%最大摄氧量，持续运动时间分别为 40、90、180、240 分钟时，脂肪供能占总耗能的 37%、37%、50%、62%。运动强度达到 50%~70%摄氧量时，血浆肾上腺素和去甲肾上腺素浓度显著增加，机体一方面通过刺激 β 肾上腺素能受体，提高激素敏感脂肪酶的活性，增强脂肪分解和脂肪动员，满足机体运动时能量消耗增加的需求；一方面降低血浆胰岛素浓度减弱胰岛素抗脂解作用，增加脂肪消耗供能。

运动开始时，糖酵解和磷酸原供能系统占主导，30 分钟后主要由有氧氧化供能。一般来说，运动时间越长，强度越小，依靠脂肪氧化供能占人体总能量代谢的百分比率越高。长时间、中低强度的有氧运动可使体内甘油三酯和低密度脂蛋白胆固醇减少，高密度脂蛋白胆固醇增高，同时可以改善脂肪代谢酶的活性，提高体内脂肪的利用率。

（二）减少脂肪健身人群的膳食营养安排及注意事项

（1）保持热量摄入的负平衡，促使长期积聚的能量被代谢掉，使体重恢复正常水平，这是减脂的前提。

（2）早、中、晚三餐比例分别占总食量的 29%、38%、33%，晚饭不过食。降低脂肪和糖的摄入，提高蛋白质百分比，但不可完全拒绝糖类，糖类摄入不足会引起脂肪酸不能被彻底氧化分解，反而不利于脂肪的减少，因此，不可过分限制糖的摄入。

（3）根据食物金字塔，尽量少选取高糖、高脂肪和高热量的食物。少吃或不吃油炸食品；选择不饱和脂肪酸高的油类并尽量少使用；用煮、炖、蒸代替煎、炸、炒的烹饪方法。

（4）酒精热量很高，会转化成脂肪堆积在体内，一般运动很难消耗，且易造成啤酒肚、脂肪肝、脂肪心等疾病，因此要限制酒精的摄入，最好不要饮酒。

（5）多摄入奶制品或豆制品，脱脂牛奶和豆腐是含水分多且高蛋白、低脂肪的含钙高的食物。不可缺少水果蔬菜，其中含有丰富的维生素，可以补充减肥期间维生素的摄入不足。

（6）多喝水，饭前 20 分钟一杯水可以抑制较强的食欲，且水可以促进脂肪分解和毒素代谢。此外，也可以多喝茶，茶中富含维生素、酚类和微量元素，可促进脂肪的分解。

（7）要合理摄入减脂营养品，如：左旋肉碱，是一种氨基酸衍生物，与脂肪代谢密切相关，主要功能是运输长链脂肪酸通过线粒体内膜进入线粒体基质进行 β 氧化供能。建议每日摄入量不少于 250mg，达到加速消耗脂肪的效果；膳食纤维，不被分解、不可消化且不参与供能，可增加饱腹感，减少食欲，还能延迟糖的吸收，魔芋类食物中含丰富膳食纤维，减脂期间可适量补充。

（8）多种维生素及矿物质也必不可少，运动会使多种维生素及矿物质随汗液排出体外，造成电解质紊乱、体力下降、维生素缺乏等情况，因此，有必要适量补充，满足机体的需要。

以减脂健身人群为例，一日营养安排见表 5-17。

表 5-17　　　　　　　　　　　　减脂健身人群的一日营养安排

| 三餐名称 | 食物名称 | 进食量 |
| --- | --- | --- |
| 早餐 | 全麦切片面包 | 2 片 |
| | 牛奶 | 250mL |
| | 苹果或桃 | 1 个 |
| | 鸡蛋 | 1 个 |
| 午餐 | 馒头或米饭 | 100g |
| | 蔬菜 | 1 份 |
| | 鱼或鸡肉 | 100g |
| | 苹果或桃 | 1 个 |
| | 酸奶 | 125mL |
| | 左旋肉碱 | （运动前 1.5h）5 粒 |
| 晚餐 | 馒头或米饭 | 100g |
| | 蔬菜 | 1 份 |
| | 苹果或桃 | 200g |
| | 酸奶 | 125mL |

注意：还要根据个人工作强度、运动情况和身体状况进行调整。如果个体患病，应遵医嘱。

### 五、增重健身人群的合理膳食营养

体内脂肪和蛋白质减少，体重下降超过正常体重标准的20%时，称为消瘦。表现为：身体瘦高、颈细长、垂肩、胸廓扁平、胸骨剑突下角<90°、皮下脂肪减少、肌肉瘦弱、皮肤松弛和骨骼突出。虽然精力充沛，完全能胜任各种学习工作，但过度消瘦易患亚健康、营养不良、以及各种慢性疾病。当男性体脂率<5%，女性<13%时，就可能引起人体功能失调。

（一）增重健身人群的特点及营养需求

1. 消瘦的分型
消瘦根据病理病因分为四种分型：

（1）脾胃虚弱型：脾胃虚弱型又分为胃强脾虚型、脾强胃虚型以及脾胃双虚型三种情况。

胃强脾虚型表现为多吃不胖，食量正常但长期消瘦，可能与家族史或遗传有关；脾强胃虚型表现为间断性消瘦，食量不佳，有或无胃病，厌食挑食；脾胃双虚型表现为饭量不佳，厌食挑食，长期消瘦，家族史或遗传以及间断性食欲正常。

（2）病理性消瘦：病理性消瘦包括慢性疾病型和手术型。慢性疾病型主要由于某种慢性疾病（糖尿病、慢性肝炎、癌症等）造成的长期或间断性消瘦；手术型主要表现为某种手术（胃切除、胆囊切除等）后造成的长期或间断性消瘦。

（3）精神情绪型消瘦：精神情绪型消瘦主要由于情绪所致，常见于精神焦虑、生活不规律、过度疲劳、睡眠不足者。精神情绪型消瘦还包括神经性厌食，患者早期为追求苗条，主动采取节食、诱发呕吐、过度运动，这种病态的心理所支配，多见于发育期少女。

（4）综合型消瘦：综合性消瘦综合了脾胃虚弱型和病理性消瘦，兼具两者的症状的患者称为综合型消瘦。

2. 增重健身人群的营养需求
增重指肌肉组织的生长和皮下脂肪层的必要堆积。人体的重量主要集中于骨骼、肌肉、脂肪、水分及其他器官，有意义的增重主要提高肌肉和脂肪的比例。

对于增重健身人群来说，想要达到增重的效果必须遵循两个原则：首先，每天必须摄入额外的500kJ的热量。有研究表明，每3500kJ的热量可以增重1kg左右，应将3500kJ的热量均匀的分配到1周内摄取；其次，热量分配要科学，三大主要营养素的配比要合理，若糖类过多会加重肠胃负担，脂肪过多糖类过少则会造成肥胖症和心脑血管疾病，蛋白质过少则会影响生长发育还可能降低机体抵抗力。

因此，在排除疾病等潜在因素影响造成的消瘦后，可以根据自身条件制定实施增加体重计划。

（二）增重健身人群的膳食安排原则

（1）制定合理的饮食制度，早、中、晚三餐分别占总热量的33%、34%、33%。改变进餐顺序，先摄入浓度高、营养密度高的食物，再吃其他食物。三餐按时吃，餐前1小时不宜吃零食，不挑食偏食，采用均衡或渐进量进食的方法。

（2）保障睡眠充足，有条件可午睡2小时，睡前摄入足够的营养，让受损的肌肉在睡眠中，借生长激素合成肌蛋白时有充足的原料，给机体充分的修复时间。

（3）调整食物结构，增加主食数量，选择含淀粉、糖分高的食物，如：马铃薯、藕、蜂蜜以及各种新鲜水果。增加动物性蛋白的摄入，以胃肠道能正常消化为标准，避免引起腹泻等消化不良的症状。采取炖、蒸、煮、卤、炒等方式进行烹调，避免油炸、煎、烤等造成的食物坚硬和不易吸收。

（4）运动适度，且要持之以恒。一般来说，大运动量、短时间和快速爆发力的运动都能起到增重效果，主要增加肌肉的比例。研究表明，每天2小时的激烈运动，比较少运动者每千克体重需要多1.5倍的蛋白质，以运动后30分钟内进食较为合理。

（5）注重食物中蛋白质、糖类、脂肪的选择和组合比例。推荐以完全蛋白为主，最好选择动物蛋白，虽然大豆蛋白为完全蛋白，但其含有一定量的大豆异黄酮，阻碍有利于肌肉生长的激素的分泌，故不适合增加体重者；糖类则侧重于淀粉类多糖，大米、面粉中含量居多，且在经过人体酶的水解后分解为单糖，供机体利用；增重不能仅仅依靠增长肌肉，因此有必要摄入富含脂肪的食物，如：核桃、植物油和松仁等，建议多摄入富含不饱和脂肪酸的食物，大多数植物油及深海鱼油的脂肪不仅能增重还具有保健作用。

（6）根据个人需求，及自身情况，遵循医嘱，有必要者可采用中、西增肥药调理。但在服药期间应尽量减少辛辣刺激食物，以免影响药效。

以增重健身人群为例，一日的膳食安排见表5-18。

表 5-18　　　　　　　　　　　增加体重健身人群的一日膳食营养安排

| 三餐名称 | 食物名称 | 进食量 |
| --- | --- | --- |
| 早餐 | 皮蛋瘦肉粥或小米粥 | 1碗 |
| | 豆浆或米浆或全脂牛奶 | 500mL |
| | 水煮蛋 | 1个 |
| | 葡萄干、花生、香蕉 | 150g |
| 午餐 | 奇异果 | 1个 |
| | 优酪乳 | 1杯 |
| | 米饭或面条 | 1碗 |
| | 水煮青菜 | 1份 |
| | 高纤维饼干 | 1份 |
| | 点心 | 1份 |

续表

| 三餐名称 | 食物名称 | 进食量 |
|---|---|---|
| 晚餐 | 鲜榨果汁 | 1份 |
| | 优酪乳 | 1份 |
| | 炒青菜 | 1份 |
| | 瘦肉或鱼肉 | 1份 |
| | 米饭或面条 | 1碗 |
| | 水果 | 1份 |
| 夜宵 | 肉汤、牛奶或豆浆，不可过饱，避免睡不着。 | |

### 六、亚健康人群的合理膳食营养

目前，医学上尚未对亚健康有明确的诊断标准，因此容易被人们忽略。亚健康是介于疾病和健康的状态，机体器官有功能性改变而无器质性改变，有体征改变但无病理改变，生命质量差。一般来说，亚健康人群常伴有失眠、乏力、无食欲、易疲劳、心悸、抵抗力差、易激怒、经常性感冒或便秘等。亚健康人群主要集中于压力大、精神负担过重者、脑力劳动繁重、体力劳动负担者，长期从事简单机械化工作者、生活无规律者、饮食不协调者、吸烟酗酒者。

亚健康的膳食安排原则及注意事项：

(1)合理膳食，营养均衡，补充维生素和矿物质。人体不能合成某些维生素和矿物质，而维生素C、B族及铁对人体尤为重要，因此，每天应适当补充。

(2)多喝水、多喝茶、适量饮酒。喝茶能减少电脑的辐射；每天清晨空腹喝一杯蜂蜜水，可以润喉、清肺、生津、暖胃和滑肠作用。午休以后喝一杯淡茶可以醒脑提神、润肺生津、解渴利尿的功效。晚上睡前一杯水，帮助消化、增进循环、增加解毒和排泄能力，增强免疫。

(3)养成吃水果的习惯，多吃碱性食物，如：碱性的蔬菜、水果等，以及可稳定情绪的含钙多的食物如：牛奶、酸奶、奶酪、鱼、肝、骨头等食物。

(4)增加户外体育锻炼，调整心态及生活规律，劳逸结合，保证睡眠充足，寻找适合自己的减压方式，适度减压。加强自我锻炼可以提高人体对疾病的抵抗力，改善亚健康转态。

### 七、运动员的合理膳食营养

运动员营养是研究运动员在不同训练或比赛情况下的营养需要，营养因素及机体机能、运动能力、体力适应与恢复运动性疾病等的关系。目的是为运动员提供合理的营养，以维护运动员的身体健康，保持良好的机能状态，有利于提高运动成绩。

（一）运动员进餐次数及食物的选择

运动员的进餐次数除基本的一日三餐外，对于热能消耗大的运动员和青少年运动员，可考虑加餐措施。研究表明，增进加餐次数，不仅有利于身体健康，而且可以提高工作效率。由于运动员比赛和训练的紧张性，其经常处于交感神经兴奋的状态下，或大运动负荷后的疲劳状态下，其消化功能较弱，因此，在饮食上要求食物浓缩，体积重量小，容易消化，以减轻消化器官的负担，一日进食总量不超过 2.5kg。

（二）比赛期的营养

比赛期的营养包括比赛期前、比赛中以及比赛后三个阶段的营养安排。比赛期合理的饮食营养有助于运动员保持良好的竞技状态、发挥训练效果、提高运动能力并促进运动后体力的迅速恢复。

1. 比赛期前的营养

比赛期前的营养安排，对运动员的比赛时的体内营养状况和机能状况有很大关系。一般比赛前 1~2 周为训练调整期，营养应随之调整。

（1）随运动量的减小相应减少热能摄取量，以免热能过多造成体重增加。

（2）适当减少蛋白质和脂肪，以免增加体内酸性。多吃水果蔬菜增加体内碱储备。

（3）增加碳水化合物以提高糖原储备，耐力型项目可以用糖原负荷法。

（4）补充维生素，纠正体内维生素缺乏。

（5）保证充足的水分。

（6）赛前一餐要注意选取平时已经习惯的，高糖、高蛋白、低脂肪、低盐的易消化的食物，赛前 2.5 小时完成进餐。大量出汗的项目可在比赛前补液 500mL 左右。

2. 比赛期中的营养

持续时间长的比赛，体力消耗大，体内营养储备不能满足需求，会使肌糖原含量下降，血糖水平降低，体力下降，产生疲劳。因此，在运动中可以适当补充饮料和食物。饮料以低渗、低张为主；食物则以碳水化合物为主，且要富含各种营养素的流质或质地柔软的半流质膳食为佳。运动中为防止低血糖的发生，可适量补糖，以摄入果糖、葡萄糖和低聚糖的混合物为宜。

3. 比赛期后的营养

运动员在激烈的比赛后，及时而合理的补充营养，有助于恢复体力和消除疲劳。为了加速比赛后肌糖原、酶、水分、电解质及激素的恢复，比赛后 2~3 天内的膳食应供给充足的热量，富含碳水化合物和蛋白质，脂肪含量低，补充 B 族维生素和维生素 C，补充充足的水合矿物质，特别是钾。

运动引起的糖原耗竭后，肌糖原和肝糖原储备恢复到正常水平要 46 小时以上，但只要补充糖的时间和量合适，糖原合成可以在 24 小时内完成。运动后 6 小时以内，肌肉中糖原合成酶含量最高，且运动后补糖时间越早，肌糖原合成速度越快，因此，为了加速肌糖原的恢复，补糖时间越早越好。运动后不同时间与肌糖原的合成见表 5-19。

表 5-19 运动后补糖时间与肌糖原合成

| 补糖时间 | 肌糖原合成速率(mmol 葡糖糖/kg 肌肉·小时) |
|---|---|
| 运动后即刻 | 最快，2 小时内为 7.7 |
| 运动后稍后 | 减慢，4.1 |
| 运动后几小时 | 最慢，约 2.5 |

　　营养与运动两者之间密不可分，营养对健身运动效果有很大影响。运动后各种营养素的消耗需要及时通过食物补充回来，若缺乏合理的营养保障，则日积月累会使机体处于一个亏损状态，影响健康。合理营养与运动锻炼是相辅相成的，是维持和促进健康的两个重要条件。应以营养合理为基础，科学运动锻炼为手段，获取运动后的超量恢复，提高机体各器官系统的功能。较仅依靠合理营养获取的健康，运动锻炼与合理营养相结合可使健康上升到一个新的高度，获得良好的身体素质。

# 第六章　运动处方的制订与实施

## 第一节　运动处方概述

### 一、运动处方的概念

运动处方这一术语，自 20 世纪 50 年代被提出，于 60 年代末被世界卫生组织采用，现已得到广泛使用和推广。随着运动处方应用范围的扩大，运动处方的概念不断被修改和充实。根据 21 世纪初运动处方在国内外发展的情况，可以将运动处方（Exercise Prescription）理解为：由康复医师、康复治疗师（士）以及体育教师、社会体育健身指导员、私人健身教练等，根据患者或体育健身者的年龄、性别、一般医学检查、康复医学检查、运动试验、身体素质/体适能测试结果，按其年龄、性别、健康状况、身体素质以及心血管、运动器官的功能状况，结合主客观条件，用处方的形式制订对患者或者体育健身者适合的运动形式、运动强度、运动时间、运动频度和运动总量，并指出运动中的注意事项，以达到科学地、有计划地进行康复治疗、预防疾病和增进健康的目的。

这一概念明确了运动处方的制订者、处方的对象、处方的依据、处方的内容以及处分的目的等，强调了应以处方的对象（患者或体育健身者）为中心，制订一个具有个性化的运动处方。

运动处方类似于临床医生为患者开的处方，它与临床医学中药物处方的对应关系见表 6-1。

表 6-1　　　　　　　　　　运动处方与药物处方的对比

| 运动处方 | 临床医学药物处方 |
| --- | --- |
| 运动形式 | 药物名称 |
| 运动量：运动强度和持续时间 | 剂量/次 |
| 锻炼频率 | 次/日 |
| 锻炼注意事项 | 用药方法及注意事项 |

科学运动是预防和治疗慢性非传染性疾病的重要措施。实践证明，按照运动处方进行科学的运动，既安全可靠，又有计划性，可在较短时间内达到健身和疾病康复治疗的

目的。

运动处方的特点有：目的性强、计划性强、科学性强、针对性强、普及面广等特点。

## 二、运动处方在全民健身中的作用

运动处方的产生源于实践的需要。旨在提高运动成绩的运动训练，由教练员为运动员制订训练计划；旨在使学生掌握一定运动技术、技能，提高身体素质的学校体育课，由体育教师根据学生实际情况按照教学计划、教学大纲制订教案。随着康复医学的形成和发展，运用运动疗法、医疗体育进行康复治疗时，则需要制订运动处方。

运动处方在康复治疗中的作用是，科学地指导康复锻炼者进行锻炼，以便更有效地达到预防功能障碍的形成、减轻功能障碍的程度、尽快恢复正常的功能。实践证明，按照运动处方进行康复锻炼，可以使康复的效果比没有处方指导的"自由活动"明显提高。

随着生活水平的提高，不良生活方式引起的疾病增多，且有老年病年轻化的趋势，大众健身引起人们的重视。《健康中国行动（2019—2030 年）》明确，建立针对不同人群、不同环境、不同身体状况的运动促进健康指导方法，推动形成"体医结合"的疾病管理与健康服务模式。而运动处方在以提高国民体质、增进健康、预防慢性疾病的健身活动中能正确指导健身者科学地进行锻炼，以较短的时间、较轻的体力负荷，取得较大的锻炼效果。

## 三、运动处方的发展

运动是人类文明的表现形式，也是推动一个国家政治、经济、文化社会进步的原动力。随着时代的发展，进入新时代以来，健康问题已经成为社会主流关注热点之一。运动处方顾名思义与中药处方、西药处方有一样的意义，即运动和处方。运动是指人体的活动形式，处方指通过经验知识来制订的身体活动方案。

世界上最早的运动处方可追溯到我国战国时期，而西方运动疗法源于希腊。古希腊庙宇的壁画就有用运动疗法治病的。在公元前460—公元前377 年，古希腊医学家希波克拉底 Hippocrates 是最早使用体操来治疗疾病的，他认为运动可增加肌力，促进精神体质的恢复和改善，还可推迟衰老。他的著作《preidiaites》（论养生）关于健身运动、运动疗法、健身术的观点是运动处方的萌芽和开端。他的贡献还在于提出饮食与运动有密切关系。比如，消化不良患者要做长距离快跑以刺激饮食和消化道的蠕动，帮助消化。18 世纪，瑞典的 Petet. H. Ling（1776—1839）创造了利用肋木、体登等，配合徒手体操进行康复锻炼的方法，创编了专门锻炼身体各个部位的医疗体操。

1954 年，美国生理学家卡波维奇首次提出"运动处方"这一概念。1960 年日本的猪饲道夫教授先用了运动处方术语，1969 年世界卫生组织正式使用"运动处方"这一术语，使运动处方得到国际上的认可。

美国对运动处方的研究始于军医库伯（Kenneth Cooper）。20 世纪 60 年代末 70 年代初，库伯被"怎样才能评定运动后的效果"所困惑。库伯经过认真研究，认为要解决这个问题，就必须根据每个人的情况开健身运动处方，也就是说，必须能确定适当的运动量，以保证从事各项运动能收到效果。库伯考虑到他有许多有利条件可以完成这件事，因为他是医生，学过运动生理等，工作又是专门指导飞机驾驶员和宇宙飞行员从事体育锻炼的，又有条件使用非常精密的测试仪器，并且愿意做他测试对象的人很多，所以他进行了大量测试，使他对运动不足对人体究竟有什么影响获得了大量数据。在此基础上，创造了闻名世界的耐力测试法——有氧训练法，花费四年时间出版了《有氧运动代谢》，特别是他创始的"12 分钟跑体能测试法"被许多国家采用至今。库伯还根据耐力测试结果，制订了 5 类体力标准。运动者把自己的体力纳入相应的一类进行锻炼，锻炼者达到规定的体力标准之后，即可按照库伯制订的分数表订出健身运动处方，这种有氧锻炼方法很快风靡美国。据统计，1984 年得克萨斯州有 20%的居民参加了这项运动，佛蒙特他州作为预防医疗手段在全国推行。纽约联邦安全委员会则命令市长制订了一项有氧锻炼大纲提供给市民。在随后的十几年里，美国有关专家学者们对身体素质的内涵，对不同层次人的健身计划，对运动与休闲的规划等方面的研究，先后发表了许多相关的研究文章和著作。美国政府在此基础上，提出 1990 年前应争取达到的目标，进而制订了"2000 年健康人计划"，计划包括了 3 个总目标、22 个子目标，在 22 个子目标中，体育目标排在第一位。该目标的引导机构是美国总统体育与健身委员会，委员会组织专家制订出"成年人有氧锻炼健身运动处方"，指导大众科学健身，使健身运动处方的应用成为实施体育健康目标的重要措施。1995 年，美国运动医学学会为了更好地推行健身运动处方，提出一个健身运动处方的建议"FITTP"，它的内容包括：F——Frequency（频率）、I——Intensity（强度）、T——Time（时间）、T——Type（性质）、P——Progression（进度）。

全美运动医学会（American College of Sports Medicine，ACSM）在运动处方的发展过程中，起到了非常重要的作用。ACSM 下属的"Certification and Education Committee"于 1975 年首次出版 *ACSM's Guidelines for Exercise Testing and Prescription* 以来，该书已经出版了第 10 版。每一版都综合了当时世界各国专家的研究成果，对上一版的内容进行了补充修改，使该书的内容一直代表了运动处方的最新研究成果。

在德国，1953 年西德的黑廷格和缪拉发表不同运动强度、持续运动时间和频率对人体产生不同影响的论文，对健身运动处方的兴起，起到了积极的作用。德国 Hollmann 研究所，从 1954 年起，对健身运动处方的理论和实践进行了大量研究工作，成绩卓著。它制订出健康人的、中年人的、运动员的以及高血压、心肌梗死、糖尿病、肥胖病人的各类健身运动处方，并对市民进行健身运动处方的指导和咨询工作。在德国有专门的健身运动处方医院和专科，在各个大型康体休闲娱乐场所设有健身运动处方室，人们锻炼前到这些专业康体医生处测试生理机能和体能情况，再选定适合本人的运动项目，测定练习量的多少，每周几次，同时康体医师会告知如何饮食配合运动。

日本在 1965 年就有几位生理学家介绍和提倡研讨处方问题，为了解决运动锻炼存在的不讲科学问题，日本学者开始健身运动处方的研究。1971 年开始研究科学地增进健康的依据，并成立了健身运动处方专门委员会，开始了从事健身增强体质等实验研究，该委员会从 1971 年到 1973 年进行了基础理论研究，进而对健身运动处方的基本原理、实施过程进行研究。1973 年到 1980 年，日本一方面继续研究，一方面推广健身运动处方的具体方法。在健身运动处方的基本原理、健身运动处方的实施及医学等方面取得了一定的成果，猪饲道夫教授倡导下成立的"运动处方研究委员会"经过多年的理论和实践的研究出版了《日本健身处方》。与此同时，日本学者花费了 1 年多时间，经过认真的探索，拟出了适用于各种健身运动处方的医务监督方案。此时，日本健身运动处方已基本形成。20 世纪 80 年代开始，日本政府提出体育发展的基本任务。正如 1980 年江桥慎四郎在《日本体育 70 年代总结和 80 年代展望》一文中写道：日本体育发展的基本任务，一是推广和应用健身运动处方的理论和方法，二是改善体育设施，并在大、中、小学的学校体育中推广健身运动处方。此举收到明显的效果，学生的身体素质有了很大的提高。

加拿大对健身运动处方的研究是随着人们生活水平的提高而自发开始的。在 80 年代，由于高负荷的工作和激烈的竞争，人们开始重视身体的价值。由于经常参加健身活动的人数不断增加，有关学者通过这一现象开始有目的地实施运动锻炼计划，并从中对持之以恒和中途退出者进行调查，调查的目的是为了收集资料，来制订出更加有效的符合他们身心健康目标的计划。经过数年研究，加拿大金斯顿皇家高中，加·里德和约翰·汤姆撰写出《健身运动处方》一书，于 1985 年在美国正式出版。

在中国，运动处方这个名词的引入是在 20 世纪 80 年代初，但运用不同的运动形式来达到健身目的的做法在古代中国便已存在。早在 2000 多年前，我国战国时期的《行气玉佩铭》中就提出"运动则生，不运动则死"的理论，即现在所流传的"生命在于运动"，可谓为世界上最早的运动处方理论。《庄子》中提到的"吹响呼吸，吐故纳新，熊经鸟申为寿而已矣"；《黄帝内经》中提到的"不治已病治未病"；《左传》中的"养被不动时，则天不能病"等无不蕴涵着运动处方的思想。华佗发明的"五禽戏"经过后人的努力改编形成现今的虎寻食、鹿长跑、熊憾远、猿摘果、鹤飞翔的形意招式，其宗旨是人要经常活动，就可以血脉流通不生疾病，如果觉得身体不舒服就起来做一种模仿禽兽动作的体操，稍出汗就停止，这样就可以感觉轻松，同时思食。还有少林寺《易筋经》中的《内功图说》提到的 12 种姿势，倒拽九牛尾、出爪亮翅式、九鬼拔马刀势、青龙探爪势、饿虎捕食势等都与禽兽动作有关。以上这些都体现了运动健身，运动预防疾病的思想。

我国对现代运动处方的研究和应用起步于 20 世纪 70 年代。1980 年哈尔滨医科大学附属学院运动医学学科开设了"健身运动处方"咨询门诊，较早地把健身运动处方运用于医疗保健实践中。80 年代，我国开始对健身运动处方进行研究。我国学者提出了"健身运动负荷价值"的理论，并进行健身运动负荷标准试验，1993 年黑龙江科学技术出版社出版发行了刘纪清、李国兰编写的《实用健身运动处方》，详细地介绍了制订健身运动处方的方法和程序。1996 年任建生编写了《心血管运动生理与健身运动处方》，反映了心血管研究与健身运动处方领域的新的进展。30 多年来，我国在运动处方的应用推广和科研方面取得了长足进步。许多医院和医学院都开展了运动处方的工作，北京体育大学、首都体育学院、上海体育学院等率先进行了运动处方人才的培养工作。2017 年，中国体育科学学会牵头启动了运动处方师的培训和资格认证工作，目前已经培养出大批的运动处方师专门人才。

以"运动处方"为主题词的论文发表数量反映我国运动处方相关科研的进展情况。从表 6-2 可以看出进入 21 世纪以后，我国有关运动处方方面的研究论文数量快速增长。

表 6-2                 **近 30 年我国以"运动处方"为主题词发表的论文数量**

| 时间 | 论文发表数量(篇/%) | 核心期刊论文发表数量(篇/%) |
|------|------|------|
| 1979—1985 年 | 64/1.20 | 0 |
| 1986—1990 年 | 93/1.75 | 0 |
| 1991—1995 年 | 171/3.22 | 47/3.92 |
| 1996—2000 年 | 447/8.41 | 101/8.42 |
| 2001—2005 年 | 1387/26.08 | 323/26.92 |
| 2006—2010 年 | 2101/39.51 | 331/27.58 |
| 2011—2015 年 | 2246/42.23 | 258/21.50 |
| 2016—2017 年 | 699/13.14 | 140/11.67 |
| 总计 | 5318 | 1200 |

注:百分比是指不同阶段发表论文量占总发表论文量的百分比。

    与国外运动处方的研究与应用相比,我国尚缺乏大样本、大规模、多指标、长时间追踪以及多学科之间协作的相关研究。因此,加强基础理论的研究,建立不同人群的运动处方库,扩大慢性疾病种类运动处方的研究,提高运动处方个性化研究,促进我国传统体育手段在运动处方中的应用,简化运动测试流程,加强运动中监测方法,增强运动处方信息化与可穿戴设备的融合,强化 APP 技术应用方面的研究等,将会使我国运动处方的推广应用更加深入和系统。

    随着我国全民健身计划的阔步推进,运动处方的研究与普及化处于一个迅猛发展期。了解运动处方的发展历程及丰富内涵,可以使我们更深刻了解运动处方的本质特征和发展趋势,有利于运动处方的科学制订和广泛实施,使其有效服务于健康中国的战略。

## 四、运动处方的分类

    运动处方是在对处方对象进行全面了解的基础上,按照科学健身原则,制订出的科学的、个性化的健身指导方案,它以生理学为理论依据,以身体练习为基本手段,以增强体质、促进身体全面发展、提高生活质量为根本目的,具有科学性、灵活性、针对性强,便于自我控制和自我评价等特点。随着各种人体试验及动物实验的大量研究,运动理论不断发展,各种运动方式层出不穷。为满足不同人群不同的运动目的和需求,运动处方应用范围的不断扩大,运动处方的个性化特点日益凸显,逐步发展出了多种多样的运动处方。

（一）根据运动处方对象分类

1. 康复性运动处方

康复性运动处方对象是经临床治疗达到基本痊愈,但遗留有不同程度身体机能下降或功能障碍的患者,如冠心病患者、脑卒中患者、手术后患者以及已经得到一定控制的慢性疾病患者等(如高血压患者、血脂异常患者、糖尿病患者)。康复性运动处方目的是通过运动疗法帮助患者改善身体机能，缓解症状、减轻或消除功能障碍，预防疾病加重或者出现并发症，减少疾病的危害。通过运动处方的实施可以预防伤残和促进身体功能恢复，尽量提高患者生活自理和工作能力，提高生命质量，延长寿命，降低病死率，实现二级和三级预防，使体医融合更加定向化、个性化。康复性运动处方主要用于综合医院的康复科、康复医疗机构和健康管理机构，也用于社区康复工作中。康复性运动处方主要由康复医师、康复治疗师(士)来制订，在社区工作的高级健身指导员也参与这方面工作。

2. 慢性预防性运动处方

在信息时代的今天，很多人习惯"动动鼠标，周游世界"的生活方式，他们头脑聪明，但身体状况却令人担忧。英国权威医学杂志《柳叶刀》有过研究结果显示，全球有三分之一的成年人"懒得运动"，运动量不足导致每年约有 500 万人死亡，而这几乎和吸烟致死的人数相同。我国中青年(30～50岁)人中，不参与体育锻炼的人数占 60.1%(男性)和 64.2%(女性)。由此可见，活动不足已经成为危害现代人健康的一个重要因素。

慢性预防性运动处方主要是针对不同心血管疾病风险因素(如高血压前期或早期、血脂异常、糖尿病前期或早期、轻度肥胖症锻炼者)，制订个性化运动处方。慢病预防性运动处方主要目的是逆转心血管疾病风险因素或延缓风险的发展，预防心血管疾病的发生，实现一级预防的目的。慢病预防性运动处方主要用于学校、社区、健身机构、健康管理机构、疗养院和科研机构等。主要由接受运动人体科学专业培训的体育教师、运动健康指导员、社会体育指导员、私人健身教练和运动处方师等来制订。

3. 健身性运动处方

健身性运动处方目的是指导锻炼者根据自己的实际情况，采取适当的体育活动进行科学锻炼，以便安全有效地提高健康水平，改善机能状态，增强健康体适能，预防诱发心血管疾病的危险因素，如高血压、血脂异常、高血糖、肥胖症等，实现零级预防目的。健身性运动处方广泛用于学校、社区、健身机构、疗养院和科研机构等。健身性运动处方主要有体育教师、社会体育指导员、私人健身教练和运动处方师等制订。

(二)根据处方锻炼作用分类

1. 心肺耐力运动处方

心肺耐力运动处方以提高心肺功能为主要目标。心肺耐力训练可发展全身耐力素质，提高运动员身体训练水平。20 世纪 60 年代，心肺耐力运动处方在急性心肌梗死患者被抢救成功或心脏搭桥术后康复恢复中发挥了明显作用，经长期系统的训练可以缩短住院时间，更快恢复工作能力，故被称为心脏康复运动处方。之后，心肺耐力运动处方除用于急性心肌梗死患者的康复之外，还广泛用于心血管系统慢性病、代谢性疾病、静坐少动、长期卧床引起的心肺功能下降等疾病的预防、治疗和康复。

大量研究证实，心肺耐力是体质健康的核心要素，提高心肺耐力可以减缓多种疾病的发病率和死亡率。在全民健身计划中，心肺耐力训练被用于科学地指导健身，以提高锻炼者的耐力素质、维持合理的身体成分、改善代谢状态、缓解和配合药物治疗高血压、血脂异常、糖尿病等疾病，也用于预防动脉粥样硬化性疾病的发生。

2. 力量练习运动处方

力量练习运动处方的主要目标在于提高肌肉力量、肌肉耐力和爆发力。力量运动处方的出现晚于心肺耐力运动处方，是在 20 世纪 80 年代以后逐步完善起来的。力量练习处方的发展过程中，明确了骨骼肌对抗阻训练的适应性结果、抗阻训练的神经适应性、抗阻训练的心血管适应性、抗阻训练的内分泌反应、抗阻类运动的代谢变化以及因抗阻训练造成结缔组织和骨骼改变的意义等，进一步明确了抗阻训练是"利用阻力对抗肌肉的活动，可以增强肌肉力量、爆发力、肌肉耐力，增强骨骼肌体积。"

肌肉是人体的"发动机"，是产生力量的原动力。力量是一个人最基本的素质要求，没有力量，耐力、柔韧性、灵敏度、平衡性、协调性均不复存在。肌肉力量的增强可以降低心血管疾病的风险因素、全因死亡率和心脏病发作的概率。规律的力量练习不仅可以提高肌肉力量，同时机体中与健康相关的生物标志物也会发生一系列的变化，包括改善身体成分、血糖水平、胰岛素敏感性以及高血压前期到早期患者的血压。锻炼者借助抗阻训练不仅可以增加肌肉力量和体积，还可有效增加骨密度和骨矿含量，同时还可预防、减缓甚至逆转骨质疏松患者的骨质流失，并且可以提高萎缩肌肉的力量，加大肌肉的横断面和体积，达到改善肢体运动功能的作用。

力量练习运动处方可以用于普通健身者增强肌肉力量和耐力的训练中，也可以用于增肌者（如健美者）、需要进行体重管理者（如肥胖症）和老年人，特别是老年性肌少症者的训练中，还可以用于因伤病导致肢体长期制动者、长期卧床者的失用性肌萎缩的康复中，或身体发育畸形的矫正训练中等。

在全民健身运动中，力量运动处方用于指导健身者科学地进行增强肌力的训练，以达到提高肌肉力量、减缓肌肉萎缩速度，预防骨质疏松等。

3. 柔韧性运动处方

柔韧性运动处方是以柔韧性练习为主要内容，根据个体化的训练目标提高关节活动幅度（Range of Motion，ROM），提高韧带的稳定性和平衡性，减少锻炼者的肌肉韧带损伤、预防腰痛、缓解肌肉酸痛的运动处方。柔韧性练习是适量运动的组成部分，在全民健身运动中，可用于提高身体的柔韧性，预防随年龄增长而导致的关节活动幅度的下降。在康复医学中，通过主动、被动柔韧性运动，使因伤病而受累关节活动幅度尽量保持、增加或恢复至正常的范围，改善全身柔韧性，进而提高肢体运动能力。

以上三大方面运动处方涵盖了运动处方的主要内容，但随着运动处方的不断发展及全民健身需求不断提高，运动处方被分得越来越细致，越来越具有针对性。比如，协调性运动处方、减脂运动处方、增肌运动处方和针对各种疾病、慢病、残疾的运动处方等。在运动疗法领域内使用辅助器具，穿戴假肢、步态训练、操纵轮椅的训练，也都有相应的运动处方。

(三)根据处方锻炼器官分类

根据运动处方锻炼的身体器官，可将运动处方分为：心血管系统的运动处方、运动系统的运动处方、神经系统的运动处方和呼吸系统的运动处方。

### 五、运动处方的制订与实施原则

1. 全面锻炼原则

运动处方应遵循身心全面发展的原则，在运动处方的制订和实施中，应注意维持人体生理和心理的平衡，以达到身心协调发展的目的。

2. 有效性原则

运动处方的制订和实施应使参加锻炼者的功能状态有所改善，遵循科学要求，在运动处方的实施过程中，要对运动量和运动强度进行有效的监控，根据实际情况及时对运动处方进行调整，确保锻炼者获得最佳的健康收益。

3. 可操作性原则

制订运动处方时需要充分考虑到锻炼者所处环境与实际的锻炼条件，充分利用体育资源，使运动处方制订后能够得到落实，具有可操作性。

4. 个性化原则

运动处方服务的对象多种多样，每个人的需求都不一样，需要根据锻炼者的年龄、性别、个人健康信息、体育活动经历、义序检查信息以及体质测试结果，如心肺耐力、身体成分、肌肉力量、肌肉耐力、柔韧性等，综合判断锻炼者的健康状况、体力活动现状、有无疾病或危险因素等具体情况，制订出符合个人身体条件及要求的个性化运动处方，帮助其进行有针对性的锻炼。

5. 安全性原则

制订运动处方时，应考虑服务对象的身体情况，对锻炼者进行全面的健康诊断、运动能力测试和运动风险评估，保证其在安全的运动负荷和运动量范围内进行锻炼或康复活动，有效避免运动损伤和心血管事件的发生。在制订和实施运动处方时，应严格遵循各项规定和要求，明确服务对象的适宜活动内容和负荷强度，以确保其安全性。

### 六、运动处方的执行实施过程

(一) 全面了解处方对象的体质和健康状况

在运动处方制订之前，要如同医生看病时的望闻问切一般，通过口头询问、问卷调查、医学检查、体质测定等途径，了解对象的身体发育、疾病史、目前伤病情况和治疗情况、近期身体检查结果、身体素质/健康体适能测定结果、运动史、近期锻炼情况等详细内容，确定处方对象的实际情况和现实目标。其目的在于：

(1) 排除运动禁忌症。确定处方对象有无运动禁忌症，能否在家体育锻炼或康复锻炼，以保证功能测试和运动锻炼的安全。

(2) 确定运动处方的目的。全面了解处方对象，有助于确定运动处方目的，以保证运动处方的科学性和个性化。

(3) 进行危险分层，明确运动功能测试方案及医务监督的力度。通过全面了解，确定处方对象的疾病史、医学检查等情况，便于确定心肺耐力及其他运动功能的测试方案，以及测试和运动中医务监督的力度，以保证在心肺耐力测试和锻炼过程中的安全。

（4）确立前期身体原始数据，方便与训练效果做对比，对训练内容做不断调整。

（二）运动前健康筛查与运动风险评估

为确保锻炼者运动的安全性及有效性，在对处方对象年龄、病史、家族史、生活方式、体检结果等进行全面了解的基础上，需对锻炼者进行健康筛查与运动风险评估。具体包括：自我筛查(主要采用体力活动准备问卷和运动前筛查问卷调查法)、医学检查(医学史、体格检查、实验室检查、、运动测试禁忌症)、心血管疾病危险分层等。

健康筛查与运动风险评估其目的在于：（1）排出有运动禁忌症的人群；（2）增加运动测试、运动中的安全性；（2）制订、实施安全有效的运动处方。

（三）体适能测试与评价

体适能又称体质、体能，是指人体拥有或获得的与完成体力活动的能力相关的一组要素或特征。可分为健康相关体适能和技能相关体适能。与健康相关的体适能包括心肺耐力、身体成分、肌肉力量、肌肉耐力和柔韧性等5大要素。对健康体适能水平进行测试和评价，一方面可以了解自身的健康状况和运动能力，建立合理、可行的运动目标，有利于给出安全、有效、个性化的运动处方，更好地指导运动实践；另一方面可以判断健身效果，帮助运动者调整目标并激励其参与运动，养成长期坚持运动的习惯。

（四）制订运动处方

身体检查数据及相关功能检查的结果是制订运动处方的依据。制订运动处方时应充分考虑处方对象的性别、年龄、目标、体能、体适能、健康状况、日程安排、物理和社会环境，以及运动器械和设施的可用性等，安排适当的锻炼内容。尽量做到科学化和个性化。

（五）指导和监督运动处方实施

在按照运动处方开始锻炼之前，应帮助处方对象了解处方中各项指标的含义，对如何执行处方提出要求。第一次按照处方锻炼时，应当在制订处方者监督指导下进行，让锻炼者通过实践了解如何执行处方。有时需要根据锻炼者的身体情况对处方进行适当的调整。进行慢性疾病、肢体功能康复锻炼时，最好在专业人员指导下进行，并根据每次锻炼后的反应及时调整运动处方。

在运动处方执行中，可通过检查锻炼日记、定期到锻炼现场观察或定期(每周一次或两周一次)到实验室在监测下进行锻炼，监督运动处方的执行情况。有研究表明，在监督下进行锻炼，可取得较好的锻炼效果。在监督锻炼过程中，还可以根据功能的提高，及时调整处方，以取得更好的效果。

（六）定期调整运动处方

按照运动处方进行锻炼，一般在6~8周后可以取得明显效果。此时需要再次进行功能评定，检查锻炼的效果，调整运动处方，以进一步提高锻炼效果。

## 第二节 运动处方的主要内容

根据处方对象的基本情况，明确处方的目的，完成相应的功能评定之后，制订运动处方。一个完整的运动处方包括处方对象的基本信息、医学检查及健康体适能测试结果与评定、锻炼目标、处方的基本原则和注意事项等。运动处方的基本原则则采用美国运动医学会提出的 FITT-VP 原则，即运动频率（Fruquency）、运动强度（Intensity）、运动时间（Time）、运动方式（Type）、运动量（Volume）、运动进度（Progression）。

### 一、处方对象的基本信息

处方对象的基本信息包括姓名、性别、年龄、运动史等信息。

### 二、医学检查及健康体适能测试与评定

在医学检查结果中，应明确有无代谢性疾病及程度、有无心血管疾病的症状和体征、有无已经明确诊断的疾病等。健康体适能测试结果应明确心肺耐力的等级、体重指数或体脂百分比、主要肌群的力量和等级，以及身体柔韧性测试结果及评价。

### 三、锻炼目标

制订运动处方之前，首先应明确锻炼目标，或称为"近期目标"。

耐力运动处方的锻炼目标，通常是提高心肺耐力、减脂、降血脂、降低冠心病风险、防治高血压、糖尿病等。

力量和柔韧性练习运动处方的目标，应当是具体到将要进行锻炼的身体部位，如加大某关节的活动幅度，增强某肌群的力量等。力量练习运动处方中还需要确定增强何种力量，如是向心力量还是离心力量，以便采用不同的练习方法。

在康复锻炼运动处方中，需要考虑康复锻炼的最终目标，或称为"远期目标"。例如，达到可使用轮椅进行活动、使用拐杖行走、恢复正常步态、恢复正常生活能力和劳动能力、恢复参加运动训练及比赛等。

### 四、运动处方的基本内容

（一）运动频率（Fruquency，F）

运动频率即每周运动锻炼的次数。通常每周锻炼 3~5 次，有一定的休息时间，可使机体得到"超量恢复"，收到更好的锻炼效果。

运动有益于健康/体适能，体力活动的频率（即每周执行训练计划的天数）起了重要作用。推荐给大多数成年人的运动频率是每周进行 3~5 天的有氧运动，频率随运动强度而变化。当运动者每周运动超过 3 天时，心肺耐力的提高有减缓趋势，如果运动超过 5 天就会出现提高的平台。当运动者每周进行超过 5 天的较大强度运动时，肌肉骨骼损伤的可能性会增加，因此不向大多数成年人推荐这种频率的较大强度运动。如果训练计划包含多种

模式的运动，并且这些运动可以使身体的不同部位受力(如：跑步和骑自行车)或者动员不同的肌群(游泳和跑步)，那么可以推荐每天进行这类较大强度的活动。

因此，对大多数成年人有氧运动频率的推荐是：每周至少 5 天中等强度的有氧运动；或每周至少 3 天较大强度的有氧运动；或每周 3~5 天中等和较大强度相结合的运动。

有些人可以通过每周仅 1~2 次的中等到较大强度的运动量特别大的活动来促进健康/体适能，这些人被称为"周末勇士"。尽管有些运动者可以通过这种锻炼获得健康收益，但是由于锻炼不规律和做不习惯的运动会增加运动者发生肌肉骨骼损伤和心血管意外的风险，所以不向大多数人推荐这种每周仅锻炼 1~2 次的运动计划。

(二)运动强度(Intensity，I)

运动强度即费力的程度。在有氧运动处方中，运动强度取决于走或跑的速度、蹬车的功率、爬山时的坡度等。在力量运动处方和柔韧运动处方中，运动强度取决于给予助力或阻力的负荷重量。运动强度制订得是否得当，关系到锻炼的效果及锻炼者的安全。因此，应按照个人特点，规定锻炼时应达到的有效强度和不宜超过安全界限。

表示运动强度有很多种方法，如心率、METs、摄氧量、RPE 等，不同方法表示运动强度的对应关系如前述表 4-6 所示。2017 年 8 月，针对中国居民参加体育健身活动状况实际，国家体育总局发布了《全面健身指南》，该指南提出体育健身活动强度的划分见表 6-3。更多有关运动强度的相关内容请参阅第四章。

表 6-3 　　　　　　　　　　**体育健身活动强度划分及其监测指标**

| 运动强度 | 心率(次/min) | 呼吸 | RPE |
| --- | --- | --- | --- |
| 小强度 | <100 | 平稳 | 轻松 |
| 中等强度 | 100~140 | 比较急促 | 稍累 |
| 大强度 | >140 | 急促 | 累 |

(三)运动时间(Time，T)

运动时间/持续时间是指一段时间内进行体力活动的总时间(即每次训练课的时间、每天或每周的时间)。对大多数成年人推荐的运动量是，每天累计进行至少 30~60 分钟(每周至少 150 分钟)的中等强度运动，或每天至少 20~60 分钟(每周至少 75 分钟)的较大强度运动，或中等和较大强度运动相结合的运动。然而，每天的运动时间不足 20 分钟对健康也是有益的，尤其是那些以前经常处于静坐少动状态的人。如果运动训练的目的是管理体重，那么可能需要更长的时间(每天至少 60~90 分钟)，特别是那些大部分时间都是静坐少动的个体。

体力活动时间/持续时间可以一次完成(即一次训练课)，也可以通过一天中几次至少持续 10 分钟的活动累计完成。虽然体适能极低的人可能对不足 10 分钟的活动也能产生良好的适应,但仍需要更多研究来确定这种短时间运动的有效性。

以上运动时间一般在耐力运动处方中采用。而在力量练习运动处方和柔韧性练习运动处方中,则需要规定完成每个动作重复次数(Repetitions, reps)、组数(Sets)及间隔时间(Rest Interval)。不同的锻炼方式将收到不同的锻炼效果。

(四)运动方式(Type, T)

运动方式是体育健身活动者采用的具体健身手段和健身方法。明确采用某种形式或类型的运动,如采用快走、慢跑、有氧健身操等有氧运动形式,提高心肺耐力;或者采用力量练习、柔韧性练习、医疗体操、功能练习和水中运动等,锻炼肢体功能;针对偏瘫、截瘫和脑瘫患者可按照神经发育原则采用治疗方法,可能还需要采用肢体伤残代偿功能训练和生物反馈训练等。

根据不同运动方式的特征,可以将运动方式归纳为有氧运动、力量练习、球类运动、中国传统运动方式、牵拉练习5大类。

1. 有氧运动

有氧运动是指人体在氧气供应充足条件下,全身主要肌肉群参与的节律性周期运动。有氧运动时,全身主要肌肉群参与工作,可以全面提高人体机能,是目前国内外最受欢迎的运动方式。有氧运动分为中等强度运动和大强度运动。中等运动强度主要包括健身走、慢跑(6~8km/h)、骑自行车(12~16km/h)、登山、爬楼梯、游泳等;大强度运动主要包括跑步(8km/h以上)、骑自行车(16km/h以上)等。中等强度的有氧运动节奏平稳,是中老年人最安全的体育活动方式。

人们在进行体育健身活动时,应将有氧运动作为基本的体育活动方式。以提高心肺功能、减轻体重、调节血压、改善血脂为主要目的体育锻炼者,可首选有氧运动方式。

2. 力量练习

力量练习是指人体克服阻力,提高肌肉力量的运动方式。力量练习包括非器械力量练习和器械力量练习。非器械练习是指克服自身阻力的力量练习,包括俯卧撑、原地纵跳、仰卧起坐等;器械力量练习是指人体在各种力量练习器械上进行的力量练习。

力量练习可以提高肌肉力量、增加肌肉体积、发展肌肉耐力,促进骨骼发育和骨健康。青少年进行力量练习,可以明显改善自身体质,使身体更加强壮;成年以后,随着年龄的增长,力量练习应逐年增加;老年人进行力量练习,可以提高平衡能力,防止由于身体跌倒导致的各种意外伤害。

3. 球类运动

球类运动包括直接身体接触的球类运动和非直接身体接触的球类运动。前者包括篮球、足球、橄榄球、曲棍球、冰球等;后者包括排球、乒乓球、羽毛球、网球、门球、柔力球等。

球类运动的趣味性强,可通过比赛和对抗提高参与者的运动兴趣。球类运动都具有一定的专项技术要求,需要良好的身体素质作为基础。经常参加球类运动可以提高机体的心肺功能、肌肉力量和反应能力,调节心理状态,是青少年首选的体育活动项目。

4. 中国传统运动方式

中国传统运动方式包括武术、气功等。具体活动形式包括太极拳（剑）、木兰拳（剑）、武术套路、五禽戏、八段锦、易筋经、六字诀等。

中国传统运动健身方式动作平缓，柔中带刚，强调意念与身体活动相结合，具有独特的健身养生效果。可以提高人体的心肺功能、平衡能力，改善神经系统功能，调节心理状态，且安全性好。

以提高身体平衡能力、柔韧性、协调性和改善心肺功能、调节心理状态为主要健身目的的人，特别是中老年人群，可以选择中国传统运动健身方式。

5. 牵拉练习

牵拉练习包括静力性牵拉练习和动力性牵拉练习。各种牵拉练习可以增加关节的活动幅度，提高运动技能，减少运动损伤。

静力性牵拉包括正压腿、侧压腿、压肩等；动力性牵拉包括正踢腿、侧踢腿、甩腰等。初参加体育健身活动的人，应以静力性牵拉练习为主，随着柔韧能力的提高，逐渐增加动力性牵拉练习内容。

不同体育活动方式的健身效果见表6-4。

表6-4　　　　　　　　　　　　　　**体育活动方式与健身效果**

| 运动类型 | 运动方式 | 健身效果 |
|---|---|---|
| 有氧运动（中等强度） | 健身走、慢跑（6~8km/h）、骑自行车（12~16km/h）、登山、跑楼梯、游泳等 | 改善心血管功能、提高呼吸功能、控制与降低体重、增强抗病能力、改善血脂、调节血压、改善糖代谢 |
| 有氧运动（大强度） | 快跑（8km/h以上）、骑自行车（16km/h以上） | 提高心肌收缩力量和心脏功能，进一步改善免疫功能 |
| 球类运动 | 篮球、足球、橄榄球、曲棍球、冰球、排球、乒乓球、羽毛球、网球、门球、柔力球等 | 提高心肺功能、提高肌肉力量、提高反应能力、调节心理状态 |
| 中国传统运动 | 太极拳（剑）、木兰拳（剑）、武术套路、五禽戏、八段锦、易筋经、六字诀等 | 提高心肺功能、提高免疫机能、提高呼吸功能、调节平衡能力、提高柔韧性、调节心理状态 |
| 力量练习 | 非器械练习：俯卧撑、原地纵跳、仰卧起坐等<br>非器械练习：各类综合力量练习器械、杠铃、哑铃等 | 增加肌肉体积、提高肌肉力量、提高平衡能力、保持骨健康、预防骨质疏松 |
| 牵拉练习 | 动力性牵拉：正踢腿、甩腰等<br>静力性牵拉：正压腿、亚肩等 | 提高关节活动幅度和平衡能力，预防运动损伤 |

根据运动健身目的推荐运动方式：

(1)以增强体质，强壮身体为主要目的的体育锻炼者，选择自己喜欢的、可以长期坚持的体育健身活动方式，如有氧运动、球类运动和中国传统健身运动等。

（2）以提高心肺功能为主要目的的体育锻炼者，应选择有氧运动、球类运动等全身肌肉参与的体育健身活动。

（3）以减控体重为主要目的的体育锻炼者，应选择长时间的有氧运动。长时间中等强度的体育健身活动可以增加体内脂肪消耗，减少脂肪含量。长时间快步走、慢跑、骑自行车等是减控体重的理想运动方式。

（4）以调节心理状态为主要目的的体育锻炼者，应选择各种娱乐性球类运动或太极拳、气功等中国传统运动方式，以缓解心理压力，改善睡眠。

（5）以增加肌肉力量为主要目的的体育活动者，可根据自身健身需求和健身条件，选择器械性力量练习和非器械性力量练习方式。力量练习的效果与力量负荷和重复次数有关，一般大负荷、少重复次数的力量练习主要发展肌肉力量，小负荷、多重复次数的力量练习主要发展肌肉耐力。

（6）以提高柔韧性为主要目的的体育锻炼者，可选择各种牵拉练习，特别是在准备活动和放松活动阶段进行牵拉练习，既可以节省体育锻炼时间，又可以取得较好健身效果。各种有氧健身操、健美操、太极拳、健身气功、瑜伽等运动可以提高柔韧性。

（7）以提高平衡能力为主要目的的体育锻炼者，可选择各种专门平衡训练方法，包括坐位平衡能力练习、站位平衡能力练习和运动平衡能力练习。太极拳（剑）、乒乓球、羽毛球、网球、柔力球等运动也可以提高人体的平衡能力。

（8）以提高反应能力为主要目的的体育锻炼者，可选择各种球类运动，乒乓球、羽毛球、篮球、足球、网球等均可提高人体反应能力。

根据运动健身目的推荐的运动方式见表6-5。

表6-5 **根据健身目的推荐体育活动方式**

| 健身目的 | 推荐体育活动方式 |
| --- | --- |
| 增强体质、强壮身体 | 有氧运动、球类运动和中国传统运动等 |
| 提高心肺功能 | 有氧运动、球类运动 |
| 减控体重 | 长时间有氧运动 |
| 调节心理状态 | 球类运动和中国传统运动 |
| 增加肌肉力量 | 各种力量练习 |
| 提高柔韧性 | 各种牵拉练习 |
| 提高平衡能力 | 中国传统运动、球类运动、力量练习 |
| 提高反应能力 | 各种球类运动 |

另外，依据 ACSM 的观点，提高心肺耐力的运动模式可参与表6-6。

表6-6 提高心肺耐力的运动模式

| 运动分组 | 运动类型 | 推荐人群 | 运动举例 |
|---|---|---|---|
| A | 需要最少技能或体适能的耐力活动 | 所有成年人 | 步行、休闲自行车、水中有氧运动、慢舞 |
| B | 需要最少技能的较大强度耐力运动 | 有规律锻炼成年人和/或至少中等体适能水平者 | 慢跑、跑步、划船、有氧健身操、动感单车、椭圆机锻炼、爬台阶、快舞 |
| C | 需要技能的耐力运动 | 有技能的成年人 和/或至少中等体适能水平 | 游泳、越野滑雪、滑冰 |
| D | 休闲运动 | 有规律锻炼成年人和/或至少中等水平体适能者 | 网球、篮球、英式足球、高山速降滑雪、徒步旅行 |

表中，根据运动强度和所需技巧进行分类。A 类适合成年人，因为动作技术少而且可以适当调节所需的运动强度；B 类是典型的较大强度运动，适合具有中等或更高等体适能水平的人；C 类需要一定的运动技巧和体适能保证安全的前提下进行；D 类属于休闲运动，一般用于提高体适能辅助手段，推荐给拥有足够体适能和技巧控制的运动人员。

（五）运动量（Volume，V）

运动量是由运动频率、运动强度和时间（持续时间）共同决定的，即训练的 FIT。运动量对促进健康/体适能的作用已被证实，它对身体成分和体重管理的重要性尤为突出。推荐给大多数成年人的合理运动量是 ≥500~1000METs-min/wk。这一运动量大约相当于：

（1）每周消耗 1000kJ 的中等强度运动或体力活动（或每周约 150 分钟）；

（2）3~5.9 METs 运动强度（适用于体重大约是 68~91 kg 的个体）；

（3）10 METs-h/wk。

人们经常提到"每天步行 10000 步"，但是每天步行至少 5400~7900 就已满足推荐量。为了达到这个目标，可以考虑使用以下方法估算总运动量：

（1）以 100 步/min 的速度步行大约相当于中等强度的运动；

（2）每天走 1 英里相于每天走了 2000 步；

（3）每天以中等强度步行 30 分钟，相当于每天走 3000~4000 步。

基于人群研究显示，以维持正常体重为目的的男性运动者可能需要每天步行 11000~12000 步，女性需要 8000~12000 步。为减少计步器带来的误差，可将步/min 与目前推荐的运动时间/持续时间结合使用（如：以 100 步/min 的速次步行 30 分钟，或以此速度每周步行 150 分钟）。

（六）进度（Progression，P）

运动处方的进度取决于运动者的健康状况、体适能、训练反应和运动计划的目的。专业人员在实施计划进度时，可以通过增加运动处方的 FITT 原则中运动者可以耐受的一项或几项内容来达到目的。在运动计划的开始阶段，建议逐渐增加运动的时间/持续时间（即每次运动的时间）。推荐给一般成年人的较合理的进度是在计划开始的 4~6 周中，每 1~2 周将每次运动时间延长 5~10 分钟。当运动者规律锻炼至少 1 个月之后，在接下来的 4~8 个月(老年人和体适能较低的人应延长时间)里，逐渐增加 FIT 直到达到指南推荐的数量和质量。

专业人士提高运动处方的 FITT-VP 原则中任何一项都应该遵循循序渐进原则，避免大幅度增加 FITT-VP 中某一项，这样可以将肌肉酸痛、损伤、过度疲劳的发生以及过度训练的长期风险降到最低。专业人士对运动处方进行任何调整都应该监控运动者的反应，观察运动者是否发生了因运动量增加而产生的不良反应，如运动后的呼吸急促、疲劳和肌肉酸痛等，当运动者无法耐受调整后的计划时应降低运动量。

我国全民健身指南关于运动进度提出如下建议。

1. 初期体育健身活动方案

刚参加体育健身活动的人，运动负荷要小，每次体育健身活动的持续时间相对较短，使身体逐渐适应运动负荷，运动能力逐步提高。刚开始体育健身活动计划时，应选择自己喜欢或与健身目的相符的体育健身活动方式。运动后要有舒适的疲劳感，疲劳感觉在运动后第二天基本消失。

体育健身活动初期，增加运动负荷的原则是先增加每天的运动时间，再增加每周运动的天数，最后增加运动强度。

初期体育健身活动的时间约为 8 周，具体方案为：

(1)运动方式：中等强度有氧运动、球类运动、中国传统运动方式、柔韧性练习。

(2)运动强度：55%最大心率，逐渐增加到 60%。

(3)持续时间：每次运动 10~20 分钟，逐渐增加到 30~40 分钟。

(4)运动频度：3d/wk，逐渐增加到 5d/wk。

初期体育健身活动方案举例见表 6-7。

表 6-7 初期体育健身活动方案举例

| 活动内容 | 星期一 | 星期二 | 星期三 | 星期四 | 星期五 | 星期六 | 星期日 |
|---|---|---|---|---|---|---|---|
| 有氧运动 | 休息 | 走步 100 米，心率 100 次/以下 | 休息 | 蹬车 300 米，心率 100 次/以下 | 休息 | 郊游或登山 30 分钟 | 休息 |
| 力量练习 | | | | | | | |
| 牵拉练习 | | 轻度牵拉 | | 轻度牵拉 | | 轻度牵拉 | |
| 基本描述 | 一般持续时间为 8 周，每周运动 3 天，每次 10~20 分钟有氧运动，3~5 分钟牵拉。每两周运动递增 3~5 分钟。第 8 周时，运动时间增加到 30~40 分钟。 | | | | | | |
| 自我感受与评价 | 运动后有舒适感，精神愉悦。 | | | | | | |

2. 中期体育健身活动方案

从事 8 周体育健身活动后，人体基本适应运动初期的运动负荷，身体机能和运动能力有所提高，可进入中期体育健身活动阶段。在这一阶段，继续增加运动强度和运动时间，中等强度有氧运动时间逐渐增加到每周 150 分钟或以上，使机体能够适应中等强度有氧运动。中期体育健身活动的时间约为 8 周，具体方案为：

（1）运动方式：保持初期的体育健身活动方式；适当增加力量练习。

（2）运动强度：有氧运动强度由 60%～65% 最大心率，逐渐增加到 70%～80% 最大心率；每周可安排一次无氧运动，力量练习采用 20 RM 以上负荷，重复 6～8 次。

（3）持续时间：每次运动 30～50 分钟；如安排无氧运动，每次运动 10～15 分钟；每周 1～2 次力量练习，每次 6～8 种肌肉力量练习，各重复 1～2 组，进行 5～10 分钟牵拉练习。

（4）运动频度：3～5d/wk。

在这一阶段，体育健身活动方案基本固定，逐步过渡到长期稳定的体育健身活动方案。中期体育健身活动方案举例见表 6-8。

表 6-8　　　　　　　　　　　　中期体育健身活动方案举例

| 活动内容 | 星期一 | 星期二 | 星期三 | 星期四 | 星期五 | 星期六 | 星期日 |
|---|---|---|---|---|---|---|---|
| 有氧运动 | 休息 | 快走 1000 米，慢跑 2000 米，最大心率 130～140 次/min | 快走 3000 米，心率 110～120 次/min | | 休息 | 郊游或登山 45 分钟 | 快走 3000 米，或蹬车 10 千米，心率在 110～120 次/ min |
| 力量练习 | | | | 力量练习 4 个部位 20～30RM | | | |
| 牵拉练习 | | 牵拉练习 | 牵拉练习 | 牵拉练习 | | 牵拉练习 | 牵拉练习 |
| 基本描述 | 一般持续时间为 8 周，每周运动 3～5 天，其中有氧运动 2～4 天，力量练习 1～2 天，每次运动后牵拉 5～10 min。 | | | | | | |
| 自我感受与评价 | 运动后有舒适感，精神愉悦，体力增强。完成同样强度运动，身体感觉轻松。 | | | | | | |

3. 长期体育健身活动方案

当身体机能达到较高水平、养成良好体育健身活动习惯后，应建立长期稳定、适合自身特点的体育健身活动方案。长期稳定的体育健身活动至少应包括每周进行 200～300 分钟的中等强度运动，或 75～150 分钟的大强度运动；每周进行 2～3 次力量练习，不少于 5 次的牵拉练习。具体方案为：

（1）运动方式：保持体育健身活动中期的运动方式。

（2）运动强度：中等强度运动相当于 60%～80% 最大心率，大强度运动达到 80% 以上最大心率；力量练习采用 10~20 RM 负荷，重复 10~15 次；各种牵拉练习。

（3）持续时间：每次中等强度运动 30~60 分钟，或大强度无氧运动 15~25 分钟，或中等、大强度交替运动方式；8~10 种肌肉力量练习，各重复 2~3 组，每次进行 5~10 分钟牵拉练习。

（4）运动频度：运动 5~7d/wk，大强度运动每周不超过 3 次。

长期体育健身活动方案举例见表 6-9。

表 6-9　　　　　　　　　　　　　长期体育健身活动方案举例

| 活动内容 | 星期一 | 星期二 | 星期三 | 星期四 | 星期五 | 星期六 | 星期日 |
|---|---|---|---|---|---|---|---|
| 有氧运动 | 休息 | 快走 1500 米，慢跑 3000~4000 米，最大心率 140~150 次/min | | 快走 4000 米，或蹬车 15 千米，心率在 100~120 次/min | 快走 1000 米 | 郊游或登山 60 分钟 | 跑步 4000 米，心率在 140~150 次/min |
| 力量练习 | | | 6~8 个部位，20~30RM，每个部位 2~3 组。 | | 6~8 个部位，12~20RM，每个部位 2~3 组 | | |
| 牵拉练习 | | 牵拉练习 | 牵拉练习 | 牵拉练习 | 牵拉练习 | 牵拉练习 | 牵拉练习 |
| 基本描述 | 相对稳定的长期体育活动健身方案，每周运动 3~7 天，其中 3~4 天中等强度运动，1~2 天大强度运动，每次运动 30~60 分钟，每周 1~2 次力量练习，每次运动后牵拉 10 分钟。 | | | | | | |
| 自我感受与评价 | 运动后有舒适感，精神愉悦，体力增强。有氧运动能力、肌肉力量和柔韧性不同程度提高。完成同样运动，身体感觉轻松。 | | | | | | |

## 第三节　一次运动训练的基本组成

一次完整运动训练内容应包括准备活动、基本活动和放松活动三部分，见表 6-10。

表 6-10　　　　　　　　　　一次体育健身活动的内容及安排

| 活动构成 | 主要活动内容 | 活动时间（分） |
|---|---|---|
| 准备活动 | 慢跑、牵拉练习 | 5~10 |
| 基本活动 | 有氧运动、力量练习、球类活动、中国传统健身方式 | 30~60 |
| 放松活动 | 行走、牵拉练习 | 5~10 |

## 一、准备活动

准备活动是指主要体育健身活动开始前的各种身体练习。准备活动的主要作用是预先动员心肺、肌肉等器官系统的机能潜力，以适应即将开始的各种健身活动，获得最佳运动健身效果，并有效地预防急性和慢性运动伤害。

准备活动的时间一般为 5~10 分钟，主要包括两方面内容：一是进行适量的有氧运动，如快走、慢跑等，使身体各器官系统"预热"，提前进入工作状态；二是进行各种牵拉练习，增加关节活动度，提高肌肉、韧带等软组织弹性，预防肌肉损伤。

有研究认为，如果训练课的主要内容是心肺耐力运动、有氧运动、竞技运动或抗阻练习，特别是那些持续时间较长或重复次数较多的活动，运动者在热身阶段采用动态的有氧运动比拉伸活动获得的效果更好。

## 二、基本活动

基本活动是体育锻炼的主要运动形式，包括有氧运动、力量练习、球类运动、柔韧性练习、神经动作练习、中国传统运动健身方式等，持续时间一般为 30~60 分钟。在一次体育健身活动中，需要选择合适的运动方式、控制适宜的运动强度和运动时间。在一周的体育健身活动安排中，体育健身活动者可以根据自身情况不同，选择体育健身活动方式和运动强度。不同体育健身活动方式的运动强度、持续时间和运动频率安排见表 6-11。

表 6-11　　　　**不同体育健身活动方式的运动强度、持续时间和运动频率**

| 运动项目 | 运动强度 | 运动时间(分) | 运动频率(d/wk) |
|---|---|---|---|
| 快走、慢跑、游泳、自行车、扭秧歌 | 中 | 30 分钟或以上 | 5~7 |
| 跑步、快节奏健美操 | 大 | 20 分钟或以上 | 2~3 |
| 太极拳、气功 | 中 | 30 分钟或以上 | 3~7 |
| 篮球、足球、网球、羽毛球、乒乓球 | 中、大 | 30 分钟或以上 | 3 |
| 力量练习 | 中 | 20 分钟或以上 | 2~3 |
| 牵拉练习 | — | 5~10 分钟 | 5~7 |

## 三、放松活动

放松活动是指主要运动健身活动后进行的各种身体活动，主要包括行走(或慢跑)等小强度活动和各种牵拉练习。体育健身活动后，做一些适度放松活动，有助于消除疲劳，减轻或避免身体出现一些不舒服症状，使身体各器官系统机能，逐渐从运动状态恢复到安静状态。做一些牵拉性练习，有利于提高身体柔韧性。

注意，热身和放松活动不能代替牵拉练习，由于肌肉温度升高会提高 ROM，所以运动者可以将拉伸阶段安排在热身或整理活动之后，也可以使用保温袋热敷肌肉后进行拉伸。

因此，一次运动训练课的组成可归纳为：

(1)热身：至少5~10分钟小到中等强度的心肺和肌肉耐力活动。

(2)训练内容：至少20~60分钟有氧运动、抗阻运动、神经动作练习，和/或竞技运动(有氧运动也可以分为多次运动累计到达20~60分钟，但是每天运动不少于10分钟)。

(3)整理活动：至少5~10分钟小到中等强度的心肺耐力和肌肉耐力活动。

(4)拉伸：在热身或整理活动之后进行至少10分钟的拉伸活动。

# 第四节 不同运动类型的运动处方推荐

## 一、有氧运动处方推荐

有氧运动处方推荐见表6-12。

表6-12　　　　　　　　　　证据支持的有氧运动推荐

| FITT-VP | 证据支持的有氧运动推荐 |
| --- | --- |
| 频率 | 中等强度运动每周不少于5天，或较大强度运动每周不少于3天，或中等强度加较大强度运动每周不少于3~5天。 |
| 强度 | 推荐大多数成人进行中等和(或)较大强度运动。<br>轻到中等强度运动可使非健康个体获益。 |
| 持续时间 | 推荐大多数成人进行每天30~60分钟的中等强度运动，或20~60分钟的较大强度运动，或中等到较大强度相结合的运动。<br>每天小于20分钟的运动也可使静坐少动人群获益。 |
| 类型 | 推荐进行规律的有目标的、能动用主要肌肉群、表现为持续有节律性的运动。 |
| 运动量 | 推荐的运动量每周应至少500~1000 MET-min.<br>每天至少增加2000步使每天的步数不少于7000步，可以获得健康益处。<br>不能或不愿意达到推荐运动量的个体进行小运动量的运动也可或的健康收益。 |
| 模式 | 运动可以是每天一次性达到推荐的运动量，也可以是每次不少于10分钟的运动时间的累计。<br>每次少于10分钟的运动适用于健康状况差的病人。 |
| 进度 | 对运动的持续时间、频率和(或)强度进行调整，逐步达到运动目标。<br>循序渐进的运动方案可以促使锻炼者坚持锻炼，减少骨骼肌损伤和不良心血管事件。 |

## 二、抗阻训练运动处方推荐

抗阻练习运动处方推荐见表6-13。

表 6-13　　　　　　　　　　　　　　抗阻训练的循证推荐

| FITT-VP | 循证推荐 |
|---|---|
| 频率 | 每周对每一个大肌肉群训练 2~3 次。 |
| 强度 | 初学者以 60~70%1RM(中等到较大强度)间歇训练提高力量。<br>有经验的力量练习者以 80%1RM(较大到大强度)提高力量。<br>老年人以 40~50%1RM(低到较低强度)为起始强度提高力量。<br>久坐人群以 40~50%1RM(低到较低强度)为起始强度可能对力量增加有益。<br>以<50%1RM(低到中等强度)增加肌肉耐力。<br>老年人以 20~50%1RM 提高爆发力。 |
| 持续时间 | 尚无明确的时间被证明是有效的。 |
| 类型 | 推荐进行包含所有大肌肉群的抗阻训练。<br>推荐所有人进行多关节运动,它不仅动用超过一个大肌群,并且能针对主动肌和拮抗肌。<br>抗阻运动计划中也可包含针对主要肌群的单关节练习,通常安排在特定肌群的多关节练习之后。<br>可以使用多种体育器材和/或自身重量来完成上述运动。 |
| 重复次数 | 推荐大多数成年人以 8~12 次重复的负荷提高肌肉力量。<br>中老年人开始练习时,以重复 10~15 次的负荷有效提高力量。<br>建议使用重复 15~20 次的负荷提高肌肉耐力。 |
| 组数 | 推荐大多数成年人以 2~4 组重复提高力量和爆发力。<br>仅 1 组练习也是有效的,尤其是对老年人和初学者。<br>≤2 组用来提高肌肉耐力。 |
| 模式 | 有效的组间休息为 2~3 分钟。<br>建议同一肌群练习之间应至少休息 48 小时。 |
| 进度 | 推荐的进度是逐步增加阻力,和/或增加每组的重复次数,和/或增加频率。 |

RM:最大重复次数

### 三、柔韧性练习处方推荐

柔韧性练习运动处方推荐见表 6-14。

表 6-14　　　　　　　　　　　　　　柔韧性练习循证推荐

| FITT-VP | 循证推荐 |
|---|---|
| 频率 | 至少每周 2~3 次,每天练习,效果最好。 |
| 强度 | 拉伸达到拉紧或轻微不适状态。 |
| 持续时间 | 推荐大多数静力性拉伸保持 10~30 秒。<br>老年人拉伸保持 30~60 秒获益更多。<br>在进行 PNF 时,最好是先进行 3~6 秒的轻到中等强度收缩(即 20%~75%最大随意收缩),紧接着进行 10~30 秒辅助拉伸。 |

续表

| FITT-VP | 循证推荐 |
|---|---|
| 类型 | 建议对所有主要肌肉肌腱单元进行一系列的柔韧性练习。<br>静力拉伸(即主动和被动拉伸)、动力拉伸、弹震拉伸以及 PNF 都是有效方法。 |
| 运动量 | 合理的练习量是每个柔韧性练习的总时间为 60 秒。 |
| 模式 | 建议每个柔韧性练习都重复 2~4 次。<br>肌肉温度升高时进行柔韧性练习的效果最好,通过主动热身或热敷、洗澡等被动方法都可以提高肌肉温度。 |
| 进度 | 尚无最佳进展计划建议 |

PNF:神经肌肉本体感觉促进法

#### 四、神经动作练习处方推荐

神经动作练习运动处方推荐见表 6-15。

表 6-15　　　　　神经动作练习循证推荐

| FITT-VP | 循证推荐 |
|---|---|
| 频率 | 至少每周 2~3 次。 |
| 强度 | 有效的神经动作练习强度还不清楚。 |
| 持续时间 | 可能需要每天至少练习 20~30 分钟。 |
| 类型 | 建议老年人通过适当的训练和多种体力活动(如太极、瑜伽)来提高控制技能(如,平衡、灵活性、协调性和步态),这样可以保持身体机能,并且降低跌倒风险。<br>中青年人进行神经动作练习的效果并不十分明确,但是可能也会为运动者带来益处。 |
| 运动量 | 最佳的练习量(如重复次数、强度)还不清楚。 |
| 模式 | 最好的运动模式尚不清楚。 |
| 进度 | 最适合的进展计划还不明确。 |

## 第五节　特殊人群运动处方推荐

### 一、健康人群在特殊情况下的运动处方

(一)孕妇有氧运动处方推荐

(1)运动频率:每周 3~4 天。建议每周 3~4 天为理想的运动频率,这是因为运动频率是婴儿出生时体重的一个决定因素。没有按推荐频率(如每周≥5 天或≤2 天)运动的孕

妇生出低体重婴儿的风险增加。出生时低体重的婴儿有发生围产期并发症和发育问题的风险，因此预防低出生体重是很重要的健康目标。

（2）运动强度：因为孕妇极少能够完成最大强度运动负荷测试，根据年龄并把体适能水平考虑在内，对低风险孕妇应该建立与中等强度运动相一致的心率范围。建议妊娠前体重指数（BMI）<25 kg/m² 的孕妇进行中等强度运动，妊娠前 BM≥25 kg/m² 的孕妇进行低强度运动。

（3）运动时间：每天≥15 分钟，逐渐增加至每天最多 30 分钟，每周累计中等强度运动共 120 分钟，建议在运动前后分别进行 10~15 分钟的热身和 10~15 分钟低强度的整理运动，从而每周累计运动时间大约为 150 分钟。通过医学检查首先选出妊娠前 BMI≥25kg/m² 的孕妇，以每天 25 分钟低强度运动开始，每周增加 2 分钟，直到每天运动 40 分钟，每周 3~4 天。

（4）运动方式：采用涉及大肌肉群的动力性、有节奏的体力活动，如步行和骑车。

（5）运动实施进度：最理想的实施时间是妊娠 3 个月（13 周）之后，因为这个时候妊娠的不适感和风险是最小的。一般从每天 15 分钟，每周 3 天（以合适的 HR 或 RPE），逐渐增加到每天大约 30 分钟，每周 4 天（以合适的 HR 或 RPE）。

（二）儿童青少年运动处方推荐

1. 有氧运动
（1）运动频率：每天。
（2）运动强度：大部分应该是中等-较大强度的有氧运动，并且包括每周至少 3 天较大强度运动。进行中等强度的运动时，心率和呼吸显著增加。进行较大强度运动时，心率和呼吸急剧增加。
（3）运动时间：每天≥60 分钟。
（4）运动方式：有趣、与发育相适应的有氧体力活动，包括跑步、健步走、游泳、跳舞和骑自行车。

2. 肌肉力量运动
（1）运动频率：每周≥3 天。
（2）运动时间：作为每天 60 分钟或更多运动的一部分。
（3）运动方式：肌肉力量性体力活动可以是非组织性的（如在操场的健身设施上玩、爬树或拔河）或者是有组织性的（如举重、使用弹力带运动）。

3. 骨骼负重运动
（1）运动频率：每周≥3 天
（2）运动时间：作为每天 60 分钟或更多运动的一部分。
（3）运动方式：骨骼负重运动包括跑步、跳绳、篮球、网球、抗阻训练和跳房子游戏。

（三）老年人运动处方推荐

1. 有氧运动

为了促进和维持健康，老年人应当遵照如下的运动处方进行有氧（心肺）体力活动。如果老年人由于慢性疾病而不能达到推荐的体力活动水平，可以根据自身的能力和状况安排运动。

（1）运动频率：每周≥5 天中等强度体力活动，或每周≥3 天较大强度体力活动，或每周 3~5 天中等强度与较大强度体力活动相结合。

（2）运动强度：依据 0~10 分体力活动疲劳量表。5~6 分为中等强度，7~8 分为较大强度。

（3）运动时间：中等强度体力活动，每天累计 30~60 分钟（60 分钟效果更好），且保证每次至少 10 分钟、每周共 150~300 分钟，或每天至少 20~30 分钟、每周共 75~100 分钟的较大强度运动，或者是同等运动量的中等强度和较大强度运动相结合。

（4）运动方式：任何方式的运动都不能对骨骼施加过大的压力。步行是最常见的运动方式。水上运动和固定功率车运动较那些需要承受自身体重而耐受能力受限制的项目来说更具优越性。

2. 肌肉力量/耐力运动

（1）运动频率：每周≥2 天。

（2）运动强度：中等强度（例如 60%~70% 的最大重复次数 [1-RM]）。老年人抗阻训练应以低强度（例如 40%~50%1-RM）开始。当无法测得 1-RM 时，运动强度可以采用 0~10 分量表中的中等强度（5~6 分）到较大强度（7~8 分）。

（3）运动方式：渐进式负重运动项目或承受体重的柔软体操（对 8~10 个大肌肉群进行训练，≥1 组，每组重复 10~15 次）、爬楼梯和其他大肌群参与的力量训练。

3. 柔韧性练习

（1）运动频率：每周≥2 天。

（2）运动强度：拉伸至感觉到拉紧或轻微的不适。

（3）运动时间：保持拉伸 30~60 秒。

（4）运动方式：任何保持或提高柔韧性的体力活动，通过缓慢的动作拉伸身体的各大肌群。静力性拉伸优于快速弹振式拉伸。

## 二、心脑血管病人运动处方推荐

（一）住院病人运动处方推荐

（1）运动频率：住院头 3 天 2~4 次/天。

（2）运动强度：测定坐位或站位安静心率（HR），心肌梗死（MI）病人用 HRrest+20 次/min，心脏手术后病人用 HRrest+30 次/min；最高 HR≤120 次/min，相应的 RPE≤13（6~20 数字范围）。

（3）运动时间：开始时在能耐受的范围内间歇步行，持续 3~5 分钟，并逐渐增加每次步行的持续时间。休息期间病人根据自己的情况选择慢走（或完全休息，根据病人的判断），且休息时间短于每次运动的持续。尝试以 2：1 的运动/休息时间比进行。

（4）运动方式：步行

（5）运动进度：运动持续时间达 10~15 分钟时，在推荐的 RPE 和 HR 限制范围内逐渐增加强度至能够耐受的程度。

（二）门诊病人运动处方推荐

（1）运动频率：每周至少应该用 3 天进行运动，如果能在一周的大多数日子里均参加运动更好。运动频率根据包括基线运动耐受能力、运动强度、体适能和其他健康目标，以及运动方式在内的因素确定，这些因素都包括在整个计划中。对运动能力较差的病人来说，可规定每日进行多次短时间（1~10 分钟）锻炼。还应鼓励病人独立（即：没有直接监督）完成这些运动训练。

（2）运动强度：可以用如下的一个或多个方法来制订运动强度：

①根据基线运动测试的结果，用储备 HR（HRR）、储备摄氧量（$VO_2R$）或峰值摄氧量 $VO_2peak$ 法计算 40%~80% 运动能力。

②RPE 在 11~16（6~20 数字范围）。

③如果已经确定病人的缺血阈，则制订的运动强度对应的 HR 应低于该缺血阈，如减少 10 次/min。存在运动诱发并在休息或服用硝酸甘油后缓解的典型心绞痛是存在心肌缺血的有力证据。

病人在常规时间服用其健康管理人员开具的处方药物能使处方的效果更好。服用 β-肾上腺素能阻断剂（即 β-阻滞剂）的个体对运动的 HR 反应可能较弱，而且最大。

间歇有氧训练是 3~4 分钟高强度（90%~95% HRpeak）训练和中等强度（60%~70% HRpeak）训练交替进行的训练方式。已经证实，与标准持续性中等强度运动相比，这种大概持续 40 分钟，每周 3 次的间歇训练能更大程度地提高心力衰竭病人的 $VO_2peak$，并能长期提高 CABG（冠状动脉旁路移植术）手术后病人的 $VO_2peak$。间歇有氧训练是运动员的常规训练方法，然而在 CVD（冠状动脉疾病）病人中虽然有其潜在的应用价值，但在进一步的安全性和有效性数据出来之前还不能广泛推广应用。

（3）运动进度：目前尚没有固定的标准规定每次运动时间增加的幅度。因此，应该根据病人的心肺耐力对训练进度进行个性化设计。出于这些原因而需考虑的因素包括开始时的体适能水平、病人的动机和目的、症状，以及运动系统的限制。根据病人的能力，每次运动应该包括持续性或间歇性运动。表 6-16 列举了进行间歇运动时推荐的进度。

表 6-16　　　　　　　　　　　　间歇运动的进度举例

| 功能能力（FC）≥4 METs | | | | |
|---|---|---|---|---|
| 周数 | % FC | 在% FC 下的总时间（min） | 运动时间（min） | 间歇时间（min） | 重复次数 |
| 1~2 | 50~60 | 15~20 | 3~10 | 2~5 | 3~4 |
| 3~4 | 60~70 | 20~40 | 10~20 | 随意 | 2 |

续表

| 功能能力（FC）≤ 4 METs | | | | | |
| --- | --- | --- | --- | --- | --- |
| 周数 | % FC | 在% FC 下的总时间（min） | 运动时间（min） | 间歇时间（min） | 重复次数 |
| 1~2 | 40~50 | 10~20 | 3~7 | 3~5 | 3~4 |
| 3~4 | 50~60 | 15~30 | 7~15 | 2~5 | 2~3 |
| 5 | 60~70 | 25~40 | 12~20 | 2 | 2 |

　　之后每次运动时安排两次重复的持续运动，期间休息一次；或一直持续运动。

　　FC：功能能力；MET：代谢当量

　　运动能力也可能增高或降低。对在运动测试后或在康复过程中β-阻滞剂剂量改变的病人而言，重新进行递增负荷运动测试可能是有帮助的，特别是对那些没有经过冠状动脉重建术或经过不完全重建（即存在残腔阻塞性冠状动脉病变）或心律失常的病人而言。但对经过完全性冠状动脉重建的病人或在不切实际时从医学上讲可能没有必要再进行运动测试。

　　当病人的β-阻滞剂剂量改变但没有进行新的运动测试就参加运动时，在先前的运动负荷下应该对症状和体征进行监测，并记录 RPE 和 HR 反应。这些新的 HR 也许能作为病人运动时新的靶心率（THR）范围。正在进行利尿治疗的病人可能会出现血容量不足、低血钾或直立性高血压，尤其常在运动后出现。对这些病人，应该监测其运动时 BP 反应、眩晕或头晕目眩等症状以及心律失常，同时进行适当的补水教育。

　　（4）运动时间：5~10 分钟的准备和整理活动，包括静力性拉伸、ROM 和低强度（即：$<40\%VO_2R$，$<64\%HRpeak$，或 $<11$ RPE（6~20 数字范围））有氧运动，而且应该成为每次和每段运动前后的组成部分。有氧运动每段的目标时间一般是 20~60 min/次。在心脏相关事件后，病人可以从 5~10 min/次开始，每次增加 1~5 分钟的有氧运动时间，或每周在前一周运动时间的基础上增加 10%~20%。

　　（5）运动方式：每次运动的有氧运动部分应该包括有节奏的大肌肉群运动，并将重点放在增加能量消耗以保持健康体重及其相关的其他健康获益上。为了提高整体体适能状况，包括上下肢训练和各种各样有氧运动和运动器械训练也应该纳入运动计划中。不同种类的运动器械可包括：

　　上肢功率车；

　　上肢或下肢联合功率车（双模）；

　　直立或斜板功率车；

　　斜躺步行机；

　　划船机；

　　椭圆机；

　　台阶机；

　　用于步行的跑台。

（三）外周动脉疾病（PAD）病人的运动处方

（1）运动频率：负重有氧运动每周 3~5 天；抗阻运动每周至少 2 天。

（2）运动强度：中等强度（即：40%~<60%VO$_2$R），允许病人步行直到其疼痛分级达到 4 级疼痛评分法的第 3 级（即剧烈疼痛）。每段活动之间应该给病人一定的时间，待缺血性疼痛缓解后再开始下一段运动。

（3）运动时间：30~60 min/d，但在开始时，一些病人可能只能进行每次持续 10 分钟的运动，间歇进行，累计到 30~60 min/d。许多病人在开始时可能只能完成 15 min/d，再逐渐增加时间，每两周增加 5 min/d。

（4）运动方式：负重有氧运动，如步行，以及无负重运动，如上肢或下肢功率车。骑车可以作为一种准备活动，但不能作为主要的活动方式。推荐用抗阻训练加强和保持肌肉力量和耐力。

### 三、关节炎病人的运动处方

（1）运动频率：有氧运动每周 3~5 天，抗阻力训练每周 2~3 天；柔韧性/关节活动度练习应该加强，最好每天都要进行。

（2）运动强度：尽管尚未确定最佳有氧运动的强度，但由于中低强度的体力活动中损伤和疼痛的风险比较大强度的体力活动要低，通常推荐中低强度的有氧运动。40%~60% 的储备摄氧量（VO$_2$R）或储备心率（HRR）强度适用于大多数关节炎病人。较低强度的有氧运动，如 30%~40% 的摄氧量储备或者心率储备（HRR）强度适用于能力低下的关节炎病人。

对于关节炎病人来说，尚未确定抗阻训练的适宜强度。低强度和较大强度的抗阻运动均可以改善风湿性关节炎和骨类关节炎病人的功能、缓解疼痛和增强肌肉力量。然而，大多数采用中低强度抗阻运动，即以 1-RM 的较小百分比阻力下（相当于 40%~60%1-RM）的多次重复（10~15 次）。对于风湿性关节炎病人和承重关节的显著损伤，有研究表明较大强度体力活动可能进一步加重关节损伤，所以应当向这些病人推荐较低强度的抗阻运动。

（3）运动时间：每周至少 150 分钟有氧运动的目标适用于很多关节炎病人，但是长时间连续运动对有些关节炎的病人来说是困难的。因此，根据病人的疼痛程度，以每次 10 分钟训练为起点（如果需要可以更短的时间为起点）。抗阻练习的最佳组数和每组的重复次数尚未确定，可根据疼痛程度，按照 ACSM 给健康成年人的指南进行抗阻练习。

（4）运动方式：步行、骑车和游泳等关节负荷较小的有氧运动适用于关节炎病人。下半身关节炎的病人不宜采用诸如跑步、爬楼梯等高撞击性运动和一些骤停骤起的运动。抗阻练习应包括推荐给健康成人的全身主要肌群。同时进行主要肌群的柔韧性练习和关节活动度练习。

### 四、恶性肿瘤病人的运动处方推荐

（1）运动频率：在完成治疗过程后，应从目前的体力活动水平逐渐增加至每周 3~5 天有氧运动和 2~3 天抗阻运动，即使在治疗过程中，也应每天进行柔韧性练习。证据显示，即使对于当前正在进行系统治疗的病人，在第一个月内也可增加日常体力活动的次数。

（2）运动强度：病人在治疗过程中运动的承受能力有较大的变化。在完成治疗过程后可以缓慢增加各项体力活动的强度。对在治疗中的病人用心率监测运动强度可信度较低。所以引导病人用主观疲劳感觉监测运动强度是可取的。如果能够承受的运动没有加重现有症状或者产生副作用，推荐的运动强度可与健康人群相同，采用中等（40%~60%VO$_2$R 或 HRR，RPE 12~13 级（6~20 数字范围））到较大强度（60%~85%VO$_2$R 或 HRR，RPE 12~16 级（6~20 数字范围））。进行中等强度的抗阻练习，即 60%~70%1RM 的抗阻练习；做柔韧性练习时，应注意手术或放射治疗导致的关节活动度受限。

（3）运动时间：每天进行多组运动比单次运动更实用，特别是在治疗过程中。在治疗过程中，病人应逐渐延长每种运动的持续时间。当没有出现运动加重现有症状或者没有产生副作用时，每组运动的持续时间可与健康人群相同。每周 75 分钟较大强度或 150 分钟中等强度有氧运动，或者两种运动强度相结合；抗阻运动中每组练习至少重复 8~12 次。

（4）运动方式：有氧运动应该是使用大肌肉群进行较长时间、有节奏的运动（如：走路、骑车、游泳）。抗阻运动应该是针对主要肌肉群的负重练习、抗阻练习器练习和负重功能练习（如坐-站练习）。柔韧性练习是进行主要肌群的拉伸和关节活动度练习，尤其注意由类固醇药物、辐射或手术引起的关节或肌肉受限部位的柔韧性练习。

（5）运动进度：与健康成年人相比，恶性肿瘤病人应采用缓慢的渐进性运动进度。应该明白运动对治疗过程中恶性肿瘤病人症状的影响变化很大。如果运动进度引起疲劳增加或者其他常见症状恶化，FITT 原则下的运动处方应降至能够良好耐受的水平。

适当的 FITT 建议不尽相同，应根据恶性肿瘤病人的经历和要求制订个性化的运动处方。

### 五、糖尿病人的运动处方推荐

1. 有氧运动

（1）运动频率：每周 3~7 天。

（2）运动强度：40%~60%VO$_2$R，相当于 RPE 的 11~13（6~20 数字范围）。要达到更好的血糖控制效果可能需要更高的运动强度（≥60%VO$_2$R）。因此，参与规律运动的人群可考虑把运动强度提高到此水平。

（3）运动时间：2 型糖尿病病人应该参加每周累计至少 150 分钟的中等或较大强度运动。有氧运动每次至少 10 分钟并贯穿整周。观察性研究发现在所有人群中每周 150 分钟的中等强度运动与发病率和死亡率降低相关。每周累计 300 分钟或更多的中等到较大强度运动会获得更多益处。

（4）运动方式：强调动员大肌肉群有节奏的持续性运动，还应该考虑个人兴趣和运动目标。

（5）运动进度：由于能量消耗最大化是最优先选择的目标，运动的时间（连续时间或累计时间）应逐渐增加。随着人体体适能水平的提高，需要提高体力活动强度和对抗厌倦情绪。

2. 抗阻运动

(1)运动频率：每周 2~3 次，每两次之间至少要间隔 48 小时。

(2)运动强度：2~3 组，每组以最大力量的 60%~80% 重复 8~12 次。

(3)运动时间：每组进行 8~10 个多关节主要肌群(全身)训练，或者将每组分成若干部分，针对不同肌肉群进行训练。

(4)运动类型：考虑到很多病人存在并发症，就需要制订相应的抗阻训练运动处方。必须强调训练技术要适当，包括最小持续时间、静态运动和深吸气后屏气，再用力做呼气动作，以防止血压的急剧变化。

### 六、脂代谢紊乱病人的运动处方推荐

(1)运动频率：每周≥5 天，尽量增加能量消耗。

(2)运动强度：40%~75% 的 $VO_2R$ 或 HRR。

(3)运动时间：每天 30~60 分钟，但为了促进减重或维持体重，建议每天 50~60 分钟或更长时间的运动。每次运动至少持续 10 分钟的间歇运动，累计达到推荐时间的方法也是可行的。

(4)运动方式：主要运动方式是大肌肉群参与的有氧体力活动。作为整个运动项目的一部分，应该增加抗阻练习。没有并发症的脂代谢紊乱病人可以遵循健康成年人的抗阻训练指南。

### 七、纤维肌痛病人的运动处方推荐

1. 有氧运动

(1)运动频率：每周 2~3 天，逐渐增加到每周 3~4 天。

(2)运动强度：≤30% $VO_2R$ 或 HRR，逐渐增加到<60% $VO_2R$ 或 HRR。

(3)运动时间：从 10 分钟开始递增，从每天累计至少 30 分钟增加到 60 分钟。

(4)运动方式：无负重的运动开始，如：水中运动、自行车、步行、游泳等，以减少运动引起的疼痛。

2. 抗阻运动

抗阻运动包括肌肉力量和耐力训练，目标是改善功能表现。抗阻运动能改善纤维肌痛病人的力量和耐力，虽然研究证据水平低于有氧运动。

(1)运动频率：每周 2~3 天。

(2)运动强度：50%~80%1-RM，如果不能轻松完成至少 3 次重复且无痛的 50% 的 1-RM，建议起始强度降低到无痛水平。

(3)运动时间：如果训练目标是增加肌肉力量，每组肌群重复 3~5 次，逐渐增加到 2~3 组。如果目标是增加肌肉耐力，则每组肌群重复 10~20 次，逐渐增加到 2~3 组，或者进行肌肉交替参与的综合训练。力量训练完成后，休息 15~20 分钟再进行肌肉耐力训练。

(4)运动方式：弹力带、沙袋、力量训练器械。

3. 柔韧性练习

简单的拉伸练习穿插在其他锻炼中可以改善功能活动，减轻症状，提高自我效能，但是证据非常有限。

（1）运动频率：每周 1~3 天，逐渐增加到 5d/wk。

（2）运动强度：在无痛范围内主动完成肌肉肌腱的拉伸，直到感到肌肉被拉紧或轻微不适的程度。

（3）运动时间：每次拉伸保持 10~30 秒，逐渐增加到保持 60 秒。

（4）运动方式：弹力带和无负重拉伸。

（5）运动功能活动推荐：功能活动是那些在日常生活中常见，不需要借助特殊器械完成的活动，如：步行、上下楼梯、坐站转换、跳舞等。对于有疼痛和疲劳症状的人，推荐轻、中等强度的功能活动，甚至带有症状时也能进行体力活动。

（6）运动进度：纤维肌痛病人运动处方的进度完全取决于症状的缓解。指导他们在症状加剧时应该如何减轻或避免某些运动。建议进行低强度的运动，观察身体发出的信号以减少损伤机会。

### 八、感染免疫缺陷病毒（HIV）病人的运动处方推荐

有氧运动，抗阻运动和柔韧性练习：

（1）运动频率：有氧运动每周 3~5 天，抗阻运动每周 2~3 天。

（2）运动强度：有氧运动：40%~60%VO$_2$R 或 HRR。抗阻运动：选择能成功举起 8~10 次的负荷进行训练（接近 60%1-RM）。

（3）运动时间：有氧运动从 10min/d 开始增加到 30~60 min/d。抗阻运动 30 分钟左右，用 10~12 个训练动作完成 2~3 组。柔韧性练习可以参考健康成年人的运动指南。

（4）运动方式：因病人的健康状况和兴趣不同，所选择的运动方式会有所差别。有骨质疏松的病人需要进行负重运动。为了避免出血的危险，不推荐身体接触性运动和高危运动。

（5）运动进度：HIV 感染者应以低运动量和低强度开始有氧和抗阻运动。由于病毒和药物的副作用，运动的进度应慢于健康人。但是，无症状的 HIV/AIDS 感染者的长期目标是达到 ACSM 推荐给健康成人运动处方中的有氧和抗阻运动推荐量，有症状的 HIV/AIDS 感染者应达到调整后的有氧和抗阻运动量。

### 九、高血压病人的运动处方推荐

（1）运动频率：一周几乎每天都应进行有氧运动，每周进行 2~3 天的抗阻运动。

（2）运动强度：中等强度的有氧运动（即：40%~60%的 VO$_2$R 或 HRR，RPE11~13），以 60%~80%1-RM 强度进行抗阻运动。

（3）运动时间：每天持续 30~60 分钟的持续性或间歇性有氧运动。如果选择间歇运动，每次至少 10 分钟，累计每天 30~60 分钟。抗阻运动应该至少有 1 组，每组 8~12 次重复。

（4）运动方式：有氧运动是重点，如步行、慢跑、骑车和游泳。抗阻运动可使用器械

或自由负重，作为有氧运动的补充。这些训练计划应该由 8~10 种涉及全身主要肌肉群的不同训练动作组成。

（5）运动进度：健康成年人的运动处方原则也适用于高血压病人，但应根据高血压病人的血压控制情况、抗高血压药物治疗情况、药物副作用、有无器官损害和/或其他并发症对运动处方进行相应调整。任何运动处方中的运动进度都应是循序渐进的，尤其是高血压病人更应注意这一点。

### 十、智力残疾者的运动处方推荐

（1）运动频率：为了实现最大的能量消耗，运动 3~7d/wk，每周 3~4 天包括中等强度和较大强度的运动，剩下的几天保持低强度的体力活动。

（2）运动强度：40%~80%VO$_2$R 或 HRR；RPE 不适宜作为强度监测的指标。

（3）运动时间：每天 30~60 分钟。为了减重或保持体重，推荐尽可能多地进行体力活动。每 10~15 分钟的间歇运动累加起来替代持续运动的效果不错。

（4）运动方式：用步行作为运动开始时的运动方式，逐渐发展到间歇跑。游泳联合上下肢功率车运动也非常有效。智力残疾者常常存在肌力下降，因此需要进行力量训练。

### 十一、慢性肾病病人的运动处方推荐

有氧运动，抗阻运动和柔韧性练习。

（1）运动频率：每周 3~5 天有氧运动，每周 2~3 天抗阻运动。

（2）运动强度：中等强度有氧运动（40%~80%VO$_2$R，RPE 11~13（6~20 数字范围））；70%~75%1-RM 的抗阻运动。

（3）运动时间：每天持续 20~60 分钟的有氧运动；如果不能耐受这个时间，可以进行每次 3~5 分钟的间歇运动，每天累计 20~60 分钟。抗阻训练：选择 8~10 个发展主要肌群的动作。每组重复 10~15 次，至少 1 组。柔韧性练习参照健康成人的运动指南。

（4）运动方式：推荐步行、自行车和游泳等有氧运动。用器械或自由负重进行抗阻训练。

### 十二、多发性硬化的运动处方推荐

1. 有氧运动

（1）运动频率：3~5 d/wk。

（2）运动强度：40%~70%VO$_2$R 或 HRR，RPE 11~14。

（3）运动时间：增加强度前先延长运动时间，从 10 分钟开始增加到 20~60 分钟。过度疲劳病人应该从低强度和间歇运动开始。

2. 抗阻运动

（1）运动频率：2 d/wk。

（2）运动强度：60%~80%1-RM。

（3）运动时间：8~15 次重复 1~2 组。进行弱肌肉群力量训练或容易疲劳的病人，应增加组间休息时间，如：休息 2~5 分钟以保障肌肉完全恢复。训练集中于对抗重力的大

肌肉群，减少运动的总次数。

3. 柔韧性练习

运动频率：5~7d/wk，每天 1~2 次。

运动强度：拉伸至肌肉拉紧或轻度不适的位置。

运动时间：保持静态拉伸 30~60 秒，重复 2~4 次。

### 十三、骨质疏松风险人群的运动处方推荐

有氧和抗阻运动。

有骨质疏松风险的个体通过以下 FITT 框架的指导有助于保持骨骼健康。

（1）运动频率：每周 3~5 天的承受体重的有氧运动和每周 2~3 天的抗阻运动。

（2）运动强度：有氧运动：中等强度（40% ~ 60% $VO_2R$ 或 HRR）到较大强度 ≥60%$VO_2R$ 或 HRR。抗阻运动：根据骨的承受力，从中等强度（60% ~ 80%1-RM、8~12 次重复的抗阻训练）增加到较大强度（80%~90%1-RM、5~6 次重复的抗阻训练）。

（3）运动时间：每天 30~60 分钟承受体重的有氧和抗阻运动相结合的运动。

（4）运动方式：承受体重的有氧运动（如：网球、爬楼梯、步行和间歇性慢跑），包含跳跃的活动（排球、篮球）和抗阻运动（举重）。

有骨质疏松症的个体通过以下 FITT 框架的指导有助于保持骨骼健康。

（1）运动频率：每周 3~5 天的承受体重的有氧运动和每周 2~3 天的抗阻运动。

（2）运动强度：尽管一些病人能耐受更大强度的运动，但一般采用中等强度（40% ~ 60%$VO_2R$ 或 HRR）的承受体重的有氧运动和中等强度（60% ~ 80%1-RM，8~12 次重复的抗阻练习）的抗阻运动。

（3）运动时间：每天进行 30~60 分钟的承受体重的有氧和抗阻运动。

（4）运动方式：承受体重的有氧运动（如：爬楼梯、步行和其他可耐受的方式）、抗阻运动（举重）。

### 十四、肥胖和超重人群的运动处方推荐

有氧运动、抗阻运动和柔韧性练习。

（1）运动频率：至少每周 5 次，使能量消耗最大化。

（2）运动强度：推荐中等强度至较大强度运动。起始运动训练强度应该保持在中等强度（即：40% ~ 60%$VO_2R$ 或 HRR），强调延长运动时间及增加运动频率，最后增加到较大运动强度（≥60%$VO_2R$ 或 HRR）运动，这样效果更佳。

（3）运动时间：每天 30 分钟，每周共 150 分钟，逐渐增加至每天 60 分钟每周 300 分钟的中等强度。增加更多的较大强度运动可以获得额外益处，但是参与者应该能够并愿意参加较大强度运动，因为可能会造成更多的损伤。每次至少分钟的间歇运动也是一种有效的运动方式，对于运动初期可能效果更明显。

（4）运动方式：主要是有大肌肉群参与的有氧运动，辅以抗阻运动和柔韧性练习。更多信息参见抗阻运动和柔韧性练习运动处方。

### 十五、帕金森氏病的运动处方推荐

1. 有氧运动

健康成年人的运动处方基本原则同样适用于帕金森氏病病人，但是需要对由于疾病进展而增加的活动受限进行评估，并相应地调整运动处方。

（1）运动频率：3d/wk。

（2）运动强度：40%~60%VO$_2$R 或 HRR 或 RPE 达到 11~13(6~20 数字范围)。

（3）运动时间：持续或累计 30 分钟。

（4）运动方式：有氧运动，例如：步行、自行车、游泳或者跳舞。跳舞可以锻炼心肺功能和神经肌肉控制。探戈、华尔兹和狐步舞比太极拳或不运动更能提升帕金森氏病病人的心肺耐力。运动方式的选择取决于病人的疾病严重程度和临床表现。固定自行车、卧式自行车或上肢功率车对严重病人来说是更为安全的方式。

2. 抗阻运动

与帕金森氏病有关的抗阻训练的文献非常有限。抗阻训练能增加病人的力量，但大多数的干预手段仍然是保守的。抗阻训练后，病人力量的提高与神经功能正常的对照组是相似的。因此，神经功能正常的老年人的抗阻训练方法适用于帕金森氏病病人。

（1）运动频率：2~3d/wk。

（2）运动强度：从 40%~50%1-RM 开始；能力更强的用 60%~70%1-RM。

（3）运动时间：≥1 组，8~12 次重复；成年帕金森氏病病人从 10~15 次重复开始。

（4）运动方式：重点是锻炼躯干和髋关节的伸肌群以预防错误姿势，以及下肢所有主要肌群以维待基本活动能力。

3. 柔韧性练习

（1）运动频率：1~7 d/wk。

（2）运动强度：全范围的屈、伸和旋转，拉伸到轻微不适的点。

（3）运动时间：对每一块肌肉肌腱进行柔韧性练习，保持拉伸 10~30 秒。

（4）运动方式：慢慢地静态拉伸所有主要肌群。在疾病的所有阶段，进行加强上肢、躯干和所有关节的活动度练习，并推荐进行增强脊柱活动度和轴向旋转的练习。颈部僵硬的调整与姿势、步态、平衡和功能活动促进有关，同时需要强调颈部柔韧性练习。

### 十六、肺部疾病的运动处方推荐

（一）哮喘病人的运动处方推荐

1. 有氧运动

（1）运动频率：每周至少 2~3 天。

（2）运动强度：通气无氧阈强度或至少 60%峰值 VO$_2$或 80%最大步速。

（3）运动时间：每天至少 20~30 分钟。

（4）运动方式：动用大肌肉群的有氧运动，如：步行、慢跑或骑自行车。游泳尤其是在非氯化游泳池里游泳，会产生更少的过敏反应，是一项较好的病人能耐受的运动项目。

(5)运动进度：运动一个月后，如果病人能耐受，可以增加运动强度到70%峰值摄氧量，时间增加到每次40分钟，每周5次，这样可以获得更多的健康收益。

2. 抗阻运动

哮喘病人的抗阻运动和柔韧性练习原则参考健康成年人。

(二)慢性阻塞性肺部疾病(COPD)病人的运动处方推荐

1. 有氧运动

(1)运动频率：每周至少3~5次。

(2)运动强度：推荐COPD病人进行较大强度(60%~80%最大功率)和小强度(30%~40%最大功率)运动。小强度运动可以缓解症状，提高健康相关的生活质量，加强日常生活中的体力活动能力，而较大强度的运动可以使生理机能大幅度提高(如：定量负荷下每分通气量和心率降低)。因此，如果能耐受的话，鼓励病人进行较大强度的运动。但是某些病人并没有进行较大强度运动的能力，应推荐这些病人进行小强度运动。强度的确定可以根据呼吸困难程度来决定，在 Borg CR10 量表上为4~6。

(3)运动时间：在运动的起始阶段，中、重度COPD病人在某一强度只能持续几分钟。同歇运动可以用于运动初期，直到病人能耐受更大的运动强度和运动量。分成几段的较大强度运动也适用于COPD病人，病人进行较大强度的运动可以缓解症状。

(4)运动方式：步行和功率车

2. 抗阻运动和柔韧性练习

推荐COPD瘸人进行抗阻运动和柔韧性练习。肺部疾病病人的抗阻运动和柔韧性训练原则参考健康成年人和/或老年人。

# 第七章　心理健康概论

## 第一节　概　述

早在半个多世纪之前，心理学家荣格就提醒人们，要防止远比自然灾害更危险的人类心灵疾病的蔓延。长久以来，"没有病痛和不适就是健康"的观念一直为许多人所持有，他们认为只要自己头不痛、脑不热就是健康。随着科技的日新月异和社会的不断发展，人们对健康的理解也发生了很大的变化。社会心理因素对于健康的影响越来越引起人们的关注，人们在重视生理健康的同时，对心理健康的关切程度也与日俱增。

### 一、心理健康的含义

1. 健康观的演变

健康，既是人们熟悉和关切的话题，又是一个久远和丰富的概念。我国最早的中医典籍《黄帝内经》中有内外因的病理学说：外因(风、寒、暑、湿、燥、火)、内因(喜、怒、忧/思、悲、恐、惊)。古希腊医生希波克拉底(Hippocrates)认为健康是指身体内四种体液：血液、粘液、黑胆汁、黄胆汁的平衡，疾病病因是人身体体液不平衡，并指出可通过调节饮食、使用药物及其他非巫术的方法来恢复平衡、治疗疾病。进入近代社会，人们普遍认为，"身体无病无残，体格健壮不弱"就是健康。这种无病即健康的观念深入人心，并且影响到医疗保健和卫生政策。

20世纪，随着科学文化和社会的不断发展，传统的生物医学模式开始向生物—心理—社会模式的全面健康观转变。1948年世界卫生组织(World Health Organization，WHO)在宪章中指出："健康不仅是没有疾病，而且是一种躯体、心理和社会适应方面的完满状态。"

1978年，世界卫生组织在世界初级卫生保健(Primary Health Care，PHC)大会发表《阿拉木图宣言》中重申"健康不仅是没有身体的疾病和虚弱，而是身心健康、社会幸福的总完美状态，是基本人权，达到尽可能高的健康水平是世界范围的一项最重要的社会性目标。而其实现，则要求卫生部门及社会与经济各部门协调行动。"1995年，世界卫生组织西太区在《健康新地平线》中提出了健康的三个主题：生命的准备、生命的保护、晚年的生活质量。

2. 现代健康的概念及标准

世界卫生组织给健康下的正式定义是："健康是指生理、心理和社会适应均致良好的

227

状态，而不仅仅是指没有疾病或体质健壮。"从这一定义可知，全面健康具有三个要素：无躯体疾病、无心理疾病和具有正常的社会适应能力。也就是说，全面健康必须包括躯体健康和心理健康两部分，二者密切相关，不可分割。同时，为了加深人们对健康的认识，世界卫生组织还明确提出了健康的 10 条标准：

(1) 有足够充沛的精力，能从容不迫地应付日常生活和工作压力，不感到过分紧张。

(2) 处事乐观，态度积极，勇于承担责任，不论事情大小都不挑剔。

(3) 精神饱满，情绪稳定，善于休息，睡眠良好。

(4) 能适应外界环境的各种变化，应变能力强。

(5) 能够抵抗一般性的感冒和传染病。

(6) 体重适当，身体匀称，站立时，头、肩、臂的位置协调。

(7) 反应敏锐，眼睛明亮，善于观察，眼睑不发炎。

(8) 牙齿清洁，无空洞、无痛感、无出血现象，齿龈颜色正常。

(9) 头发有光泽，无头屑。

(10) 肌肉丰满，皮肤有弹性。

3. 心理健康的含义

古今中外的心理学家们对心理健康的含义进行了长期的艰苦探索，给予其不同的表述。心理学家英格里希 (H. B. English) 指出："心理健康是指一种持续的心理状态，当事者在那种状态下，能做良好的适应，具有生命的活力，而且能充分发挥其身心的潜能，这乃是一种积极的状态，不仅仅是免于心理疾病而已。"精神病学家孟尼格尔 (Karl Menniger) 认为，心理健康是指人们对于环境及相互之间具有最高效率及快乐的适应情况。心理健康者应能保持稳定的情绪、敏锐的观察力、适于社会环境的行为和愉快的心态。社会工作者波姆 (W. W. Bochm) 指出"心理健康是合乎一定水准的社会行为：一方面能为社会所接受，另一方面能为本身带来快乐。"国际心理卫生大会 (1946 年第三届) 认为：心理健康是指在身体、智能以及情感上能保持同他人的心理不相矛盾，并将个人心境发展成为最佳的状态。

纵观以上概念，虽然人们所站的角度不同，对心理健康的理解有一定的差异，但都比较倾向地认为，心理健康是指生活在一定的社会环境中的个体，在高级神经功能正常的情况下，智力正常、情绪稳定、行为适度，具有协调关系和适应环境的能力及特性。可见，一个人只有具备心理健康这一基本条件，才能保证机体处于完整统一的全面健康状态，才能保证身心功能的协调和稳定。心理健康是智力发展和脑功能健全的标志，是确立正确人生观、培养良好心理品质的基础，是德、智、体等全面发展的保证。

## 二、心理健康的标准

一个人怎样才算健康，以什么作为心理健康的标准，这是一个非常复杂的问题。因为，心理是复杂的，心理健康的界定也应当是多维的。个人的心理是否健康，不仅要看个体心理的客观表现，也要兼顾个体心理的主观感受，即应该用主观与客观标准相结合的原则来判断。同时，应该指出，任何评价标准都是相对的，不同时代、不同社会、不同地区、不同场合、不同对象，都可以有不同的标准。心理健康的标准也不例外，它随时代变迁而变化，随文化背景区别而有异，随性别、年龄、情境的不同而不同。另外，随着社会的发展和进步，人类对心理健康的认识也在不断深化和提高。

(一)心理健康的标准

目前，多数学者认同的心理健康的标准有以下几个方面：

1. 智力正常

智力是人的观察力、注意力、记忆力、想象力、思维力、创造力及实践能力等的综合，包括在经验中学习或理解的能力，获得和保持知识的能力，迅速而成功地对新情境做出反应的能力以及运用推理有效地解决问题的能力等。这是个体学习、生活与工作的基本心理条件，也是适应周围环境变化所必需的心理保证。

2. 情绪健康

情绪在心理健康中起核心作用，情绪异常往往是心理疾病的先兆。情绪健康的标志是心情愉快和情绪稳定。心情愉快是指乐观、开朗、满意等积极情绪多于负性情绪，虽然也会有悲伤、忧愁、厌恶、愤怒等消极情绪体验，但能使之合理地无害化宣泄，一般不会长久持续。情绪较稳定，善于控制与调节自己的情绪，喜不狂、忧不绝、胜不骄、败不馁，既不会得意忘形，也不会悲极轻生。情绪的表达既符合社会的要求又符合自身的需要，在不同的时间和场合有恰如其分的情绪表达。

3. 意志健全

意志是人在完成一种有目的的活动时进行的选择、决定与执行的心理过程。一个意志健全者在行动的自觉性、果断性、顽强性和自制力等方面都表现出较高的水平。意志健全者在各种活动中都有自觉的目的性，能适时地做出决定并运用切实有效的方法解决所遇到的问题；在困难和挫折面前，能采取合理的反应方式；能在行动中控制情绪和行为。

4. 人格完整

人格是一个人思想、情感和行为的统一体，是一个人区别于他人的稳定心理品质。人格完整就是指有健全统一的人格，即个人的所想、所说、所做协调一致。拥有良好人格的人，能正确认识和评价自己，能够及时调整自己内心的矛盾和冲突，各种心理成分能够协调地活动。如果失去人格的统一性，人们的行为就会被相互冲突的动机所支配，人格就会失去平衡。如精神分裂症就是典型的心理与行为失调，患者的感觉、记忆、思维和习惯都是乱七八糟的。

5. 认识自我

心理健康的人能体验到自己存在的价值，了解自己、接受自己，又能不断地完善自己；有自知之明，即对自己的外貌、能力、性格和优缺点等方面做出恰当的、客观的评价；能悦纳自我，即高兴、喜悦地接受自己，对自己不会提出苛刻的、非分的期望与要求；有切合实际的生活与发展目标和理想，即使自己有无法补救的缺陷，也能安然处之，不会因此产生自卑、自责、自怨或由此产生极度的焦虑情绪。

6. 人际和谐

良好而深厚的人际关系，是事业成功与生活幸福的前提。其表现是：其一，在人际交往中经常保持积极的态度，而很少有猜疑、嫉妒、畏惧、敌视等消极的态度；其二，乐于与人交往，与人为善，善于建立融洽、和谐的人际关系。这就要求个体应懂得人际交往的规律与技巧，能用尊重、信任、友爱、宽容、理解等态度与人相处，能分享、接受和给予爱和友谊。能够融入集体生活，被大多数人所接受，既能在与好朋友相处时共享欢乐，也能在独处沉思时安然自得而没有孤独之感。

**7. 社会适应正常**

社会适应正常是指能够面对现实，接受现实，并能主动适应现实。个体和客观环境、现实社会保持良好接触，既要对周围事物和环境进行客观观察，作出正确认识和客观评价，以有效的办法应付环境中的各种困难，不退缩，又要根据环境的特点和自我意识的情况进行调整，要么改变环境适应个体的需要，要么改造自我适应环境。既不高估自己的能力，不轻易承担超过自己能够胜任的任务，也不低估自己而逃避任务。

**8. 心理行为符合年龄特征**

不同年龄有不同的心理行为，心理健康者应具有与多数同龄人相符合的心理行为特征，如果严重偏离，就是不健康的表现。比如，大学生应具有与年龄和角色相适应的心理行为特征，包括独立的生活能力，能够在学习中找到乐趣和收获，生活充实愉快等。如果大学生生活还不能完全自理，遇到常见的问题束手无策，对学习没有兴趣，这些都是不够健康的表现。

**（二）对心理健康标准的理解**

值得注意的是，心理健康的标准是相对的。我们在理解和运用心理健康的标准时，应注意以下几个方面：

（1）一个人是否心理健康与一个人是否有不健康的心理与行为并非完全是一回事。判断一个人的心理健康状况，不能简单地根据一时一事下结论。心理健康是较长一段时间内持续的心理状态，一个人偶尔出现一些不健康的心理和行为，并非意味着这个人就是不健康，应视具体情况而定。

（2）人的心理健康水平可以分为不同的等级。心理健康是一个从健康到不健康的连续状态，其间有一个较长的过渡阶段。根据中外心理健康教育专家的研究，可将人的心理健康水平大致分为三个等级：①一般常态心理者：表现为心情经常愉快，适应能力强，善于与人相处，能够较好地完成同龄人发展水平应做的活动，具有调节情绪的能力。②轻度失调心理者：表现出不具有同龄人所应有的愉快，和他人相处略感困难，生活自理有些吃力。若主动调节或通过专业人员帮助，可恢复常态。③严重病态心理者：表现为严重的适应失调，不能维持正常的生活、学习和工作。如不及时治疗可能恶化，成为精神病患者。总之，个体心理健康的基本标准是能够有效地进行工作、学习和生活。如果正常的工作、学习和生活难以维持和保证，就应该引起注意，及时调整自己。

（3）心理健康状态是一个动态的变化过程。心理健康是一种状态更是一个过程。人的心理健康状态处于不断变化之中，既可能从不健康转变到健康，也可能从健康转变为不健康。随着人的成长，经验的积累，环境的改变，心理健康状况也会有所变化。一个心理健康的人并非各方面都合乎标准，进行心理健康评价时，要考察较长一段时间内持续的心理状态，偶尔出现的不健康状态，并不意味着被考察者心理就一定不健康。

(4)心理健康的标准是一种理想的尺度，为我们指明了努力方向。心理健康标准既要注重适应标准，更要注重发展标准。生存与适应是发展的前提与基础，发展则是人类追求的理想与目标。适应是个人不断调整身心，在现实环境中维持一种良好的有效的生存状态；发展则指向更高水平的适应，指向更成熟、更丰富、更健全的心理品质。适应水平通常侧重个体与环境关系现状的维持，发展水平则指向个体与环境在未来可能达到的关系状况。一个完整的心理健康标准的制定，应该是既考察适应状况，又考察发展状况。

### 三、心理健康状况的划分

人的心理健康状况可分为心理正常与心理异常两个大的范畴。心理正常范畴内按心理健康程度的不同又可分为心理健康和心理不健康两大类，一般心理问题、严重心理问题和疑似神经症都归属于心理不健康的范围，属于心理正常范畴，是心理咨询的工作范围。心理异常是指在大脑生理生化功能障碍和人与客观现实关系失调的基础上产生的对客观现实的歪曲的反映，是对神经症、精神分裂症、心境障碍、人格障碍及应激相关障碍等许多不同种类的心理和行为失常的统称，属于精神科的工作范围。心理异常的治疗通常要同时借助药物治疗、物理治疗和心理治疗。

表 7-1 　　　　　　　　　　　心理健康状况的划分

| 正常<br>（心理咨询） | 心理健康 | | |
| --- | --- | --- | --- |
| | 心理不健康 | 一般心理问题 | |
| | | 严重心理问题 | |
| | | 疑似神经症 | |
| 异常<br>（心理治疗） | 神经症 | 神经衰弱 | |
| | | 焦虑症 | |
| | | 恐怖症 | |
| | | 强迫症 | |
| | | 疑病症 | |
| | 重性精神障碍 | 精神分裂症 | |
| | | 心境障碍 | 抑郁症 |
| | | | 双相障碍 |
| | 其他精神障碍 | 人格障碍 | |
| | | 性心理障碍 | |
| | | 应激相关障碍 | |

（一）心理正常与心理异常

要想清晰地判别心理正常和心理异常并不是一件容易的事情。首先，因为心理正常和心理异常之间的差别常常是相对的。正常人在某个时期也会有异常心理活动，精神病人也偶有正常的心理活动。其次，异常心理的表现受多种因素的影响，诸如生物因素、心理状态、社会环境等，选取的角度不一样，评价标准也就不一致。最后，心理问题更多是靠专业人员的临床经验进行主观判断。

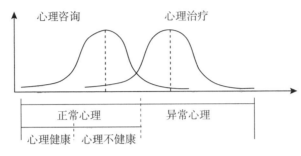

图 7-1　心理正常与心理异常

近年来不少心理学家为了能更好地区分正常心理和异常心理，制定了一些测验工具和量表，并应用现代化仪器去处理数据，努力使判断更客观、更准确。同时还总结了主观判断心理正常和心理异常的三原则。

1. 主观世界与客观世界的统一性原则

因为心理是客观现实的反映，所以任何正常心理活动或行为，应该在形式和内容上与客观环境保持一致，不管是谁在怎样的社会历史条件和文化背景中，如果一个人说他看到或听到了什么，而如果客观世界中并不存在，就说明此人产生了幻觉、妄想。人的精神或行为只要与外界环境失去统一，必然不能被人理解。例如，精神病性的幻觉是无对象的知觉，妄想是一种脱离现实的病理性思维，这个人的主观世界与客观世界就是不统一的。

2. 心理活动的内在协调性

知、情、意要协调一致是人类精神活动的整体性表现，一个人的心理过程一致表现在内心体验与环境的一致，这种一致性保证人在反映客观世界过程中的高度准确和有效。如该笑的场合就笑，该哭的场合就哭，办喜事就喜气洋洋，丧事就悲恸流涕，这就是情感与所处的环境协调一致。如果本该悲痛的事情表现出开心、快乐，那就是反常、病态。

3. 人格的相对稳定性

"江山易改、本性难移"，说明了人格的相对稳定性。一个人的个性形成以后是相对稳定的，在没有外界重大变故的情况下，个性突然异常就违背这个原则。例如，平素开朗外向的人突然变得沉默寡言、孤僻退缩，就是反常表现。

最后，区分心理正常与异常的三原则以"自知力"为判断和鉴别的指标。简单的说，有自知力的人"承认自己有病"；而重性精神病患者则常是顽固地坚持自己的妄想是真实的，坚持那些对自己有明显伤害的行为而不感到痛苦，对症状毫无"自知力"。

以上是医学上用来区分心理正常和心理异常的三原则。其实，生活中还有一些常识性的区分办法。例如，是否有稀奇古怪的言谈举止，是否有过度的情绪体验和表现，社会活动是否正常，是否影响周围人的正常生活等都可作判断心理异常的辅助性方法。

（二）一般心理问题和严重心理问题

如前所述，心理不健康包括一般心理问题、严重心理问题和部分可疑神经症。以下表格呈现的是如何区分一般心理问题和严重心理问题。

表 7-2　　　　　　　　　　　　一般心理问题与严重心理问题的区别

| | 一般心理问题 | 严重心理问题 |
|---|---|---|
| 起因 | 有现实因素产生，内心有冲突，思维合乎逻辑； | 经历过较为强烈的、对个体威胁较大的现实性刺激(比如失恋、丧偶)； |
| 情绪体验 | 不太强烈的情绪问题(如厌烦、后悔、懊丧、自责等)； | 情绪体验强烈(如情绪低落、意志萎靡) |
| 持续时长 | 持续 1 至 2 个月； | 持续两个月以上，半年以下； |
| 是否泛化 | 未泛化(起因仅限于最初事件)； | 泛化(扩展到其他事件或领域)； |
| 社会功能 | 能维持正常生活、学习、社会交往，但效率有所下降； | 对生活、学习和社会交往有一定程度的影响； |
| 人格与行为 | 人格也无明显异常，不良情绪反应仍在理智控制下，行为不失常态； | 多数情况下，会短暂失去理智控制，难以解脱； |
| 是否躯体化 | 否。(没有明显的身体不适) | 是。(头疼、失眠、食欲不振等症状，且排除器质性病变所致) |

一般心理问题是心理咨询的主要工作对象，心理咨询有较好的效果。一般心理问题的临床表现为分神、期待性焦虑、冷漠、暴躁、自卑和空虚。分神是指心理活动能够有选择地指向一定事物，但却难以稳定地集中于该事物的注意失调；期待性焦虑指担心即将发生的事件会出现最坏的结局，时刻等待不幸的到来所表现出的消极心态；冷漠是指对他人冷淡漠然的消极心态，通常因受人漠视、轻视、歧视或欺骗、侮辱、暗算等心理创伤所致，但在关怀自己的亲朋好友和家庭成员之中，则依然开朗、热情、富有同情心和爱心；暴躁是指在一定场合受到不利于自己的刺激就暴跳如雷的人格缺陷，给人一种脾气极坏的感觉，但在陌生人面前还能做到忍耐控制；自卑是指自我评价偏低、自愧无能而丧失自信，并伴有自怨自艾、悲观失望等情绪体验的消极心理倾向，通常产生于屡屡受挫或他人对自己的消极评价之后；空虚是指百无聊赖、闲散寂寞的消极心态，是心理不充实的表现，产生的原因要么是习惯并满足于享受，不思追求，要么是心比天高，既不屑追求人们通常向往的目标，又无法追求自己也感到难以达到的目标，结果是无所追求。严重心理问题，有时伴有某一方面的人格缺陷，持续时间限在半年之内。如果出现"严重心理问题"后的一年之内，求助者在社会功能方面出现严重缺损，那么，应作为可疑神经症或其他精神障碍对待。

（三）神经症与疑似神经症

神经症，也称为神经官能症或精神神经症，是一组非器质性的、轻型大脑功能失调的心理疾病的总称。其特征为严重或持久的心理冲突，病人觉察到这种冲突，并因此在精神上十分痛苦，影响其心理功能和社会功能，但没有任何可证实的器质性病变作基础。WHO 根据各国和调查资料推算：人口中的 5%～8% 有神经症或人格障碍，是重性精神病的 5 倍。西方国家的患病率 100‰～200‰，我国为 13‰～22‰。神经症的共同点是：

（1）起病常受心理、社会（环境）因素影响；

（2）存在一定的人格基础，常常自感难以控制某些意识或行为；

（3）临床呈现出精神和躯体方面的多种症状，但没有可证实的器质性病变；

（4）一般意识清楚，与现实接触良好，人格完整，无严重的行为紊乱；

（5）病人对存在的症状感到痛苦和无能为力；

（6）自知力完整，主动求医；

（7）神经症是可逆的，外因压力大时加重，反之症状减轻或消失。

（8）病程较长，症状持续至少三个月，多有迁延。

神经症与疑似神经症的诊断标准见下表：

表 7-3　　　　　　　　　　　　　神经症与疑似神经症的诊断

| 评定内容 | 1 分 | 2 分 | 3 分 |
|---|---|---|---|
| 病程 | 小于 3 月 | 3 月～1 年 | 1 年以上 |
| 精神痛苦程度 | 自己可以主动设法摆脱 | 需借助别人的帮助和处境的改变才能摆脱 | 完全无法摆脱，别人安慰、开导等也无济于事 |
| 社会功能 | 轻微妨碍：能照常学习、工作及人际交往，只有轻微妨碍 | 显著下降：工作、学习或人际交往显著下降，尽量避免社交场合 | 完全回避：完全不能工作、学习，休假或退学、完全回避某些必要的社会交往 |

结果解释：总分 3 分：不够神经症诊断；总分 4～5：可疑神经症；6 分及以上，神经症。

# 第二节　心理异常的常见类别

心理异常一词是对许多不同种类的心理和行为失常的统称，其表现有严重和轻度之分。轻度的心理异常，主要是指神经症，包括神经衰弱、焦虑症、恐怖症、强迫症、疑病症等；严重的心理异常包括精神分裂症、抑郁症、双相障碍、人格障碍、性心理障碍及应激相关障碍等。

## 一、神经症

### 1. 神经衰弱

神经衰弱是指由于大脑长期的情绪紧张和精神压力导致的精神容易兴奋或脑力容易疲乏，并伴有情绪苦恼和心理生理症状(如肌肉紧张性疼痛、睡眠障碍等)的神经症性障碍。

神经衰弱大多缓慢起病，症状呈慢性、被动性。有下述症状中的三项，常可诊断为此病：(1)衰弱症状。如脑力易疲乏，感到精力不足、萎靡不振和反应迟钝，注意力难以集中或不能持久，记忆力降低。特别是工作稍久，工作效率显著减退，即使充分休息也不足以恢复其疲劳感。(2)情绪症状。常常出现紧张烦恼，激动易怒，并伴有因症状而发生的继发性焦虑、抑郁。(3)兴奋症状。精神易兴奋，不由自主的回忆和联想增多且控制不住，对声音、光线等敏感。(4)紧张性头痛或肢体肌肉酸痛。(5)睡眠障碍。入睡困难、睡眠表浅，以致心情烦躁，更难入睡。多梦，醒后不解乏，睡眠节律紊乱。

神经衰弱的防治一般以心理治疗为先。首先，要引导患者正确认知病因，有效地进行自我调适，使患者认识到，所有的症状都只是暂时性、功能性的，通过主动调适，是完全可以治愈的。其次，建议患者在工作和生活中养成计划、有条理的良好习惯。最后，要注意劳逸结合，坚持体育锻炼，适当参加一些文娱活动和课外活动，努力使心情愉快、平静。

### 2. 焦虑症

焦虑症是以发作或持续地出现焦虑、紧张、恐惧，并伴有头晕、心悸、胸闷、呼吸急促、出汗、口干等植物神经系统功能紊乱和运动性不安为症状。患者的紧张、恐惧程度往往与现实事件很不相称，甚至缺乏明确的恐惧对象和具体内容，极度严重的焦虑症会导致智力活动发生障碍和身心疾病。个体难以忍受又无法摆脱，深感痛苦。

焦虑症有两种状况，一是慢性(广泛性)焦虑症，以持续的、广泛性的焦虑为特征，表现为经常或持续的无明确对象或无固定内容的恐惧、紧张；持续时间超过半年，伴有植物神经系统功能紊乱和运动不安。二是惊恐发作，表现为无明显原因的突发性惊恐，有濒死感及失控感。焦虑症发病时常伴有头晕胸闷、呼吸困难、尿频尿急、口干出汗等植物神经紊乱和运动性不安等症状，而这些并非由实际威胁所引起，或其紧张惊恐程度与现实情况很不相称。焦虑症在一个月内至少有三次惊恐发作，每次发作在两个小时以内，对生活有明显影响。普遍认为，焦虑症主要是由心理社会因素所引起的，积极的预防措施可以有效地控制焦虑症的发作。临床上治疗焦虑症最为广泛的是认知行为疗法，并结合放松训练和暴露疗法。具体步骤为：对引起焦虑的思维和观念进行认知重构，即纠正非理性认知，指导患者经过反复的自我对话、自我辩论进行验证并矫正不良认知；放松训练，包括放慢和控制呼吸训练、生物反馈技术等；呈现焦虑情境，进行暴露性治疗。目前认为，最佳的方法应是药物治疗和心理治疗同时进行。

### 3. 恐怖症

恐怖症是一种以过分和不合理的恐惧外界客体或处境为主的焦虑障碍。恐惧发作时往往伴有显著的焦虑和自主神经症状，患者极力回避所害怕的客体或是带着畏惧去忍受，明知道这种恐惧是过分的或不必要的，但不能控制，因此感到很痛苦。

恐惧症常见的类型有三种：广场恐怖症、社交恐怖症和特定的恐怖症。

（1）广场恐怖症。广场恐怖症是恐怖症中最常见的一种，约占60%，女性较多。主要表现为害怕到人多拥挤的场所，如街道、会场、商店、剧院；害怕使用公共交通工具；害怕单独离家外出或独处；害怕到空旷的场所。一旦进入上述场所，患者感到恐惧、紧张、不安，可出现明显的自主神经反应，如头昏、心悸、胸闷、出汗等，严重时可出现人格解体或昏厥。

（2）社交恐怖症。社交恐怖症主要为害怕自己处于大众注目之下，或与人交往时担心失礼，害怕当众出丑、难堪，因而不愿与人多交往，不愿当众说话或上台发言，有的见到别人脸就红。恐惧的对象可以是大众，也可以是熟人，甚至是自己的亲属、配偶等。患者若被迫进入社交活动场所，便会产生严重的焦虑反应。

（3）特定的恐怖症。患者对某一特定的事物有与现实不符合的恐惧。如一壮汉对小老鼠的极度害怕，一旦他看见老鼠便会不顾男子汉的尊严，恐惧的尖叫，甚至抱头乱窜。最常见的是对某种动物的恐惧，如蛇、毛毛虫、蟑螂、青蛙等。

心理治疗是恐怖症的主要治疗方法，通常采用行为矫正疗法。其中系统脱敏法效果最好，暴露冲击疗法也有一定成效。药物治疗主要是减轻焦虑症状。恐怖症的预后较差，预防应加强性格、意志、情感的自我锻炼，培养勇敢坚定、刚强自信、沉着镇定的精神，提高对恐惧事物的心理承受力。

4. 强迫症

强迫症是一种以强迫观念、强迫意向、强迫行为等强迫症状为主的神经症。患者意识到这些思想、表象或意向对自己来说是没有现实意义的、不必要或多余的，患者很想摆脱，但又无能为力，意识的自我强迫和自我反强迫同时存在，两者的强烈冲突导致患者十分痛苦。

强迫症常发生于青年期，一般缓慢起病，病程较长，经久不愈。强迫症的临床表现多种多样，患者可能以其中一种为主，也可能几种兼有。（1）强迫观念。头脑中反复出现多种毫无意义的思想、语言、记忆、联想等，如对自己已经完成的行为，虽经反复确认仍不放心。（2）强迫意向。反复产生一些违背自己意愿而有可能导致可怕后果的欲望冲动。虽然这种意向一般不会付诸行动，如看到刀产生砍人的意向，到高处有往下跳的欲望等。（3）强迫行为。明知无意义但控制不住去重复一些行为动作，如强迫计数，不由自主地数路过的电线杆或台阶、教室的灯或课桌椅；也可表现为强迫性仪式动作，如说话前总要敬礼鞠躬；还可表现为强迫洗手、强迫洗衣等行为。

强迫症的病因既有生物学基础，也有社会心理因素。（1）遗传因素。遗传在该病的发生中占据着重要的作用，因此适当采用药物治疗有部分疗效。研究表明，患者近亲中的同病患率高于一般样本。如患者父母中本症的患病率为5%~7%。双生子调查结果也支持强迫症与遗传有关。（2）性格特征。强迫症患者的性格多为拘谨、犹豫、节俭、谨慎细心、过分注意细节、好思索、要求十全十美，但又过于刻板和缺乏灵活性等。有调查显示，1/3强迫症患者病前具有一定程度的强迫人格，其同胞、父母及子女也多有强迫性人格特点。（3）精神因素。专家指出，凡能造成长期思想紧张、焦虑不安的社会心理因素或带来沉重精神打击的意外事故均是强迫症的诱发因素。

对于症状较轻的强迫型人格的病人，可以给予以下帮助：

（1）给予理解、关心和肯定；

（2）根据他们的特长，从事有规律的、需要细心谨慎的工作和活动，同时也要指出他们的性格缺陷；

（3）帮助他们丰富生活内容和社交活动，分散他们的某些注意力；

（4）提供较多的成功机会，以增强其自信心；

（5）对于强迫行为较为严重且有可能发展为强迫性神经症的人，则需要到医院诊治。在医生的指导下，采用适当的心理治疗方法治疗，必要时需要服药配合治疗。

5. 疑病症

疑病症是指患者对自身的健康状况过分担心或对身体的某一部分的功能过分关注，怀疑自己患了某种躯体和精神疾病。疑病症通常有以下症状：（1）对自身的健康状况或疾病过分担忧，其严重程度与实际健康状况很不相称，患者四处求医，自诉有严重疾病，尽管各种检查结果并不支持患者的揣测，医生也耐心解释没有严重疾病，但患者往往对检查结果的可靠性持怀疑态度，仍坚持自己的疑病观念，继续到各医院反复要求检查或治疗。（2）有严重的疑病观念，缺乏充分根据，但不是妄想。（3）情绪上焦虑、抑郁，严重时影响学习和工作。

本病症与心理社会因素、人格特征和躯体状况有关，如亲人病故、生活受挫，个性敏感多疑，以自我为中心、固执、主观、谨慎，对自身健康过分担心，对某些症状的误解等。疑病症症状多种多样，患者的主诉可只限于自身的某一部位、某一器官或某一系统，也可涉及全身。症状感觉可轻可重，轻的如头疼，重的如终身卧床不起。

疑病症应以心理治疗为主。首先，要建立起良好的医患关系，耐心地倾听患者对病情的诉说，对患者进行全面、细致的身体检查，以事实说明其疑病缺乏依据，让患者充分认识疑病症的本质，消除心理障碍。其次，要帮助患者完善自己的人格，培养乐观情绪，提高生活信心，鼓励他们走向社会，热爱生活，乐于交友。此外还可以采取暗示疗法和精神宣泄法，配合药物治疗。

疑病症的预防方法是全面、科学地认识人的生理病理现象，不要有点不适就怀疑是患上某种疾病，对身体健康的要求不可能十全十美。另外，还要注意完善个性，克服固执、谨小慎微等不良心理特点。

## 二、重型精神障碍

1. 精神分裂症

精神分裂症是一种较重的精神疾病，在精神病中发病率居首位。此病主要表现为患者基本人格的改变，行为与现实分离，思维与情感分离，行为、情感、思维具有非现实性，旁人无法理解，其精神活动与环境不能协调，对自己的病缺乏自知力。

精神分裂症的症状十分复杂多样，可以从八个方面来进行诊断。（1）思维联想或逻辑障碍。出现破裂性思维或明显的联想松弛，或逻辑倒错性思维、象征性思维、思维贫乏。（2）妄想。内容上自相矛盾，或出现毫无联系的两个或多个妄想，妄想内容荒诞。（3）情感障碍。情感淡漠或倒错。（4）幻听。出现评论性幻听，或争论性幻听，或命令性幻听或思维鸣响，或连续几周以上反复出现言语性幻听。(5)行为障碍。出现紧张症候群，或幼稚愚蠢行为。(6)产生被控制体验或被动体验。(7)产生内心被揭露体验。(8)思维中断或思维被夺。患者通常具有上述症状中的至少三项。

　　精神分裂症常见的类型有：(1)偏执型。这是最为常见的精神分裂症类型。起病年龄较其他各型为晚。病初表现为敏感多疑，逐渐发展成妄想，并有泛化趋势，妄想内容日益脱离现实。有时可伴有幻觉和感知觉综合障碍。情感和行为常受幻觉和妄想支配，表现多疑、多惧，甚至出现自伤及伤人行为。此型病程发展较其他类型缓慢，精神衰退现象较不明显，自发缓解者较少，但经治疗则收效较好。(2)青春型。本型也较为多见。多发病于青春期，起病较急，病情发展较快。主要症状是思维内容离奇，难以理解，思维破裂，情感喜怒无常，表情做作，弄鬼脸，傻笑。行为幼稚、愚蠢零乱，精神症状丰富易变。此型病程发展较快，虽可自发缓解，但维持不久，易复发。抗精神病药物系统治疗和维持治疗可延长缓解期，减少发病。(3)单纯型。本型较为少见。多数青少年时期起病，起病缓慢，持续进行，表现为：孤僻、被动、活动减少等情形日益加重，并日益脱离现实生活。临床症状主要为：逐渐发展的人格衰退。一般无幻觉和妄想，如有则多为片断或一过性。此型患者在发病早期常不被人注意，往往经过数年的病情发展到较严重时才被发现。此型自动缓解者少，治疗效果和预后较差。(4)紧张型。大多数起病于青壮年时期，起病较急，病程多呈发作性，主要表现为紧张性木僵和紧张性兴奋，两者交替出现，或单独发生。最主要表现是紧张性木僵，患者不吃、不动也不说话，如泥塑木雕或如蜡像一般，可任意摆动其肢体而不作反抗，但意识仍然清醒。有时会从木僵状态突然转变为难以遏制的兴奋状态，这时行为暴烈，常有毁物伤人行为，一般数小时后可缓解，或回复进入木僵状态，但严重时可昼夜不停。此型有可能自动缓解，治疗效果较其他型好。

　　精神分裂症的病因至今不明，现有的研究认为其发病主要与下列因素有关。一是遗传因素。关于精神分裂症患者的家谱调查发现，精神分裂症患者亲属中的患病率比一般家庭要高得多。二是人格因素。具有分裂型人格的个体较易患此病。有研究发现，约有 50% ~ 60% 的精神分裂症患者病前已有孤僻、内向、敏感、好幻想等人格特征。三是精神刺激。受到强烈的精神刺激往往是精神分裂症的重要诱因。据国内资料分析，有 54% ~ 77.6% 的精神分裂症患者在发病前受到过精神刺激。

　　精神分裂症，目前一般以药物治疗为主，辅以心理治疗。进行药物治疗时，医生会根据患者病情的变化调整用药剂量，有的需要终身服药。进行以改善患者生活学习环境为主的支持性心理治疗也很有必要，可以为患者营造一个充满友爱的人文环境，给予关心和爱护，避免患者受到不良的精神刺激。

　　2. 抑郁症

　　抑郁症是由社会心理因素引起的一种持久的心境低落状态，常伴有焦虑、躯体不适感和睡眠障碍。典型表现有：(1)三低：情绪低落、思维迟缓、活动减少；(2)三无：内心感到无助、无望、无价值；(3)三自：有自责、自罪、自杀的意向。此外，还表现为精神运动性阻滞和植物性症状，即思考、走路、做任何事情都觉得疲惫不堪。在生理方面，体重下降，睡眠失常，四肢无力，易感疲劳，食欲不振。全球抑郁症发病率约为 11%，2/3 的患者曾有过自杀的念头，重度抑郁症患者中有 15% 会选择自杀来结束生命。抑郁症影响着数万人的工作、学习和家庭生活，它使患者承受着巨大的情感痛苦，并且也给他们的家人和朋友带来消极的影响。它是一种能够治疗的疾病，但是大多数人不知道。

一个人偶尔感到悲伤、疲劳或气馁，这不是抑郁症，一个人患上抑郁症后是难以凭自己的力量摆脱的。抑郁症有九个主要症状，只要以下这些症状至少存在四项，而且持续了两周还不能缓解，并且影响到了平时的正常生活，就需要考虑是否患上了抑郁症。

(1) 持续的悲伤、忧愁和沮丧；

(2) 拒绝与人交往，兴趣丧失，没有愉快感；

(3) 精力减退，常有无缘无故的疲乏感；

(4) 反应变慢，或者情绪容易激动、亢奋，也容易被激怒；

(5) 自我评价过低，时常自责或有内疚感，也是导致患者自杀的主要原因；

(6) 联想困难或自觉思考能力下降，在工作、学习和生活中缺乏效率，对一些日常生活小事也难以决断；

(7) 反复出现想死的念头或有自杀、自伤行为；

(8) 睡眠障碍，如失眠、早醒或睡眠过多；

(9) 食欲降低或体重明显减轻；

(10) 对异性没有兴趣，性欲减退。

抑郁症是遗传、心理和社会环境等因素综合作用的结果，应结合患者的情况具体分析。常见的致病原因有：

(1) 抑郁症家族史；

(2) 慢性躯体疾病；

(3) 酒精或药物滥用；

(4) 长期承受较大的心理压力；

(5) 突然遭受重大生活变故如亲人亡故、失业、破产、友情破裂、考试失利等；

(6) 处理问题的能力有限，人际关系不和谐。

抑郁症的治疗应将药物治疗、心理治疗和物理治疗相结合。抑郁症病人表现出来的无力感，绝望感甚至自杀的倾向，都源于抑郁症病人消极地看待自我、自己的经验以及自己的未来，他们由此产生的一系列的负性情绪和思维，给自己的心理带来了难以遏制的冲突，他们活在自己的功能失调性判断里而不能自拔，而生活中的突发与应激事件又加速与巩固着他们的认知模式，恶性循环中似乎已走不出生活的迷路。抑郁症的心理治疗有精神分析疗法、认知疗法、心灵重塑疗法、暗示疗法等。通过这些方法引导患者进行认知的改变与心灵的重建，化解不良认知使他们产生的悲观与失望情绪，唤起患者对自己积极的信念。

3. 双相障碍

当抑郁发作与躁狂发作出现在同一个人身上，并不断交替，我们将其称为双相障碍。双相障碍的发病年龄较早，平均发病年龄在 18~22 岁，约 1/3 的双相障碍发生于青少年时期，并且双相障碍起病更急。此外，双相障碍在抑郁发作期较抑郁症患者更容易出现弥漫性的迟缓状态，如精神运动性迟缓、过度睡眠等。在病程上，双相障碍比抑郁症病程更短，但发作更频繁，治疗起来更困难。

此外，在双相障碍患者中，有些患者会出现抑郁或躁狂发作的快速交替，并一年之内出现4次以上，此种形式的双相障碍被称为快速循环型。这是一种严重的双向障碍类型，双向障碍中有10%~30%为快速循环型，其中女性更为多见（约占74%）。与一般的双相障碍患者相比，快速循环型双向障碍开始于抑郁发作而不是躁狂发作，且患者的抑郁发作更为严重，具有更明显的自杀企图，常规治疗效果不好，预后不佳。

### 三、其他精神障碍

1. 人格障碍

人格，是一个人固有的行为模式及在日常活动中待人处事的习惯方式。童年生活对于性格的形成有重要作用，且性格一旦形成具有相对的稳定性。人格障碍，指人格特征明显偏离正常，形成了反映个人生活风格和人际关系的异常行为模式。明显影响其社会功能，造成对社会环境的适应不良。

人格障碍有以下的特征：

（1）始于童年、青少年或成年早期，并一直持续到成年乃至终生。没有明确的起病时间。

（2）人格显著偏离正常，与众不同的行为模式。情绪不稳定，易激惹，情感肤浅或冷酷无情。行为缺乏目的性、计划性和完整性，自制力差。难以相处的人际关系。

（3）把自己遇到的困难归咎于命运或别人的错处。观点常常带有猜忌、仇视和固执。

（4）多数人格障碍者对自身人格缺陷无自知之明，难以从失败中吸取教训，尽管经常碰壁，但屡犯同样的错误，害人害己。

精神疾病诊断与统计手册（The Diagnostic and Statistical Manual of Mental Disorders，简称 DSM）由美国精神医学学会（American Psychiatric Association，简称为 APA）出版，是一本在美国与其他国家中最常使用来诊断精神疾病的指导手册。其中将人格障碍分为三大簇，即 A、B、C 三簇。其特点详见下表。

表 7-4　　　　　　　　　　　　　　人格障碍的分类

| 主分类 | 症状特点 | 主要类型 | 该类型的特点 |
| --- | --- | --- | --- |
| A 簇（古怪和反常） | 症状与精神分裂相似，包括不适当的情感或情感淡漠，古怪的思维或言谈方式，以及偏执。但患者能够维持自己对现实的把握 | 偏执型人格障碍 | 以猜疑和偏执为特点，对周围的人或事物敏感、多疑、心胸狭窄 |
| | | 分裂样人格障碍 | 观念、行为和外貌装饰的奇特、情感冷漠，离群独处，我行我素而自得其乐 |
| | | 分裂型人格障碍 | 很难形成亲密的社会关系，具有奇怪的或特别的信仰和行为，没有明显的精神病性特征 |

| 主分类 | 症状特点 | 主要类型 | 该类型的特点 |
|---|---|---|---|
| B簇<br>（行为戏剧化、情绪化或怪癖） | 患者在处理社会交往中喜欢支配他人，性情暴躁，对人漠不关心，倾向于表现冲动，有时是暴力行为，不考虑自身或他人安全 | 反社会型人格障碍 | 行为不符合社会规范、违法乱纪、对人冷酷无情，不负责任的行为，做错事后缺乏自责 |
|  |  | 边缘型人格障碍 | 与他人保持激烈的心境和暴风雨式的关系，自我形象不稳定，缺乏对冲动的控制 |
|  |  | 表演型人格障碍 | 戏剧化和情感化的行为，以夸张言行吸引他人的注意，过度需要保证、赞扬和支持 |
|  |  | 自恋型人格障碍 | 自我感觉很伟大，特别需要他人羡慕 |
| C簇<br>（经常焦虑或恐惧） | 患者过度担心被其他人批评或被抛弃，导致人际关系问题 | 回避型人格障碍 | 由于害怕被拒绝而长期回避社会联系 |
|  |  | 依赖型人格障碍 | 过度依赖他人，很难独立做决定 |
|  |  | 强迫型人格障碍 | 过分的谨小慎微，严格要求与完美主义，内心有强烈不安全感 |

人格障碍患者常常并不认为自己存在问题，即使当他们的症状导致适应不良等问题时，他们也常常认为是别人的问题，而很少将其归于自己的问题。因此，人格障碍患者不会因为别人不理解自己、与他人发生冲突等原因求助于心理咨询师。他们的主动求治，是因为其人格障碍导致其生活出现了重大适应问题，或在其家人或朋友的要求下来进行治疗。但即使这样，他们也很容易退出治疗，或者在痛苦有所减轻就迅速结束治疗，而不去探究更深层次的问题。因此，针对人格障碍进行的治疗难有效果，目前认为，心理动力学疗法和认知行为疗法对人格障碍的治疗效果得到一定程度的认可。

2. 性心理障碍

性心理障碍是对常人不引起性兴奋的某些物体或情境有强烈的性兴奋作用，或者采用与常人不同的异常性行为方式满足性欲或有变换自身性别的强烈欲望。较为常见的有如下两种情况：

（1）性偏好障碍。也被称作性欲倒错，即以异常的性行为方式来满足性欲，如恋物癖、恋童癖、异装癖、露阴癖、窥阴癖、摩擦癖、性施虐与性受虐癖。

（2）性身份障碍。心理上对自身性别的认定与解剖生理上的性别特征恰好相反，有持续而强烈的变换自身性别的愿望。

性心理障碍的治疗方法通常是心理治疗与生物学治疗相结合。心理治疗多采用心理动力学派的理论，即引导患者将自身的无意识冲突带到意识层面。其他的心理治疗方法有系统脱敏、厌恶疗法、社会交往技能训练等。但是对于性身份认同障碍的患者采用心理治疗通常没有明显的效果，因为患者前来就诊的目的就是改变身体而非心理。

3. 应激相关障碍

应激相关障碍是指一组在严重或持久的精神创伤下直接引起的精神障碍，其临床特点和病程经过与创伤性体验有密切联系，并伴有相应的情感反应，不脱离现实，容易被人理解。主要包括适应障碍、急性应激障碍和创伤后应激障碍。

(1)适应障碍。适应障碍是指具有易感个性(如敏感、胆小、情感不稳定等特质)的个体，在明显的生活环境改变或应激性生活事件的影响下，出现的反应性情绪障碍、适应不良性行为障碍或社会功能受损，通常在遭遇生活事件后1个月内起病，病程一般不超过半年。

适应障碍的特点是：生活事件不是灾难性的；情绪障碍：焦虑、抑郁、害怕等；同时可出现适应不良的行为和生理功能障碍：退缩、不注意卫生、生活无规律、失眠、食欲不振等。

适应障碍的治疗主要内容在于帮助患者减少应激源，训练患者对那些不能改变的应激源的应对技能，并帮助建立良好的精神状态和社会支持系统。心理治疗主要通过分析影响患者的应激源，以帮助患者确定避免或减少应激的手段。而对于那些出现了过度情绪反应的人，如因为失恋而试图自杀者，应鼓励患者将他的感受或愤怒写出来，而不是采取破坏性的行为，以达到更积极的适应，以及扩大对应激源的控制程度。对于一些较严重的患者，适当给予精神科监护和精神药物治疗。

(2)急性应激障碍。急性应激障碍(急性心因性反应)是指以急剧、严重的精神打击作为直接原因，患者在受刺激之后数分钟至数小时出现的短暂的精神障碍。

急性应激障碍的表现有：精神运动性兴奋：行为有一定的盲目性，患者激越、喊叫、过度乱动或情感爆发，话多，内容常常涉及心因与个人经历；精神运动性抑制：情感迟钝、麻木、行为退缩、少言少语，甚至木僵，表现为表情呆滞，处于茫然状态；其他方面：患者有意识障碍、片段的精神病性症状。对周围事物不能清晰感知，自言自语、内容零乱、表情紧张、恐怖，动作杂乱、无目的，或躁动不安、冲动毁物。事后不能全部回忆。

急性应激障碍的干预与治疗的主要目的，在于消除创伤个体的病态应激反应，减少其日后出现创伤后应激障碍的可能性。心理干预的方法包括认知行为治疗、暴露疗法、催眠治疗、支持性治疗等。急性应激障碍的治疗还应因患者和创伤性事件的特点而有所不同，干预应及时、简洁、紧扣重点开展，除帮助患者尽快脱离创伤性情境外，心理干预过程需要遵循以下原则进行：第一，正常化原则。协助患者树立创伤下的任何想法和情感是正常现象的观念，这有助于患者恢复对自身情绪思维活动的调整和控制；第二，协同化原则。干预必须是协作式的，在许多时候与患者建立干预同盟或协作性关系比任何技术都更重要；第三，个性化原则。急性应激障碍的个体差异性很大，所以干预方法应因人而异。

(3)创伤后应激障碍。创伤后应激障碍是指由于受到异乎寻常的威胁性或灾难性心理创伤，导致延迟出现(数日至半年内)和长期持续的精神障碍。事件的性质主要是天灾人祸(战争、虐待、强奸、暴力事件、绑架、重大交通事故)。

创伤后应激障碍的临床特点有：反复出现闯入性的创伤体验：回想、噩梦、触景生情、闪回；持续的警觉增高：睡眠障碍、易激惹、集中注意困难、过分地担惊受怕；回避与情感麻木：避免回想、交往减少、待人冷淡、兴趣减少、对创伤的选择性遗忘、对未来失去信心。

创伤后应激障碍的治疗目标是帮助患者提高应对技巧和能力，发现和认识其具有的应对资源，尽快摆脱应激状态，恢复心理和生理健康，避免不恰当地应对造成更大的损害。治疗的重点在于早期干预，阻断创伤性事件应激进程的发展。治疗的主要方法以心理治疗为主，早期干预由现场人员或社区医生即可完成，后期干预往往较为棘手，一般要由精神科专科医生和临床心理学家处理。

## 第三节 影响心理健康的因素

影响心理健康的因素是多方面、多层次的。美国心理学家布朗芬布伦纳(Bronfenbrenner)于1979年提出的生态系统理论，对于帮助我们理解人与整个社会环境的复杂联系提供了理论参考。该理论的主要观点是：发展的个体都会经历从微观系统到中间系统，并受外层系统和宏观系统的影响过程，或者嵌套于其中，每个系统之间又相互发生交互作用，并互相影响。该理论根据系统对人们的影响程度从内向外依次分为微观系统、中间系统、外层系统、宏观系统四个子系统(见图7-2)。相应地，影响个体心理健康的微观因素有生理因素和个体因素，中间因素有家庭和学校，宏观因素有社会层面的价值观、社会风气等。以下主要从生理因素、个体因素、家庭因素及学校因素这几个层面讨论心理健康的影响因素。

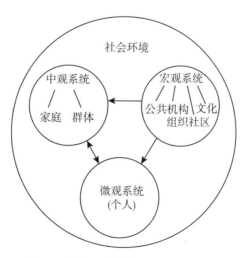

图7-2 社会环境中多重相互作用系统

## 一、生理因素

每个人都有独一无二的遗传性状，而每一个人都与他的直系亲属有相似之处，这是从共同的祖先那里继承下来的。遗传基因为个体健康打下了基础，也为确定遗传如何发挥作用提供了借鉴。正如一个人的肤色、身高、体型、毛发、眼睛等部位和特征会从上一代遗传一样，心理健康的特征也会代际相传。

### 1. 遗传

心理学家们曾用家谱分析的方法研究遗传因素对个体心理健康的影响，结果发现，在有心理健康问题的学生中，家族中有癔病、活动过度、注意力不集中病史的中学生所占的比例明显大些。国内的资料表明，多动症儿童的家庭成员中有多动症史的占13.6%，其中父辈或同辈有类似病史者各占50%。精神分裂症是一种严重的心理病理形式，采用家谱分析、双生子研究以及寄养子女调查等方法的研究表明，遗传占有十分重要的地位。虽然遗传因素在一定程度上对个体的心理健康有影响，但其作用也不是注定不可以改变的。遗传只是提供了一种可能性，个体是否表现出心理障碍或心理异常，关键还看后天环境作用。在遗传与环境的相互作用中，遗传因素所决定的不良发展倾向可以得到防止和纠正。

### 2. 疾病

除了遗传因素之外，个体在成长发育过程中如果遭受病菌、病毒干扰、大脑外伤、化学中毒、严重躯体疾病等都可能会导致心理障碍甚至精神失常。在胎儿期，母体的生理指标异常可能直接或间接地传递给胎儿。例如，孕期营养缺乏、患病或服用药物、情绪不良等都可能对胎儿的脑及神经系统的发育产生不良影响，进而影响其心理功能的正常发展。出生过程中如果分娩异常（早产、难产、窒息等）都可能导致新生儿脑组织损伤，从而导致心理异常。成长过程中，患病或者身体受到物理性作用而引起伤害，例如持续高热、炎症、机械性外伤、放射性伤害、热伤、烧伤等，也会导致脑部或身体部位机能受影响，进而引起心理异常。轻微的影响有易激惹、失眠、不安等，严重的会出现不同程度的意识障碍、幻觉、记忆障碍、躁动和攻击行为等。

### 3. 身心因素的交互影响

生活中习惯的说法是"身心健康"，"身"在前，"心"在后，但事实却往往是病由心生。医学心理学的研究证明，人的健康状况是心身因素交互作用的结果。消极的心理因素能引起许多疾病，如长时间的焦虑、忧郁、悲伤、恐惧、愤怒等负面情绪，可能引起人体各系统机能失调，导致失眠、心跳过速、血压升高、食欲减退、月经失调等，这类情绪在哮喘、心脏病、糖尿病、甲亢等心身疾病中起着重要作用。大数据调查显示，心理因素与多种癌症的发病有着密切的关系。另外，临床研究证明，心理因素在疾病的治疗和康复过程中起着重要作用，积极心态有利于提高免疫力、促进机能的恢复。

## 二、个体因素

个体某些方面的因素如人格、认知风格、外貌、能力、习惯等都会影响个体的心理健康状况。以下着重谈一下人格、认知特点、归因风格、自我概念及生活方式对心理健康的影响。

1. 人格

人格是指一个人所具有的特定心理特点的独特综合。它主要影响一个人的思维方式和行为模式。已有的研究表明，某些人格特征诸如神经质、精神质、过于内向等与心理障碍症状的严重程度有很高的正相关。其次，从心身疾病患者的人格特点来看，人格因素是导致身心疾病的一个重要因素。例如有研究证明，高血压病患者有较明显的精神质倾向、性格较为内向。他们常常行为孤独、内心焦虑、忧心忡忡、对外界刺激有强烈的情绪反应，自我控制能力差，难以适应外界环境变化。头痛者的人格特征一般表现为敏感多疑、易烦恼、性格较内向。另外，有学者总结出少年犯共有的人格特征包括外向、冒险、行为冲动、情绪波动大等特点。从气质类型上看，兴奋性强度弱的个体易产生心理健康问题，灵活性差的个体比灵活性强的个体更易出现心理问题。

2. 认知和归因风格

认知是个体认识外界事物的过程。在心理健康问题研究中体现为人们对事物的认识和观念会影响人的心理健康。认知倾向是指个体对事件结果的积极或消极期望，体现为乐观或悲观两种倾向，与个体的心理调适过程密切相关。例如社交恐怖症患者的认知特征是非常在乎别人对自己的看法和评价以及自己留给别人的印象。

归因风格是指个体对事件发生的原因习惯上倾向于做怎样的解释。如果一个人倾向于把生活中的负性事件的原因归结为内在的、稳定的、整体的，则比较有可能出现抑郁症状。另外，人们对事情原因的分析，往往与个人的心理控制源有关。控制源在内部的人，会认为自己可以在很大程度上控制或改变事情的结果，拥有这种信念的人往往会较积极地追求有价值的目标，其幸福感也更强。而控制源在外的人则认为结局不是由个人所控制的，往往会悲观的听天由命，因此也更容易产生无助感。

3. 自我概念

自我概念是一个人在社会化过程中逐步形成和发展起来的对自己的生理、社会和心理层面的认知和评价。客观的自我评价、积极的自我悦纳、健康的自我形象是心理健康的重要标志之一。其中，自尊和自我效能通常被看作影响人们心理健康的独立因素而存在。自尊是人们对自己的价值、长处及重要性的总体评价，对个体心理发展具有重要影响。有研究发现，抑郁与低自尊之间存在高度的相关。自我效能感是指个体对自己能否完成某种任务的一种判断和信念。自我效能感可以影响人们对某一任务的预期目标、活动过程中的努力程度、遇到挫折时的坚持性和耐受力，决定个体的应激状态、焦虑和抑郁情绪反应。

4. 生活方式

生活方式，是指人们长期受一定文化、经济、社会、风俗、民族、宗教，特别是家庭影响而形成的一系列生活习惯、生活制度和生活意识。有些生活习惯能增进个人的身心健康水平，例如，规律的饮食和睡眠，坚持适当锻炼，合理规划工作和生活，张弛有度的生活节奏等。也有一些行为习惯有损于身心健康，例如，睡眠不规律，饮食不合理，暴饮暴食或过度节食，过度劳累，过多负面情绪，持续的高压力，酗酒、吸烟、久坐少动等。不良行为习惯对健康的破坏是渐进性的，一旦觉察，损伤已经形成，个体往往要为此付出身心、时间和经济方面的多重代价。

### 三、家庭因素

家庭是社会的细胞，是个人成长的第一所学校，而家长是子女的第一任教师。家庭结构完整且气氛和谐的家庭，有利于其成员的心理健康，而破裂家庭或父母不和谐、经常争吵以及单亲家庭，对子女身心健康的成长明显有不利的影响。家庭因素主要包括家庭的结构、氛围、经济条件、父母的教养方式以及亲子关系等方面。

1. 家庭结构

家庭结构是指家庭组成的类型及各成员的相互关系，包括完整型、单亲、再婚及隔代家庭。家庭结构的缺损和异常，往往伴随着父母关系僵硬冷漠、婚姻矛盾冲突升级等现象。单亲家庭环境的变化加剧子女的丧失体验，得不到足够的关爱，容易情绪不稳定。留守儿童年龄越小，心理问题表现越突出，女性留守个体的心理问题显著高于男性。

2. 经济条件

家庭经济条件反映出父母职业、收入、社会地位、文化观念、教养方式以及家庭环境，对子女的成长经历有着密切、直接的影响。经济条件差的家庭，其成员往往经历过父母缺失、留守、寄养、受人歧视等负性事件，心理遭受一定程度的创伤，易导致他们个性内向孤僻、自卑偏激、不善与人交往及心理资源缺失等问题。父母职业地位高的子女有更多的优越感和自我认同感，更容易被他人接纳，降低了出现心理问题的可能性。社会地位高的父母更易对子女采用民主与权威适度的教养方式，有利于子女的心理健康。而社会地位低的父母更容易对子女采取高控制、低支持的教养方式。

3. 教养方式

父母的教养方式是影响儿童心理健康发展的重要因素。有关调查表明，父母在教育中表现出态度不一致、压力过大、歧视、打骂或者冷漠等特点时，儿童常常会表现出更多的心理健康问题。不同的家庭教养方式对儿童的人格特征具有不同的影响。在权威型教养方式环境下长大的儿童容易形成消极、被动、依赖、服从、懦弱，甚至不诚实的人格特征；在放纵型教养方式家庭环境中成长的儿童多表现为任性、幼稚、自私、野蛮、无礼、独立性差、唯我独尊、蛮横无理、胡闹等；在民主、尊重的教养方式下，儿童行为问题的发生率显著偏低。

4. 家庭氛围

家庭氛围是指一个家庭环境的气氛与情调，它是由每个家庭的饮食习惯、文化修养、卫生意识、和睦关系等组成。家庭氛围是否融洽和谐，直接关系着一个家庭的幸福感，对子女的成长发展特别是心理健康状况起着至关重要的作用。比如一个家庭中，父亲和母亲都是不善于表达的人，平日里也很少交流，总是做各自的事情，在这样的氛围下，孩子就可能形成内向、不善言谈的性格，存在一定的交流障碍等。总之，在气氛和谐的家庭里生活的孩子往往表现出有自信、情感丰富和互相友爱，而在气氛不和谐的家庭里生活的孩子情绪时常处于紧张、惶恐状态。

### 四、学校因素

一个人成长过程中有相当长的时间是在学校度过，并在学校接受系统教育，而这种系统教育对个人社会行为的塑造是其他机构无法替代的。学校的重要性还在于它有着独特的、完整的机构，是社会的雏形，对学生了解社会、发展自我和人格、培养合乎角色的社会行为模式起着重要的作用。

1. 教育体制

教育体制、学校的教育指导思想和管理制度等会对学生心理健康产生影响。它们往往决定了一所学校的校风，决定了教师教学和学生学习的状况。学校受应试教育的影响，如果过于注重学生的考试成绩，比如大量的练习题、作业等，使学生的智力和精神状态长期超负荷运作，容易造成神经衰弱、厌学、焦虑等心理问题。

2. 学校环境

学校环境，包括物理环境和心理环境，两个方面对学生的心理健康都有重要作用。宽敞明亮、优美整洁的教学环境能够陶冶学生的情操，身在其中使人感到心情舒畅。所以，校园建设应细化到一草一木。其次，良好的校风、班风能够营造一种公正、公平、奋发向上的竞争和学习氛围，这种正能量能够感染和传递给每一位学生，促进其道德品质的发展和人格的完善。另外，校园里和谐的人际关系也是促进学生心理健康的一个重要标志，也是对心理健康的一种强有力的促进。学生在学校里和老师、同学建立起的和谐关系，能让他们感受到集体的温暖、他人的友爱和善意，对他们心理健康的发展都有着极为深远的影响。

3. 教师风格

教师不仅是知识的传授者，还是学生的心灵导师，教师的职业素养和言行举止都会影响着学生。教师的不良言行会伤害到学生的自尊和自信，严重的甚至产生人格扭曲，留下终生的人格缺陷。教师对学生的看法、态度和期望都会影响到学生的发展。如某些成绩差而又长期遭受教师言语伤害的学生容易产生反社会心理。另外，教师的教学管理行为和日常行为表现都会对学生的心理健康产生影响。因此，提高教师的素质，营造良好的学习氛围，使学生受到教师优秀品质的熏陶有利于学生心理素质的提升。

4. 课程设置

课程是学校实现教育目标的主要手段，开设心理健康的相关课程，能够促进学生的心理健康水平。例如，《健康与幸福》是美国中小学的必修课程之一，这门课程旨在全面提高青少年的身体、心理、思维、社交等方面的综合素质，培养其获取幸福的能力。在我国，心理健康课程与专题讲座是学校心理健康教育实践中常用的方式。心理健康课程多以校本课程的形式出现，学会学习、自我认识、人际关系、情绪调节、社会适应等内容较为常见。此外，通过培训等手段培养专业化教师，促进全体教师对学生心理健康的认识，也能够起到间接提升学生心理健康水平的作用。

最后，社会是一个人生活的大背景，社会因素大到国家间的战争、意识形态、政局动荡、政治经济改革，中到一个地区或民族的风俗习惯、道德观、福利政策等的变化，小到社区邻里的纠纷、家庭关系、婚姻生活、经济收入、工作变动等生活事件。众多的因素交互作用，置身其中，或多或少、有意无意地会受到牵连和熏染。此外，城乡差异、人口密度、环境污染、噪音等因素对人的心理健康状况都存在明显影响，这些人文或自然环境的不适感会导致人们出现心情暴躁、抑郁、焦虑、注意力不集中等心理问题。

## 第四节 心理健康的培养与维护

心理健康的影响因素是多方面的，心理健康的维护也需要家庭、学校、社会和个人的共同关注和努力。既要学会自助，自己对自己负责，也要学会求助，向社会的心理咨询与治疗机构求助。

### 一、提升幸福感

幸福感是指人们对其生活的看法和感受。有研究者指出，幸福感的关键是一个人的价值观和目标如何在外部事件与生活质量之间进行协调。即不是发生在人们身上的事件决定了他们是否感到幸福，而是人们对事件的解释决定了人们的幸福感。心理学家总结了幸福感的三个基本特点：第一，主观性。幸福感的评定主要依赖于评价者本人所设定的标准而不是他人或外界的标准，个体幸福与否只有他自己体验到的才是最真实、最准确的。可见，"对于不同的头脑，同一个世界可以是地狱也可以是天堂。"第二，整体性。幸福感是一种综合性心理指标，反映的是个体对其整体生活质量的评价和情感体验。第三，相对稳定。在考察个体的幸福感时，尽管可能会受到当时情境和情绪状态的影响，但从长期来看，幸福感是相对稳定的。接下来，谈一下如何提升幸福感。

1. 改善人际关系

如何理解良好的人际关系与幸福感之间的关系呢？首先，幸福的人更可能被别人选做朋友和信任对象。因为热情、开朗的人要比愁眉苦脸的人更受欢迎。其次，良好的人际关系满足了人的归属需要，令人感到幸福和满意。

怎样去创建和谐愉悦的人际关系呢？

（1）要克服偏执、自负、自卑、嫉妒、猜疑、害羞、孤僻等性格缺陷，敢于交往、乐于交往、善于交往，学会如何消除人际关系障碍，化解人际关系冲突。

（2）遵守真诚、尊重、平等、相容、互利、守信的交际原则，持真诚、热情、理解、宽容的态度与周围的人和睦相处。

（3）讲究交往的技巧。首先，培养人际交往的魅力。包括仪表魅力、态度魅力、才能魅力和性格魅力。文质彬彬的形象，真诚、自信、热情的态度以及博学多才和受欢迎的性格对人际交往有着十分重要的作用。其次，学会赞赏别人。一位著名的心理学家说："人类本质中最殷切的需求是渴望被肯定。"人与人之间的相互肯定和赞扬，可以缩短彼此间的距离，使双方关系更融洽。再次，多谈别人感兴趣的话题。这样可以激发对方的热情，增加别人对你的接纳和喜爱程度，易于产生情感上的共鸣。最后，把握交往的深度。心理学家发现，人际交往中适度的自我暴露，即倾诉一点自己内心深处的烦恼，吐露一点不为人知的小秘密，能让对方感到深受信任，升温人际关系，良好地人际关系正是在人们自我暴露水平不断增加的过程中发展起来的。但这并不意味着可以随便向别人吐露心声，再好的朋友之间也不能100%的亲密无间，而要保持一定的心理距离，做到"亲密有间"，尊重个人的隐私空间。

2. 从事喜爱的工作

工作是否令人满意，是个体感到幸福的重要影响因素。原因有三，第一，有工作的人比没有工作的人更幸福，因为工作使人们有机会满足好奇心，发展技能，获得成就感和认同感，形成自己的社会网络等。第二，良好的工作环境也会增进幸福感。工作环境包括物理环境和心理氛围，人际和谐、公正透明、有一定自主权的工作环境更能提升幸福感。第三，在工作中，既能充分发挥个人才能，又能给社会带来价值和收益，更能体会到强烈的幸福感。工作和幸福感是相互作用的。对工作满意可以提高幸福感，反过来，幸福感又会促进工作效率的进一步提高。

3. 目标与意义

目标理论认为，人们的幸福感产生于需要的满足和目标的实现。当然，这一目标必须要与人的内在动机或需要相适应，才能真正提高幸福感。而且，实现具有内在价值的目标（诸如成长、助人等）要比实现外在的目标（如金钱、地位、美貌等）更能激起人们的幸福感。研究者指出，当个体的目标与个人的生活背景（主要是文化背景）相适应时，才能有效提高幸福感的水平。许多跨文化的研究表明，不同的文化会导致人们不同的目标选择，从而影响幸福感。对于西方人来说，完成自认为正确的个人目标会带来较高的幸福体验；而对于中国人来说，达到正确的目标并能顾全大局，更可能带来幸福感。此外，在目标设定上既要切合实际、难度适中，还要学会放弃。我们既要有百折不挠、矢志不渝的精神，也要学会放弃，及时修正目标。放弃是一种痛苦，但有选择就有放弃，该放弃不放弃可能会招致更大的痛苦。

4. 运动和锻炼

运动和锻炼不仅是增进身体健康的手段，也有助于提升人的幸福感。短期的锻炼带来积极的情绪状态，长期的锻炼则产生更强的幸福感。锻炼的短期效果归因于锻炼导致大脑产生的内啡肽和类吗啡的释放，因为这些物质能使运动者产生一种欣快的感觉。长期锻炼促进了心脑血管的健康和机能，可以减少紧张、抑郁和焦虑，提高工作效率，提升自我概念。运动和锻炼过程中人们更容易忘却工作、生活带来的烦恼，有利于消除精神压力和孤独感。此外，体育运动本身蕴藏着诸如竞争、合作、冒险、挑战、刺激、拼搏等刺激，这些都会引起人们诸如愉悦、兴奋、享受、畅快等的积极情绪体验。可见，运动和锻炼既是身体活动，又是心理活动和社会活动。因此，人们要达到身体、心理和社会适应的完美状态，追求高品质的生活，有规律的运动和锻炼是必不可少的一种健康的生活方式。

5. 休闲与放松

充分的休息、多种形式的放松、美食、旅游、阅读、观影视剧等活动都对幸福有短期的积极影响。研究表明，放假期间人们有更多的积极情绪、更少的烦躁和忧虑。参加休闲或运动的团体，尤其是涉及跳舞、音乐、志愿者服务或极限运动等活动的团体，可以带来更高的幸福感。原因在于，休闲、美食和音乐本身就可以带来身体的舒适，引发积极情绪；志愿者服务可以满足个人的利他需要；极限运动可以满足个人自主执行技能活动的需要、追求刺激、竞争以及获得成就感的需要。这些活动能够带给人们幸福感的共同原因在于，人们可以从团体中获得归属需要和社会交往的需要。

### 二、善于管理情绪

情绪像空气一样围绕着我们，成为我们行动、学习、思考的心理背景。积极的情绪，会使人产生向上的力量，对未来充满憧憬和希望；相反，消极的情绪，会使人产生向下的力量，消极颓废、悲观失望。如果一个人长期处于负面情绪之中或情绪极易波动，将直接影响其身心的健康。

（一）健康情绪的特征

1. 积极情绪为主

喜怒哀乐、惊恐爱恨都是情绪在生活中的具体表现，所以我们有时感到快乐，有时感到不快乐，这是正常的，也是合理的。但如果长期被焦虑、抑郁、恐惧、嫉妒等情绪困扰，或者长期压抑情绪，就会导致心理失衡和心理危机，甚至精神错乱。情绪健康的人其生活中大部分时间是快乐的，愉快的情绪多于不愉快的情绪，不良情绪偶有发生，但不长久。情绪的基调是积极、乐观、愉快、稳定的，表现为乐观开朗、富有朝气、胸怀宽广、处世豁达。

2. 能够调节、控制或避免不良情绪

情绪健康的人在处理消极情绪时有自我疏导、自我排遣的方法。如找知心朋友或亲人倾诉、大哭一场，或者通过转移注意力的方式暂时回避不愉快的事等。在倾诉郁闷的过程中，还可能得到更多地情感支持和理解，获得认识和解决问题的新思路，增强克服困难的信心。

3. 情绪反应适度

情绪健康的人表现为情绪正常、稳定，不会经常大起大落或喜怒无常。喜、怒、哀、恐等情绪反应是由一定的原因引起的，而不是莫名其妙的无端反应。情绪反应的强度和持续时间与引起这种情绪的情境相符合。能够找到充分表达自己情绪的方法，情绪上既不压抑也不放纵。

（二）调整情绪的方法

疏导、宣泄不良情绪，自觉地调整内在的不平衡心理，增强心理素质，保持乐观向上的心态，就要掌握一些心理调试的方法与技巧。

1. 放松训练法

根据生理心理学研究发现，人的情绪状态和生理状态之间存在相互影响的关系。一方面，情绪的紧张或放松可以导致骨骼肌的紧张或放松、呼吸的急促或平和、心率加快或变慢；另一方面，生理的正常或不正常状态也会引起情绪的平静或紊乱。人们平时心理的紧张导致机体的紧张，机体的紧张反过来又进一步加剧心理的紧张，这种彼此的相互促进使人的紧张状态变得越来越强烈。放松训练就是采用一定的方法使生理的紧张降低，打断它与心理紧张之间的恶性循环，从而使心理得到放松。放松训练可以帮助个体振作精神、恢复体力、消除疲劳、稳定情绪、提高工作效率和学习效率。长期坚持可以改善人的性格，排解心理问题；对焦虑症、强迫症、恐怖症等都有较好的治疗效果；对高血压、冠心病、支气管哮喘、偏头疼等有辅助治疗作用。放松技术有多种，包括呼吸放松、渐进放松及其简化程序自生放松等。

2. 注意转移法

当遇到挫折或出现不良情绪时，离开引起苦闷或愤怒的环境，把注意力从消极情绪转移到积极情绪上去，如听听音乐、出去散步、参加体育运动、接受大自然的熏陶、做自己喜欢的事情等，这对于消除烦恼及愤怒情绪非常有效。

3. 自我激励法

自我激励是精神生活的动力源泉之一，主要指用生活哲理、榜样力量或明智的思想观念来激励自己。相信未来是美好的，"太阳每天都是新的""办法总比困难多"。例如，择业时相信"天生我材必有用""是金子总会发光的"，失恋了就想"天涯何处无芳草"，朋友分手了持"莫愁前路无知己，天下谁人不识君"的态度，遇到困难抱"车到山前必有路"的信念，时时激励自己用"不到长城非好汉"的精神勇往直前、去实现既定目标。

4. 合理宣泄法

合理、适度、无破坏性的宣泄，可以使压抑的心境得到缓解和改善。宣泄的较好方法是：向你的挚友、师长倾诉你的悲伤和烦恼；如果你不善言谈，也可以尝试着写出来，让情感在笔端发泄；听音乐，让自己的感觉随音乐流动；也可以通过郊游、打球、爬山等运动量较大的活动，消除压抑心理，恢复心理平衡；还可以关门大哭一场，这也是一种自我保护性反应。这些合理的宣泄方式，都可减轻、释放心理压力，维护心理平衡。

### 三、学会调整认知

改变认知是通过改变人的认知过程、认知方式和认知观念来改变不良的情绪和行为。情绪的认知理论认为，情绪和行为的产生依赖于个体对情境所做出的认知评价，并认为这些评价受个体的信念、假设、思维方式等认知因素的影响，不良的情绪来自于个体对情境的不良认知。诸如同样是半瓶水，有的人会乐观的想"真好！还有半瓶水！"有的人就会悲观的认为"糟糕！只剩半瓶水了！"

心理学中基于情绪认知理论的重要理论是贝克(A. T. Beck)的认知调节技术和艾利斯(A. Ellis)的合理情绪技术。他们都认为：每个人都有不合理的认知方式和认知观念，它们决定了不良情绪的产生。情绪调节的关键在于改变不合理的认知方式和信念。

1. 贝克的认知调节技术

该理论是贝克在研究抑郁症治疗的临床实践中逐步创建。贝克认为，认知产生了情绪及行为，异常的认知产生了异常的情绪及行为。贝克归纳出人们在认知过程中常见的五种认知歪曲形式，如表7-5所示。

表 7-5　　　　　　　　　　　五种认知歪曲(A. T. Beck)

| 类型 | 解释 | 举例 |
| --- | --- | --- |
| 任意推论 | 在缺乏证据的情况下得出结论 | "他们不喜欢我……从我们见面的那一刻就看得出来" |

续表

| 类型 | 解释 | 举例 |
|------|------|------|
| 过度概括 | 基于一件小事做出普遍/消极的结论 | "这次考砸了，说明我很笨" |
| 片面概括 | 夸大个别、片面的细节 | "有学生在我的课堂上睡觉，是不是同学们对我的课不满意" |
| 零和思维 | "全或无"的思维方式 | "如果我不能成功完成这个任务，我就是彻底的失败者" |
| 个人化 | 将事件看成是对自己的敌意 | "他总是跟我过不去" |

贝克认为，一个人的错误认知方式，决定了其内心的体验和行为反应。人的不良认知或认知缺陷并不是仅仅表现在一时一事上，个体可能经过长期的"预演"，在人格发展中形成了不良的认知结构。他认为，在人的自我内在交流体系中，人们构成了他们自己的规则和标准，即图式。图式是一种决定了经验如何被个体知觉和解释的想法，这些想法都是自动发生的且都没有被觉知到。有两种基本的认知图式：积极的(适应的)和消极的(不适应的)。自我对话是对认知进行控制的至关重要的途径，其关键是强调积极认知，而不是进行自我挫败或自我贬损的认知。通过积极对话的方式可以消除不必要或不合理的想法，同时形成积极的自我认知。自我对话具有多方面的功用，包括技能获得、改变坏习惯、帮助保持合理的注意集中状态、营造积极的心境状态、控制努力以及树立自我效能。

自我对话的方式有三种，分别是思维阻断、对立思维和认知重构。

(1)思维阻断是运用特定的行为和言语阻止和打断消极思维的方法。当出现消极思维时，可以采用言语方式，如发声说出或内心说出"停止"这个词；也可以采用行为方式，如猛咬手指或使劲掐身体等，来阻断消极思维。当然，个体应选择对自己最有效、最方便且干扰最小的方式。Owen(1985)报道了一个有关一名高尔夫运动员运用思维阻断的有趣研究。参加研究的这名高尔夫运动员被要求在打一轮高尔夫前把100个纸夹放入其衣服的一个口袋中。当她头脑中冒出一个消极想法时，她就需要将一个纸夹转移到另一个口袋中。在完成18个球洞后，她得了84分，并且已经转移了87个纸夹。纸夹的数量说明她在那轮比赛中出现了多少个消极想法，纸夹的转移帮助她成功地阻断了这些消极想法。

(2)对立思维是运用客观的事实和严密的逻辑驳斥错误观念的方法。个体头脑中的消极思想观念往往根深蒂固，仅仅通过简单的否定不足以将其改变，需要运用充足的符合实际的信息和严密的符合逻辑的推理来破坏消极观念赖以存在的思想基础，使自己理性的认识到消极观念确实是错误的，必须予以改正。

(3)认知重构是运用积极的认知方式代替消极认知方式的方法。它要求个体学会用积极的观点看待和评价事物。消极思维方式是个体在过去认识事物时逐渐形成的，消除它也需要经过长期的努力。在认知重构的开始阶段，个体往往习惯性地采用消极方式评价事物，这就需要个体对消极思维方式进行分析，找出其中存在的不合理因素或认知缺陷。这样才可以使认知重构更有成效。

2. 艾利斯的 ABC 理论

美国心理学家艾利斯提出"理性—情绪—行为疗法"（Rational Emotive Behavior Therapy，简称 REBT）。该理论认为，使人们难过和痛苦的，不是事件本身，而是对事情的不正确解释和评价。事情本身无所谓好坏，但当人们赋予它自己的偏好、欲望和评价时，便有可能产生各种无谓的烦恼和困扰。该理论认为人们思维过程中存在大量不合理信念。经过许多学者的总结，这些不合理信念具有三个特征：(1)绝对化要求——个体从自己的意愿出发，认为某个事物必定应该发生或不应该发生的信念。如"我在比赛中必须获胜"。(2)过分概括化——以偏概全的不合理思维方式。如"这次考砸了，我真是笨蛋"。(3)灾难化——对事物可能的后果做灾难化的心理预期。如"在这么多观众面前，我要是表现得不好，那真是一场灾难"。

这些不合理的认知方式和认知观念正是造成人们情绪困扰的根源。因此要想消除情绪困扰，获得良好的情绪状态，人们就必须阻止、抛弃或改变自己的各种不合理信念。

根据艾利斯提出来的 ABC 理论，"A"（activating）是指诱发事件；"B"（belief）是指个人的信念；"C"（consequences）是指情绪或行为的反应，即结果。然而 C 并不是 A 的直接结果，其中有中介因素 B，不同的 B 导致不同的 C。为了改变 B 因素，采用质辩"D"（disputing）去检测、修正 B 因素，最后得出效应"E"（effect），即一种新的情绪和行为后效，形成 ABCDE 治疗范式。（见图 7-3）

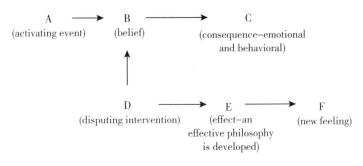

图 7-3　ABC 理论（A. Ellis）

例如，有一位男大学生，在失恋（A）后，变得消沉抑郁（C）。虽然失恋本身给他带来痛苦，但这种负性情绪的根源可能是他自我否定的态度（B）。在他看来，女友离开自己和别人好，表明自己不如别人，注定自己在这方面是个失败者，因此变得消沉、抑郁。若要改变当事人的状态应从（B）入手，用理性信念跟（B）做辩论（D），从而产生新的行为效果（E）和情绪体验（F）。在公交车被别人踩了一脚，如果你认为是人多拥挤造成的，并不是存心的，就不至于乱发脾气。再如，迎面走来一位同事，你跟她打招呼，对方没有理睬，如果你认为她怠慢你就会很纳闷、很生气，如果真实的原因是她正想自己的心事，根本就没有听到，那就不算什么，一笑而过了。

**四、塑造积极自我**

每个人心中都有一个对自己的"画像"，我漂亮吗？我受欢迎吗？我更擅长做什么？

这些都是关于自我的认识。古希腊智者苏格拉底认为"认识自己"是人类的最高智慧。人们对自己的认识不是天生就有的，往往要借助他人对自己的评价、自我评价、自我观察和自我分析才能有较为全面和清醒的认知，并且这个过程是贯穿一生的。对自我的认识有积极和消极之分，积极的自我是一种强大的力量，会让个人对未来充满信心，勇往直前，而消极的自我会让人卑微怯懦，止步不前。

1. 悦纳自我

心理健康的人首先要有自知之明。对自己能做出恰当评价的人，既能了解自我，又能接受自我，体验自我存在的价值。具体来说，个人应做到冷静、理智地对待自身的长处与不足，认识到每个人都是这个世界上独一无二。面对优点应不骄不躁，面对缺点不灰心、不气馁，既不妄自尊大、孤芳自赏，更不必妄自菲薄、自暴自弃。努力做到自信而不自负、谦虚而不自卑、乐观而不盲目、克己而不过分。此外，不仅要正确地认知自己，还要愉快地接纳自己。一个悦纳自己的人，并不意味着他的一切都是完美的，而是说他在接受自己优点的同时，也了解自己的缺点，坦然接受自己并不是一个十全十美的人。而后，不断克服缺点，注意自我形象塑造，把握自己做人准则，不断完善自己，更加自信的面对生活，走向成功。这是一种修养，也是一种难能可贵的品质。

总的来说，悦纳自我包括三方面：第一，接受自己的全部，无论优点还是缺点，无论成功还是失败；第二，无条件的接受自己，接受自己的程度不以自己是否做错事有所改变；第三，喜欢自己，肯定自己的价值，有愉快感和满足感。只有真正做到这些，才能真正地悦纳自我。

2. 增强自我效能

自我效能感是美国著名心理学家班杜拉于 1997 年提出的概念，是指人们对自身能否完成某项任务的判断和信念。比如，"我认为自己能够做到每天跑步 5 公里，坚持 1 年"。自我效能感影响着我们行动的动力、行为的选择、情绪体验以及认知过程等。自我效能高低的主要表现见表 7-6。

表 7-6　　　　　　　　　　　　自我效能感高低的表现

| 自我效能感高的人 | 自我效能感低的人 |
| --- | --- |
| 设置挑战性目标 | 目标不明 |
| 动机强 | 动机弱 |
| 遇事理智处理 | 情绪化处理问题 |
| 乐于迎接挑战 | 面对压力会退缩 |
| 把失败归因于可控因素 | 把失败归因于不可控因素 |

首先，自我效能感高的人敢于迎接挑战，而自我效能感低的人却总是认为自己不行，常常逃避任务。其次，自我效能感会影响人们的努力程度和行为的坚持性。自我效能感高的人更自信，他们勇于面对困难和挑战，相信可以通过坚持不懈的努力克服困难，不会轻易放弃。相反，自我效能感低的人在困难面前缺乏自信，不敢尝试。再次，自我效能感会

影响活动时的情绪。自我效能感高的人在执行任务时情绪饱满、斗志昂扬，而自我效能感低的人则患得患失，充满了对失败的恐惧和焦虑。最后，自我效能感会影响人们的思维模式和归因方式。自我效能感低的人，会过多考虑困难和障碍，往往把失败归因于诸如"能力不足"此类的不可控因素。自我效能感高的人则会知难而上、执著追求，表现出优良的能力和高效率。在遭遇失败时，通常把失败归因于诸如"不够努力""方法不对"等可控制的因素，因此，在将来也更有可能重振旗鼓，努力实现目标。

既然自我效能感对于人的动机与行为能产生重要影响，如何提高自我效能感呢？班杜拉认为，有四个方面的因素对于自我效能感的形成与改变较为重要：

（1）增加成功体验。成功体验能够提高自我效能感，多次的失败则会降低自我效能感。因此，在日常学习、工作和生活中，应选择符合自己实际能力的问题和任务，从点滴进步中获得成功体验，增强自我效能感。还应注意的是，不同的人对成败经历的感受也不一样。自我效能感高的人，偶然的失败不会影响其对自己能力的判断，而自我效能感低的人，一次失败就足以进一步损害其自我效能，并且低自我效能比较顽固，很难通过一次偶然的成功获得提升。

（2）增加替代经验。通过观察与自己能力水平相近的人的成功经历也能促进自我效能感的提高。相应的，看到与自己条件相近的人失败，尤其是付出很大努力后的失败，则会降低自我效能感，觉得自己成功的希望也不大。害怕在众人面前讲话的人在演讲会上看到同学们都发表了演讲，效果还不错时，他可能会慢慢觉得"也许我也能行"。如果他看到同学上台演讲，结结巴巴，还被其他人嘲笑时，他可能就更加不敢上去了。

（3）言语说服。通过他人的指导、建议、解释及鼓励等言语劝说也能提高一个人的自我效能感。关键一点是，劝说者应当是对个人来说有权威的、受信任的人，说服效果会更好。所以，为提高青少年的自我效能感，可以让受尊敬的教师、受信任的长辈，甚至同辈中的佼佼者担任说服的角色。对于成年人来说，领导、教练、有能力的同事、密友是比较合适的说服者。

（4）情绪和生理状态。当人们在紧张、焦虑的情绪状态下，会更不自信。当众演讲之前你可能会出现心跳加速，掌心出汗的现象，如果你把这些生理反应解释为焦虑的信号，就会感到自信不足，降低自我效能。因此，应有意识地采取一些放松策略，如呼吸放松、冥想放松等，让自己平静下来，从而更客观地评价自己的能力，避免自我效能感的降低。

## 五、培养积极人格

人的心理特征与人的心理健康有密切的关系。情绪稳定、乐观、坚强、勤劳、与人为善、助人为乐等良好的心理品质，都有利于心理健康；暴躁、任性、贪图安逸、心胸狭窄、虚荣心、嫉妒心等不良心理品质，都有害于心理健康。人的心理特征是在生活与实践中发展起来的，一旦形成，就比较难改变，但并不意味着不可改变。目前较为统一的看法是：人格的形成是先天生理机制、外在行为和社会环境三者交互作用的结果。积极心理学强调人们应该关注人格中的积极特质，对积极特质加以培养和发展，通过这种方法使人格中的消极因素被消除或抑制。

1. 积极人格优势

经过多年的调查和总结，通过问卷、调查、访问、咨询等方式，塞里格曼和彼得森（Peterson）在 2004 年出版了他们共同撰写的《优秀品质和美德：手册与分类》（*Character Sttengihs and Virtttes：A Handbook and Classification*）。两位撰写人希望通过认真仔细地分析和总结个人的优点和品德，人们才可以更好地利用自己的长处和优势来提高生活效率和幸福感。《优秀品质和美德：手册与分类》描述了各种能使人们获得幸福生活的优秀品质与美德，并且将它们分类。其中包括几乎世界上每个文化都认同的六大美德：智慧和知识、勇气、仁慈、正义、节制和卓越，并根据一定的标准选出了 24 种积极人格优势，如表 7-7 所示。

表 7-7　　　　　　　　　　　　　　**6 大美德 24 种积极人格**

| 美德 | 含义 | 优势人格 |
| --- | --- | --- |
| 1. 智慧和知识 | 能够获得和运用知识的认知品质 | 创造力、好奇心、开放性思维、好学、洞察力 |
| 2. 勇气 | 面对内部、外部两种不同立场誓达目的意志的情绪品质 | 勇敢、恒心、正直、热情 |
| 3. 仁慈 | 照料他人、与他人成为朋友的人际交往品质 | 爱、友善、社会智力 |
| 4. 正义 | 构成健康的社会生活基础的文明品质 | 公正、领导力、合作 |
| 5. 节制 | 谨慎处事的品质 | 宽容、谦逊、谨慎、自我节制 |
| 6. 卓越 | 个体与整个人类相联系的品质 | 审美、感激、希望、幽默、信仰 |

塞里格曼和彼得森称第一组美德为"智慧和知识"，包括获得和应用知识从而获得美好生活的积极特质，属于认知的力量。心理学家通过研究发现，有五种人格优势具有显著的认知特征，分别是创造力、好奇心、开放性思维、好学和洞察力。创造力是指新奇的思维方式和行为方式，用非传统的方式考虑问题和做事；好奇心是指对世界中的一切都很感兴趣并喜欢模棱两可；开放性思维是指全面、透彻地思考问题，不急于下结论；好学是指学习新技能、新知识，包括正式学习和自学；洞察力是有远见的，能够给他人提供明智的忠告，能够看清世界对自己和他人的意义。

第二组美德是"勇气"，是指不畏内在或外在压力，决心达成目标的积极特质，属于情绪优势，分别是勇敢、恒心、正直、热情。勇敢是指勇猛地面对风险和危险，即使感到恐惧也不退缩；恒心就是不畏前途渺茫、困难和沮丧，坚持不懈、迎难而上；正直是指个体真实的面对自己，敢于坚持事实、说出真相，愿意对自己的情感和行为负责；热情是指精力充沛，感到生活有意义、有目标。

第三组美德是"仁慈"，是指关心与他人的关系，乐于助人的积极特质，属于人际优势，包括爱、友善和社会智力。拥有爱的人很珍惜与别人亲密的关系；友善的人有同情心，经常帮助别人并且从中得到快乐；社会智力是指能够了解和理解自我与他人，拥有这个品质的人有很好的社交技巧，能够很容易地识别自己和他人心情的变化，并且能够很准确地找到自己的位置，充分地把自己的优势和兴趣利用起来。

第四组美德被称为"正义"，这是健康社会的文明优势。包括公正、领导力、合作。公正是指公正、平等地看待所有人，一视同仁，不受个人感情影响；拥有领导能力的人很会组织活动，是有效的领导者；有合作意识的人拥有很强的责任感和公共意识，能够考虑到团体利益。

"节制"是六大美德的第五组，是指谨慎处事，抵制"过度的"的积极特质，包括宽容、谦逊、谨慎和自我节制。例如宽容可以抵制过度的仇恨，谦虚可以抵制过度的自大。宽容是指一个人在受到其他成员的冒犯和损害的时候能在最少地伤害自己或他人的同时去满足自己的需求，懂得宽恕的人会给别人第二次机会，会宽容他人，不会报复；谦虚的人不以自我为中心，能够倾听别人，不张扬，不装腔作势，对自己的优点和成就有适当的估计；谨慎的人会慎重的考虑行为和决定的后果，能控制自己的冲动而达到长远的目标。自我节制特指对于冲动的控制。

"卓越"是塞里格曼和彼得森研究出的最后一组美德，它是信仰上的灵感和精神，包括审美、感激、希望、幽默、信仰。审美是指会去欣赏每个领域和情境中的美，只有能感受到生活中的美好才能感受到更多的快乐，发现更多生活的意义；心怀感激的人会随时表达他们的谢意，会欣赏他人身上的优点和品德；有希望的人会认为好事总会发生，对未来持有积极的观点；幽默的人会为别人带来欢笑，即使在困难面前也能调侃人生；有宗教信仰的人知道自己明确的位置，相信每个人、每件事都有更高、更深奥的目的和意义。

通过分析和总结出优秀品质，人们可以更清楚地了解自己，这样才能更有效地在生活、工作和学习中利用和培养个人的优势和长处，帮助自己提高工作效率，增强生活的幸福感。

2. 如何培养积极人格

人格品质是在遗传和环境的共同作用下发展起来的，所以应该坚信积极的人格品质是可以通过后天环境加以塑造的。另外，应认识到，儿童和青少年时期积极品质的养成更为重要，因为人格在成年阶段较难以改变。所谓"三岁看老""江山易改，本性难移"。由于积极品质涵盖范围很广，很难逐一详述，所以仅从以下几个方面进行概述。

第一，家庭是养成孩子积极品质的最重要的场所，家庭环境和父母教养在孩子的成长过程中起着至关重要的作用。父母应该营造积极、和谐的家庭环境，给孩子提供安全、放松、有规矩、受鼓励、受赞扬的家庭氛围，有利于孩子形成积极的心理品质。父母还应做孩子的榜样，充满歧视、偏见、恶语相向的父母很难培养出仁爱、宽容的孩子。作为父母还应有意识的采取一些措施培养孩子的积极品质，例如，多带孩子去户外领略大自然的风光和神奇，培养孩子的好奇心和洞察力；带孩子参与多样化的体育运动，让孩子在运动中学会勇敢、坚韧、合作等积极品质；带孩子参与社区活动或者志愿者活动，培养孩子友善和爱的积极品质。

第二，学校教育也是培养青少年积极品质的重要阵地。学校可通过组织团队活动、班级活动培养孩子利他主义、合作、负责任、正义等积极品质；可以通过加强师生、生生之间的沟通培养孩子开放、合群、活跃、信任等积极品质；可以通过充分发挥孩子的特长，帮助孩子体现自我价值，培养其自信、自律等积极品质；可以结合各学科的教学，培养孩子创造力、开放性思维、审美等积极品质。

第三，就个人而言，应在自己工作、生活和学习中主动培养自己的积极品质。例如，答应别人的事情一定要做到，一诺千金、言必行、行必果，养成诚信、坦诚、负责任等积极品质；工作中应锻炼自己恒心、尽责、合作等积极品质；和同事处好关系，认真倾听他人，学会表达自己，养成谦虚、宽容、自我节制等积极品质；力所能及的参与社会公益活动，如志愿者活动、义务献血、义务扫除等，养成利他、仁爱、温暖的积极品质；多阅读、多听音乐，了解艺术鉴赏的知识，学会看待别人的优点，养成审美、感恩、希望等积极品质。

积极人格的相关研究显示，这些优秀品质会使人感到满足而充实，从大体上使人感到生活上的完善、满意和幸福。如果这些优秀品质能够较早地体现在一些儿童身上，他们更有可能成为拥有优秀品质的天才。

### 六、有效利用心理咨询

（一）心理咨询与心理治疗

心理咨询是指心理咨询师通过特定的人际关系，运用心理学的方法和技巧，帮助来访者自强自立的解决心理问题的过程。心理咨询的对象主要是正常人，心理咨询所提供的全新环境可以帮助人们认识自己与社会，处理各种关系，逐渐改变对外界不合理的思维、情感和反应方式，并学会与外界相适应的方法，提高工作效率，改善生活品质，以便更好地发挥人的内在潜力，实现自我价值。

心理治疗是指在良好的治疗关系基础上，由经过专业训练的治疗者运用心理治疗的有关理论和技术，帮助来访者消除或缓解心理问题或障碍，促进其人格向健康、协调的方向发展。心理咨询和心理治疗的共同点在于，第一，都是本质相同的专业助人活动；第二，都是借助心理学理论、技巧和策略。心理咨询和心理治疗的区别见表7-8。

表7-8　　　　　　　　　　　心理咨询和心理治疗的区别

|  | 心理咨询 | 心理治疗 |
|---|---|---|
| 接受帮助者 | 称作来访者或当事人。这些人是"在适应和发展方面发生困难的正常人"。 | 可称作"病人"，包括：（康复期的）精神病人、神经症病人、人格障碍者或品行障碍者、遭受心理创伤的人等。 |
| 给予帮助者 | 咨询师；<br>临床心理学家；<br>社会工作者。 | 精神科医生（毕业于医学院）；<br>临床心理学家。 |
| 障碍的性质 | 正常人在适应和发展方面的障碍。如人际关系、学业和学习、升学和就业、婚姻和家庭等方面的。 | 神经症、人格障碍、行为障碍、心身疾病、性心理异常、处于缓解期的某些精神病等。 |

续表

|  | 心理咨询 | 心理治疗 |
|---|---|---|
| 干预的特点 | 强调教育和发展的原则，重视当事人理性的作用，发掘、利用其潜在积极因素，自己解决困难。<br>用时较短，费用较少，从一次会谈至数十次不等。 | 强调人格的改造、行为的矫正，重视症状的消除，有的治疗体系不重视病人理性的作用。<br>费时长，从数周到数年不等。 |

（二）对心理咨询的误解

1. 心理问题≠精神病

心理问题与精神病是两个不同的概念。每个人在成长的不同阶段及生活工作的不同方面，都有可能会遇到这样那样的问题，导致消极情绪的产生。对这些问题如能采取适当的方法予以解释，问题就能顺利地解决；若不能及时加以正确处理，则会产生持续的不良影响，甚至导致心理障碍。这样看来，心理问题是日常生活中经常会遇到的，就这些问题求助于心理咨询并不意味着有什么不正常或有见不得人的隐私，相反，这表明了个体具有较高的生活目标，希望通过心理咨询更好地自我完善，而不是回避和否认问题，混混沌沌虚度一生。

2. 心理学≠窥见内心

许多来访者认为只要简单说几句，咨询师就应该能猜出他心中的想法，要不就表明咨询师水平不高。其实心理治疗师也是普通人，他们不是通过特异功能来窥见他人的内心世界，而是应用心理学的理论和方法，对来访者提供的一定信息进行讨论和分析。因此，来访者需详尽地提供有关情况，积极地自我探索，才能尽快找到问题的症结。

3. 心理咨询≠立竿见影

许多来访者将心理咨询神化，似乎咨询师无所不会、无所不能，就像一个"开锁匠"，什么样的心结都能一下打开，所以常常来诊一两次，没有达到预期的"豁然开明"的心境，就大失所望，再也不来了。实际上，心理咨询是一个连续的、艰难的改变过程。心理问题常与来访者的个性及生活经历有关，就像一座冰山，积封已久，没有强烈的求助、改变的动机，没有恒久的决心与之抗衡，是难以冰消雪融的，所以来访者需有打"持久战"的心理准备。

4. 心理咨询师≠救世主

多年来传统的生物医学模式就是，病人看病，医生诊断、开药、治疗，一切由医生说了算，要求病人绝对服从、配合，因此来访者自然而然地把这种旧的医学模式带进心理咨询。一些来访者把心理咨询师当作"救世主"，将自己的所有心理包袱丢给对方，认为自己无须思考、无须努力、无须承担责任。然而，心理咨询师只能起到分析、引导、启发、支持、促进来访者改变和人格成长的作用，他无权把自己的价值观和愿望强加给来访者，更不能替来访者去改变或作决定。来访者需认识到，"救世主"只有一个，那就是自己。只有改变自己、战胜自己，最终才能超越自我，达到理想目标。

5. 心理咨询≠思想工作

来访者中还有另一种极端的认识，就是认为心理咨询没多大用处，无非是讲些道理，因而忽视或未意识到心理问题是需要治疗的。心理咨询有着严谨的理论基础和诊疗程序，它与思想工作是有本质区别的。思想工作的目的是说服对方服从并遵循社会规范、道德标准及集体意志，而心理咨询则是运用专门的理论和技巧寻找心理障碍的症结，予以诊断治疗，咨询师持客观、中立的态度，而不是对来访者进行批评教育。另外，某些心理障碍同时具有神经生化改变的基础，需要结合药物治疗，这更是思想工作所不能取代的。

(三) 咨询前的心理准备

1. 树立强烈改变的愿望

改变自我意味着要打破"旧"习惯、建立"新"习惯，这是一个曲折反复的过程。在此过程中来访者可能体验到暂时的脆弱和改变中的痛苦，如果没有坚定的改变信心，没有强烈的改变愿望，很可能因尝试失败退缩回旧的状态中。

2. 积极承担改变的责任

要想获得改变，来访者就要积极主动承担起改变的主要责任。来访者真诚、努力、合作、负责的态度可直接预测最后咨询的效果。

3. 欲速则不达

心理困惑和障碍可能是多种原因造成的，因此不可能像治疗退烧、感冒那样立竿见影，改变需要一个过程。还有些心理问题或疾患需要有关人员同步参与咨询，如孩子的问题应有父母参与，婚姻问题应有夫妻双方参与。因此，心理咨询切忌急躁，要想获得明显改变可能需要连续多次的咨询。

4. 理解咨询的时间限定

咨询一次约 50 分钟，若时间长、内容多，不便于咨询者清晰地理解、接受主要问题的核心部分。

# 第八章　中国传统养生

中国传统养生与中国历史一样悠久，早在《庄子·内篇·养生主》就有："文惠君曰；善哉！吾闻庖丁之言，得养生焉。"之说，这也是"养生"最早的出处。养生也有摄生、道生、卫生、保生、寿世等不同说法，养生一词中的"养"字，有保养、调养、培养、补养、护养、练养之意，体现出一种积极的态度和行为的珍爱思想，而"生"字，就是指"生命"，而生命在中国传统医学的生命观中是"形神合一"的统一体。生命是一个具有生长、发育、成熟、衰老，由生至死的过程，按"生、长、壮、老、已"的自然规律发展变化。所谓"养生"，就是根据生命的发生、发展各阶段变化规律，依据其具体情况，采取能够保护身体、减少疾病、增进健康、延年益寿的有效方法所进行的欲达"天年"目标的修养身心、保养生命的实践活动。传统养生的延年益寿不单是为了达到生命的长度，更重要的是提高生命的质量和提升健康水平的境界。中国传统养生不仅把身体健康当作目标，更把精神、道德的修养当做目标，要求"形与神俱"，是身心双修的和谐统一。

健康与长寿，自古以来就是人类普遍关心的一件大事，人类始终在不断地努力探索健康长寿的途径和方法。养生的根本目的就是为了保持健康、益寿延年。健康长寿，需要好的生存环境、发达的医学手段，更需要每个人，发挥个人主观能动性，做好自我养生和帮助他人养生。道家养生家葛洪在《抱朴子》中所说"我命由我不由天"即有主动养生以达天年的意思。

## 第一节　中国传统养生基本观念

养生的实践活动，必须以基本观念为指导，才能达到预期的效果。中国传统养生在中医理论的指导下，结合道家、儒家、佛家等多个养生流派理论，经过漫长的实践和总结，逐渐形成了生命观、寿夭观、健康观等基本观念。

### 一、生命观

中国传统养生认为，所有生命均来源于天地之气的运动，依赖于天地所提供的物质和空间而生存和延续。人类也不例外，人的生老病死，衣食住行，都离不开天、地所构成的外环境。因此，人的生命来源追根到底是由自然界的天地之气相合而成，即《素问·宝命全形论》所言："天地合气，命之曰人。"而每个个体生命都直接来源于父母的生殖之精相合而化成的先天之精，又经后天精气的滋养而发育成人。

生命存在的性质是物质性的，生命由物质化生，生命活动的本质就是物质的运动。

精、气、神是形成生命的三大要素，精是由禀受于父母的生命物质与后天水谷精微相融合而形成的一种精华物质，是生命的本原；气是人体内活力很强运行不息的极精微物质，是生命的维系；神是人的意识、思维、情感等精神活动，是生命的主宰。精、气、神三者密不可分，协调统一，共同维持"形与神俱"的正常生命状态。

中国传统养生的生命观，还包括每个人面对生命的态度。养生者要看到生命的美好和死亡的残酷，从而热爱生命、珍惜生命、敬畏死亡。虽然死亡不可避免，但是人与人之间生命历程的长短毕竟是不同的，健康长寿者比夭折者能获得更多的生命享受，也能为社会做出更多贡献，实现自身的价值。因此，重视养生，主动维持和提高健康水平，对整个生命，乃至临终质量都有重大意义。

## 二、寿夭观

寿夭，均指人的年龄。"寿"指人的年龄超过 80 岁；"夭"指人的年龄不足 60 岁，也就是未老而亡。中国传统养生的寿夭观，是对人体生命全过程中的天年、寿夭、衰老等现象及其规律的认识。生命有开始就必定有终结，生、长、壮、老、死是生命延续的自然规律，是人体生长发育中一系列不可逆转的量变和质变过程。养生的宗旨，不是追求"长生不老""返老还童"，而是"却病益寿""尽享天年"。

所谓"天年"，即自然寿数。古人认为"上寿百二十岁，中寿百，下寿八十"，就是说，人的寿限可以活到 120 岁。能否达到天年，与多种因素有关，如先天之精，先天之精足，则"天年"长，先天之精少而弱，则"天年"短；后天自然环境、社会因素、行为因素、疾病损伤等亦有较大影响，自然环境良好、社会环境稳定、自身注意养生、远离疾病的人更容易长寿。这其中，人能主动把握的就是养生活动。所以，掌握更多养生知识，主动改善生活行为、参与养生活动，都能使我们更健康长寿。

## 三、健康观

《素问·上古天真论》对健康的描述是："志闲而少欲，心安而不惧，形劳而不倦，气从以顺……美其食，任其服，乐其俗，高下不相慕……嗜欲不能劳其目，淫邪不能惑其心，愚智贤不肖不惧于物。"总结起来称为中医的四维健康观。即形体健康、心理健康、适应社会、道德健康四个维度上的健康状态，即所谓"神与形俱"。

人们在认识健康时，往往以"疾病"为参照，而健康与疾病的关系并不是对立的，而是共存关系。疾病与健康是共存的，病人的身心中也包含有健康的成分，健康人也含有疾病的因素。绝对的健康是不存在的，绝对的疾病就意味着死亡，生命处在权衡自稳的健康与疾病的动态变化中，二者"此消彼长，此盛彼衰"。中国传统养生认为人生于天地之间，需要不断抵抗邪气和疾病，这种斗争是永恒的，贯穿于生命的每时每刻。而健康与疾病只是邪正斗争的产物，因此健康与疾病都是人的一种生存状态，共存于人体。尤其当人进入老年后，疾病的到来几乎是不可避免的，有些慢性病也难以治愈。这时，只有认识到疾病与健康是共存的，才能正确认识和施行"带病延年"，这对老年养生具有很重要的意义。

### 四、和谐观

"和"是中国传统文化哲学的核心理念和根本精神,《道德经》指出："万物负阴而抱阳,冲气以为和。"《中庸》则说："和也者,天下之达道也。"中国传统养生认为人与外界环境是一个和合通应的整体,人与自然、人与社会、人体内部都应保持协调,养生的目标就是达到人、自然、社会之间和顺融洽的状态。

人体正常状态的基础是精充、气足、神旺。人身处天地之间,受到各种因素的影响,机体精、气、神的状态不是一成不变,而是处于不断从正常发生变化失常,再调节复常的动态循环过程。中国传统养生的和谐观认为,疾病是机体变化过极状态的表现,当疾病初现,应立即采取多种养生调节措施以恢复原来和谐适度的状态,若机体不能恢复过去的正常状态,则应通过各种养生措施,建立新的常变和谐,即"带病生存"的状态,这在许多慢性病和老年病中是常见的情况。

### 五、权衡观

"权衡"原指秤砣(权)和秤杆(衡),中医借此比喻人与自然的调节过程,犹如"权"与"衡"的增减游移,片刻不停,从而保证了人体内外环境的动态平衡。中国传统养生认为世间万物的理想状态是一种相对稳定的动态平衡,而人体的这种理想状态则是通过"人神"的自动调节而实现的,人与自然权衡以平的内在机制是阴阳的对立制约、互根互用、消长转化,和五行的生克制化、亢害承制。

正常情况下,人体呈现平衡稳态,如阴阳平衡、气血平和、情绪平稳等。一旦稳态受到破坏,人体自身会自动予以调节,以恢复正常。但是,这种调节,有时反应较慢,因此养生强调发挥人的主观能动性,主动施以各种手段,从而恢复人体的平衡状态。所以,从根本上讲,就是通过权衡来保养生命。一方面是因势利导,权衡以保持生命的常态;另一方面是补弊纠偏,权衡以恢复生命的常态。概括而言,就是权衡阴阳以养生:正常情况下顺应天地阴阳的变化,主动进行调节以维持正常的生命节律,根据脏系的功能特点,顺应气血运行规律,主动进行调节以维持脏系功能平和,气血运行和畅,保持人体形神相守、阴平阳秘、阴阳自和的健康状态。一旦人体阴阳出现偏盛偏衰的征兆,即施以相应的调节手段,及时恢复健康状态。

## 第二节　中国传统养生基本原则

中国传统养生在长期的发展过程中,不断汲取各学派精华,积累养生实践经验,逐步完善养生理论,总结凝练出有效指导养生实践的基本原则。

### 一、调和阴阳,阴阳并重

人体的健康状态,从阴阳的概念来说,就是保持其相对平衡,即"阴阳和调";而疾病状态,就是阴阳平衡被破坏,即"阴阳失调";病后的调养,就是恢复阴阳的平衡,《素问·至真要大论》说："谨察阴阳所在而调之,以平为期"。故而调和阴阳,可以作为养生的总则。而且对阴阳的调和，不能有所偏颇，应视具体情况而调之，不能先有成见，而重视阴阳的某一方，所以阴阳必须并重。

调和阴阳的方法在养生方面，应重在维护阴阳的平衡。常用的如四时衣服的增减，天热则衣薄，天寒则衣厚，从而保持了内外阴阳的平衡；又如饮食的秋冬多温暖，春夏多清凉，从而调和了体内阴阳的平衡；更有情志的调节，《素问·阴阳应象大论》和《素问·疏五过论》，均提到"暴喜伤阳""暴怒伤阴"。说明喜怒不节，有伤阴阳之和。故若控制喜怒，亦是调和阴阳之法。

### 二、形神共养，养神为先

健康的状态被称为"形与神俱"，即形、神双方都保持着正常的活动，且两者之间有着相互依赖和相互促进的关系，健康的形体是精神充沛，思维灵敏的物质保证；而充沛的精神和乐观的情绪又是形体健康的主要条件。所以要保证身体的健康，必须同时注意形、神的保养。在此前提下，神，又对形体起着主宰作用，正如《素问·灵兰秘典》所说："主明则下安，以此养生则寿。主不明则十二官危，以此养生则殃。"因此，养生要形神共养，养神为先。

养形，即对形体的保养方法，总结起来为调饮食、保脾胃；常运动，适劳逸；适寒暑，慎起居。而养神，则包括修身养性和合理用脑两个方面。怡情养性的养神，要达到"恬淡虚无"的境界，以养人身的真气，精不外泄，神不外驰，达到健康状态。唐代孙思邈说："勿汲汲于所欲，勿悄悄怀忿恨，……若能不犯此者，则得长生也"。他还提出"多思则神殆，多念则志散"，实质上是指合理用脑，亦属养神的范畴。

### 三、协调脏腑，重在脾肾

脏腑功能协调则健康，脏腑功能失调则疾病。《素问·脉要精微论》中言"五脏者，中之守也。得守则生，失守则死"，说明了人体以五脏为本。人体是一个以五脏为中心的生命系统，五脏分别贮藏和主宰人体赖以维持生命活动的精、神、气、血等重要物质和精神活动，是人生命活动的基础和核心。五脏系统内部各脏腑组织器官按五行规律相互联系，从而构成一个和谐的统一整体而维持生命活动的正常进行。故养生者，应保持其功能之协调。

五脏之中，养生又特别强调保养肾与脾胃。肾藏精，为先天之本，决定人体质之强弱；脾胃为后天之本，人出生之后，形体的生长发育、保持健壮都依赖于脾胃对饮食中水谷精微的摄取和转化。人体生命形成之后，在先天之精的推动下，后天之精得以不断化生，同时在后天之精的滋养下，先天之精得以不断充盈，后天之精和先天之精相互依存、融为一体，共同为人体脏腑组织功能的正常发挥提供物质基础。

中国传统养生有许多养肾之法，如护肾保精、节欲保精、药食养肾、运动健肾等。而保养脾胃，主要从饮食着手，注意营养的搭配和膳食结构，以使营养充分，达到人体组织器官的需求量。保养脾胃，还要注意对脾胃功能的调理，使营养充分被消化吸收，以满足生命活动的需要。

#### 四、扶正祛邪，扶正为主

所谓"邪气"，泛指各种致病因素，而所谓"正气"，是指人体内具有抗病、祛邪、调节、修复及对外环境适应等作用的一类细微物质。

中国传统养生认为邪气是疾病损正伤身的触发因素，《素问·金匮真言论》说："八风发邪，以为经风，触五脏，邪气发病"，认为邪气侵犯人体，必然引动正气抗邪，从而会扰乱脏腑组织功能、耗损人体精气。故养生强调避邪安正，通过避免六淫入侵、七情内伤、饮食劳伤、金刃外伤、虫兽灾害等，使正气安和、不受损耗而达到祛病延年的目的。

在诸邪气中，中医特别注意对风邪的避忌，认为"风为百病之长"，多种邪气，尤其是六淫外邪，总是依附于风邪而侵犯人体。风邪又常常伤人于不知不觉中所以要特别重视免受"贼风"而损害健康。另外，养生还强调"不伤"，即在生活中尽量避免接触各种伤损性命的因素，所谓"伤生之徒，一切远之"，要想达到自然寿数，就要不使生命受到损害。

中医养生学十分重视人体的正气，认为身体的强弱及机体是否早衰，主要取决于自身正气是否充盈。如果正气充足，脏腑功能协调，机体则按正常规律生长，人的身体也就健康强壮，精力充沛；反之，正气不足，则精神不振，身体虚羸。人体正气旺盛，邪气就不易侵犯，机体就不会发病，即使患病，症状也比较轻，而且也容易治疗和恢复。即《黄帝内经》所指"正气存内，邪不可干。"如果人体正气相对虚弱，抗病能力低下，邪气便可乘虚而入，侵犯人体而发生疾病，即《素问·评热病论》所言："邪之所凑，其气必虚。"这里所说的"气"，就是正气。

# 第三节　起居养生

起居，是指人的睡卧行走、着衣覆被之类的日常活动。起居调摄是指合理安排起居作息，妥善处理日常生活之细节，以保证身心健康，求得延年益寿的方法。

起居调摄包括起居有常、不妄作劳、居处适宜、衣物宜忌等方面内容。

#### 一、起居有常

起居有常是指日常作息时间的规律化，起居作息要合乎自然界阳气消长的规律及人体的生理常度。"善养生者，卧起有四时之早晚，兴居有至和之长例。"才能调养神气，尽其天年。否则，会引起早衰与损寿。

人与自然界是统一的整体，人体阴阳气血受日月星辰、四时八节的影响而不断发生周期性变化，从而使人体存在着一定的生命节律，如：四季节律、月钟节律、昼夜节律等。起居有常就是要顺应人体生命节律正确安排生活作息以达到健康长寿的目的。

1. 子午流注，顺应昼夜节律

"子午流注"源于《内经》，是先贤们发现的一种人体经脉规律。即每日的 12 个时辰对应人体的 12 条经脉，随着时辰的变化，不同的经脉的兴衰不同，对应脏腑的功能强弱也不同。人的起居作息应该顺应子午流注的变化，促使脏器功能健旺。

子午流注主要有以下表现：

（1）卯时（5 时至 7 时）此时大肠经旺，有利于排泄，宜养成早起排便的习惯。

（2）辰时（7 时至 9 时）此时胃经旺，有利于消化，宜进食早餐。

（3）巳时（9 时至 11 时）此时脾经旺，有利于吸收营养，生血，故要养成吃早餐的习惯。

（4）午时（11 时至 13 时））此时心经旺，有利于周身血液循环，此时天地气交，宜午饭后小眠片刻，即"子午觉"中的午觉。

（5）未时（13 时至 15 时）此时小肠经旺，有利于吸收营养，故午餐应营养丰富。

（6）申时（15 时至 17 时）此时膀胱经旺，有利于泻掉小肠下注的水液及周身的"火气"，宜多喝水，及时排尿。

（7）酉时（17 时至 19 时）此时肾经旺，有利于贮藏一日的脏腑之精华，故晚餐宜清淡。

（8）戌时（19 时至 21 时）此时心包经旺，喜乐出焉，宜放松娱乐。

（9）亥时（21 时至 23 时）此时三焦通百脉，百脉休养生息，宜休息睡眠。

（10）子时（23 时至 1 时）此时胆经旺，胆汁推陈出新，此时阴阳交汇，宜安睡以养元气。

（11）丑时（1 时至 3 时）此时肝经旺，肝血推陈出新，宜睡眠以养肝血。

（12））寅时（3 时至 5 时）此时肺经旺，将肝贮藏的新鲜血液输送百脉，宜深度睡眠以完成人体由静转动的过程。

2. 四时养生，顺应四季节律

一年之中，节气交替，有春、夏、秋、冬四时，因四时变化，万物而有生、长、收、藏。《素问·四气调神大论》云："夫四时阴阳者，万物之根本也。"人体若能顺应春生、夏长、秋收、冬藏的四时阴阳变化规律，则健康无病。若不能随季节更替作相应调整时，则会产生不适，甚至招致疾病。即《素问·四气调神大论》中所说的："逆之则灾害生，从之则苛疾不起，是谓得道。"

（1）春季养生。春季为四季之首，春三月，万象之始，阳气生发，天地交感，万物复苏，植物萌发，欣欣向荣，人体阳气随之相应而生发。春季起居应注重养"生"，舒展、宣发、条达人体气机，与春季阳气生发相应。《素问·四气调神大论》曰："春三月，此谓发陈，天地俱生，万物以荣，夜卧早起，广步于庭，被发缓形，以使志生，生而勿杀，予而勿夺，赏而勿罚，此春气之应，养生之道也。"意思是，春季应入夜即眠，天明即起，着衣宽松，出户活动，生发阳气以助其条达。不可熬夜通宵，否则易折损、耗伤阳气；亦不可恋床贪睡，否则气机宣发不畅，易生头晕、失眠、困顿、乏力之症。

春季阳气始生，气候变化较大，极易出现乍寒乍暖的情况，加之人体肌表腠理开始变得疏松，对于外邪的抵抗能力有所减弱。所以，此时不宜过早脱去棉衣，《千金要方》主张春天衣着宜"下厚上薄"，既养阳又收阴。我国民间历来也有"春捂秋冻"之说，如果过早脱去棉衣极易受寒，易患流感、上呼吸道感染等呼吸系统疾病。因此，春季必须注意保暖御寒，冬装不可骤然全减，要做到随气温变化及时增减衣服，使身体适应春天气候变化的规律。

（2）夏季养生。夏季为四季之盛，夏三月，阳气由弱转强，盛大于夏至之时。夏日万象之华，阳气盛大，日长夜短，气候炎热，雨水充沛，万物茂盛，繁华而秀丽。夏季起居应注重养"长"，养护、壮大、充实阳气，使气血活跃，玄府开泄，新旧更迭，与自然界阳气的盛大相一致，也为秋季养生做好准备。《素问·四气调神大论》曰："夏三月，此谓蕃秀，天地气交，万物华实，夜卧早起，无厌于日，使志无怒，使华英成秀，使气得泄，若所爱在外，此夏气之应，养长之道也。"意思是夏季入睡可稍晚一些，阳气无须过早入阴而使阴气用事，亦不可过晚，入寝最晚在子时前。天明即起，出户活动，使一身阳气向外舒展、涌发，借天地阳气的盛大来养护自身阳气。由于夏季日长夜短，迟卧早起，中午休息小眠方为养生之道，比之另外几季，夏季午休时间可稍长，取一小时左右甚佳。

夏季起居调养要注意防暑降温，但同时由于夏日高温多汗，腠理开泄，更易致风寒湿邪侵袭，若过分贪凉，也会给人带来危害。现代社会，由于经济、科技的发展，祛暑降温的方式越来越多，风扇、空调等的使用，使人们避开暑热的同时，因过度贪凉而导致的疾病也逐渐增多。因此防暑降温须有度，最忌过激失宜。大量出汗时不可汗出当风，《寿亲养老新书》中说："若檐下过道，穿隙破窗，皆不可纳凉，此为贼风。"睡眠时不宜风扇直吹，更不宜夜晚露宿。民间夏季睡眠有五忌：一忌室外露宿，二忌袒胸露腹，三忌睡卧于地，四忌穿堂风，五忌彻夜不停扇。有空调的房间，也不宜室内外温差过大，以免久呆空调房寒邪入侵，或在出入空调房时因乍暖乍寒影响心血管系统功能，导致疾病发生。

(3)秋季养生。秋季为肃杀之始，秋三月，阳气因盛极而渐消，阴气由生而渐长。万物盛极而敛，收敛成实。秋季起居应注重养"收"，收敛阳气，养护阴气。《素问·四气调神大论》说："秋三月，此谓容平。天气以急，地气以明，早卧早起，与鸡俱兴，使志安宁，以缓秋刑，收敛神气，使秋气平，无外其志，使肺气清，此秋气之应，养收之道也。"意思是，秋季宜早睡，使阳气收敛、阴气渐生；鸡鸣即起，使阳气舒张。通过合理的起居，使人体气机与自然一致，以调养神气、减缓肃杀之气。

秋季，天地阳气收敛，天气渐凉，此时不要过早、过多地增添衣物，宜行"秋冻"养生。白露之前，人体阳气仍充斥于外，因此当随秋凉的渐深，而逐渐增加衣物，适当受冻，使腠理渐合，阳气慢慢收敛于内，从而让人体平和稳定地渐渐适应寒冷。若过多、过快增添衣物，易致身热汗出，津液受损，不仅不利于阳气收藏。但在白露之后，早晚皆凉，此时需添衣加被，以防受寒，不必再拘泥于"秋冻"。现代年轻人着装喜欢露肩、露膝、露踝、甚则露脐，极易招致寒邪，当谨记民俗常言："白露勿露身。"

秋日时节，雨水减少，燥气当令。五脏之中，肺应于秋，且为娇脏，易受燥邪。故秋季养生要润燥养肺，如出门时戴口罩。室内宜摆放花草植物或使用空气加湿器调节房间湿度。食用养阴润燥之品等，减缓燥邪伤肺。

(4)冬季养生。冬季为封藏之时，冬三月，阳气逐渐消尽而藏于地下，阴气由此增长而主权当令。阳气消尽，阴气主时，天寒地冻，草木凋零，万物蛰伏。冬季起居应注重养"藏"，保养阴精，潜藏阳气。为来年春季的生发做好准备。《素问·四气调神大论》说："冬三月，此谓闭藏。水冰地坼，无扰乎阳，早卧晚起，必待日光，使志若伏若匿，若有私意，若已有得，去寒就温，无泄皮肤，使气亟夺，此冬气之应，养藏之道也。"意思是，冬季宜早睡晚起，使睡眠充足，一则潜藏、养护阳气，二则避开严寒，待天明日出，方可起床。若睡眠过晚，则易耗损阳气，使阳气潜藏不足，导致春日生发不利。冬季气温极低，日常起居须注重保护阳气，避免过劳，不使阳气妄动而受损，乃顺应养"藏"之道。

冬季天气寒冷，容易导致机体受寒，寒邪阻络，经脉不畅，气血凝滞，寒湿痹症多发，故要注意避寒就温，及时添衣防寒保暖。

冬季人体阳气内收，因此饮食上可以适当温补，食物选择上，宜用甘温、辛温之品。特别是补肾药食，五脏之中，肾与冬相通应，因此饮食上可适当补益肾气。

### 二、衣着合体

着衣覆被是人主动适应自然界、保护自身阳气的重要措施。随着社会的发展，衣着材质、款式越来越多，越来越富有装饰性，但从养生学角度出发，选择衣着仍应着重于衣着的保护及防御作用，只有科学运用才能达到保健养生的目的。

1. 根据季节变化选择衣着

根据季节和气候变化随时选择及增减衣着，"春寒莫使棉衣薄，夏热汗多需换着，秋令觉冷渐加添，莫待疾生才入药。"这已成为众所周知的生活知识，然而其中一些具体细节尚需引起重视。如婴幼儿稚阳初成，老年人衰阳不足，都要特别注意及时添衣保温，尤其要注意头部及双足的防护。头为诸阳之首，当外界气温较低时，如果不加防护，则人体产生的热量会大量由头部外泄；四肢为诸阳之本，鞋袜柔软、轻便、舒适、保暖，可以避免寒从脚下起。而健康的青壮年衣着则应适当少些，以提高机体的新陈代谢作用，减少汗液分泌，提高机体适应寒冷刺激的能力。

衣料颜色不同，对热的吸收和反射的强度也不相同。衣服颜色越深，吸热性越强，反射性越差；颜色越浅，反射性越强，吸热性越差。所以，夏天宜穿浅颜色服装，冬天宜穿深色衣服。另外，衣着的颜色对人的心情调节和陶冶也有直接关系。

衣料的质地与散热性能有密切的关系。毛织品散热性能差，保暖性强，适于做防寒衣物，丝织品导热性能好，不易与潮湿皮肤粘合，所以散热能力极强，适宜做夏装。故有"春穿纱，夏着绸，秋天穿呢绒，冬装是棉毛"之说。

此外，夏季虽炎热，亦不可过于裸露，"着衣以护其胸背"。还应注意"勿汗出甚而使解衣"，汗后及时更衣以免汗湿滞留肌肤令人发疮及风疹。

2. 根据生理需要选择式样

随着社会的发展，衣着式样越来越花样翻新。人们在选择服饰时，除考虑其质地、款式、是否符合自身气质及职业要求外，更要照顾到人体的生理需求。从养生学角度出发，选择衣着式样时应以穿着简便、轻软、舒适、有利于四肢及胸廓运动为基本出发点。

紧身衣服都有程度不同的压迫肌肉和血管，不利气血运行、妨碍呼吸及运动，且紧身衣透气性能差，容易由于汗液散发不畅而引起湿疹、腹股沟癣等皮肤疾病。尤其对于处在生长发育阶段的少男少女来说，更不宜穿紧身衣服。

躯干为诸阳之会，肩背、胸胁、腰股皆不可受凉，春季病在肝，俞在颈项，所以春天的服饰要固护颈项，尤其是头颈部的风府穴、风池穴和脑后部位；夏季受风病在心，俞在胸胁，所以夏季虽然炎热，但不宜穿袒胸露背之服饰；秋季病在肺，俞在肩背，所以秋季不宜穿露肩背的服饰；冬季风袭病在肾，俞在腰股，所以冬季服饰要长过臀部，且腰部和臀部要厚实挡风防寒。特别是女性，由于生殖系统在腹部，任何时候都注意腰腹部的保暖，不宜为了性感而裸露腰腹部，易导致痛经等妇科疾病的发生。

### 三、居处适宜

适宜的居住环境可促进人类的健康长寿。居住环境可分为居室周边环境和居室内环境。《孟子·尽心上》指出："居移气，养移体，大哉居乎!"说明人们很早就认识到居住环境对保障人类健康和养生的意义。

人一生约有一半以上时间是在住宅环境中度过的，住宅的布局、规模、高度以及环境的优劣直接影响着人们的健康。因此，因地制宜地选择住宅和营造一个舒适清静的生活环境，有着重要的养生意义。

1. 居住环境

合适的住宅环境不仅能为人类生存提供基本条件，还能使精神愉悦、体魄强健。选择理想的住宅环境应考虑:

(1)选空气清新之处。好的外部通风条件直接影响住宅环境的空气质量。现在有些住宅小区，楼宇之间空间狭窄，阻挡或影响了采光与通风，住房多阴而少阳，人长期居住其中，易感寒为病。故不论是在现代都市选择住宅，还是在山林野外依山筑屋，都要优先考虑房屋外部的通风条件和空气质量。

(2)住宅环境宜选地势较高之处。《素问·太阴阳明论》曰:"伤于湿者，下先受之。"中医认为居处潮湿是湿邪伤人的主要原因和途径。故从健康角度而言，现代高层建筑，第一、二层不适宜首选。当然，住宅也不是越高越好，高巅之上，风邪多至，空气往往较冷，山巅与高层建筑的顶层也不是居住的首选。

(3)选安静清幽之处。居住环境的安宁是健康长寿的重要因素。各种噪声会干扰人的睡眠，影响人的正常生活，降低工作效率。在吵闹的环境中生活易致烦躁、疲劳、记忆力减退、反应迟钝。而环境安静清幽，人们的精神会得到放松，有助于缓解紧张情绪，有利于心态平和。我们虽不能如古人居于山林之中，但也要尽量选择依山傍水，环境清幽的居住之所。

(4)房屋结构宜因地制宜。我国幅员辽阔，各地区的地理气候、生活习惯和物质条件不同，房屋结构的设计也应因地制宜，以更好地适应环境。如北方冬季寒冷而漫长，住宅宜选择夹层暖墙，以利保暖。南方夏季炎热，住宅选择要注意通风透气，以利散热。

(5)远离环境污染。环境污染直接影响着人类的健康和生命安全，住宅环境的选择，应尽量避开各类环境污染。如工业区或马路附近有较严重的空气污染、繁华商业区附近有噪声、光污染、有高压、高电磁、高放射的地方有电磁辐射污染，都是居住环境选择时要远离的。

2. 住宅的规模与布局

住宅的规模主要指居室的面积容积、高度和进深。住宅的布局主要指朝向，居室之间的距离以及窗户的开设、床铺的安放等。好的居所要求"背山面水"，能"藏风聚气"。

(1)居室容积。居室容积是指每个人在居室中所必需的空气容积。居室容积过小会影响居住者的生活方便和室内空气的清新程度，使气流停滞，空气混浊，直接影响到人体体温调节及精神情绪。研究表明，一个人如果拥有 $30m^3$ 的居室容积，按其温热感觉、体温调节及心脏的活动是最良好的。

（2）居室的高度。居室的高度是指地板至天花板的净高度或平均高度。足够的高度可以保证居室有必要的容积，满足居室的采光与通风要求，改善室内的微小气候，使居住在室内的人有宽敞舒适的感觉，从而有利于体温调解及高级神经活动。居室高度的生理学最小限度取决于身长，以平均身长 1.7~1.8m 和头上至少留出一米的空间来计，居室高度需 2.7~2.8m，我国大部分地区规定居室高度的最低标准是 2.6~2.8m。

（3）居室面积。为了保证每个人所必需的居室容积，安放必要的家具，以及有足够的活动范围，每个人在居室中必须拥有一定的面积。按个人所需要的居室容积为 $30m^3$ 来算，每个人的居住面积不应低于 $10m^2$。

（4）居室进深。居室进深是指外墙外表至对侧内墙内表的距离。居室的进深对采光和通风影响较大。一般情况下一面采光的居室，进深应不超过地板至窗上缘高度 2~3.5 倍；两面开窗则可增加到 4~5 倍。

（5）住宅朝向。就我国大部分地区而言，住宅最佳朝向是坐北朝南。我国处在北半球，地处中低纬度，位于亚洲大陆的东部，濒临太平洋，为大陆性季风气候。房门朝南，冬季可避风寒之侵袭，夏天可接受南风之凉意。而且房门朝南，冬季阳光直接照进屋内的时间比较长，屋内可以得到更多的阳光，提高室温；夏季阳光几乎直射地面，照不进屋内，这样也避免了室温过高。因此，坐北朝南的房屋，具有"冬暖夏凉"的优点。

此外，凡人居住之室，必须周密，勿令有细隙，住宅必择干燥之处，地基应高勿低，以防风湿伤人。居室最好南向北坐，室内结构应有利于东首而寝。

3. 优化居住环境

历代许多养生大家都倡导多植花木，注重室内外的环境美化。《老老恒言·消遣》曰："院中植花木数十本，不求名种异卉，四时不绝便佳……阶前大缸贮水，养金鱼数尾。"体现了古代养生家对住宅环境的改造和构想，体现了他们对优化居住环境的追求。

（1）室外环境美化。植树、栽花、种草等绿化可美化居住环境、改善城市空气、减轻污染，给人以清洁、舒畅、富有生气的感觉，有利于人体健康。绿化能防风除尘，减少沙土飞扬，还能很好地吸收和屏障噪声。在住宅周围适当植树、种花，可以形成比较安静舒适的环境。

（2）室内环境美化。在城市里尤其是高层居民楼应充分利用阳台和窗台。在阳台上可自制花坛养花，种上一年或多年生草本植物。当然，种花草之前，最好对所种植物有所了解，室内不宜种植有毒和会释放有害气体的植物。窗台上的植物不宜过于茂盛，以免影响室内采光。

此外，建立良好的公共卫生习惯和生活秩序，搞好环境卫生，也是保护住宅环境的重要措施。

### 四、不妄劳作

《素问·上古天真论》言："形劳而不倦。"认为人体应该进行适当的活动，但应有节度不要过于疲倦。养生要求在生活、工作和休闲运动中都应量力而行、交替进行、相互调节，不超过人体的承受能力，才能使健康得以长久维持。孙思邈提出"养性之道，常欲小劳，但莫大疲及强所不能堪耳"，强调在日常生活、锻炼中要注意把握度，"常欲小劳"而莫"过劳"，要有常有节，不偏不过。只有劳逸适度，才能保持生命活力的旺盛。

《素问·宣明五气》提出五劳的概念："久视伤血，久卧伤气，久坐伤肉，久立伤骨，久行伤筋。"其中"久视伤血，久立伤骨，久行伤筋。"即为劳作太过，伤及人体健康。过度安逸同样可以致病。《吕氏春秋·孟春纪·本生》曰："出则以车，入则以辇，务以自佚，命曰招蹶之机……富贵之所以致也。"《素问·宣明五气》中的："久卧伤气，久坐伤肉。"是指睡卧过久可致阳气敷布失常、蹲坐过久，致四肢血脉运行不畅而至疾病的发生。可见，过劳与过逸对人体健康均有危害，所以要注意劳逸结合、动静适宜。

《礼记·杂记》里说："一张一弛，文武之道也。"意思是劳动和休息要适当地调节，要有张有弛。劳逸适度才是上乘的养生之道。要做到劳逸适度需注意几个方面：首先，量力而行。体力劳动要轻重相宜，依据体力大小量力而行。其次，脑体结合。脑力劳动要与体力活动相结合，比如，体力劳动者，休息时可参与弈棋、阅读、书画之类的娱乐休闲活动，使劳累的形体得到放松的同时，过逸的心神得以小劳；而脑力劳动者，休息时则不妨多活动形体。再次，休息多样化。不仅采用睡眠形式的休息，也可采取听音乐、下棋、观景、散步、打拳休息方式。最后，在工作中，要有意识地进行养生保健，如整天坐在办公桌前工作的人，下肢常常一动不动，而颈部却一直处于紧张状态，造成下肢过逸而颈项过劳，所以要注意在工作时变换体位，舒缓过度紧张的颈部肌肉，定时起身走动以活动下肢。

总之，《备急千金要方》中所强调的："唾不及远，行不疾步，耳不极听，目不极视，坐不久处，立不至疲，卧不致懵。"可视为不妄作劳的比较全面的总结。

# 第四节 安 卧 有 方

人的一生中，有1/3的时间是在睡眠中度过的，这既是生理的需要，也是健康的保证和恢复精神的必要途径。高质量的睡眠是消除疲劳、恢复精力的最佳方法。根据阴阳变化的规律采取合理的睡眠方法和措施，保证充足而适当的睡眠时间，及时消除疲劳，保持旺盛的精力，是保健与养生的重要方面。

## 一、睡前调摄

睡前调摄即做好睡眠前的各种准备工作，这是保证良好睡眠的前提。

### （一）睡前调摄精神

睡前调摄的重点是调摄精神。心藏神，夜卧则神栖于心。心静神安才能保证高质量的睡眠。反之，喜怒过激则神不归舍，难以入睡；憎爱无定则神不安，乱梦纷纭，则神气衰败易惊易醒。因此，睡前必须调摄精神，使情志平稳，心思宁静，摒除一切杂念，创造良好的睡眠意境。

清代著名养生家曹庭栋在《老老恒言》中提出，睡前调摄精神有操、纵二法："操者，如贯想头顶，默数鼻息，返观丹田之类，使心有所着，乃不纷驰，应可获寐；纵者，任其心游思于杳渺无朕之区，亦可渐入朦胧之境"。操、纵二法从两个极端调节精神。操法收视返听，断其杂想，驾驭思维，使阳藏于阴，形成单调平静的睡眠意境。纵法是自由联想，意念远驰，一方面可以从眼前纷乱的思绪波动的情志和不良的心境中解脱出来，另一方面远驰神疲，阳极而阴，可达到诱导入睡的效果。

（二）睡前稍事活动

睡前可在家中缓缓散步，"每夜睡时绕室行千步始就枕"。单调的散步活动能增强睡意，并消耗一些体力，动则身劳，劳则思想，故可使精神舒缓，情绪稳定，有助于安卧。但是，睡前活动不可过量，否则阳气浮动，神不归脏，难于安卧。傍晚，特别是夜晚，忌进行剧烈运动，以锻炼为目的的运动最好在睡前 6 小时完成。睡前 1 小时，应尽量减少做影响气血平静的活动，包括聊天、看手机等。

（三）睡前需刷牙漱口

刷牙漱口特别是睡前刷牙，是保护牙齿最根本的方法。《云笈七签》曰："世人奉养，往往倒置，早漱口不如将卧而漱，去齿间所积，牙亦坚固。"强调睡前刷牙的重要性。临睡前刷牙漱口能尽去一日饮食残渣，否则，这些存留在口腔内的残渣，经过一夜的时间，会对牙齿和口腔造成危害。另外，"齿为骨之余，肾之标"，故坚持睡前刷牙漱口也是防止早衰的措施之一。

（四）睡前濯足，按摩涌泉穴

足三阴、三阳、阳跷、阴跷以及阳维等经脉均出入于足，睡前濯足，既可沟通阴阳、促进经脉流通，又有利于消除疲劳。濯足是用热水泡洗，水温以热而不烫、自觉舒适为度，水量以没踝为宜。泡时双脚互相摩擦或用双手同时按摩。泡完后用毛巾擦干，用手搓摩足底部的涌泉穴，具体做法是，先用左手握住左脚趾，用右手拇指或中指指腹按摩左脚涌泉穴 36 次，然后再用左手手指指腹按摩右脚涌泉穴 36 次，如此反复 2~3 次。按摩涌泉穴可以滋肾清热，导火下行，故可取得除烦宁神的作用。

（五）睡前不可饮水进食

临前 1 小时内不宜饮水进食，以防夜尿频多而影响睡眠，或增加胃肠负担而转侧难眠，即"胃不和则卧不安"。睡前饮茶或咖啡也是影响睡眠质量的原因之一，其中含有的咖啡因能兴奋中枢神经，所以饮茶或咖啡后使人难以入睡。

**二、睡时调摄**

入夜睡眠时卧室的环境宜静，要排除干扰，光线宜幽暗，避免强光刺激，提高入睡质量，做到安睡以养元气。

（一）睡眠姿势与方位

在睡眠姿势方面，要求"卧如弓"。这是一种对人体有益的卧姿。古今医家都认为常人右侧卧是最佳卧姿。右侧卧位，即身体侧向右边，四肢略为屈曲，双上肢略为前置，下肢自然弯曲，躯体呈弓形。注意双手避免放在心脏附近，避免因为噩梦而惊醒。当然，虽然右侧卧的睡姿有利于养生保健，但入睡后要保持睡姿永远不变是不可能的，故有"人卧一夜，当作五度反复，常逐更转。"

睡眠的方位，历代养生家主张不尽相同，有的主张按四时而定方位，如《保生要录》："凡卧，自立春后，至立秋前，欲东其首；自立秋后，至立春前，欲西其首。"有的主张一年四季都应"东首而寝"，而大多数人认为要避免"北首而卧"。中医认为，北方属水，为阴中之阴位，主冬主寒，头乃诸阳之会，故北首而卧恐阴寒之气直伤人体元阳，损害元神之府。

(二)睡眠时间

中医养生学强调睡眠要适应自然界四时阴阳消长的变化，春天和夏天应早起晚睡，秋天应早睡早起，冬天应早睡晚起。通常每天睡眠时间在 8 小时左右，老人与小儿可适量增加。中青年人正值工作学习紧张时期，更应注意保证睡眠时间。

子午觉是睡眠养生法之一，即每天于子时(夜间 23 时至 1 时)和午时(白天 11 时至 13 时)入睡。子时休息，最能养阴，睡眠质量最好，可以起到事半功倍的作用。午时"合阳"时间则要小寐，休息 30 分钟左右即可，最多不要超过 1 小时，即使不能够睡觉，也应"入静"，使身体得以平衡过渡，提神醒脑、补充精力。

(三)睡眠禁忌

我国古人有"睡眠十忌"："一忌仰卧；二忌忧虑；三忌睡前恼怒；四忌睡前进食；五忌睡卧言语；六忌睡卧对灯光；七忌睡时张口；八忌夜卧覆首；九忌卧处当风；十忌睡卧对炉火。"另外，夏季盛暑，不可当风露宿，或在室内空调温度极低的情况下睡眠。

(四)睡眠环境

良好的睡眠环境是提高睡眠质量的基本条件之一。因此营造一个温馨的卧室，就如同给自己开了一张良好的安眠处方。

1. 卧室环境

卧室的朝向以坐北朝南为佳，这样有冬暖夏凉的优点。卧室环境重在安静，尽量不要选择临街的房间，以免影响睡眠质量。卧室面积要适中，一般而言，卧室面积在 15m² 左右为好。卧室的窗户宜宽大，以利于采光和通风，保持空气新鲜。睡前醒后应开窗换气，以免秽浊之气滞留。

卧室的布置，家具宜少，以简洁明快，朴素而不失高雅为原则。室内可以放置植物盆景，宜选一些能净化空气的花草。卧室里应该尽量避免放置过多的电器，以免人脑在休息中受电磁波的干扰。此外，也不要戴手表、假牙和金银首饰等物品睡觉，以免影响身体的健康。

2. 卧具选择

卧具包括床、褥、被、枕、睡衣等。

（1）床

从养生的角度看，最利于健康的当是木制平板床，其次是棕床和藤制床。床的高度以略高于就寝者膝盖为宜。床垫要软硬适度，比较标准的软硬度以木板床上铺 0.1 米的棉垫为妥。床铺面积宜大，睡眠时便于自由翻身，有利于筋骨舒展。床不宜设在窗下；床头不宜在卧室的门或窗的通风处；床面忌高低不平，避免脊柱变形弯曲；床下不宜堆放杂物，避免卫生死角；床不宜对着梳妆镜，以防夜间受惊产生幻想等。

（2）褥子

《老老恒言·褥》曰："稳卧必得厚褥，老人骨瘦体弱，尤须褥厚，必宜多备，渐冷渐加。每年以其一另易新絮，紧着身铺之，倍觉松软，挨次递易，则每年皆新絮褥着身矣。"

（3）被子

《老老恒言·被》曰："被取暖气不漏，故必阔大，使两边可折。"被宜宽大，以有利于翻身转侧、舒适为度。被宜稍轻，以防压迫胸部四肢。被宜保温，被胎宜选棉花、丝绵、羽绒为好。被套贴身，宜选择全棉或丝等天然材质为佳。

（4）枕头

枕头是睡眠时直接接触颈部和头部的卧具。枕头的高度基本以不超过肩到同侧颈的距离为宜。枕头的长度应够睡觉翻一个身位的标准，一般要长于横断位的周长。枕头要软硬适宜略有弹性。枕芯应选用质地松软之物，最好能散发头部热量，符合"头冷脚热"的睡眠原则。经验证明，用荞麦皮装六七分满的枕头，其松软程度最利于睡眠。此外，由菊花、蚕沙、小米、石膏、麦饭石等做成的保健枕芯，皆可酌情选择。要注意经常清洗晾晒枕芯枕套，保持枕头的清洁卫生，对不能清洗的枕芯，要适时更换。

（5）睡衣

睡衣款式宜宽大无领无扣，上衣要稍长，裤子要稍短，最好齐踝，这样便于起夜时活动方便。睡衣面料应选择透气性强、质地柔软、棉质的为好。颜色宜淡雅或自然色。总之，睡衣以穿着舒适、吸汗保暖、透气遮风为原则。

### 三、醒后保养

醒后保养的方法有熨目、运睛、叩齿、咽津、梳发、栉沐，颜面按摩以及"鸣天鼓"等。

1. 熨目运睛

明代养生家冷谦强调：平日睡觉，先醒心，后醒眼，此即指熨目及运睛而言。具体方法是：清晨醒后不急于睁眼，两掌相对，用力搓动由慢而快，搓至双掌暖热后以双掌平熨双目，如此反复十遍，熨目之后静心调息，开始运睛。先令双睛向右侧运转，然后向上、向左、向下，复转向右……运转三次之后再反方向运转三次。坚持熨目、运睛，不仅可使双目明亮有神，防治内障外翳及近视、远视的发生，而且可以起到调精理气的作用。

2. 叩齿咽津

叩齿的具体做法是：摒除杂念，全身放松，口唇微闭，上下牙齿有节奏地相互轻轻叩击，同时用右掌边缘部分轻叩自己的后项部。叩齿宜清晨醒后进行。咽津即咽唾液，晨起漱口之后宁神闭口，先叩齿三十六次，然后咬紧牙齿，用舌在口腔中四下搅动，不拘次数，以津液满口为度，再分三次缓缓咽下。咽唾液时要注意"用意精猛，令津与气汩汩然有声。"中医学将唾液称为"金津玉液""甘露""神水"等，认为口中津液充盈是健康长寿的保证。

3. 梳发枛沐

梳发枛沐属于头部自我按摩术。梳发要用特制的木梳或骨梳，枛沐则以指代梳。具体做法是：双手微张成耙齿状，掌心面向头部，以小指按压攒竹穴，而后经过神庭穴、前顶穴，移至头后部的脑户穴，随着小指的移动和按摩其他手指在脑壳相应部位轻轻摩抓，每次摩抓50回。梳发的步骤与枛沐相同。梳发枛沐有改善局部的血液循环，防止脱发及早生华发的作用，又可通经活血，疏风散热。

4. 颜面按摩

先搓热双掌，再用掌心从前额向下颌部位均匀柔和地缓缓按摩面部。每日早晚各做一次，每次按摩数十遍至百遍，直至面部感到温暖为止。颜面按摩可以疏通面部的经络血脉，使面部皮肤滋润光泽，预防皱纹的出现。若长期坚持颜面按摩还可以促使目窍、鼻窍及耳的通利。

5. 鸣天鼓

以两手掌心按在两侧耳孔，十指向后抱头。将中指架在食指上，再以中指微微用力弹敲后头部的枕骨处，以自已能够听到"空""空"的声音为适度。连续弹敲24次后，双掌心紧按耳孔再骤然放开，反复8次。做"鸣天鼓"时要自始至终闭目凝神，排除一切杂念，手法要由轻渐重，次数要由少至多。"鸣天鼓"有益于强神、健脑、聪耳。

### 四、睡眠质量判定

目前我国采用的衡量标准是：①入睡快：上床后5至15分钟即可进入睡眠状态；②少起夜：夜尿次数不多于两次；③睡眠深：无梦呓，不易惊醒，无梦游现象，眠中呼吸均匀，无鼾声、磨牙，体位变化不大；④清醒起床后自觉浑身轻松、精力充沛、精神饱满、头脑清醒。

## 第五节　沐浴养生

"沐"为洗头，"浴"为洗身体，沐浴即洗澡，又称浴身。沐浴养生，是利用水、泥沙、日光、空气、中药汤液等有形或无形的天然物理介质，作用于体表，以达到强身健体、延年益寿为目的的养生方法。

沐浴根据其介质不同，可以分为水浴、药浴、泥沙浴、日光浴、空气浴、森林浴、花香浴等，可分别起到发汗解表、祛风除湿、行气活血、舒筋活络、宁心安神、调和阴阳等作用。

### 一、水浴

水浴是指以水为介质，利用水温、浮力、压力、冲击力和所含的特殊化学成分等对人体产生作用的沐浴方法。水浴可以起到清洁皮肤、调节体温、消除疲劳等作用。

（一）冷水浴

冷水浴是指用低于 25℃ 的水进行擦浴、淋浴身体的沐浴方法。冷水浴对人体刺激较强，对个体体质和健康状况要求较高，患有严重的疾病、妇女经期、体弱不能耐受者均不宜进行冷水浴。

冷水浴须注意循序渐进，逐渐适应。冷水浴锻炼宜从温水开始，水温逐步下降使身体有个逐渐适应的过程。要先局部再全身，从冷水进行面浴、足浴开始，待适应后再进行冷水擦身。适应冷水擦身后，方可进行冷水淋浴，适应冷水淋浴后，可进行冷水浸身，特别是冬泳，须经长期冷水浴锻炼，身体适应寒冷时方可进行。另外，冷水浴前要做充分的准备活动，先活动全身，用手搓擦皮肤使身体变暖不觉寒冷后，再行冷水浴。沐浴时间不宜过长，面浴、足浴以不超过 2 分钟为宜。擦浴时间以 1.5～3 分钟为宜。冷水淋浴最初不超过 30 秒，以后逐渐延长。

（二）温水浴

温水浴是指水浴温度在 36℃～38℃。古人认为温水浴有洁肌肤、畅气血、调精神的作用。现代研究表明，沐浴时水温在 34℃～36℃ 时有镇静止痒的作用；37℃～39℃ 时最能解除疲劳；40℃～45℃ 时有发汗镇痛的作用。

温水浴的方法是将身体在盆中用温水或热水洗，或在池内泡。更多的则是在莲蓬头下淋浴。一般要求浴身的水温要适体，不可太热，水温太高，易使人大汗淋漓，伤津耗气。洗浴时间不宜太长，时间过长，易使全身体表血管扩张，心脑血流量减少引起大脑缺血，心脑血管疾病患者尤其要特别注意。由于洗浴时腠理开泄，所以应注意避风，冬季洗浴应于密室中，谨防风寒。另外，饱餐后或饥饿时不宜洗浴。

（三）温泉浴

温泉浴是指应用一定温度、压力和不同成分的矿泉水来沐浴健身的方法。温泉是一种由地壳深层自然流出或钻孔涌出地表、含有一定量矿物质的地下水，不同于江河湖海等地表水，它含矿泉水的特殊压力和浮张力，含有对人体有益的矿物质成分的温泉水就可用来洗浴。

温泉由于温度较高，含有大量矿物质，所以具有重要的保健意义。东汉张衡有《温泉赋》云："有病厉兮，温泉泊焉。"表明温泉可用来治病。明代李时珍也提出温泉可疗"诸风筋骨挛缩及肌皮顽痹、手足不遂、无眉发、疥癣诸疾"。温泉的药物学作用根据温泉的水温和所含成分的不同而有所不同。温泉浴时，温泉中的化学物质一方面直接作用于皮肤表面，另一方面，有些化学物质可透过皮肤进入体内而发挥各自的作用。

温泉浴要注意温泉水温不宜过高。泡浴时间不宜过长，如感头晕、胸闷等不适，应立即停止。老年人及有心、脑、肺部疾患者不宜单独洗浴，应有人陪同。浸泡高度应循序渐进，一般不要超过乳头水平，以免影响呼吸和心脏功能。急性传染病、严重的心脑肾疾患、活动性肺结核、出血性疾病、恶性肿瘤，妇女的经、孕、产期，精神病等不宜泡温泉。

## 二、药浴

药浴是指将药物的煎汤或浸液按照一定的浓度加入到浴水中，或直接用中药煎剂，浸浴全身或熏洗患病部位以达到防治疾病、养生延年目的的沐浴方法。药浴根据所加药物煎液的不同，其作用各不相同。元代齐德之在《外科精义》中指出药浴有"疏导腠理，通调血脉，使无凝滞"的作用。既可用于内、外、妇、儿、五官、皮肤等各科疾病的治疗，也可用于人们的养生保健。

（一）浸浴

浸浴是将药剂加入浴水中或用药液直接浸泡局部或全身的沐浴方法。全身浸浴能促进血液循环、调整全身气血阴阳、调节脏腑功能。局部浸浴可以使药物直接作用于局部组织，吸收迅速并且能够提高局部药物浓度，提高效果，具有很强的针对性。

1. 头面浴

是将药液倒入消毒后的盆中，待浴液温度适宜，进行洗头、洗面。头面浴在面部皮肤的美容及护发、美发等方面具有显著的效果。

2. 目浴

是将药液滤清后，倒入消毒的容器内淋洗眼部。目浴前可先进行眼部熏蒸，先熏后洗。可使药物直接作用于眼部，达到疏通经络、畅通气血等功效。具有祛除眼袋、增强视力的养生保健作用，也可用于治疗风热上扰或肝火上炎所致的目赤肿痛、目睛干涩、目翳等病证。

3. 四肢浴

用加入药液的温水浸泡、淋洗四肢，最常用的就是足浴。足浴可以增加血液循环，提高机体新陈代谢能力，起到防病、防衰的作用，睡前足浴还可提高睡眠质量。

4. 坐浴

将药物煮汤置于容器中，当温度适宜时让病人将臀部坐于容器中进行浸浴的方法。坐浴一般用于肛门或会阴部疾病的治疗，不用于养生保健。

（二）熏蒸

中药熏蒸是利用药物煮沸后产生的蒸汽来熏蒸全身或局部，以达到养生保健效果的方法。药物经皮肤可直达身体各部，可起到祛风除湿、散寒止痛、活血化瘀、滋润肌肤、健脾和胃等作用。熏蒸常用于浸浴之前，趁药液温度高、蒸气多时，先熏蒸，当温度下降后再行浸浴。使用熏蒸时需防止烫伤。

## 三、其他浴

除了水浴、药浴外，还有泥浴、沙浴、阳光浴、空气浴、森林浴、海水浴等。

（一）泥浴

泥浴是指用海泥、矿泥、井底泥、湖泥、沼泽地里的腐泥等涂敷或浸泡，以达到养生祛病目的的健身方法。

泥浆多含有丰富的矿物质和微量元素，敷于体表与皮肤摩擦，再结合日光照射，会产生明显的温热作用和按摩功效，能够加速血液循环、改善组织细胞的营养、促进新陈代谢、提高免疫力等。对于多种皮肤病、关节疾病有一定的辅助恢复作用。

泥浴一般多在夏季，脱衣后将泥浆涂于体表，躺在沙滩上，在阳光照射下进行。亦可以在泥浆中浸泡 20~30 分钟。开放性损伤、各种皮肤感染、严重器质性病变、妇女经期，不宜进行泥浴。

（二）沙浴

沙浴指将全身或局部埋入沙中的方法。沙浴选用的沙应是清洁的干海沙、河沙或沙漠沙等。热沙作用于人体，可以产生温热和机械刺激，具有热疗、按摩等作用，可促进血液循环，增强新陈代谢，促进渗出液的吸收和瘢痕的软化，加快胃肠蠕动和骨组织的生长。

沙浴时仰卧在热沙上，脱衣，将除头面、颈部、胸部以外的肢体埋入 0.1~0.2cm 厚的沙层。遮挡照射头部、眼部的阳光，适当饮水，每次 0.5~1.5 小时，之后用温水冲洗干净，并在阴凉处休息 20~30 分钟。有出血倾向、急性炎症、较严重器质性病变、妇女经期、孕期、儿童、年老体质极度虚弱者，不宜进行沙浴。

（三）日光浴

日光浴指利用太阳光照射全身或局部的方法，古时称为"晒疗"。日光中紫外线具有杀菌、消炎止痛、增强机体免疫力等作用。红外线有温热效应，促进血液循环和新陈代谢。

日光浴时，可采取卧位或坐位，使皮肤直接接受阳光照射，并不断变换体位，以均匀采光，但要遮挡照射头部、眼部的日光，每次 15 分钟左右。日光浴的时间，夏季以上午 8~10 时为宜；冬季以中午 11~13 时为宜；春、秋季以上午 9~12 时，下午 14~16 时为宜。日光浴的地点应选择在阳光充足、空气清洁的海滨、湖畔、林间、阳台等。

空腹、饱食、疲劳时不宜进行日光浴。日光浴的时间不宜过长，长时间日照对皮肤有害，甚至致癌。患有严重心脏病、高血压、甲亢、浸润性肺结核、有出血倾向者，不宜进行日光浴。

另外，空气浴、海水浴、花香浴等，也都有促进新陈代谢，增强肺功能和机体免疫力的作用。

# 第六节　房事养生

男女之间的房事活动，不仅具有原始的生殖繁衍功能，也是人们情感交流、健康保养的重要内容。正常的性行为既合乎自然之道，也合乎社会伦理。因此，和谐适度的房事，能够加深爱意，提高幸福指数和生活质量，有益于身心健康。

### 一、顺应天性，不宜禁欲

男子十六而精通，女子十四而经行。独阳不生，独阴不成，房帏之事乃人之大伦，故欲不可绝。

中医养生强调顺应自然，遵循人体的生长发育规律，顺应正常的生理要求，才能保证人体健康。男子精盛则思室，女子血盛则欲动。婚配行房，乃成熟机体的正常生理需要。精之为物，欲动而生，不动则不生。若强制其欲，孤阳绝阴，独阴无阳，阴阳不交，则欲火炽烈，情志内郁，必然内耗精血，久而成劳。故人不可阴阳不交，坐致疾患。也就是说，性行为作为人的一种本能，虽不可纵，亦不能禁，而应顺从自然的生理欲望，适当安排性生活。

### 二、节制房事，保精养生

欲有情，情有节，房事过度会耗伤肾精。精能生气，气能生神，营卫一身莫大乎此。故善养生者必须慎房劳，以宝其精。

肾藏精，主闭藏，若房劳过度则耗精伤肾。精少则病，精尽则死。纵情于色，不能自制，必致精液枯竭，真气耗散，半百而衰。故孙思邈指出："恣其情欲，则命同朝露也"。养生学家皆强调房事以省为要。孙思邈在《备急千金要方·养性·房中补益》中提出"人年二十者四日一泄；三十者八日一泄；四十者十六日一泄；五十者二十日一泄；六十者闭精勿泄，若体力犹壮者，一月一泄"。

节制房事还必须根据体质强弱、精血盛衰、年岁壮老，考虑房事所宜。尤其是年高之人，"血气即弱，阳事辄盛，必慎而抑之……若不制而纵欲，火将灭而更去其油"。

### 三、适度房事，独宿颐养

适当节欲有利于优生优育，《广嗣纪要》说："须当修省积精，以养天真，寡欲情而益眉寿。如此则惜精爱身，有子有寿。"独宿又称独卧，是古人提倡节制房事、蓄养精气的重要措施之一。古代寿星彭祖说："上士别床，中士异被，服药百裹，不如独卧"。独卧能使神清气定，耳目不染，易于控制情欲，可提高性生活质量，使人精力旺盛，避免因纵欲而精神不振，有利于养生。特别是对于情欲旺盛的青壮年、经期孕期的女子、高年肾亏的老年人以及病患之人，适当改变既往夫妻同床的生活常规，分室颐养，以清心寡欲，养精固正，具有一定的养生意义。

### 四、适时婚育，守法合规

人类的性行为虽然是一种本能的生理心理活动，但必须受到社会道德观念和法律规范的制约。在现代社会，只有夫妻之间的性行为才合乎法律及伦理道德规范。卖淫嫖娼、一夜情等不合法律和社会道德规范的性行为，不仅容易给双方带来沉重的心理压力，更会导致性病、艾滋病等疾病的传播，影响健康。此外，古代养生家主张推迟初次性生活年龄，主张男女婚育不宜过早。《论语·季氏》里说："少之时，血气未定，戒之在色。"认为青少年正处在身心发育的重要阶段，不可近欲。而褚澄的《寿世保元·老人》云："男子破阳太早，则伤其精气；女子破阴太早，则伤其血脉"。也就是说，适时的婚育，对健康有益。我国当前法律规定，结婚年龄，男 22 周岁以上，女 20 周岁以上；晚婚年龄为男子 25 岁，女子 23 岁。在这个年龄阶段，人的身体盛壮，心理已较为成熟，身心两方面都足以承担婚育给个人生活带来的改变，所以是最佳婚育年龄段。

### 五、房事禁忌

陶弘景在《养性延命录》中说："房中之事，能生人，能煞人，譬如水火，知用之者，可以养生，不能用之者，立可死矣。"性生活是心身高度合一的体验，十分强调在男女双方房事时的身心状态及房事环境，在某些特定的情况下，不宜进行性生活，以免造成不良后果。

（一）七情太过，应禁房事

性生活是男女双方精神情志的相互交融，须在双方精神愉悦、情投意合的状态下才能和谐完美，有益于健康。如果在男女双方心情不佳，或气愤恼怒，或惊吓恐惧，或忧愁悲伤，或抑郁思虑等情况下，勉强进行性交，不但起不到愉悦性情、养护健康的作用，反而会招致损伤。中医认为，情志过激可导致气机失常，脏腑功能紊乱，精气闭塞。此时性交则气血更加逆乱壅滞，而导致内伤病变的产生，如果受孕则会影响到胎儿的生长发育。因此只有在双方精神愉快、情绪和畅的情况下，性生活才能完美和谐，才有益于身心健康。

（二）醉酒入房，房事大忌

醉酒入房，是指大量饮酒之后过性生活。《素问·上古天真论》说："醉以入房，以欲竭其精，以耗散其真……故半百而衰也。"古人认为酒性大热，既能灼耗津液，又能煽动性欲之火。由于醉酒者处于高度兴奋和情绪失控的状态，往往任意放纵情欲，不但损伤身体，而且会造成其他种种危害。

（三）劳倦病中，慎行房事

劳倦过度，体力精力下降，人体正气虚弱，抵抗力低下，此时应及时休息调养，不宜急于性生活。倦劳行房，易耗伤精血，导致脏腑虚损，而灾害丛生；病中行房，易损伤正气，加重病情；若病中交合而受孕，不仅对母体健康不利，甚者对胎儿的发育可能产生较大的危害。一些慢性疾病，虽不完全禁欲，但应注意把握适度，切不可施泄太过。总之，性生活当视个体体质强弱、疾病之进退而慎重把握。

（四）经产孕期，房事不宜

女性有经、孕、产等特殊生理时期，女性的房事养生，尤当注意这些特殊的生理时期。如月经期要绝对禁止房事。《备急千金要方·养性·服食法》指出"妇人月事未绝而与交合，令人成病"。妇女经期房事，易引起痛经、月经不调、带下异常、不孕症等多种妇科疾病。

妇女在怀孕期，必须谨慎对待房事。妊娠期前三个月和后三个月内要避免性生活。尤其是在妊娠早期不节制性生活，则相火内动，阴气外泄，易引起胎毒、流产；妊娠晚期不节制性生活，则易导致胎动早产、难产和感染，影响母子健康。

妇女产后，百脉空虚，体质虚弱，急需补益调理，恢复健康。若不加摄养，恣意交合，则动耗精血，不仅元气得不到恢复，邪气亦乘虚而入，衍生多种疾病。

# 第七节　情志与养生

感物而动心之情，意决而卓有所立谓之志，情志是人对其所感受到的客观事物是否符合自身需求而产生的内心体验与意志过程，是人正常心理活动的一部分，既以脏腑气血为生理基础，又受社会环境、自然条件因素所制约。

人生天地间，也生活在人类社会。即要适应自然环境，也要适应社会环境，既要保持形体的健康，更要维护心理的健康。特别是在现代社会，科学技术高速发展，人们生活节奏越来越快，面临的社会压力也越来越大，所引发的心理问题也是层出不穷。这种情况下，注重情志的调摄，维持心理健康，提高社会适应能力，显得更为重要。在这方面，中国传统养生有其独到的理论和方法。

情志的外在表现十分多样，古代的情志主要划分有"七情"和"五志"。七情是指喜、怒、忧、思、悲、恐、惊；五志是指喜、怒、思、悲、恐。情志活动与五脏精气及其气化功能有密切联系，客观事物作用于人的感觉器官，产生感觉，感觉分别传导到五脏，五脏化气，再通过心神的作用产生七情：肝主怒、心主喜、肺主悲忧、脾主思、肾主惊恐。即"人有五脏化五气，以生喜怒悲忧恐"，以及"七情人之常性，动之则先自脏腑郁发，外形于肢体，为内所因也"。其中心是五脏六腑之大主，精神之所舍，"所以任物者谓之心"，心在情志活动中始终起主导作用。

过激的情志会使五脏气机失调，脏腑功能紊乱。《素问·举痛论》说："百病生于气也，怒则气上，喜则气缓，悲则气消，恐则气下，惊则气乱，思则气结。"情志发病，首先作用于心神，继而累及相应的脏腑。怒伤肝、喜伤心、思伤脾、忧伤肺、恐伤肾。

## 一、精神养生

中国传统养生强调"心"在精神情感方面有着巨大的作用，《内经》认为："心者，君主之官，神明出焉"。所以，调节情志要从心开始，主动调节引起情志活动的各种内因。主观上回避各种不良的外界刺激，如儒家提出"非礼勿视，非礼勿听"。常内省心神，注意克制自己的各种欲望，使之在一个正常范围内。主动思考，认识生命的本质，达到自由清静的境界。

### （一）清心寡欲

心清则神安，主宰五脏六腑，统御精气，维持正常情志活动。寡欲则避免以纤物扰动心君，含醇守朴以保其身。即克制自己的欲望，规范自己的行为，以达到延年益寿的目的。

孔子提出："君子有三戒：少之时，血气未定，戒之在色；及其壮也，血气方刚，戒之在斗；及其老也，血气既衰，戒之在得。"指出，人在不同的年龄阶段，所要节制的欲望也是不同的。孟子也认为"养心莫善于寡欲"。

古代养生家孙思邈在《备急千金要方·养性》中指出："夫养性，所以习以成性，性自原善，性即自善，内外百病悉皆不生。祸乱灾害，亦无由作。此养性之大经也"。"德行不克纵服玉液金丹，未能延寿"，"道德日全，不祈善而有福，不求寿而自延"，故在精神调养中提出"十二少"，即少思、少念、少欲、少事、少语、少笑、少愁、少乐、少喜、少怒、少妇、少恶行，以达清心的目的。

寡欲则要除六害："不过分计较钱财，不追求虚名，不好色纵欲，不沉醉于美酒佳肴，不狂妄，不嫉妒。"明确私欲对人体的危害，以理收心。正如前人所说："若不识尽天年度百岁乃去之机括，虽终目闭目，只是一团私意，静亦动也；若识透天年百岁之有分限节度，则事事循理自然，不贪不躁不妄，斯可以却病以尽天年矣。"所以，注重道德情操的培养，珍惜生命的价值和意义。从容、淡定、坦然地面对生活，品味人生，乐天知命，诗意地活在真实的生命感受之中，才会拥有和谐健康的人生。

（二）抑目静耳

耳目是人体接受外界刺激的感觉器官。目清耳静则情志平和，神气内守，心不过劳。如果目驰耳躁，乱视杂听，就会使心神过耗，七情过激。老子说："五色令人目盲，五音令人耳聋"。故要："致虚极，守静笃"。庄子也强调"无视无听，抱神以静，形将自正。"心者神之舍，目者神之牖而役于心。目静则神舍于心，目驰则神归于牖而役于心。目之所致，心亦至焉。心欲求清求静，必先制目，目抑则神归于心而心清形静矣。

当然，抑目静耳并非是指无视无听的消极状态，而是要主动避免不良的刺激，如不健康的书籍、音像制品，格调不高甚至有害的网络信息、游戏等。朱丹溪在《格致余论·阳有余阴不足论》中说："以温柔之盛于体，声音之盛于耳，颜色之盛于目，馨香之盛于鼻，谁是铁汉，心不为之动也。"强调要宁静心神就要远离声色过度的环境，即孔子强调的"非礼勿视，非礼勿听，非礼勿言，非礼勿动。"少说、少视、少听、少为虚妄之事，才能使心灵归于虚空寂静状态。要保持天性的"守静"，才可长生久视。

（三）静坐沉思

中国传统养生认为只有清静，精神方得以养藏，强调清静养神而和调正气，"静则神藏，燥则消亡"。要以清静为本祛除杂念，用神而不躁动，达到精神内守的状态；少思少虑，用神而不耗神，保持神机灵敏的状态。

静坐沉思就是一种常见的调养心神的方法，身体采用的低重心坐位姿势，保持周围环境安静、身体固定静止、心情平静，将感觉注意在某种图像、某种声音、某种思想、某一个简单的物体、身体某个部位等，主要体会这种感觉而不必深究其意义。全身放松、大脑保持空净状态，以达到深度放松、心灵空净的状态。清静养神，真气从之，邪不可犯，病无由所生，生机于是繁荣昌盛。

（四）四季养神

中国传统养生强调要顺应四时，人们不仅要在饮食作息上顺应四时变化规律，精神意识的调养同样要顺应春生、夏长、秋收、冬藏的自然变化规律。

《素问·四气调神大论》云："春三月，此谓发陈，天地俱生，万物以荣以使志生，生而勿杀，予而勿夺，赏而勿罚，此春气之应，养生之道也。"即春季养神要"使志生"。肝属木，与春相应，在志为怒，恶抑郁而喜条达。春季养生要注意生发，所以人在精神上要使自己的情志舒展条达，乐观恬愉，充满勃勃生机，以顺春季升生之性。

《素问·四气调神大论》云："夏三月，此谓蕃秀，天地气交，万物华实使志无怒，使华英成秀，使气得泄，若所爱在外，此夏气之应，养长之道也。"即夏季养神要"使志无怒"。夏属火，与心相应，夏季养生要注意生长，所以使机体的气机宣畅、通泄自如、情绪外向。夏季炎热，易令人心烦意乱，更要保持心神宁静。

《素问·四气调神大论》云："秋三月，此谓容平，天气以急，地气以明……使志安宁，以缓秋刑，收敛神气，使秋气平，无外其志，使肺气清，此秋气之应，养收之道也。"即秋季养神要"使志安宁"。秋属土，与肺相应，在志为忧。秋日自然界一派萧瑟景象，易使人触景生情，产生凄凉、忧郁的感情。秋季养生要注意收敛，所以，人们要注意收敛神气，不使神志外驰，保持精神上的安宁，以减缓秋季肃杀对人的影响。

《素问·四气调神大论》云："冬三月，此谓闭藏，水冰地坼，无扰乎阳……使志若伏若匿，若有私意，若已有得。……此冬气之应，养藏之道也。"即冬季养神要"使志若伏若匿"。冬属水，与肾相应，在志为恐。冬季养生要注意闭藏，所以人们要把神藏于内，保持安定、伏匿与满足的情绪。

## 二、道德养生

中医的四维健康观对健康的评价，除了要形体健康、心理健康外，提出道德健康是一种高层次的健康维度。《礼记·中庸》："大德……必得其寿。"孔子也提出"仁者寿""仁者不忧"的观点，认为道德高尚的人，更容易保持正常的心理、豁达的心态、神智安宁，促进健康长寿。

（一）长存仁爱之心

"仁"是儒家的最高道德标准，孔子说："观世人凡气质温和者，质之慈良者寿，量之宽宏者寿貌之重厚者寿，言之简点者寿。盖温和也慈良也，宽宏也，重厚也，简点也，皆仁之一端。其寿之长，决非猛厉、褊狭、轻薄、浅燥者之所能及。"孟子也说："爱人者，人恒爱之；敬人者，人恒敬之。"重视道德修养，长存仁爱之心，能使人始终与他人保持和谐的人际关系，自然心神无忧，精神愉悦而有益于健康长寿。

培养仁爱之心，要有恻隐之心，见他人受不幸，而深自怜悯之，进而生出保护、救助的想法；要常"换位思考"，"见贤思齐焉，见不贤而内自省也"；要以自身行为感染他人，营造爱心环境；要树立理想，坚定信念，在纷繁复杂的现实社会中，坚定仁爱之心、坚持仁爱之行。

仁爱之心如不善加培养，会逐渐泯灭，人会表现出冷漠无情，这对养生非常不利，甚至会影响身体健康。

（二）行事光明磊落

孔子说："君子坦荡荡，小人长戚戚。"道德修养高的人总是心胸宽广，心怀坦荡，不做损人利己之事，不贪不义之财，不做伤天害理的事。光明磊落，心安理得，所以心神安宁，生舒心如意，其乐融融，自然有利于人的健康长寿。

孟子强调养生要保养"至大至刚"的"浩然正气"，即人要有正确的价值观。大到忠于自己的国家、人民和信仰，小到对自己的父母、妻室、子女、朋友等要尽到应有的责任，使自己成为一个有着高尚情操、值得信赖的人，这样的人更易保持内心的平静。

儒家的道德养生理论还提倡"慎独"。意思是即使是一个人的时候，也要注意约束自己的言行，不能随意而为，这样才能不断提升道德修养水平，从而达到长寿的目的。

（三）处世豁达开朗

豁达是一个人在为人处世中所表现出来的宏大度量。豁达之人必是开朗之人，也是胸怀博大之人，这样的人喜悦之情常现，不会因计较个人得失而整天愁容满面。如此，则鲜有烦恼、忧愁、厌恶等不良情绪。《内经》指出："喜则气和志达，营卫通利。"

在与人交往中，要遵循"和而不同，求同存异"的原则，宽容对待他人。与人相处应心胸宽广，气度恢宏，能容人之短，不记小过。《增广贤文》曰"以责人之心责己，以恕己之心恕人"，只有宽宏大度，严于律己，宽以待人，才能赢得更多的朋友，感受到亲情、友情的温暖，提高生活质量，拥有健康的心理状态。

（四）为人淡泊名利

孔子云："君子泰而不骄，小人骄而不泰"。君子与小人，由于品德的分化，从而形成了不同的心理气质，对健康也有不同的影响。《道德经》认为"祸莫大于不知足，咎莫大于欲得。"人如果整日蝇营狗苟，追名逐利，好高骛远，甚至抱有不切实际的幻想，又常求之得不到，易致心神躁动，五脏六腑之气机紊乱，精气暗耗，健康必然大打折扣。只有胸怀坦荡，淡泊名利的君子，面对任何客观环境，才能内心平和，坦然处之，从而气血条达，康寿延年。

当然，淡泊名利并非要世人胸无大志，碌碌无为，而是要人们排除私心杂念，不为名利所困扰，而应有更高的追求，孜孜于事业，以期造福社会。

### 三、雅趣养生

雅趣养生又称娱乐养生，是通过培养兴趣爱好、运用各种娱乐方法来调养身体的养生方法。积极向上、情趣高雅的兴趣爱好能够愉悦身心，调畅情志，益智养心，让人在轻松愉快的环境中颐养天年。

人的娱乐方式多种多样，但并非都能养生。如无时间节制的网络游戏、通宵达旦的夜生活、废寝忘食的麻将赌博，都会因为扰乱人的正常生命活动而不利于健康，导致疾病的发生。所以，养生强调的兴趣爱好是雅趣，用一种高雅的情趣来规范日常的娱乐活动，怡养身心，有益健康。在美好的生活气氛和高雅的情趣中，舒畅情志、怡养心神、增加智慧、寓养生于娱乐，从而达到形与神俱，以尽天年的目的。

琴棋书画、花鸟鱼虫、旅行垂钓、品茗集采……都是有利于养生的高雅情趣活动，人们可以根据自己的年龄、职业、生活环境、文化修养，以及自身的性格、气质加以选择。活动时注意和谐适度，不宜超出身体承受范围，以期达到动以炼形，静以养神，动静结合，形与神俱的目的。

(一)书画养生

书画养生是指通过书法、绘画来陶冶性情、活跃心智、愉悦心情的一种养生方法，是中国传统的养生方法之一。

千百年来，汉字的书写已不仅仅是传情达意的方式，更是一种艺术。书写、临摹甚至观看欣赏，都是一种美的享受，让人获得心旷神怡的良好心境。书画同源，书者、画者皆有相同心境。《老老恒言·消遣》中说："笔墨挥洒，最是乐事。"在书法绘画过程中，要求练习者全神贯注、平心静气，这种专注有助于养神，书画时的肢体运动是静中有动，有助于养精、养气。而观摩欣赏美好的书法、绘画作品能使人愉悦、陶冶情操，提高审美水平。所以，修习书法、绘画及欣赏书画作品，都有助于人的身心健康。

将书法绘画作为一种养生方式要注意：①书画时要使内心平静，排除一切杂念，思想高度集中，注意追求其意境、气势、神韵。保持正确的姿势，如"肩欲其平""身欲其正""两手如抱婴儿""两足如踏马镫"等。②修习过程应循序渐进，不可贪功冒进，最好制定一个时间表，有规律地进行。久久习之，不仅能得到有自身神韵的作品，还能气定神宁，健康长寿。

(二)花鸟养生

花鸟养生指通过种植花卉植物、驯养鸟兽宠物、养鱼等，达到愉悦身心的养生方法。

大部分现代人居住环境有限，工作环境又充满压力、竞争，很容易产生压抑、抑郁的情绪，影响正常的心理健康。若可以在有限空间里依据个人喜好种植花草，哪怕只是书桌、窗台、阳台上略有种植，植物的生机、花草的芬芳都能给人以美的享受，使人身心愉悦。宠物是人类的朋友，活泼可爱、亲昵怡人的小动物，能增加生活的气息。特别是对于独居的人，更是一种很好的陪伴，有助于排遣孤独寂寞等不良情绪，使人感觉忙碌充实，充满活力。

伺弄花草、养鱼遛鸟、驯养宠物都需要体力活动。适度的体力活动，特别是带着愉悦心情进行的体力活动，对调节脏腑功能，和畅气机都有很好的作用，使人在美化环境、养心怡性的同时锻炼了身体，形神共养，形与神俱，尽其天年。

在种植花草时应注意：①对植物的选择，特别是种植在室内的植物，要对其是否有毒、是否为致敏原等有一定的了解，不要选择对健康有害的花草。②摆放在窗台上的花草不宜过于繁茂，以免影响室内采光。③驯养猫狗鸟鱼等，则要负起宠物主人的责任，从食物选择、清洁卫生、消毒免疫、预防接种、室外放遛等多方面入手，既要让宠物健康成长，又不能影响自己家人的健康，不能影响他人，不影响公共环境卫生，特别是家中有小孩、有对动物气味、毛羽过敏的，更应慎重。

（三）棋牌养生

棋牌养生是指人们在棋牌对弈的过程中，宁心静气，开动脑筋，享受棋牌的乐趣，从而达到调养身心、保持健康的养生方法。棋牌不仅是智力竞赛，更是有利身心、延年益寿的娱乐活动。棋牌在我们国家历史悠久、种类繁多，有些弈法繁复，需要长时间的学习，或研究揣摩前人的相关著述，才能登堂入室，如围棋、象棋、桥牌等。有些则比较简单易学，适合普通大众娱乐，如跳棋、五子棋等。

棋牌对弈，要求对弈者心无杂念，精神集中，全神贯注，谋定而动，这样的凝神屏息，类似于气功的调息调养，使人体的气血津液、脏腑经络得到调养。棋牌对弈是一种积极的脑力活动，是智力的"体操"，经常锻炼，可保持头脑机灵神通，智力聪慧不衰。特别是对中老年人，可防止老年痴呆的发生。棋牌对弈还有助于培养温和谦逊、沉着冷静的性情，审时度势、努力获胜而又不被胜负所累的定力修为，让人在手谈中感悟人生，磨练心性。

棋牌对弈应注意：①根据个人爱好、体质选择合适的棋牌类型，选择志趣高雅、水平相当的朋友进行对弈，更易在对弈中感受到乐趣，愉悦身心；②应选择良好的棋牌环境，最好有采光通风良好的棋牌室，如果在户外，要注意夏季避暑、春秋避风，冬季严寒，不宜选择室外活动；③棋牌时间一般都较长，故应有方便获取的茶水、点心，感觉舒适的座椅，增加对弈的舒适度。不宜长时间蹲踞、盘腿或坐矮凳，以免因下肢血流不畅而影响健康；④棋牌是身体长时间处于不动的状态，应注意利用间隙活动身体，适当的站立、伸腿、活动颈、肩、腰、臂，以保持良好的气血循环；⑤棋牌博弈宜保持宽阔胸怀，平心静气，不宜有过重的得失心，赢时大喜、输时大怒，都会因情志过激而致病，尤其是老年人，往往会诱发中风、心绞痛的发生。

（四）旅游养生

旅游养生是通过长距离旅游、远足郊游，以观赏风景、游乐嬉戏的方式，舒展情怀、释放压力、锻炼身体、增长见识的养生方法。历代医家多提倡远足郊游，道家、佛家的庵、观、寺、庙也多建在环山抱水、风景优美的地方，以得山水之清气，修身养性。

旅游是一种有益身心的综合运动，不仅可以欣赏美景，还可锻炼身体，更可开阔眼界，增长见识。适合旅游的地方多拥有丰富的对人体身心健康有益的资源，如污染少、富含负离子的清新空气，秀美或壮丽的自然景观，值得探究的人文文化，这对于预防疾病、开阔心胸、陶冶性情都有积极意义。另外，旅行免不了跋山涉水、踏访名胜古迹，较长距离的行走，可以强健筋骨，锻炼体魄，使人气血流通，关节灵活。

旅游养生要注意：①远足郊游宜选择环境优美、林谷幽泉之所，更易获得轻松愉悦之感。不宜选择过于热门的景点，过分拥挤的环境，会令人紧张焦虑，身心疲累。②旅行应多亲近大自然，以室外活动为主，活动筋骨，呼吸清新口气。特意到天然氧吧，却闷在室内打牌抽烟，是对环境和时间的浪费，失去旅行的意义。③旅游时应注意交通、饮食、财物等方面的安全，如在野外，要严格遵守景区要求，不去危险的地方。如果远游他乡异国，要注意了解当地的气候，遵守当地习俗，牢记大使馆、救助电话。④根据自身的健康情况，注意劳逸结合，合理安排旅游日程，注意休息。⑤注意季节因素，春秋气温适宜，大自然景色优美，适合游玩。夏季不宜选择过于炎热的地方旅行，可以去往海滨或森林，避暑养气。冬季雪景虽美，但要注意防寒保暖。

另外，读书、音乐、舞蹈、品茗、垂钓、集采也都是有益身心的雅趣活动，人们可以根据自身健康的特点、兴趣爱好加以选择。

# 第八节　饮 食 养 生

饮食养生，即食养，是在中医理论的指导下，根据食物的性味归经及其功能作用，合理地调配膳食，从而保健强身、防老抗衰的方法。

饮食是人体赖以生存和维持健康必不可缺的物质之一。中国传统养生之道，特别注重饮食养生。《汉书·郦食其传》曰："民以食为天。"点明了饮食在生命过程中的重要性。《素问·脉别论》曰："食气入胃，散精于肝，淫气于筋。食气入胃，浊气归心，淫精于脉。脾气散精，上归于肺。"明确指出了饮食在进入人体以后，具有滋养脏腑、气血、经脉四肢、肌肉乃至骨骼、皮毛、九窍的作用。

## 一、饮食养生的基本理论

1. 食物的性味归经

食物有五性，即寒、凉、温、热与平性。寒凉食物大多具有清热除烦的作用，适合于炎热的气候环境，对阳热体质具有养生作用。温热食物大多具有助阳御寒的功效，适合于寒冷的气候环境，对阳虚、阴寒体质具有养生作用。平性食物四季皆宜，可供各种体质的人常年食用。

食物有七味，即：酸味、苦味、甘味、辛味、咸味、淡味及涩味。酸、涩食物大多具有坚阴固精、需筋柔肝的作用；苦味食物有泻热坚阴、燥湿降道的功能，长夏季节选用，有养生作用；辛味食物具有发散及调理气血的作用；咸味食物多具有补肾填髓、软坚泻下的作用；甘淡食物大多具有滋补健脾作用，可供各种体质的人四季选用。

食物归经，是指食物对脏腑经络的选择作用。即主要对某经或某几经发挥明显作用，而对其他经的作用较小，或没有作用。如补益之品，就有补肝、补心、补脾、补肺、补肾的区分。性味接近的食物，也会有归经不同而产生不同的功效，例如：梨、香蕉、桑椹、猕猴桃等，都具有生津清热作用。然而梨侧重于清肺热，香蕉侧重于清大肠之热，桑椹侧重于清肝之虚热，猕猴桃侧重清膀胱之热，这就是食物归经的不同。

2. 食物的种类

《黄帝内经素问》记有"五谷为养，五果为助，五畜为益，五菜为充，气味和而服之，以补精益气。"故食物可分为主食类、蔬菜类、瓜果类和肉食类。

（1）五谷为养。谷米的栽培及其被作为主食应用，是人类文明的一大标志。明代李时珍的《本草纲目》中谷部有 30 种，豆 14 种，二者合为 44 种。从其性味来看，谷部中除大麦、粟为微寒，糯米苦温外，余均为甘平、甘温或甘而微寒；豆类中除绿豆甘寒，蚕豆甘温微苦外，余均为甘平、甘温。从五味入五脏的规律出发，甘味入脾，性平则无偏。故谷米类大多有补脾胃作用，且可久服而无弊。

（2）五菜为充。蔬菜，佐餐之品，可补"五谷为养"的不足。李时珍说："五菜为充所以辅佐谷气，疏通壅滞也。"《救荒本草》载有蔬菜 400 余种，人们常以之佐餐者有 49 种。诸种蔬菜，生长有四时之不同，产地有旱、水之差异，因此虽然众多蔬菜都有营养功能。但其营养成分亦有不同，故食用时应予适当选择和调配，才能更好地发挥其养生作用。对此李时珍曾说过，"菜之于人，补非小也，但五气之良毒各不同，五味之所入有偏胜，民日用而不知。"其意即在于此。

（3）五果为助。李时珍认为"熟则可食，干者可脯，丰俭可以济时，疾苦可以备药，辅助粮食，以济民生"，说明其主要的功用，在于辅助粮食的营养不足以提供人们生理上的需要。《本草纲目》中的果部共记载瓜果 101 种，其后赵学敏的《本草纲目拾遗》又略有补充。常见水果的性味除枣为甘平，荔枝、龙眼偏温，柑、香蕉为甘寒外，大部分均为甘酸相兼，其性大多偏寒，酸甘化阴，有生津作用，偏寒者有清热之功。《温热条辨》中对温热病热甚灼伤肺胃阴津者，常用五汁饮(梨汁、荸荠汁、鲜芦根汁、藕汁、麦冬汁)，从治疗热甚伤津的效果看，足证水果具有良好的养阴生津作用。

（4）五畜为益。五畜原指牛、羊、鸡、犬、豕，具有分补五脏的作用，后世在此基础上又加入身外有甲壳的介类，和身有鳞片的鳞类，均为肉类食物，被称为"血肉有情"之品，营养价值较高。《本草纲目》中肉食类共收载 269 种，将其分为毛、羽、介、鳞四类。从性味来看，属甘平者多，从现代营养学角度来看，鳞类的各种海鱼、河鱼，都有高蛋白、低脂肪的优点，故多食鱼类，可防止和减少冠心病的发病率。而介类多属甘寒、咸冷，如蛤蜊、海螺、螺蛳、螃蟹等，此等食物虽有较高的营养价值，但不宜多食、久食，以避免寒凉伤胃。

3. 食物的作用

食物是人类赖以生存的物质基础，是人体生长发育、完成各种生理功能、保证生命生存的基本条件。饮食在养生中的作用表现为：(1)健身防病。食物对人体的滋养作用是身体健康的重要保证。合理地安排饮食，保证机体有充足的营养供给，可以使气血充足、五脏六腑功能旺盛。通过饮食调理，机体新陈代谢活跃，适应自然界变化的应变能力，抵御致病因素的力量增强。所谓"正气存内，邪不可干。"(2)抗衰益寿。《养老奉亲书》说："高年之人，真气耗竭，五脏衰弱，全仰饮食为资气血。"进食具有补精益气、滋肾强身作用的食品，注意饮食的调配及供养，对防老抗衰具有十分重要的作用。

中国传统养生认为，合理的饮食可使人体气血协调，正气旺盛，有利于机体健康长存；反之，饮食失节，可使气血失调，脏腑功能下降，正气衰败，疾病发生。

## 二、饮食调养的原则

食物对人体健康有着重要作用，但若饮食不当，则不仅起不到补益作用，还会引起各种疾病的产生。正如陈纪方所说："百病横生，年令横夭，多由饮食，饮食之患，过于声色"。故在饮食调养中，应注意以下几个方面。

（一）饮食有节

"食饮有节"是指人每日的饮食应有一定节制，宜根据各人的实际情况做到定时定量。假定不加节制，往往要危害身体健康。饮食有节，包括饮食的定时和定量。

1. 饮食的定时

我国传统的习惯是一日早、中、晚三餐。间隔的时间4~6小时，一般情况下，早餐应安排在 6:30~8:30，午餐应在 11:30~13:30，晚餐应在 18:00~20:00 进行为宜。这种时间安排与食物在胃肠中消化和吸收的时间比较吻合，因此符合饮食养生的要求。《灵枢平人绝谷》篇说："胃满则肠虚，肠满则胃虚，更虚更满，故气得上下，五藏安定，血脉和利，精神乃居，故神者，水谷之精气也。"指出只有定时进餐，才能使胃、肠维持更虚更满的功能活动，使胃肠之气上下通畅，消化、吸收功能正常，有利营养物质正常的摄取和输布。

若饮食不定时而随意进食者，特别是儿童，零食不离口，就会使肠胃始终处于充盈状态，得不到相对的休息，打乱了胃虚肠满的活动规律，使消化功能失调，能力减弱，长期如此，则食欲逐渐减退，损害健康。

2. 饮食的定量

一日三餐还要遵循"早饭宜好，午饭宜饱，晚饭宜少"的原则。这一原则，也是以一昼夜中人体生理变化的规律作为理论基础，进早餐时是在一夜过后，胃内处于相对空虚状态，故宜进高质量食物，易于消化、吸收。午饭处于一日之中，宜补充上午的消耗，故宜食饱。晚饭后一般便要入睡，故宜少，若食多，常为致病之因。比较合理的三餐分配是：早餐占全天总热能的 25%~30%；午餐占40%；晚餐占 30%~35%。

饮食适量还包括不能饥饱无度。过饥，则化源不足，精气匮乏；过饱，则胃肠负担过重，影响运化功能。《备急千金要方》中指出："不欲极饥而食，食不可过饱；不欲极渴而饮，饮不可过多。"历代养生家均认为食至七八分饱是饮食适量的标准。

（二）寒温适度

寒温适度是指饮食的寒热应该适合人体的温度。《灵枢·师传》有"饮食者，热无灼灼，寒无沧沧。"关于适度的标准，孙思邈对此作过很好说明："热无灼唇，冷无冰齿"。《寿亲养老书》说"饮食太冷热，皆伤阴阳之和"，指寒饮食易损胃阳，使胃阳不足，热饮食则易伤胃阴，致胃阴虚耗。

1. 忌生冷

孙思邈在《食治·序论》说："夫在身所以多疾者，皆由春夏取冷太过，饮食不节故也，又鱼鲙诸腥冷之物，多损于人断之益善。"指出春季、夏季气候虽偏温热，但也不能饮食冷物太过。特别是高蛋白、高脂肪类食物，切忌冷食，食之则不易消化，最易引发胃肠道疾病。另外，"形寒，寒饮则伤肺"。故肺有寒饮，哮喘者，切忌生冷。

2. 大渴切忌冷饮

"大渴而饮宜温。"大渴多由暑天或劳热过度、多汗所致，此时骤进冷饮，往往造成胃肠血管急剧收缩，引起胃肠功能紊乱。且大渴时咽喉的津液也必然缺少，咽部、声带充血，此时突然受冷饮刺激，往往引起咽炎、失音等病症。

3. 忌过热

《济生方》说："多食炙煿，过饮热酒，致胸壅滞，热毒之气，不得宣泄，咽喉为之病焉。"指出多吃热食物，多饮热酒，会产生热毒，不能宣泄，形成咽喉方面的疾病。《医碥》说："酒家多噎膈，饮热酒者尤多。以热伤津液，咽管干涩，食不得入也。"即饮热酒能热伤津液，导致噎膈(食道癌)的发生。

### 三、五味调和，荤素搭配

#### (一)五味调和

五味，是指辛、甘、苦、酸、咸。《素问·至真要大论》说："五味入胃，各归其所喜，故酸先入肝，苦先入心，甘先入脾，辛先入肺，咸先入肾。久而增气，物化之常也。"五味对人体的五脏有其特定的亲和性，故五味调和，才能对五脏起到全面的补益作用。《素问·生气通天论》说："谨和五味，骨正筋柔，气血以流，腠理以密，如是则骨气以精。谨道如法，长有天命。"说明五味调和所发挥的正常营养作用，如能始终遵循此规律，便能使人健康，获得应有寿命。

若不知五味调和的重要而偏食，久之便会导致五脏之间的功能活动失调。《素问·生气通天论》说："阴之五宫，伤在五味。"即五脏(五宫)往往由于饮食五味的失当而致病。若五脏有疾，则更应注意五味的调和。《素问·宣明五气篇》说："五味所禁，辛走气，气病无多食辛；咸走血，血病无多食咸；苦走骨，骨病无多食苦；甘走肉，肉病无多食甘；酸走筋，筋病无多食酸，是谓五禁，无令多食"。

#### (二)荤素搭配

荤素搭配，是指菜肴而言。荤，代表肉类；素，代表蔬菜。我国传统养生，素来讲究素食，如高濂《饮馔服食笺》说："蔬食菜，欢然一饱，可以延年。"但讲究素食，不等于不要荤菜，肉类食物，对人体有其重要的作用。清代医家章穆说，肉类可"内滋外腴，子孙繁衍"，点明肉食对内滋养五脏，对外使肌肉丰腴，有利于生殖后代。

从合理的营养来说，菜肴宜有荤有素，以素为主。孙思邈在《备急千金要方》中就指出："每食不用重肉，喜生百病，常须少食肉，多食饭及少菜"。若偏嗜肉食，尤其肥甘厚味，则易致病，民间谚语有："鱼生火，肉生痰，豆腐白菜保平安"之说。《内经》亦有："膏粱厚味，足生大丁。"都是说过食鱼肉之类，聚而难化，不为津液而化为痰涎，久则生火，而至脚气病的发生，故不宜过于荤食，如能以肉食同时配以蔬菜，则比较适宜。

### 四、三因制宜

三因制宜是指因人制宜、因时制宜和因地制宜。因为人有体质、年龄、性别的不同，所处的地理环境也有区别，一年中又有四时气候的变化。所以，饮食养生，也应根据不同的情况，制定适宜的饮食方案。

1. 因人制宜

因人制宜，是根据人的体质、年龄、性别等不同特点，选择适合的营养食物。人的体质有阴阳、强弱的不同，体质属阴者偏寒，属阳者偏热。故体质属阴者，宜选偏温热的食物，体质属阳者，宜选偏甘凉的食物。不同年龄的人，饮食亦应有所不同。在小儿，其生机旺盛，但脏腑娇嫩，故肥腻厚味亦宜少食。中年人生长发育已经成熟，血气比较旺盛，饮食营养的摄取，一般宜荤素并重，使之营养充足。人到老年期，一般地说组织器官渐渐的衰退，气血运行较为缓慢，根据这一生理特点，饮食宜细碎软烂，淡食为主，且老年人以少食多餐为宜，以保持脾胃功能的正常。

在性别方面，女性由于有经带胎产的生理特点，更应注意饮食调养。如在经期前后，食饮宜偏温，以适应血气喜温恶寒的生理特点；怀孕期，由于胎儿生长的需要，更宜加强食物的营养，但因通常胎时多热，故一般宜选清淡性平之品；产后多虚，更需要哺乳婴儿，故气血常处于不足，所以饮食营养宜加血肉有情之品，且更宜偏于温补。

2. 因地制宜

因地制宜，是根据不同地区地理环境的特点、气候的不同，选用适宜的营养食物。人体常因地理环境的不同，气候的差异而形成生理上的差异，故饮食亦有所偏重。如《素问·异法方宜论》便说："若地处卑下者多潮湿，易于湿困脾虚，故饮食菜肴中多调以辛辣之品；若地处高原者多风燥，易于风燥伤肺，故宜多食新鲜素菜。"

3. 因时制宜

因时制宜，是根据时令气候的特点以及四时气候与内在脏器的密切关系，选用适宜的营养食物。

春季三月，风和日暖，阳气升发，自然界万物复苏。春气与内在的肝有密切关系，"春气通肝"，故春季饮食，宜"省酸增甘，以养脾气"。即少吃酸味，增加辛甘之品。春季气候由寒转暖，阳气发泄，饮食宜清淡温，应多食时鲜蔬菜，少食肥肉等高脂肪和辛辣等食品。

夏季三月，是一年中最炎热之时，也是万物生长发育最茂盛的季节。夏季气候与内脏心有密切关系，"夏气通心"，心为火脏，故宜食清凉解暑之品。但夏日又有阳外阴内的生理特点，故清凉解暑之品，亦应适可而止。又因暑夏汗出较多，气阴易耗，故亦宜常食些有益气阴的食品。夏季中的长夏，湿气较重，长夏之气通于脾，故宜食清淡食品，可以化湿，以利脾气之运化。

秋季三月，炎暑渐消，秋风送爽，气候多干燥，万物由生长渐趋凋谢。秋季气候与内脏肺有密切关系，宜注意增加生津养肺，润燥护肤的食品。同时还应注意秋令气候转凉，饮食也宜注意温暖。

冬季三月，气候由凉爽转为寒冷，自然界万物凋谢，朔风凛冽。冬季气候与内脏肾有密切关系，冬季气候严寒、易伤人体阳气，故宜选温性肉类食品，以助人体阳气。但也应注意，服温热之品亦不能太过，太过则有耗伤阴精之弊。

以上为饮食养生的一些基本原则，在具体饮食调养中，还应根据个体、环境、天时的不同灵活运用，以达到滋养调整，抗衰益寿的目的。

# 第九节　传统运动养生

传统运动养生，是指在遵循生命自然规律的基础上，通过中国传统运动方式来活动筋骨、调节气息、宁静心神、畅通经络、培育元气，从而达到调摄身心健康、提高生命质量延年益寿的方法。是我国古代劳动人民在长期与疾病和衰老作斗争的过程中，逐渐认识、创造和总结的一种自我身心锻炼的养生方法。

中国传统运动养生除肢体运动外，还包括导引、按跷、武术等多种方法。历代养生家不断总结、补充，形成了运动肢体、自我按摩以练形；呼吸吐纳、调整鼻息以练气；宁静思想、排除杂念以练意的特色。

## 一、传统运动养生的特点和作用

中国传统运动养生的最突出特点就是以中医理论为指导，强调"形、神、意"的统一，以意念为主导、动静结合、刚柔相济。

（一）传统运动养生特点

（1）以中医理论为指导。传统运动养生是以中医学的阴阳、脏腑、气血、经络等理论为基础，以养精、练气、调神为运动的基本要点，以活动形体为基本锻炼形式，用阴阳理论指导运动的虚、实、动、静，用开阖升降指导运动的屈伸、俯仰，用整体观念协调运动养生中形、神、气、血、表、里的和谐统一。传统运动养生的一招一式都与中医理论密切相关。

（2）强调"形、神、意"的统一。传统运动养生强调意念、呼吸和躯体运动的配合，即所谓意守、调息、动形的统一。"意守"即意念专注，凝神定志，抱元守一；"调息"即调节呼吸，匀细绵长；"动形"即形体运动，三者之间协调配合，形神一致，意气相随，形气相依，内外和谐，动静相宜，方能起到养生保健的作用。

（3）以意念为主导、动静结合、刚柔相济。传统运动养生强调意念主导，源于"身心合一"的中国传统思想，这与西方的健身有较大区别。西方的健身强调肉体的锻炼，而中国养生运动则主张"身心如一""身心一统"的锻炼原则，无论是肢体的控制，还是呼吸的调控，都是在意念的参与下进行。

养生运动诸法，有些形虽动，但意集中，思想是宁静的，可谓动中寓静；有些形虽不动，但呼吸吐纳按摩脏腑，意随气流，可谓静中寓动。因此，传统健身运动诸法是动静结合、刚柔相济的整体养生法。

（二）传统运动养生作用

（1）疏通经络气血。明代养生典籍《赤凤髓》中说："夫善摄生者，导其血脉，强其筋骨，使营卫贯通，脉络通畅，自能合天地运行之晷度，阴阳阖辟之机宜。"传统运动养生注重对形体锻炼和调控，通过抻筋拔骨、牵拉肢体来引动经络、调畅气机；通过牵动经络之根结调动经络气机；通过意守或拍打按摩某经络或其上的穴位，来激发经络气机，从而促进机体的气血畅通。

（2）改善脏腑功能。传统运动养生通过多种形式的手段和方法来协调脏腑的功能活动，以维护其稳定。如通过肢体的屈伸运动，伴随呼吸来加强对五脏六腑的功能性锻炼；通过发音调整脏腑机能，引导脏腑之气的升降出入；通过呼吸吐纳，尤其是腹式呼吸，来导引脏腑气机。从而避免和纠正脏腑功能太过或不及的失常状态。

（3）和畅情志。传统运动养生能有效地改善人体的精神心理状态。导引等养生法能使人精神放松、入静，意念集中，排除杂念干扰，促使情绪改善，心神宁静明智。许多练功者都在习练养生功法后，感到心情舒畅，心态平和。

（4）增强体质，防治疾病。导引等养生方式通过呼吸吐纳，调整气息，能够按摩内脏，促进血液循环，增进器官功能，兴奋呼吸中枢，从而进一步影响和调节植物神经系统，使机体进入心神宁静、真气内守的"内稳定"状态，有利于增强体质，防治疾病。

### 二、传统运动养生的原则

传统运动养生方法甚多，流派各异，在应用过程中，必须遵循因人而异，因时制宜，循序渐进和持之以恒等原则。否则不仅不会收到预期的养生效果，还会带来比较严重的副作用。

#### （一）因人而异

进行传统运动养生时，应根据每个人的禀赋强弱、体质差异、年龄大小、性别区分、职业不同以及身患疾病的情况等，有针对性地选择相应的健身功法，谓之因人而异。

禀赋强者，切勿恃强而一味强力运动，以防损耗真元之气。应学会形神并练，充分运用先天赋上的优势，通过适当的运动，运启先天旺盛的精气，以不断培壮后天，从而达到益寿延年的目的。禀赋弱者，则宜选择对脾肾有益的强壮健身运动法，借以固本补虚，强身健骨，裕气全神。

不同体质的人，应根据体质特征选择不同的运动养生方法。肥胖人多属痰湿体质，身重懒动，稍劳即疲，应采用练形为主，兼顾练神的健身运动方法类。如五禽戏、八段锦、易筋经等。形瘦者多属阴虚体质，肝火易亢，五心烦热，应注重调补肝肾，练意为主。如放松功，内养功等，有助于平降肝火，滋补肝肾。

不同年龄的人，应根据年龄特征选择不同的运动养生方法。青年时期各方面机能处于旺盛状态，可以选择运动量较大的练形为主的养生运动，有助于保持青壮年时期旺盛的生命力。中年机体渐趋衰老，养生运动应以能协调阴阳、和畅气血、提高脏腑功能，有一定运动量的健身运动法为主，有助于激发潜在机能，推迟衰老。老年人体质虚衰，要注意固护气血、养神敛精。养生运动应以运动量较小，怡养精气神为主，注意运动量不可过大，劳伤筋骨。同时，老年人大多上实下虚，头重脚轻，运动时应注意引导气血下行，强壮肝肾，以调整上下虚实失衡的状态。

不同职业的人，应根据职业特点选择不同的运动养生方法。如脑力劳动者，应以放松性运动为主，适当增加一定的运动量，以调节阴阳平衡，畅通经络气血，激发潜在智能；体力劳动者，则以休息调整强壮一类的方法为主。如内养功、强壮功等。

（二）因时制宜

因时制宜，是根据四季更迭，昼夜交替而引起的气候阴阳变化规律，结合人体气血阴阳的盛衰选择不同的传统养生运动法进行锻炼，从而达到健身防病、健康长寿的目的。即《内经》所说的"智者之养生也，必顺四时而适寒暑"。

春季，气候温暖，万物生机勃勃，人体阳气升发，运动养生应在户外进行，有利于人体吐故纳新，振奋初升之阳气，化生气血津液，充养脏腑筋骨。养生运动可选择能够活动筋骨，畅达气血的项目。如五禽戏，易筋经，八段锦，太极拳等。

春季运动养生要注意不要进行过于剧烈的运动，以防阳气发泄太过，特别是肝火旺盛之人，春季锻炼要以轻柔舒缓的运动为主。春初季节，乍暖还寒，气候变化无常，户外锻炼要及时增减衣服，以防感冒。

夏季暑邪当令，气候炎热，养生运动应以练气为主，使体内阳气宣发于外，从而保持体内津液的充盈，与夏季阳盛的自然环境相适应。养生运动可选择内养功、十六字诀、太极拳、站桩功等。

夏季运动养生要防止运动量过大，出汗过多，消耗人体阴津而引起中暑。最好选择晨起凉爽之时，于荫凉处锻炼。

秋、冬季节，阳气渐衰，外在的阴气渐盛，人体的阳气渐潜藏以顺应自然界中阳气收、藏规律。养生运动应以收敛神气，敛阴护阳，益肾固精为主。养生运动秋季可选择静功，如十六字诀、内养功、放松功等；冬季可选择动功，以运阳气于肌腠抗御外界寒气，如五禽戏、八段锦、太极拳、易筋经等。

冬季运动养生要谨避阴寒之邪，不要在大风、大雾、大雪中锻炼，如在室内锻炼则要注意勤开门窗，使空气流动，不要生炉闭窗锻炼。冬天不要早起锻炼，可在太阳出来后再锻炼，也可改为下午锻炼，尤其是北方寒冷的地区，应格外注意冬天要避开清晨，不要过早锻炼。

因时制宜除季节外，还应注意一日之中昼夜晨昏的变化。一日与四季相应，晨起为春，日中为夏，日入为秋，夜中为冬。故晨起以运布阳气、滑利关节，户外锻炼为宜；日中以练息为主；晚餐后，基本上不作大的运动，而以吐纳练息，内养调神，固藏精气为主，或可按跷揉腹，健脾和胃，以利消化。

（三）循序渐进，持之以恒

进行传统养生运动，切忌急于求成，而应循序渐进，特别是其中有一些是属于气功的锻炼方法，不可能短时间奏效。如果急于求成，盲目增加运动量，或是强行闭息吞气，则容易导致损伤肢体，甚至走火入魔。另一方面，运动若是三天打鱼，两天晒网，亦会半途而废，前功尽弃，达不到养生目的。

循序渐进，即运动量由小到大，意念上由神静到凝思，呼吸上由有意到随意。特别是初学者，应从简单的功法开始，持之以恒，长期不懈，而不应朝三暮四，在一定时期内几种功法掺杂练习。只有在熟练掌握几种方法后，才可同时兼用数种方法锻炼，亦要不间断锻炼，不可熟而疏荒。若仅是为了健身强体，单一的功法就能使机体的各项功能活动的协调性增高，收到预期的效果。

当然，循序渐进、持之以恒，亦非绝对。如急性感染期患者，应暂停锻炼，待疾病愈后再行。另外，若在锻炼过程中产生了某些副作用，则应减少锻炼量，或改练他法，甚至暂停锻炼待机体恢复正常后再进行。

### 三、常见功法

传统运动养生功法种类繁多，流派不同、特色各异。一般从其运动形式及作用来划分，可分为调形、调息、调意三大类，但由于调意常贯于调形、调息之中，故将传统养生功法分为调形和调息两类。

（一）调形为主的功法

1. 太极拳

太极拳是最具特色的传统运动养生功法之一，其历史源远流长。太极者，采太极图势之圆柔连贯，阴阳合抱之势为运动原则。太极拳的整个运动过程始终贯穿着"阴阳"和"虚实"，其运动作势，圆活如环之无端，循环往复，每个拳式都蕴含"开与合""圆与方""卷与放""虚与实""柔与刚"等阴阳变化之道。太极拳通过形体导引、呼吸吐纳、神意内守，将意、气、形结合成一体，使人体精神和悦、经络气血畅通、脏腑机能旺盛，以达到"阴平阳秘"的健康状态。太极拳的锻炼要领有：

一要神静体松，以静御动。练太极拳切忌精神和躯体肌肉的紧张，要始终保持神静，排除思想杂念，以使意识内守，全神贯注。形体放松，上要沉肩坠肘，下要松胯宽腰，以使经脉畅达，气血周流。

二要全身谐调，以腰为轴。练太极拳要求全身谐调，浑然一体，以腰部的轴心运动为纲，做到定根于脚，发劲于腿，主宰于腰，形动于指，神注于眼，手动于外，气动于内，神为主帅，身为神使，做到手到、意到、气到，而眼神先至。

三要呼吸均匀，气沉丹田。调息在太极拳习练过程中，亦是十分重要的。呼吸以腹式自然呼吸为主，呼吸之深长均匀与动作之轻柔圆活相应。一般说吸气时，动作为合，气沉丹田，呼气时，动作为开，气发丹田。

太极拳流派众多，主要有陈式、杨式、武式、吴式和孙式等五大流派，各派架式各有特点。建国后，国家体委编有"简化太极拳"，通称"太极二十四势"，便于广大人民群众练习。

2. 五禽戏

五禽戏是著名医家华佗模仿熊、虎、猿、鹿、鸟的动态创编的。《后汉书·方术传》载，华佗云："我有一术，名五禽之戏，一曰虎，二曰鹿，三曰熊，四曰猿，五曰鸟亦以除疾，兼利蹄足，以当导引。"

五禽戏的动作，既要模仿虎之威猛、鹿之安适、熊之沉稳、鸟之轻捷、猿之灵巧，还要求内在的神意兼具"五禽"之神韵，意气相随，内外合一。随其模仿禽兽的动作不同，意守、调息、动形的部分即有所不同，所起的保健作用亦有所区别。虎戏模仿猛虎善用爪力和摇首摆尾、鼓荡周身等威猛刚强的动态，意守命门，内壮真元，增强体力；鹿戏模仿鹿善运尾闾，活动腰胯的动态，沟通任督二脉气血，具有益肾强腰之功，人练之犹如鹿的心静体松，性灵寿高；熊戏模仿熊的动态，身形沉稳，外静内动，意守中宫，调和气血，有助于增强内脏器官功能；猿戏模仿猿的动态，敏捷机警，形动神静，肢体运动迅速轻捷，灵活自如，但意守脐中，思想清虚静达；鸟戏模仿鸟的动态，动作轻翔舒展，昂然挺拔，悠然自得，意守气海。

常练五禽戏有宁心神、增体力、调气血、益脏腑、通经络、活筋骨、利关节等作用，是中老年人防老抗衰，防治老年病的理想运动项目。

3. 八段锦

八段锦是我国传统的养生功法，其名称是将该功法的八组动作及效应比喻为精美华贵的丝帛、绚丽多彩的锦绣，以显其珍贵，称颂其精练完美的编排和良好的祛病健身作用。八段锦因其动作简单，功效全面，便于群众习练，故流传较广。

八段锦功法以脏腑分纲，具有较好调整脏腑机能的功效，清末《新出保身图说·八段锦》将八段锦的功法特点及其功效以歌诀形式总结为："两手托天理三焦，左右开弓似射雕，调理脾胃须单举，五劳七伤往后瞧，摇头摆尾去心火，两手攀足固肾腰，攒拳怒目增气力，背后七颠百病消。"故有行气活血，周流营卫，斡旋气机，调养脏腑，舒展筋骨之功效。

4. 易筋经

易筋经是我国传统的养生保健功法之一，相传为印度达摩和尚所创，宋元以前仅流传于少林寺僧众之中，自明清以来才日益流行于民间。"易"即变化，活动；"筋"泛指筋骨、肌肉；"经"乃方法。"易筋经"是通过活动筋骨、肌肉，使形体得到锻炼，把萎弱的筋骨、肌肉变得强壮结实，从而获得增进健康，祛病延年效果的养生康复方法。

易筋经的锻炼重视姿势、呼吸与意念的锻炼，按人体十二经与任督二脉之运行进行练习，锻炼起来气脉流注合度，流畅无滞。要领是动静相谐、松紧结合、刚柔相济。其特点是全身自然放松，动随意引，意随气行，紧密配合呼吸，全身进行静止性用力（即发暗劲），通过意念、气息调节肌肉、筋骨的紧张力，长练此功，会使肌肉韧带富有弹性，全身经络、气血通畅，五脏六腑调和，精神充沛，生命力旺盛，还可使肥胖者消除腹部过多的脂肪，强腰固肾，解除腰腿酸痛，使步履稳健有力。

(二)调息为主的功法

1. 六字诀

六字诀，又称六字气诀，是以呼吸吐纳发音为主要手段的养生功法。六字诀以中医五行五脏学说为理论基础，以呼吸口型及发音，肢体的动作，导引与意念，遵循中医经络循行规律。六字与脏腑配属为：呬属肺金，吹属肾水，嘘属肝木，呵属心火，呼属脾土，嘻属三焦。

六字诀以音引气，以"嘘、呵、呼、呬、吹、嘻"六种不同的特殊发音，分别与人体肝、心、脾、肺、肾、三焦六个脏腑相联系，每一诀的动作、气息都与相应脏腑的气化特征相一致，相辅相成，浑然一体，共同起到畅通经络气血、调整脏腑机能的作用。

2. 站桩功

站桩功原是中华武术中作为腰腿锻炼的基本功夫，亦称"马步"，是一种形、神同练的静气功。此功的特点是以站桩为主，练功之人犹如树大根深，站立挺拔，配合意念和呼吸练功，使躯干四肢保持一定的姿势，肌肉呈持续性的静力性紧张思想集中。

站桩功不仅作为练习武术的一种入门功夫，也是气功中祛病强身、延年益寿的有效方法。一方面它能使中枢神经得到休息；另一方面，还能促进血液循环，增强各个系统的新陈代谢。使五脏六腑、四肢百骸之功能得到协调，最终达到全身润泽、生机旺盛，祛病延年的目的。

3. 强壮功

强壮功是通过对传统的释、儒、道各家练功方法的整理综合而成，是一种在自然舒适的体位下，通过调整呼吸、意守、入静以达到强壮机体的一种静功功法。练强壮功的体位要求自然舒适，一般采用单盘式、双盘式、自然盘膝或站式。练功时，头部要正直，下颌回收，眼口微闭，舌抵上腭，面带微笑，脊柱直立，腰椎微向前方，臀部坐实着床，下放一垫，胸部内含，垂肩坠肘，腹部平直，两手轻握，放于小腹前方或两侧膝盖上，全身轻松，毫无束缚之感。练强壮功时，呼吸要柔和自然，随着练功的进度，呼吸由细缓渐至顺畅、深长、均匀，然后意守呼吸，"意气合一"，以一念代万念，逐渐入静，可用意守丹田法、听息法、数息法、默念法，进入似睡非睡，似醒非醒的忘我状态，并将这种静态维持 30~40 分钟，然后收功。

强壮功对冠心病、高血压、神经官能症、神经衰弱等慢性疾病均有一定防治效果。

4. 十六字诀

十六字诀是通过吸气后气沉丹田，用意提引的静功锻炼方法。初见于明初冷谦的《修龄要旨》。功法共十六字："一吸便提，气气归脐，一提便咽，水火相见。"故名十六字诀，也称十六锭金，以示其功法甚妙，养生价值甚高。

具体练功方法是：口中先须漱津三五次，舌搅上下腭后，仍以舌抵上腭，满口生津，连津咽下，汩然有声，随于鼻中吸清气一口，以意会及心目，直送至腹脐下一寸三分丹田元海之中，稍存，谓之一吸；随用下部，轻轻如忍便状，以意提起使归脐，连及夹脊双关，肾门，一路提上，直至后项玉枕关，透入泥丸顶内，直升而上，亦不觉气之上出，谓之一呼。一呼一吸，谓之一息。气即上升，随又似前，汩然有声，咽下，鼻吸清气，送至丹田，稍存片刻，又自下部如前轻轻提上，与脐相接，所谓气气归脐，凡咽下，口中有液愈妙，无液亦要汩然有声，咽之如是，一咽一提，或三、五口，或七、九口，或十二、或二十四口，要行即行，要止即止，只要不忘，作为正事，不使间断，就能精进。

据《修龄要旨》中说，一日十二时中，略得空闲，行立坐卧，意到处，即可行功，久久练之，能使耳目聪明，记性增强，不饥不渴，安健胜常，宿疾可疗，未病可防，绝感冒痞积，逆滞不和，收却病延年之效。

# 第九章　特殊人群的健康管理与健康促进

健康管理是社区卫生服务的重要内容之一，特殊人群如儿童、青少年、妊娠期妇女、老年人、慢性病患者及精神疾病患者对健康管理的需求尤为强烈。特殊人群的健康管理内容和方法直接关系到特殊人群的生存质量。但是在当前的实际工作中，由于多方面原因，特殊人群的健康管理内容缺乏针对性，效果也不尽理想，因此本章按照人类的生命周期，分析各个时期人体的生理特点，从婴幼儿期到老年期，以及特殊时期(孕妇、乳母期)的健康管理来介绍针对特殊人群较科学的健康管理方法，以满足特殊人群的健康需求。

## 第一节　0~6岁儿童时期的健康管理与健康促进

0~6岁儿童生长发育迅速，是人一生中身心健康成长的重要时期。同时，婴幼儿生长发育是机体各组织器官增长和功能成熟的过程。在这一时期做好健康管理，能为孩子一生的健康奠定重要的成长基础。根据儿童不同时期的生长发育特点，开展儿童保健系列服务，以保障和促进儿童身心健康发育，减少疾病的发生。同时，通过对儿童健康检测和重点疾病的筛查，还可以对儿童的出生缺陷，做到早发现、早治疗，预防和控制残疾的发生和发展，从而提高生命质量。

儿童时期，各器官系统生长发育不平衡。如神经系统发育较早，大脑在出生后2年发育较快；淋巴系统在儿童期迅速生长，于青春期前达高峰，以后逐渐下降；生殖系统发育较晚。其他系统如心、肝、肾、肌肉的发育基本与体格生长平行。这种各系统发育速度的不同与其在不同年龄的生理功能有关。

生长发育的一般规律是由上到下、由近到远、由粗到细、由低级到高级、由简单到复杂。如出生后运动发育的规律是：先抬头、后抬胸，再会坐、立、行(从上到下)；从臂到手，从腿到脚的活动(从近到远)；从全掌抓握到手指拾取(从粗到细)；先画直线后画圈、图形(从简单到复杂)；先会看、听、感觉事物，认识事物，发展到有记忆、思维、分析、判断(从低级到高级)。

同时，儿童生长发育在一定范围内受遗传、环境的影响，因此存在着相当大的个体差异，每个人生长的轨道不会完全相同。因此，儿童的生长发育水平有一定的正常范围，所谓的正常值不是绝对的，评价时必须考虑个体的不同影响因素，才能做出正确的判断。

### 一、儿童时期的生长特点

儿童的生长发育是一个连续不断地过程，具有阶段性和程序性。每个阶段各有独特的特点，各阶段间相互联系，按顺序衔接，不能跳跃，前一阶段为后一阶段的发展打下必要的基础。若前一阶段的发展出现障碍，就会对后一阶段产生不良的影响。

婴儿出生后，前半年的增长率高于后半年的增长率，平均体重增加为每月 600~800g，后半年平均每月增加 500g 左右。一岁后，发展基本稳定，直到青春期在短期内突然加速。出生后的第一年，平均长度增加了 25cm，早期的生长速度快于后期。乳牙从 6 个月左右开始，而 2 岁的乳牙总数等于月年龄减 4~6。同时，婴幼儿的头围、胸围、上臂围和皮下脂肪会增加。婴儿各个系统器官的发育速度不同。神经系统首先发育，生殖系统发育较晚，淋巴系统先快后收缩。

儿童的消化系统也在不断发育成熟，婴儿的吞咽功能已经十分成熟，脸颊的脂肪垫发育良好，有利于吮吸活动。口腔容量小，齿槽突发育较差，口腔浅，硬腭穹隆较平，舌短宽而厚；唇肌及咀嚼肌发育良好，且牙床宽大，颊部有坚厚的脂肪垫。这些特点都为吸吮动作提供了良好条件。出生时唾液腺发育不完善，唾液分泌少，淀粉酶含量低。因此，三个月以下的婴幼儿不宜喂淀粉类食物。之后淀粉酶会随着唾液腺的快速发育而增加。儿童的食道短，由于下括约肌的松弛，早产儿和新生儿经常出现胃内容物反流。儿童的胃是水平的，出生时的胃容积为 30 至 60mL，一岁时的胃容积为 250 至 300mL。儿童时期的肠道相对较长，有利于消化吸收，但消化器官发育尚未完善，如胃肠道受到某些轻微刺激，比较容易发生机能失调。特别是婴幼儿时期因为肠道活动性大和肠系膜长，很容易出现肠套叠的现象。

儿童鼻腔相对短小而窄，无鼻毛，后鼻道狭窄，黏膜柔嫩，血管丰富，容易感染，感染时鼻黏膜充血肿胀，致使鼻腔狭窄，甚至闭塞，特别是婴幼儿不会张口呼吸，鼻塞会导致烦躁不安、呼吸困难和抗拒吮乳。鼻窦黏膜与鼻腔黏膜相连续、鼻窦口相对较大，故急性鼻炎常累及鼻窦，以上颌窦与筛窦最易感染。咽鼓管较宽、直、短，呈水平位，故鼻咽炎时易致中耳炎。喉腔窄，声门狭小，软骨柔软，粘膜脆弱，粘膜下组织较疏松，富于淋巴组织和血管，轻度炎症也易发生喉头狭窄而出现呼吸困难、声音嘶哑，严重者可发生窒息。儿童的气管、支气管较狭小，软骨柔软，缺乏弹力组织，黏膜血管丰富，纤毛运动较差，清除能力薄弱。左支气管细长、位置弯斜，右支气管粗短，异物容易坠入右支气管内。儿童肺的弹力纤维发育较差，血管丰富，间质发育旺盛，肺泡数量较少，造成肺的含血量丰富而含气量相对较少，故易于感染，并易引起间质性炎症、肺气肿或肺不张等。儿童胸廓短、呈桶状；肋骨呈水平位，膈肌位置较高，使心脏呈横位；胸腔较小而肺相对较大；呼吸肌不发达，呼吸时胸廓活动范围小，肺不能充分地扩张。儿童纵隔相对较大，纵隔周围组织松软、富于弹力，故在胸腔积液或气胸时易致纵隔移位。儿童因呼吸系统的解剖特点使得呼吸量受到一定限制，但因代谢旺盛需氧量高，只有增加呼吸频率来满足机体代谢的需要，因而年龄愈小呼吸频率愈快。儿童呼吸道的非特异性及特异性免疫功能均较差，咳嗽反射及气道平滑肌收缩功能差，纤毛运动功能亦差，难以有效地清除吸入尘埃及异物颗粒，因此容易发生呼吸道感染。儿童各项呼吸功能的储备能力均较低，当患呼吸道疾病时，较易发生呼吸功能不全。

婴儿出生后脑实质生长很快，第一年脑的发育尤为迅速。4 岁以前是脑的结构及功能发育最为迅速的时期，也容易受到有害因素的侵袭。出生时小脑发育较差，出生后 6 个月达到发育高峰。出生后各种感知能力发育也都很迅速，包括视感知、听感知、嗅觉和味觉、皮肤感觉等。运动神经的发育由上而下，由不协调到协调，由粗动作到精细动作。儿童时期大脑皮层发育不完善，兴奋占优势，抑制过程形成较慢。儿童大脑对外界刺激非常敏感，很容易兴奋，因此，儿童容易激动，注意力不能持续集中，不能长时间做一件事，容易疲劳。在婴儿出生时脑干、脊髓已发育成熟，但小脑发育较晚。3岁左右时婴幼儿小脑功能才逐渐完善。因此，1~3岁左右的婴幼儿平衡能力差，走路不稳，动作协调性比较差，容易摔跤。4岁时达到成人脑重的90%，6岁以后大脑的成长极为有限。

婴儿出生后婴儿体内由母体传递的抗体开始逐渐消失，对各种传染病比较易感。因此，母乳喂养、营养供给和免疫接种显得非常重要。

## 二、儿童时期的健康风险

### (一)个体因素

儿童由于处在发育时期，具有很明显的特点，如各个系统发育不均衡，消化、呼吸系统发育不完善，这些特征与儿童的健康密切相关，使得儿童对一些疾病易感。

### (二)环境和生活方式因素

儿童室内停留时间占全天的90%左右。不同年龄段儿童的室内外活动模式是不同的，儿童主要在室内活动，从1岁到3岁，其室外活动时间明显增长，最高可以达到每天157分钟；随着儿童进入托幼机构和学校以后，平均每天室外活动时间有所减少。室内空气污染的来源更为复杂，如吸烟、烹调油烟、家装污染、打印机等办公材料的使用等。另一方面，在空气质量不好的时候，要尽量减少户外活动，尤其是对于1~3岁这个在户外活动时间较为频繁的年龄段而言。

儿童还不能作为独立的个体，所以其健康会明显的受到家庭主体的生活方式、行为、喂养方式的影响，更多地受到抚养人的一些生活方式和行为的影响。例如，是否能够及时调整婴幼儿养育方式，及时发现不适症状，及时的利用卫生服务，及时进行免疫接种等。

研究表明，我国儿童环境健康风险相关的暴露及防范行为与抚养人的文化程度密切相关。家庭经济水平、抚养人文化程度越高，儿童烹调油烟暴露时间和二手烟暴露时间就越短，进食前洗手的人数比例就越高。因此环境的洁净和抚养人的文化程度影响着儿童的发育和成长。

## 三、儿童的健康管理

### (一)健康档案和定期体检

一般来讲，婴儿出生后应该在社区建立健康档案，详细记录婴儿出生时的情况，随访婴儿的发育情况。社区保健医生会给予一定的喂养指导。同时，儿童的定期健康体检是系统、连续动态地对儿童健康、生长发育、保健服务的数据资料进行收集、整理、分析、评价和反馈的过程。根据儿童生长发育规律，建议婴儿在出生后3个月、5个月、8个月、12个月时分别做体检，1~3岁间每半年做一次。检查的内容包括一般情况(包括喂养情况、生长发育情况、预防接种情况、患病情况)、体格发育测量、全身系统检查、智力筛查、血红蛋白测量。3岁以后，定期的健康检查还包括口腔保健、视力保健、听力筛查等。

(二)营养

营养对人体所起的作用是缓慢的、渐进的、最初是潜在性的，因而往往容易被忽略，但因为营养不良(缺乏、过剩或不平衡)所产生的后果迟早会以不同类型营养性疾病表现出来，进而影响人类的健康水平和人口素质。

儿童时期生长发育迅猛，代谢旺盛，需要足量的营养素供给，以满足正常生理功能活动和生长发育需要。但儿童消化吸收功能尚不够完善，对营养的吸收和利用受到一定限制。

2013年中国营养学会推荐儿童能量日摄入量(表9-1)，推荐的数值对个体儿童差异较大，但对集体儿童而言，不应低于推荐值的90%。婴儿的蛋白质需要量是用营养状态良好的母乳喂养的婴儿的需要量来衡量。脂肪是体内重要的能量来源，摄入过多和过少对婴儿的生长发育都不利。碳水化合物主要供给儿童能量，帮助机体蛋白质在体内合成以及脂肪的氧化。如能早期给婴幼儿添加适量的淀粉，可以刺激唾液淀粉酶的分泌。但是如果婴幼儿食物中含碳水化合物过多，则会在肠腔内发酵过强，产生大量短链脂肪酸，刺激肠蠕动而引起腹泻。无机盐是人体必需的营养物质，在儿童时期具有极为重要的作用，较容易缺乏的有钙、铁、锌。维生素是维持人体生理过程所必需的一类有机化合物，几乎所有的维生素在缺乏时都会影响儿童的生长发育，其中关系最为密切的有维生素A、维生素D、B族维生素中的硫胺素、核黄素和尼克酸，喂养婴幼儿时还应该注意维生素E和C的补充，早产儿更应该注意补充维生素E。

表9-1 **中国营养学会推荐儿童及青少年能量日摄入量(2013年)**

| 年龄 | 能量(kcal) | 蛋白质(g) | 脂肪(%) | 钙(mg) | 铁(mg) | 锌(mg) |
|------|-----------|-----------|---------|--------|--------|--------|
| 1岁 | 1100/1050 | 35 | 25~30 | 600 | 10 | 10 |
| 2岁 | 1200/1150 | 40 | | 600 | 10 | 10 |
| 3岁 | 1350/1300 | 45 | | 800 | 10 | 10 |
| 4岁 | 1450/1400 | 50男/45女 | | 800 | 10 | 10 |
| 5岁 | 1600/1500 | 55男/50女 | | 800 | 10 | 10 |
| 6岁 | 1700/1600 | 55 | | 800 | 10 | 10 |
| 7岁 | 1800/1700 | 60 | | 800 | 10 | 10 |
| 8岁 | 1900/1800 | 65男/60女 | | 1000 | 10 | 10 |
| 9岁 | 2000/1900 | 65 | | 1000 | 10 | 10 |
| 10岁 | 2100/2000 | 70男/65女 | | 1000 | 12 | 15 |
| 11岁 | 2200/2100 | 70 | | 1000 | 12 | 15 |
| 12岁 | 2300/2200 | 75 | | 1000 | 12 | 15 |

续表

| 年龄 | 能量(kcal) | 蛋白质(g) | 脂肪(%) | 钙(mg) | 铁(mg) | 锌(mg) |
|------|-----------|-----------|---------|--------|--------|--------|
| 13岁 | 2400/2300 | 80 | | 1200 | 15男/20女 | 15 |
| 16岁 | 2800/2400 | 90男/80女 | | 1000 | 15男/20女 | 15 |
| 18岁 | 2600/2300 | 80男/70女 | 20~25 | 800 | 12男/18女 | 15 |

婴儿时期，母乳是天然的喂养方式，其营养素齐全、比例合适，且含有特异性免疫物质和非特异性免疫物质，可以使婴儿有效地抵御致病菌及病毒的侵袭。因此目前我国推荐在婴儿时期进行母乳喂养。断奶过渡期通常从4月龄开始持续6~8个月或更长，期间母乳照常喂养直到断奶。在婴儿4~6个月时，母乳喂养已经不能完全满足婴儿生长发育的需要，应添加断奶食物作为母乳的补充。断奶食物添加的顺序为先单纯后混和，先液体后固体，先谷类、水果、蔬菜，后鱼、蛋、肉。

(三)计划免疫

婴儿自出生后，自身带有一定的抗体，这是从母体带来的。这种抗体会在宝宝出生后的6个月内帮助婴幼儿预防一些传染病的发生，起到暂时性免疫的作用。但是随着婴幼儿月龄的增长，环境因素以及喂养的食物，都会影响到婴幼儿体内的抗体，使得婴幼儿对外界疾病的抵抗力越发减弱。这个时候通过接种疫苗，能增强婴幼儿的免疫力，并且在将来，如果它遇到这种病原体入侵时，它可以发挥强大的抵抗作用。儿童需要在不同年龄接种多种疫苗，家长应积极配合并高度重视。婴儿出生的第一次接种是在医院，将发送疫苗接种书，计划接种的疫苗种类很多，一些疫苗的接种时间与当地的疾病季节有关。只有严格按照合理程序进行疫苗接种，才能充分发挥疫苗的免疫效果，使儿童获得并保持高水平的免疫力，逐步建立完善的免疫屏障，有效控制疫情和相应的传染病。

目前，中国有比较完善的儿童计划免疫程序和制度。从出生开始，就为新生儿建立了接种卡介苗和乙肝疫苗，建立计划免疫登记卡及预防接种证，婴儿期要完成脊髓灰质炎、百白破、麻疹疫苗的基础免疫。疫苗分为一类疫苗(国家免费提供)和二类疫苗(自费并且自愿接种的疫苗)。随着经济的发展和防病的需要，有些二类疫苗将不断会划入一类疫苗中。2007年12月卫生部印发了《扩大国家免疫规划实施方案》，其中涉及婴幼儿期免疫规划的疫苗见表9-2。

表9-2 一类疫苗与二类疫苗合理衔接的推荐程序

| 儿童年龄 | 接种疫苗 | 针次 | 疫苗类别 |
|----------|----------|------|----------|
| 出生24小时 | 卡介苗 | 1 | 一类 |
| | 乙肝疫苗 | 1 | 一类 |
| 1月龄(第4周) | 乙肝疫苗 | 2 | 一类 |
| 2月龄(第8周) | 糖丸(脊髓灰质炎疫苗) | 1 | 一类 |

| 儿童年龄 | 接种疫苗 | 针次 | 疫苗类别 |
|---|---|---|---|
| 2.5月龄<br>(第10周) | HIB | 1 | 二类 |
| | 7价肺炎疫苗 | 1 | 二类 |
| 3月龄(第12周) | 糖丸(脊髓灰质炎疫苗) | 2 | 一类 |
| | 百白破 | 1 | 一类 |
| 4月龄(第16周) | 糖丸(脊髓灰质炎疫苗) | 3 | 一类 |
| | 百白破 | 2 | 一类 |
| 4.5月龄(第18周) | HIB | 2 | 二类 |
| | 7价肺炎疫苗 | 2 | 二类 |
| 5月龄(第20周) | 百白破 | 3 | 一类 |
| 6月龄(第24周) | 乙肝疫苗 | 3 | 一类 |
| 6.5月龄<br>(第26周) | HIB | 3 | 二类 |
| | 7价肺炎疫苗 | 3 | 二类 |
| 7月龄 | A群流脑 | | 一类 |
| 8月龄 | 麻疹(或麻风疫苗) | 1 | 一类 |
| | 乙脑 | 1 | 一类 |
| 8.5月龄(34周) | 流感 | 1 | 二类 |
| 9.5月龄(38周) | 流感 | 2 | 二类 |
| 10月龄 | A群流脑 | 2 | 一类 |
| 11月龄 | 轮状病毒 | | |
| 12月龄 | 甲肝灭活疫苗 | 1 | 二类 |
| 13月龄 | 水痘疫苗 | | 二类 |
| 15月龄 | HIB | 4 | 二类 |
| | 7价肺炎疫苗 | 4 | 二类 |
| 18月龄 | 甲肝减毒活疫苗 | 1 | 一类 |
| | 麻风腮疫苗(或麻腮或麻疹) | 1 | 一类 |
| 19月龄 | 百白破 | 4 | 一类 |
| 24月龄 | 乙脑 | 2 | 一类 |
| 27月龄 | 23价肺炎疫苗 | | |
| 3岁 | A+C群流脑 | 1 | 一类 |
| 4岁 | 糖丸(脊髓灰质炎疫苗) | 4 | 一类 |
| 6岁 | 白破二联疫苗 | 1 | 一类 |
| | A+C群流脑 | 2 | 一类 |

（四）体格锻炼

体格锻炼可以促进儿童生长发育、增进健康、增强体质，充分利用各种自然因素，如空气、日光、水和肢体活动进行身体锻炼，能提高机体固有的防御能力和获得适应自然环境变化的耐受力和适应力，促进新陈代谢，增强体质，提高抗病能力。特别是目前随着电子产品的普及，儿童近视患病率逐年上升。近年来，多个流行病学研究发现，增加户外活动可减缓近视的发生发展。

（五）生活习惯

0~6岁儿童常见疾病如呼吸道疾病、消化道疾病、肠道寄生虫病、佝偻病、龋齿、沙眼等患病率有较大，这些疾病都与生活习惯有密切关系，因此卫生习惯的养成很重要。幼儿时期开始形成一定的饮食习惯。饮食习惯包括餐前准备（餐前洗手、餐后漱口、擦嘴）、定时定量进餐、不偏食挑食等。从新生儿起就可以培养每天洗澡，定期剪指甲，大便后冲洗臀部的习惯；1岁开始可以学着自己打湿手、抹肥皂、洗手；1岁半后，可教用流动水洗手；2岁以后学习自己洗手，认识自己的毛巾，擦干手脸；养成饭前便后洗手、饭后漱口、睡前勿进饮食、注意口腔卫生；3岁开始刷牙。饮食习惯与生长发育密切相关，关系到婴幼儿的营养和健康。良好的饮食习惯是幼儿均衡营养的基础，也能促进胃液分泌，维护消化道健康，并能促进幼儿的心理健康成长。

（六）心理保健

按照儿童心理发展的规律和不同年龄阶段的心理行为特征，定期对儿童进行心理行为发育评估，及时掌握不同年龄儿童的心理行为发育水平，营造良好环境，科学促进儿童健康发展。早期发现及时干预消除影响儿童心理行为发育的生物、心理和社会不利因素，早期识别儿童心理行为发育偏异，有针对性地开展随访、干预和健康管理。儿童心理保健流程见图9-1。

儿童心理健康是健康的起点，对以后的生长发育至关重要。婴儿初到人间，心理活动逐渐形成并得到发展。儿童期抚养人是首要的保健因素，抚养人微笑的面孔、爱抚的动作、亲切的语言将促进婴幼儿良好的情绪、语言和运动的发育。家庭其他成员同样也给予婴幼儿照顾，有利于其对周围人产生信任感、安全感。同时应该尽可能提供给婴幼儿多看、多听、多动手摆弄物体的机会，促进他们认知能力的发展。与婴幼儿的语言交谈，对他们耐心地进行言语训练，有利于促进其言语功能的良好发展。早期的家庭影响对性格的发展起着直接的作用，需要注意教育方法，培养良好性格。

在儿童定期健康检查过程中，应当以儿童心理行为发育特点为基础，根据个体化原则，注重发育的连续性和阶段性特点，给予0~6岁儿童心理行为发育的预见性指导。

1. 新生儿期

（1）强调母婴交流的重要性，鼓励父母多与新生儿接触，如说话、微笑、怀抱等。

（2）学会辨识新生婴儿哭声，及时安抚情绪并满足其需求，如按需哺乳。

（3）新生儿喂奶1小时后可进行俯卧练习，每天可进行1~2次婴儿被动操。

(4)给新生儿抚触，让新生儿看人脸或鲜艳玩具、听悦耳铃声和音乐等，促进其感知觉的发展。

2. 1~3个月

(1)注重亲子交流，在哺喂、护理过程中多与婴儿带有情感的说话、逗弄，对婴儿发声要用微笑、声音或点头应答，强调目光交流。

(2)通过俯卧、竖抱练习、被动操等，锻炼婴儿头颈部的运动和控制能力。

(3)增加适度的听觉、视觉和触觉刺激，听悦耳的音乐或带响声的玩具，用鲜艳的玩具吸引婴儿注视和跟踪。

3. 3~6个月

(1)鼓励父母亲自养育婴儿，主动识别并及时有效的应答婴儿的生理与心理需求，逐渐建立安全的亲子依恋关系。

(2)培养规律的进食、睡眠等生活习惯，多与婴儿玩看镜子、藏猫猫、寻找声音来源等亲子游戏。

(3)营造丰富的语言环境，多与婴儿说话、模仿婴儿发声以鼓励婴儿发音，达到"交流应答"的目的。

(4)鼓励婴儿自由翻身、适当练习扶坐；让婴儿多伸手抓握不同质地的玩具和物品，促进手眼协调能力发展。

4. 6~8个月

(1)父母多陪伴和关注婴儿，在保证婴儿安全的情况下扩大活动范围，鼓励与外界环境和人接触。

(2)经常叫婴儿名字，说家中物品名称，培养婴儿对语言的理解能力。引导婴儿发"ba ba"、"ma ma"等语音，提高其对发音的兴趣。

(3)帮助婴儿练习独坐和匍匐爬行，扶腋下蹦跳；练习伸手够远处玩具、双手传递玩具、撕纸等双手配合和手指抓捏动作，提高手眼协调能力。

5. 8~12个月

(1)帮助婴儿识别他人的不同表情；当婴儿出现生气、厌烦、不愉快等负性情绪时，转移其注意力；受到挫折时给予鼓励和支持。

(2)丰富婴儿语言环境，经常同婴儿讲话、看图画。让婴儿按指令做出动作和表情，如叫名字有应答，懂得挥手"再见"。

(3)帮助婴儿多练习手-膝爬行，学习扶着物品站立和行走；给婴儿提供杯子、积木、球等安全玩具玩耍，发展手眼协调和相对准确的操作能力。

(4)增加模仿性游戏，如拍手"欢迎"、捏有响声的玩具、拍娃娃、拖动毯子取得玩具等。

6. 12~18个月

(1)给予幼儿探索环境、表达愿望和情绪的机会。经常带幼儿玩亲子互动游戏，如相互滚球、爬行比赛等；引导幼儿玩功能性游戏，如模仿给娃娃喂饭、拍睡觉等。

(2)多给幼儿讲故事、说儿歌，教幼儿指认书中图画和身体部位，引导幼儿将语言与实物联系起来，鼓励幼儿有意识的用语言表达。

(3)给幼儿提供安全的活动场所，通过练习独立行走、扔球、踢球、拉着玩具走等活动，提高控制平衡的能力。

(4)鼓励幼儿多做翻书页、盖瓶盖、用笔涂鸦、垒积木等游戏，提高认知及手眼协调能力。

7. 18~24个月

(1)家长对待幼儿的养育态度和行为要一致。在保证安全的前提下，给幼儿自主做事情的机会，对幼儿每一次的努力都给予鼓励和赞扬，培养其独立性和自信心。

(2)学习更多词汇，说出身边物品名称、短语，鼓励用语言表达需求和简单对话；学习区分大小，匹配形状和颜色等。

(3)提高幼儿身体动作协调能力，学习扶着栏杆上下楼梯、踢皮球、踮着脚尖走和跑，握笔模仿画线，积木叠高等。

(4)培养幼儿生活自理能力，如用匙进食、用杯子喝水，学习脱袜子、脱鞋；固定大小便场所，练习示意大小便。

8. 24~30个月

(1)鼓励幼儿帮助家长做一些简单的家务活动，如收拾玩具、扫地、帮忙拿东西等，促进自信心的发展，激发参与热情。

(2)当幼儿企图做危险的活动时，应当及时制止；出现无理哭闹等不适宜的行为时，可采用消退(不予理睬)或转移等行为矫正方法，让幼儿懂得日常行为的对与错，逐步养成良好的行为习惯。

(3)教幼儿说出自己的姓名、性别、身体部位以及一些短句和歌谣。学习执行指令，用较准确的语言表达需求；培养幼儿理解"里外""上下""前后"等空间概念。

(4)学习独自上下楼梯、单腿站，提高身体协调及运动能力；通过搭积木、串珠子、系扣子、画画等游戏，提高精细动作能力。

9. 30~36个月

(1)提供与小朋友玩耍的机会，鼓励幼儿发展同伴关系，学习轮流、等待、合作、互助与分享，培养爱心、同情心和自我控制能力。

(2)通过与小朋友玩"开火车""骑竹竿""过家家"等想象性和角色扮演游戏，保护和培养幼儿的兴趣和想象力。

(3)经常给幼儿讲故事，并鼓励幼儿复述简单故事，教幼儿说歌谣、唱儿歌、讲述图画，不断地丰富词汇，提高语言表达能力。

(4)练习双脚交替上楼梯、走脚印、跳远等，提高身体协调能力。通过画水平线、画圆形、扣扣子、穿鞋子等，提高精细动作能力。

(5)逐步培养规律的生活习惯，学习自己洗手、进食、穿衣、大小便等生活技能。帮助幼儿学会适应新环境，做好入园准备。

10. 3~4岁

(1)允许儿童在成长中犯错，让其学会从错误中汲取教训。以正确方法纠正不良行为，避免简单粗暴的管教方式。

（2）帮助儿童适应集体环境，逐渐建立良好伙伴关系。关注分离焦虑情绪，引导适当的表达，妥善处理和缓解消极情绪。

（3）采用丰富的词句与儿童对话、看图讲故事，耐心听其说话及复述故事，鼓励儿童发现、提出问题并认真回答。交流时注意与儿童眼睛平视。

（4）在保证安全的情况下，鼓励儿童练习走直线、走和跑交替、攀登、骑三轮车等，学习折纸、剪纸、画画、玩橡皮泥、使用筷子等。

（5）通过有主题的角色扮演等团体游戏，鼓励儿童自由联想、保持其好奇心。培养儿童注意力及对事物的观察力，引导和培养兴趣爱好。

（6）帮助儿童学会遵守生活、游戏和学习的规则，鼓励儿童独立完成进食、穿衣、入厕大小便等力所能及的事情。

11. 4~5 岁

（1）培养儿童的独立意识，帮助儿童正确认识性别差异，建立自我性别认同。

（2）引导儿童用语言表达自己的感受和要求，逐渐学会控制情绪和行为。鼓励儿童多接触社会，遵守各种规则，强化其乐于助人的意识。

（3）增加猜谜语等简单的抽象思维游戏，学习按形状、大小、颜色、性质、用途等将物品进行归类，帮助儿童认识事物的规律和内在联系。

（4）学习儿歌、讲故事、表演节目；练习跳绳、扔球、接球；练习复杂图形剪纸、摆拼图、搭积木等。

（5）注重培养儿童生活自理能力，在实际生活中学习整理和保管自己的玩具和图书。

12. 5~6 岁

（1）给儿童设立适当的行为规范，引导儿童遵守社会与家庭生活规则和要求，对儿童的各种努力与进步及时给予肯定和鼓励，促进儿童的自尊和自信的发展。

（2）让儿童在活动中自己感受困难，适度、适量体验挫折，并为克服困难做出努力，培养其坚持和忍耐的品质。

（3）逐渐学会了解他人的感受和需求，懂得与人相处所需的宽容、谦让、共享与合作，同情、抚慰、关心和帮助他人。

（4）鼓励儿童仔细观察周围事物及其相互关系，促进有意注意的发展。多与儿童交流幼儿园及周围发生的事情，积极回答儿童提出的问题。

（5）练习跳绳、单脚跳、拍皮球等，经常画图画、做手工、玩创造性游戏。学会整理书包、文具及图书等物品，做好入学前的准备。

（七）常见病防治

维生素缺乏性佝偻病：常由于内源性维生素 D 不足、维生素 D 摄入不足、生长过速、消化系统疾病等原因引起。临床表现为易激惹、夜惊、多汗，出现枕秃、方颅、前囟增大、出牙延迟，严重者可出现郝氏沟、串珠肋、鸡胸、脊柱畸形、O 形或 X 形腿及体格发育迟缓。患病后及时就医，通常采用口服维生素 D 来进行治疗。该病的预防主要是补充维生素 D 和钙剂，提倡母乳喂养，合理添加辅食，多晒太阳，同时加强宣传工作包括对孕妇围生期乳儿期的合理预防佝偻病知识。

营养不良：营养不良是营养素的严重不足或过多，以及代谢障碍造成的机体营养失调，主要表现为营养缺乏或营养过剩，营养缺乏症包括维生素缺乏、蛋白质缺乏、微量元素缺乏等，可能由于摄入不足或吸收不足引起。表现为体重和皮下脂肪厚度低于正常值。发生后应该及时治疗消化道慢性疾病或急慢性感染，调整饮食，补充营养。其预防主要是通过指导母亲喂养，培养婴幼儿良好的饮食习惯，监测生长发育情况。营养过剩是机体摄取的营养素超过了本身的需要，多余部分在体内蓄积并引起病理状态。克服营养过剩的主要措施是加强普及营养学知识，宣传平衡合理营养的重要意义，建立良好的饮食习惯，避免摄入过多的营养素，安排一定的体育运动，改变不良的生活习惯。

营养缺乏性贫血：常由于摄入不足、损失过多、吸收障碍引起。临床表现为皮肤黏膜苍白、营养不良、生长迟缓、毛发易脱落等。一般采用口服铁剂治疗，以补充铁的储存量。预防措施主要是及时添加动物类食品的辅食及铁强化食品，注意合理搭配膳食。乳母也要注意补铁。

锌缺乏症：也通常由摄入不足、患病等原因引起。可以服用锌剂治疗。要注意添加辅食，辅食中有一定比例的动物性食品，尤其是海产品。培养孩子不挑食的习惯。

在婴幼儿的健康管理中，抚养者具有重要作用，因为是她们判断了症状的出现和恶化，及时准确地提供了食物、水和药物，而卫生工作者多是把抚养者作为命令的被动接受者。因此，WHO 建议促进卫生工作者和抚养者的交流，帮助抚养者学习照顾儿童的技巧。

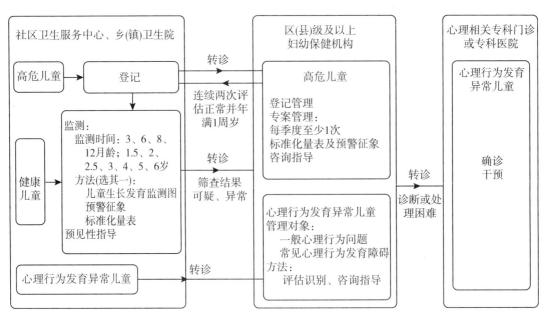

图 9-1　儿童心理保健流程

## 第二节 儿童青少年的健康管理与健康促进

### 一、儿童青少年健康问题

(一)儿童青少年健康监测与管理的目的

儿童青少年健康监测是指采用抽样调查方法，对确定的监测点学校和目标人群进行生长发育、健康状况等长期的动态观察。通过健康监测掌握学生群体的健康状况变化趋势，是学校卫生工作和健康管理的基本内容之一，也是评价不同地区和学校卫生工作质量的重要手段，同时为各级政府制定改善学生健康状况的政策、策略和措施提供科学依据。

(1)监测对象被抽选出的监测对象应具有代表性，覆盖所在地区城乡各级学校的学生。为减少样本数量，可以普通大、中、小学校不同年级的部分学生为代表。如小学以一、三、五年级学生，中学以初一、初三、高二年级，大学以大一、大三两个年级的学生为代表。每一性别、年龄组的监测人数应不少于 300 人。

(2)监测时间一般规定在每年同一时间(如每年 5 月至 9 月底)内进行。检测人员需事先接受严格培训，以掌握统一的方法和标准。

(3)监测内容：

①生长发育状况：是评价儿童青少年健康状况的重要标志之一，可从下列各方面挑选指标。a. 形态指标，如身高、体重、坐高、胸围、肩宽、骨盆宽、上臂围、肱三头肌和肩胛下皮褶厚度等；b. 功能指标，如肺活量、血压、脉搏；c. 身体素质指标，如 50 米跑(反映速度)、立定跳远(反映下肢爆发力)、斜身引体、引体向上和仰卧起坐(反映肌力)、立位体前屈(反映柔韧性)、50 米×8 往返跑、800 米或 1 000 米跑(反映耐力)等。在条件成熟的情况下，可采用问卷调查等方法，了解学生的个性、人际交往、社会适应等心理卫生状况。

②疾病或异常：包括近视、沙眼、弱视、龋齿、牙周疾病、肥胖、营养不良、脊柱弯曲、神经官能症等。可通过测定血红蛋白、检查蛔虫卵等方法，筛查缺铁性贫血和肠道蠕虫感染。

③因病缺课状况：包括月病假率、因病缺课率及其病因分析等。

各地在完成国家、省市区下达的监测任务基础上，可根据实际需要和人力、物力资源，适当增加某些监测项目。

④身体素质状况：包括 50 米跑、立定跳远、引体向上、仰卧起坐、立位体前屈和 800 米跑等。

(4)监测质量控制。为保证监测质量，不仅需对监测对象的确定和抽样原则，监测的指标、内容、方法和过程等进行周密的设计，精心组织落实，而且应严格进行现场复测检验和数据统计前的数据逻辑检验。

（二）儿童青少年患病特点和主要死因

1. 儿童青少年患病率与患病特点

（1）患病率：常用以下卫生统计指标来分析评价群体儿童青少年的健康状况，查找疾病的发生规律，为防治学生常见病提供科学依据。

①检出率：在一定时间调查的患某病人数占受检人数的百分率（沙眼、肝炎、营养不良等的检出率属此类，肠道蠕虫感染可用感染率表示）。公式为：

$$某病检出率=患某病的人数/受检查的总人数×100\%$$

②发病率：在一段时期内在某群体中发现的患某病的百分率。公式为：

$$发病率=某期间内发病的例数/同时期该群体或地区的平均人数×100\%$$

发病率表示在一段时间（一学期或一学年）内的总发病例，包括现患者、新发病者和重复罹患（感染）者。因为某些疾病（如急性传染病、外伤、沙眼等）患者在该时期内可能不止一次患病。若要专门表示某些慢性疾病（如近视）的新发病者所占比率，可用新发病率表示。公式为：

$$新发病率=某期间内新发病的人数/同时期该群体的平均人数-原患病人数×100\%$$

③因病缺课率：常以月为单位，计算因病缺课的人时数或人日数占授课总时数的比率。

为适应学校教学日历，可以四周代替一月来登记和统计，故又称月病假率。公式为：

$$月病假率=某月病假总人时（节或日）数/同月授课总人时（节或日）数×100\%$$

④平均因病缺课日数：全校（或全班）学生一学期内平均每人因病缺课日数。公式为：

$$学生平均因病缺课日数=全学期因病缺课人日数/该学期全校学生平均数$$

因病缺课率和平均因病缺课日数是反映学生健康情况的重要指标。应逐月认真做好登记，并确定缺课是否因患病引起。尽可能明确疾病诊断，进行病因分类。若遇学生因病缺课率突然增加，需要立即查明原因，采取必要措施。

（2）儿童青少年患病特点：儿童青少年时期疾病具有鲜明的年龄特征，并与集体生活、学习条件密切相关。

①儿童期（学龄期）：呼吸道和消化道疾病仍居前列，与卫生习惯和生活条件有密切关系的蛔虫、沙眼感染最多见。近年来沙眼和蛔虫感染率在城市有较大幅度下降，龋齿患病率则有上升趋势。与学习生活有密切关系的近视和脊柱弯曲异常等患病率比学龄前大幅增加。而结核病、意外事故等则与生活环境有密切关系。

②青春期（中学阶段）：沙眼和蛔虫感染率明显降低，龋齿患率也呈下降趋势（与乳恒牙交替有关），而与学习负担有关的近视却逐年明显增多。青春期少女中月经异常（包括痛经）较多见。风湿病、肾炎、肝炎、结核病、胃病等较前有所增多。中学生中慢性鼻炎、副鼻窦炎较多，是兵役体检不合格的重要原因之一。青春期心理行为问题较为突出，应引起高度重视。

2. 儿童青少年死亡率和死亡原因

（1）儿童青少年死亡率：通常用年龄别（组）死亡率（‰）表示，公式为：

$$年龄组死亡率=某年内某年龄组儿童死亡人数/同年该年龄组平均人口数×100\%$$

（2）死因分析：死因构成与社会经济发展水平密切相关。我国大城市呈现与发达国家类似的婴儿死因顺位，围产因素、先天异常、恶性肿瘤等位居前列。但在偏远地区和农村，迄今仍以呼吸、消化系统等感染性疾病位居死因顺位的最前列。5 岁以下儿童死亡率和婴儿死亡率一样，都是衡量一个国家儿童健康状况的重要指标。1960 年我国 5 岁以下儿童死亡率为 209.9‰，随着医疗保健水平的提高，到 2000 年已降至 39.7‰。从年龄分布看，0 岁组死亡率最高，随着年龄的增加死亡率逐步下降，5~14 岁阶段降至最低，15~24 岁阶段死亡率略有上升。从性别分布看，男孩高于女孩；从城乡分布看，农村显著高于城市。我国不同群体儿童死亡率受到社会经济因素的较大影响，地区差异很大。

儿童青少年的死亡率和婴幼儿时期不同，有两大特点：第一，死亡率显著低于婴幼儿。单就这一点而言，他们是所有年龄群体中最健康的；第二，其死亡率和患病率不呈平行关系，而婴幼儿时期的患病和死亡病种基本一致。儿童和青少年中常见病、多发病的患病率虽很高，但并不致死。

1991—1996 年全国学校卫生监督统计年报显示，意外死亡是中小学生的首位死因，占总死亡数的 40%~50%，个别群体甚至高达 70%；意外死亡的死因顺位依次为溺水、车祸、跌坠、电击等。近年来我国每年死于意外事故的学生，其人数已达因疾病死亡者（死因顺位为呼吸系统疾病、传染病、恶性肿瘤、先天异常等）的两倍以上。因此，儿少卫生工作者和健康管理人员既要努力采取措施降低各种常见病、多发病的患病率，更要和教育、临床医学、交通、公安、环境保护等部门密切配合，积极开展健康教育，预防意外事故发生。

（三）健康管理的实施

学校健康管理是以学生的健康需要为中心，通过学校健康促进、健康监测和常见疾病预防，教学过程和健康教育为一体的管理，积极动员学校、家长和社区共同努力，为学生提供完整的、积极的经验和知识结构，包括设置正式和非正式的健康教育课程，创造安全健康的学习环境，提供合适的健康服务，让家庭和更广泛的社区参与，共同促进学生健康。

1. 信息收集

建立档案第一步是了解目标人群的健康，只有了解儿童青少年的健康状况，才能有效地维护他们的健康。具体地说，是通过体质监测和健康体检等方式收集目标人群健康信息，建立目标人群健康档案。健康信息包括个人一般情况（性别、年龄等）、健康状况和疾病家族史、生长发育基本情况（人体形态、功能、生理、生化、内分泌及心理、行为等指标）、生活方式等。

2. 生长发育评价与健康诊断

根据所收集的目标人群健康信息，对儿童青少年生长发育水平和健康状况进行群体和个体的评价，分析其存在的主要身心问题及影响因素。针对目标人群进行相关内容的问卷调查与定性访谈，确定该目标人群的需求重点，即优先管理（干预）项目。在此评估的基础上，可以为群体和个体制定健康计划，以那些可以改变或可控制的指标为重点，提出健康改善的目标，提供行动指南以及相关的健康改善模块。

3. 健康干预

在前两部分的基础上，进一步分析儿童青少年的生长发育、疾病与健康、健康需求、学校服务、政策和环境状况、可干预的有利和不利的因素，实施优先管理（干预）项目。除学生生长发育监测、常见疾病控制与管理、教育教学过程卫生监督之外，预防健康危险行为、倡导健康的生活方式也是学校健康管理的重要内容。生活方式管理是指以个人或自我为核心的健康教育活动，强调个人选择行为方式的重要性。生活方式管理通过健康促进技术，比如行为纠正和健康教育，来保护人们远离不良行为，减少健康危险因素对健康的损害，预防疾病，改善健康。与危害的严重性相对应，吸烟、网络成瘾、缺乏体力活动、膳食不均衡、精神压力等是目前学校生活方式管理的重点。通过以生活技能为基础的健康教育和健康促进作为主要途径，培养青少年良好的自我意识，促进其社会适应能力的提高，同时把性知识、健康危险行为知识与之相结合，促进青少年的身心健康，改善和发展青少年对环境的适应能力。

以学校为例，健康管理步骤见图9-2。

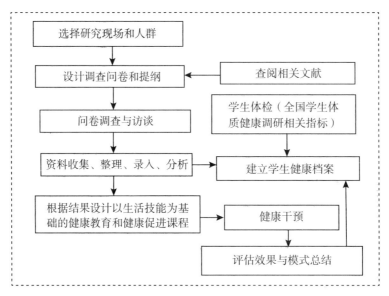

图 9-2　学校健康管理工作步骤

## 二、儿童青少年健康管理内容

（一）儿童青少年生长发育

完整的生长发育包括身、心两个方面，两者相辅相成、相互影响。身体发育由形态、生理功能、运动素质共同构成；心理发育既涵盖认知、记忆、思维、想象力和创造性等智力因素，也包括气质、个性、性格、情绪、行为等非智力因素。此外，环境因素方面，除营养、疾病、体育锻炼、生活制度、环境污染等生物性因素外，家庭生活质量、学校人际环境、亲子情感联络和社会变革的影响作用也越来越受重视。

(二)儿童青少年合理营养

1. 儿童青少年时期生长发育特点

儿童青少年时期身高、体重快速增长，体重每年增长 4 ~ 5kg，身高每年可增加 5 ~ 7cm，智力、神经、心理发展也在此期达到高峰。这一时期必须承担繁重的学习任务，体育锻炼、充足、全面的营养是此期体格生长发育、增强体质的物质基础，对其一生都有着至关重要的作用。

2. 营养需要特点

儿童青少年时期营养需要的一个显著特点是他们获得的营养不仅仅是要维持生命活动和日常生活、工作、学习，更重要的是还要满足其生长发育的需要。在整个生长发育期间，由于机体的物质代谢是合成代谢大于分解代谢。因此，所需要的能量和各种营养素的量相对比成人高，尤其是能量、蛋白质、脂类、钙、锌和铁等营养素。

特别是进入少年期是生长发育的第二个高峰期，生长发育突然加速，每日营养素和能量的消耗约比前一时期增加 2 倍，能量需要男孩高于女孩，每日约需 2900kcal，女孩约需 2400kcal，这一需要量超过从事轻、中体力活动的成年人的需要量。蛋白质需要量的增加尤为突出，男孩约需 85g、女孩约需 80g，也分别高于轻体力活动的成年人 75g(男)及 60g(女)。矿物质也是人体不可缺少的营养素，有的矿物质是构成身体的重要材料，如钙、磷是骨骼和牙齿的重要成分，有的矿物质是维持身体某些功能的重要组成部分，如血红蛋白中的铁，还有的矿物质是身体中很多酶的成分，如锌。青少年正在生长期，对钙、磷等组成骨骼的矿物质需求也显著增加，根据中国居民膳食营养素参考摄入量每日膳食中应供给钙 1000mg 和磷 1000mg，供给铁男孩 20mg，女孩因每日铁的损失每日需供给 25mg。锌的每日推荐摄入量男孩 19mg，女孩 15.5mg。由于能量代谢旺盛，对维生素需求也有增加，B 族维生素需要增加显著、维生素 A、C、叶酸等也必须充足。总之，青少年对能量和营养素的需要量一般高于从事轻体力活动的成年人，这点必须引起重视。

3. 儿童青少年期膳食

儿童青少年的膳食安排应符合他们生长发育快，对营养要求高的特点。由于这一时期能量消耗大，蛋白质需求高、主食的量应加大，每日约需 400 ~ 500g，以保证主要供给能量的碳水化合物的供给，粗细粮交替搭配，使各类谷物营养素有互补作用。其次，保证鱼、肉、蛋、奶、豆类和蔬菜充足，合理搭配。以供给足够的蛋白质、脂肪及各种必须营养素。蛋白质每日 80 ~ 85g，保证量足质优，应有一半为优质蛋白质，为此膳食中应含有充足的动物性及大豆类食物，以满足加速生长及智力发育的需要。应多食富含钙、磷的蔬菜、豆类、海产品和乳类。青少年缺铁性贫血也比较普遍，膳食中需要增加维生素 C 的摄入，以促进铁的吸收，碘也是生长发育必须的微量元素，青春期需要量增加，含碘量多的海产品如紫菜、海带、海鱼、虾等可经常食用。

需要提醒的是，青少年尤其是女孩子往往为了减肥而盲目节食，从而导致体内新陈代谢紊乱，对健康极为有害，正确的方法是合理控制饮食，增加体力活动，使能量摄入和消耗达到平衡。

总之要根据儿童青少年营养需求的特点和合理膳食要求，围绕儿童营养和膳食安排可能出现的问题进行管理，提出具体的卫生措施。管理内容包括不同年龄组合理营养与膳食安排，儿童青少年营养食谱的制订与评价，儿童青少年易患营养缺乏病的预防，儿童青少年特殊营养需求，如考试、体育运动和郊游时的营养需要都需要考虑到。

（三）儿童青少年伤害与常见疾病防治

（1）以卫生部和教育部1992年联合颁布的《学生常见病综合防治规划》确定的沙眼、肠道蠕虫感染、视力不良和近视、龋齿和牙齿疾病、缺铁性贫血、营养不良和肥胖等为重点，开展常见病、多发病的筛查、诊断和防治，是学校卫生的常规工作。

（2）在多数传染病被消灭和控制的同时，仍应高度重视对新发生传染病的防治工作。针对学校特点，研究各种急慢性传染病和集体食物中毒的发生、消长规律，从建立应急反应机制、预防传染源、切断传播途径和保护易感人群着手采取切实预防措施。

（3）根据一些成年期疾病在儿童期即有先兆表现的特点，从定期检测、健康知识宣教和培养良好生活习惯角度，开展对原发性高血压、糖尿病、高脂血症等成年疾病的早期预防。

（4）国际疾病分类标准（ICD-10）编码按照伤害性质分为14大类，我国常见儿童青少年意外伤害类型包括溺水、道路交通伤害、意外窒息、中毒、跌落伤、挤压/碰撞伤、动物致伤/叮咬伤、烫烧伤、割/刺伤等。一方面通过各种媒体进行安全教育，减少环境危险因素，改变危险行为方式，提高父母和教师的急救知识和技能。另一方面通过立法等手段从政策上消除某些可能引起伤害的危险因素，如酒驾、强制性使用汽车安全带等。

根据儿童青少年疾病谱的变化（意外事故和伤害取代疾病，成为主要死因），还要以青春期少年为重点，开展对诸如吸烟、酗酒、滥用药物、意外事故、暴力伤害、自杀、不良生活方式、网络成瘾、不良性行为等健康危险行为的预防和监测。

（四）儿童青少年心理健康

针对儿童青少年各种常见心理、情绪和行为问题，研究其发生、发展与个体心理素质、自然人文环境、社会变革因素间的相互关系。管理重点为针对儿童开展行为指导，针对青春期少年开展心理咨询。

（1）以心理支持和行为治疗为主，配合药物、教育、改善环境等措施，治疗各种心因性紧张、神经官能性疾病和变态性行为等。

（2）开展学校心理教育，结合生活技能训练，提供有关改进学习能力和社会交往、情绪宣泄，以及消费、择业、休闲活动等方面的心理指导，提高儿童青少年的自我保健能力，保障心理健康发展。

（五）儿童青少年教育过程健康管理

围绕儿童青少年在接受课程、体育和劳动教育过程中可能出现的各种问题进行管理，提出具体的卫生措施。

管理重点：学习中脑力工作能力的变化规律和影响因素；怎样根据功能素质的发育特

点，合理组织体育课和课外体育活动，进行科学锻炼；预防和处理运动性创伤；从工种选择、劳动负荷和劳动制度等角度，合理安排劳动教育等。科学运用大脑皮层的功能活动特性，掌握对学习负荷和各种疲劳的测定方法，学习对生活作息制度的正确评价，并将这些技能用于学校卫生实际工作，对提高儿童青少年的学习能力、促进身心健康、改善和发展儿童青少年对环境的适应能力，有重要的现实意义。

(六)儿童青少年健康教育与健康促进

重点管理：健康教育规划的系统化、规范化，教育的实施方法和评价模式；通过生活技能教育，培养儿童青少年良好的自我意识，促进社会适应能力提高；青春期健康教育，尤其青春期性教育和艾滋病、性病预防知识技能教育的密切结合，成为预防青少年健康危险行为的最有效途径；与成年期疾病早期预防相关的专题教育等。近年来，我国儿少卫生领域引进 WHO 大力推荐的健康促进学校活动，有力促进了学校与社区、家庭的密切合作，在为儿童青少年营造良好的学习和身心发展环境，培养健康生活方式等方面，发挥着重要作用。

### 三、儿童青少年健康管理的策略建议

(一)增强学生体质，改善学生营养不良状况

(1)制定学校保健政策，每年对儿童青少年进行营养状况的监测，及时发现营养不良和营养相关疾病，并采取措施进行预防和控制。

(2)制定和实施营养标签政策，规定营养标签的强制性营养信息的标示。

(3)制定和实施学校营养午餐政策，保证学校午餐提供的食物群、能量以及营养素质量标准。

(4)制定和实施学校营养教育政策，将营养教育课程列入国家法定课程。

(5)制定和实施食品强化相关政策，规范食品强化技术要求。

(6)制定和实施政策，限制食品企业和媒体对儿童青少年进行低营养、高能量密度食品和饮料的广告宣传和营销活动。

(7)加强学生体质与健康监测工作的经费支持，完善监测工作的覆盖人群范围。

(8)将 5 年一次的学生体质与健康调研和 2 年一次的监测纳入财政预算，划拨专款保证调研和监测的组织、培训、实施、数据分析、报告发布等工作的顺利进行。同时，将监测工作扩展到青少年弱势群体，与民政、残联等部门加强合作，依托现有的技术支持，将残疾儿童和青少年纳入体质与健康监测范围。

(二)开展青少年健康促进计划，提高学生健康素养

(1)根据我国社会经济文化的发展，进一步完善学校卫生相关法律、法规和政策，增强现有法律、法规的执法力度。

(2)动员全社会参与，加强部门间合作，建立部门间有效的协调沟通机制，使学校卫生工作能够顺利开展。

（3）建立、健全各级学校卫生行政管理体系，省级疾病预防控制部门成立专职的学校卫生工作人员队伍，从人员和经费等方面保证学校日常卫生工作。如学校卫生工作报表信息体系建立和经费的落实。

（4）各级各类学校按照法律规定配备合格的校医，并建立校医资格认证和晋升机制。

（5）加强学生健康信息化建设，开展学生健康状况及相关因素监测。开展学生常见病普查、普治工作（如近视、龋齿、肥胖、营养不良等）。

（6）单独设置健康教育课，加强健康教育课教师的资格认证和继续教育，使他们能够及时准确地了解、掌握健康教育的理论和方法最新发展动态，使学校健康教育课能够适合儿童青少年的心理发育水平，增强学校健康教育课的科学性、活泼性。

（7）将儿童青少年纳入医疗保障制度范围内，建立对青少年友好的、符合青少年身心发育特点的卫生服务体系，如青春期生殖健康服务中心和心理咨询服务机构和热线等，进一步提高卫生服务可及性、公平性及服务质量。

（8）全面实行学校营养午餐制度，为学生提供符合健康饮食标准的营养午餐。实行西部农村政策倾斜制度和流动人口儿童青少年营养补贴制度，提高营养状况；实行食品强化制度，对人群普遍容易缺乏的维生素和微量元素实行强制性食品强化。

（9）结合社区行动，开展针对父母、教职员工等相关人员健康教育及健康促进活动。针对留守儿童、残疾儿童和打工人员子弟开展专项服务。

（三）开展心理社会能力干预活动，预防健康危险行为

（1）建立青少年行为指导中心、开展青少年友好地（youth-friendly）健康咨询和青春期行为指导服务。

（2）通过改善家庭、学校和社会环境，为改变青少年健康危险行为提供支持环境。

（3）积极推进生活技能为基础的健康教育。将健康教育作为一个系统工程，纳入学校日常教学，加强师资力量，设置课程，加大师资培训力度，将健康相关的课程内容，如心理健康、生长发育基本知识、青春期卫生、疾病预防、伤害预防、毒品预防、环境教育等都纳入健康教育之中，帮助学生不仅系统地掌握健康相关的基本知识，还能够建立良好的健康信念，提高心理社会能力，避免健康危险行为，养成良好生活方式，健康成长，并为成年期健康打下良好的基础。

（四）生活技能教育为基础的健康教育

世界卫生组织评价学校生活技能教育的作用不仅是预防儿童青少年行为和健康问题的重要途径，而且有助于提高基础教育水平和质量、提高生活质量、促进终生学习和维护和平，最重要的是生活技能教育能够促进儿童青少年的健康发展，使他们有能力适应不断变化的社会环境。

生活技能教育是把这些技能教给儿童青少年，预防不良的健康行为问题。其理论模式是通过生活技能教育，提高心理社会能力，使儿童青少年具有良好的行为准备，进而建立健康的行为。生活技能教育目前被认为是促进儿童青少年心理健康，预防问题行为的最有效途径之一。国外许多研究表明，生活技能教育有助于提高自尊和自我概念，减少抑郁、

紧张和焦虑，调整情绪，预防青少年自杀以及物质滥用等危险行为。

生活技能，可概括表现为以下10种核心能力。

1. 自我认识能力

个体对自己的个性、爱好、优缺点等，能做出客观的评价。在正确认识自我的基础上，逐步建立自信心，并与周围的人保持和发展良好的人际关系。

2. 同理能力

能站在他人角度考虑问题。与人交往、商讨、解决问题时，能设身处地为别人着想，不仅表现出充分的理解和同情，而且能主动帮助别人，相互配合、协作解决问题。

3. 有效交流能力

能恰当地运用口头或身体言语（手势、姿势、表情、动作等），准确、恰当地表达自己的心情、观点和意见。而且能在自己需要时，积极、主动地寻求他人的帮助和建议。

4. 人际关系能力

能以积极的方式与他人交往，建立和保持友谊。与家人和睦相处，相互沟通。使自己经常保持良好的心理状态，获得社会支持。能在必要时采用恰当、使自己和别人都不受严重伤害的方式，巧妙断绝和他人的关系。

5. 调节情绪能力

人在悲痛、愤怒时表现出强烈的消极情绪，如处理不当，会损害健康。应能正确认识自己和他人的情绪，运用一些方法来把消极情绪逐步转化为积极情绪，使之不对健康造成危害，也不使消极情绪影响到他人。

6. 缓解压力的能力

适当的压力可促使人不断进取，但过大的压力却起阻碍作用，甚至影响到自身健康。缓解压力的能力，指人能认识到压力的产生根源及其危害，并有能力采取必要措施，通过改变周围环境或生活方式来减少这些压力。或者，学会放松自己，使压力尽量减轻到不对健康造成危害的程度。

7. 创造性思维能力

人在思考问题时，能抛开以往经验的束缚，不因循守旧，而是积极探索其他可能的途径。具备创造性思维能力的人，解决问题时往往有更多选择，能做出更好的决定。

8. 批判性思维能力

与创造性思维相近，但思维角度、方向、形式等有区别。这种能力也可帮助人们开阔思路，用批判的眼光来分析获得的信息和以往的经验。若能与创造性思维能力有机结合，能使人多角度、全面地考虑问题，灵活适应日常生活，做出更合理的决定。

9. 决策能力

能通过权衡不同的选择，考虑每种选择带来的后果，从而做出正确决定。

10. 解决问题的能力

解决问题的过程，指人做出正确决定并付诸实施的过程，包括认识自己面临的主要问题，寻找可解决问题的方法，分析各种方法的利弊，从中选择最适合者，据此着手制定计划，解决实际问题。

## 第三节　老年人健康管理与健康促进

随着年龄的增长，老年人的心、脑、肾等各个脏器生理功能减退，代谢功能紊乱，免疫力低下，易患高血压、糖尿病、冠心病及肿瘤等各种慢性疾病。这些疾病致残率及病死率极高，开展健康管理服务能早期发现，早期治疗，预防疾病的发生发展，减少并发症，降低致残率及病死率。目前，我国社会养老服务体系建设仍然处于起步阶段，我国的人口老龄化是在"未富先老"、社会保障制度不完善、历史欠账较多、城乡和区域发展不平衡、家庭养老功能弱化的形式下发生的。国务院《关于促进养老事业发展的若干意见》[2013年35号文]指出，按照2025年我国老年人口将超过3亿推算，加强社会养老服务体系建设的任务将十分繁重。老年人的健康问题，其实质上是一个综合性的社会问题。为老年人健康管理的目的就是促进公共卫生服务均等化，更好实施老年人健康管理服务项目，给老年人提供疾病预防，自我保健及伤害预防的指导，减少健康危险因素，有效预防和控制慢性病。

### 一、老年人的生理特点

人到老年，身体各器官组织自然老化，器官功能逐渐衰退，新陈代谢变慢，身体活动能力下降，从而使老年人好静不好动，活动相对减少，这就进一步促进了老化的发展。因此，老年人及时认识和了解自身的生理特点及体育锻炼对身体各器官系统的良好影响，根据实际情况科学地进行体育锻炼，就可能有效地增进健康、减缓衰老过程，起到延年益寿的良好作用。

（一）外形改变

衰老最引人注目的变化是外形的改变，主要为身高缩短、毛发白化、脱眉、牙齿松动，其主要是由于肌肉、筋膜、韧带的脱水、硬化、收缩所造成的。皮肤变薄失去弹性，比较干燥和脆弱，皮下脂肪减少，出现皱纹、皱褶、皮下垂，皮肤失去光彩。黑色素细胞的聚集，造成皮肤色素沉着，老年斑越来越多，尤其在身体的暴露部位。指甲生长缓慢且坚硬易碎，汗腺功能及数目减少，汗量分泌略少。

（二）体成分和体重

随年龄增长，身体成分和身高有显著的变化。40岁左右身高开始下降，60岁时身高下降了6cm。60~80岁身高的下降速度加快，每10年降低2cm。有人认为，多年从事负重工作的人身高下降速度较快。身高随年龄而降低是因为脊柱后凸（驼背）、椎间盘压缩、椎骨退化造成的。人的体重通常在25~50岁之间处于上升阶段，其后开始逐步下降。体重增加伴有体脂增加和去脂体重下降。男女老年人的体脂平均值一般分别约为26%（男青年为15%）和38%（女青年为25%）。

老年人的瘦体重较年轻人小，老年男性的瘦体重为47~53kg（青年男子为56~59kg），女性为31~41kg（青年女子为38~42kg）。身体活动能力随着年龄增长而逐渐下降，因而使瘦体重减少和体脂增加，这种体成分的改变将增加老年人发病率及生理机能减退。

(三)心血管系统

衰老使氧运输和氧摄取的能力下降。最大摄氧量约在 20 多岁开始，以每年 0.4 ~ 0.5mL/(kg·min)速率递减，到 65 岁时下降近 30% ~ 40%。有氧能力的下降受氧运输系统的中枢机制和外周机制功能下降的影响。

1. 心率

随着年龄增长，静息时心率的变化很小，而最大心率却下降。25 岁的青年最大心率(最大心率=220-年龄)为 195 次/min，而 65 岁老人则下降到 155 ~ 160 次/min。老年人最大心率下降的原因可能是由于交感神经活动减弱，传至窦房结的神经冲动减少所致。

2. 心输出量

一般来说，老年人的心脏容积仍保持不变，但静息时的每搏输出量减少，在力竭性工作时老年人的每搏输出量比青年人少 10% ~ 20%。这反映了伴随衰老过程，老年人心肌细胞萎缩、冠状动脉出现粥样硬化、左室舒缩功能减弱、心肌灌血不足及收缩力下降。由于最大心率的降低和每搏输出量的减少，所以心输出量也随年龄的增长而降低。65 岁老人的最大心输出量为 17 ~ 20L/min，比 25 岁的青年人低 30% ~ 40%。

大血管和心脏弹性随年龄增长而减低。血管硬化增加了血流的外周阻力，增大了心脏的后负荷，使心肌的摄氧量增加。冠状动脉粥样硬化会引起心肌缺氧。外周阻力较高也使安静时和最大运动时的收缩压升高，但舒张压变化甚小。由于老年人心血管系统的生理功能明显减退，所以在剧烈运动时，老年人的心率和血压会急剧增加，成为心血管意外的重要诱因之一。

3. 动静脉氧差

最大动静脉氧差随年龄增长而趋向减少，65 岁老人的动静脉氧差仍可达 140 ~ 150mL/L。其减少的原因可能与体能水平下降、动脉氧饱和度下降、肌红蛋白的含量减少、外周血流分配不足、组织中氧化酶系统的活性减弱等因素有关。随着年龄增长，组织毛细血管数量下降及肌纤维萎缩，使毛细血管数量与肌纤维比值减小以及酶活性下降，所以氧利用率下降。

(四)呼吸系统

衰老伴随着呼吸系统的结构和机能产生不良的变化。这些变化表现为肺泡壁变薄、肺泡增大、肺毛细血管数目减少、肺组织的弹性下降、呼吸肌无力等，从而导致肺泡扩散的有效面积减小，肺残气量增加和肺活量的下降。因此，在剧烈运动时，只能通过增加呼吸频率来提高肺通气量，而不是依靠呼吸深度的增加。

静态和动态的肺功能指标随着年龄的增长而衰退。肺活量、最大通气量、时间肺活量等机能指标呈现进行性下降。有资料表明，老年男女的一秒钟用力呼气量分别以每年大约 32mL 和 25mL 的速度下降。老年男性第一秒时间肺活量从正常的 82% 下降到 75% 左右，女子则从 86% 下降至略少于 80%。虽然随衰老的产生使呼吸系统机能下降，但 65 岁的健康老人仍具有相当程度的肺通气贮备。

(五)运动系统

1. 骨骼肌

在衰老过程中,骨骼肌发生显著的退行性变化。其特征是肌纤维的体积和数量减少,尤其是下肢肌的快肌衰退更明显。伴随着肌肉体积的减小,肌肉力量也下降。因而老人的动作灵活性、协调性及动作速度下降。研究表明,老年人最大力量的下降为18%~20%,并认为肌肉力量下降的速度与肌肉活动情况有关。经常进行抗阻训练,能促进蛋白质的合成,保持肌肉体积及力量,降低其衰老的速度。例如,以80%最大肌力进行抗阻练习,屈膝力量和伸膝力量都增加,随着力量的显著增长,肌纤维也产生适应性肥大。老年人运动训练引起的力量变化和年轻人是相似的。老人进行步行或慢跑训练,可选择性地使I类和IIa类肌纤维横断面增大,毛细血管和肌纤维比值、毛细血管的数目、密度增加。线粒体增大、增多,琥珀酸脱氢酶活性增强。

2. 关节

随着年龄增长,关节的稳定性和活动性逐渐变差。衰老常伴有胶原纤维降解,关节软骨厚度减小及钙化、弹性丧失,滑膜面纤维化、关节面退化。骨关节的变性会使关节僵硬,活动范围受限制。但老人的骨关节炎是衰老的结果还是反复损伤(引起病理性变化)的结果尚未清楚。

3. 骨骼

骨质疏松是老年人中较普遍发生的现象,尤其是绝经后的妇女更普遍。患有骨质疏松症的人极易发生骨折。据第14届国际老年学术会议(1989)报道,绝经后的妇女至少有1/4人发生骨质疏松,70岁以后其中40%发生过骨折。骨质疏松症发生是一个渐进的过程。女子约从30岁开始骨中矿物质逐渐丢失,而男子约从50岁才开始。麦卡阿特尔报道,60岁以上的老年人由于骨矿物质的丢失及多孔疏松,会导致骨质量减少30%~50%。随着年龄增长,骨质疏松引起骨密度和抗张强度下降,使骨折发病率也随之升高。脊柱、髋部、腕部是骨折的易发部位,而髋部骨折在老年人尤为多见。

老年人骨质疏松的原因尚未完全清楚,可能与性别、性激素分泌水平降低、消化功能低下导致钙吸收障碍、运动减少、吸烟、酒精、咖啡因及遗传等综合因素有关。这些因素可能引起负钙平衡,使骨中的矿物质含量减少。

运动能有效地防止和治疗骨质疏松症。坚持经常负重运动不仅能抑制骨量的丢失,增加骨矿含量和骨矿密度,还可以达到矫正变形、改善关节功能、增加柔韧性、增强肌力和耐力、保证肌肉和运动器官的协调性、防止摔跤,从而减少骨质疏松和发生骨折的危险。但是,单纯运动还不能完全代替雌激素治疗绝经期妇女骨质疏松症。Koha(1998)报道,激素替代疗法加运动对于增加总体骨矿密度比替代疗法更有效,尤其是增加腰椎部、髋部大转子的骨矿密度,且能减少脂肪积累。研究也表明,在运动的基础上,适量增加$Ca^{2+}$的摄入,再加上激素的调节,三者联合应用,可产生互补作用。健骨运动配合钙剂补充可抑制骨矿的丢失,对绝经期女性骨量的维持起主要作用。绝经前期的妇女每天应需补钙1000毫克,绝经后妇女每天应需补1500毫克。

（六）神经系统

随着年龄的增加，老年人神经系统生理机能也发生许多变化。这些变化包括感受器退化、中枢处理信息的能力降低、平衡能力和神经系统的工作能力下降。表现在视力听力下降，记忆力减退，对刺激反应迟钝，容易疲劳，恢复速度减慢等。

中枢处理信息能力下降的主要原因是大量神经细胞萎缩和死亡。老年人脊髓运动神经元数目减少37%，神经冲动的传导速度减慢10%，因而使神经肌肉活动能力受影响，表现单纯反应时和复杂反应时变慢，运动时延长。65岁的老年人反应时比20岁年轻人延长了50%。老年人由于脑干和小脑中细胞数量减少，中枢肾上腺素能系统发生退行性变化，神经系统内的去甲肾上腺素水平逐渐降低，小脑皮质 β-肾上腺素能受体密度降低，加上外周本体感受器机能下降，限制了精确控制身体运动的能力，导致平衡能力和运动协调性减退，容易跌倒。由于脑动脉硬化和椎动脉血流受阻，老年人中有15%～24%的人会出现体位性低血压。

（七）消化系统

牙齿的脱落、牙结石及牙周炎是老年人常见现象。牙齿的脱落并非正常化的结果，如若口腔保健得当，牙齿可以与生理年龄同在。由于味蕾的萎缩，老年人味觉通常不甚灵敏，吸烟者更甚，味觉的改变可能增加过多的调味品，导致对健康的影响。

老年人的唾液量约为年轻时的1/3，唾液淀粉酶的减少，影响了淀粉的消化。食道、胃的活动减少，胃酸、胃蛋白酶、解脂酶及胰腺酶分泌减少，造成老年人消化不良。肝变得较小，导致储存能力及吸收效能减低，较易造成胆结石。肠发生部分萎缩，小肠壁吸收面的细胞减少，结肠蠕动能力下降，易造成便秘。

（八）泌尿生殖系统

70岁的老人，肾过滤血中垃圾能力相当于30岁时的一半，膀胱肌肉减弱，容量减少，导致尿频、尿急、夜尿现象，但可以通过加强盆腔肌肉的锻炼、生物学反馈、改善精神紧张状态及其他相关治疗得到改善。

大多数男性老人出现前列腺肥大，导致尿频，虽然大多数为良性，但有很大的危险性转为恶性，故需定期检查。

老年人由于性激素分泌减少致性功能下降，女性在绝经后尤为明显，表现为性器官萎缩、阴道壁弹性下降、上皮变薄、阴道分泌物减少。

（九）感觉器官

影响老年人生活的最大障碍是视力的改变。40岁以后眼球开始变黄并逐渐失去透明度，象征老化眼睛的老花眼、远视眼开始出现，导致大部分老年人须以眼镜来矫正视力。由于瞳孔括约肌的硬化及瞳孔的缩小，使其对光反应迟缓，尤其在光线不佳处看书更感困难。水晶体变黄，改变了老年人对颜色的辨认，尤其不易区分光波较短的颜色如蓝、绿及紫。发生青光眼和白内障的危险性增加。泪腺分泌的减少，使眼球出现干燥无神。在虹膜四周会产生部分或完整的白色不透明环-老年环。

听力的减退又是老年人的一个严重问题，65 岁以上老人有 13% 患有老年性耳聋。味觉、嗅觉、触觉都有不同程度的减低。

（十）血液系统

随着年龄的增长，老年人血液出现浓、黏、聚、凝的状态，临床上称之为高粘滞血症。高粘滞血症可使微循环的血管形态、血液流变发生异常，直接影响到组织、器官的生理功能。

血液的粘稠度主要取决于红细胞压积、血浆粘度与红细胞的变形能力。随年龄增长，老年人的纤维蛋白原增加，而纤溶能力下降，使血浆粘度增加。另外，机体造血机能下降会使血液中年轻的红细胞数量减少，衰老的红细胞数量增加，过氧化脂质在体内不断积聚以及血管的硬化等因素都引起血液粘度升高。红细胞变形能力是影响血粘度和血流阻力的重要因素。随着衰老过程的发展，红细胞膜弹性下降、血沉增加，导致变形能力下降。血液粘度的升高和红细胞的变形能力下降，使血液的流变性降低，循环阻力增加，心脏负担加重。因此，心输出量、有氧能力及清除代谢产物等机能都将减弱，成为诱发心血管疾病的主要因素。

（十一）内分泌系统

由于甲状腺的纤维化和细胞的浸润，结节增加，甲状腺分泌减少使得基础代谢率降低，而肾上腺功能的衰退更促使了甲状腺活动的降低。性腺分泌会因老年而降低。年老后胰腺中 β 细胞对胰岛素的分泌迟缓且不足，故老年人糖代谢能力下降，无糖尿病症的老年人常可发现较其他年龄组的人有较高的血糖值。

（十二）免疫系统

随着年龄的增长，免疫系统的功能显著降低。表现在免疫细胞数量的减少和活性的下降、T 细胞增殖反应、白细胞介素-2 水平、受体表达、信号转导及细胞毒作用等下降。尤其是 T 细胞功能受到的影响更明显，功能性 T 细胞数量下降及 T 细胞亚群比值发生了改变。研究表明，60 岁以上的老年人外周血中 T 淋巴细胞的数量可降至青年时期的 70% 左右。这是由于胸腺随着年龄的增长发生退化引起。白细胞介素-2 对辅助性 T 细胞和抑制性 T 细胞的增殖、分化有重要作用。衰老过程使白细胞介素-2 受体的数量、亲和力、表达等下降，进而对机体免疫反应产生负面影响，使 T 细胞信号转导减少，钙调节障碍。由于免疫系统功能衰退，直接影响老年人的身体健康。

（十三）抗氧化系统

衰老机理的"自由基学说"认为自由基在机体衰老过程中起重要作用。通常认为，过氧化脂质（LPO）含量表示自由基损伤的程度，而超氧化物歧化酶（SOD）活性反映身体内自由基清除系统的功能状况。人体各组织中的过氧化脂质随年龄增长而升高，而细胞内的超氧化物歧化酶随年龄增长而逐渐下降。

## 二、老年人的心理特点

衰老过程中伴随生理与社会的改变，必然发生心理之改变。社会的沉浮变迁，家庭的悲欢离合，个人的喜怒哀乐都会通过"精神状态"这个中介因子对健康产生作用，也就是说老人的健康是生物、社会、心理因素共同维持的一种和谐状态。本节主要讨论维持健康的一些心理因素。

（一）性格

一般而言，老年人的性格并不会因老年化而发生巨大改变，老年人性格的变化常发生于对某些事件的反应上，如退休、丧偶、失去独子、收入减少及病残等。但没有一种性格类型普遍地适合于所有的老年人，据各国学者对老年人性格类型的研究，基本上可归结为以下几个类型：

（1）快乐型。这类老人通常身体健康，长寿者较多，他们能适应退休后的角色，热爱自身，热爱生活，常用自己感兴趣的活动来渡过闲暇时间。

（2）慈祥型。这类老人性情平和、胸怀宽广、乐于助人，人际关系较好、很善于控制和调节自己的情绪，精神生活充实，有利于心理生理健康。

（3）自恨型。也有人称之为孤独型，这一型老人性格内向者居多，他们总是认为别人不愿和他们交流，因而处处孤独闭塞，很少向外表露自己，对一切事情持悲观态度，是一种典型的适应不良行为型。

（4）暴躁性。这类老人性格外向、脾气急躁、时常为小事而与他人争吵，结果在性格上由于别人的"敬而远之"而使他们日益孤独和怪癖，情绪不稳，易患心血管类疾病，有损于身心健康。

（5）猜疑型。亦可称作忧郁猜疑型，这类老人平时少与他人接触交往，对现状不满，郁郁寡欢，忌妒心重。猜疑心理的发展，是一种精神老化现象，由于老人感知能力衰退而引起对外界再认识的困难。

（二）记忆力和智力

记忆力会随年老而发生改变，特别是对近期内发生的事情记忆能力减退，这就解释了为什么一位老年人记得战时同队中所有战友的名字，却无法记得目前照顾他的护士。对于老年人智力变化研究显示，基本智力继续维持，语言的了解能力及演算能力并未改变，但对空间感及技能略有下降。老年型痴呆（Alzheimer's）是脑组织进行性损害而招致的记忆和智力功能障碍。近年来，老年型痴呆在 65~75 岁间估计发生率为 1/20，80 岁以上 1/5，这些数字还在上升。美国每年发病 400 余万，死亡超过 10 万。

（三）学习能力

虽然学习能力不会因年老而有太大的改变，但某些因素确实会影响到老年人的学习能力，如学习动机、注意力、记忆力、脑部讯息传导的迟缓、器官缺陷及疾病等。在学习过程的初期阶段，老年人可能比年轻人有较多的困难，但渡过这一过程，老年人即可跟上年轻人的步调。

人类的老化是极复杂的过程，每个人都有其特殊的表现。尽管有各种衰退或失落经历，大多数老年人仍能作令人赞赏的调适，且对一些改变作必要的调整。

(四) 老年人的社会心理

1. 社会环境

社会地位上的落差，常对心理产生负值的作用。在一些发达国家，老人的精神生活很空虚，他们一旦退休后，就变得毫无价值，家庭成员的小型化，使老人得不到照顾，在外也难得到社会的尊重。强烈的压抑感和孤独感使许多老人精神忧郁、悲观厌世。日本就是目前老人自杀率较高的一个国家。法国对老人进行的一项调查表明，老人晚年最害怕"孤独"。美国的一份统计资料表明有 4% ~ 6% 的老人患忧郁症。我国由于社会主义制度的优越性，老人的群体生活习惯较强，加上我们传统伦理上的尊老爱幼，使得老人在退休后，不像西方老人那样有一种被社会和人们遗忘的凄凉感。但目前，随着我国经济水平的发展，一些大中城市已出现大家庭向小家庭过渡的情况，老人的社会地位正面临挑战，这种挑战也可给他们的健康问题带来一些困难。

心身医学研究证明，老年人的整个健康水平直接受到社会环境的影响。因此，良好的社会支持环境是老人所渴求的，是增进老年人身心健康的一个重要方面。

2. 经济环境

经济收入的高低对老人的精神状态和生活状况直接发生作用。本世纪以来，人类平均寿命的提高根本原因是生产力的迅速发展，生产力的发展促进了物质文明。而这种发展对老人的健康作用又具有其两面性，一是经济的发展为老人提供更好的卫生资源，如先进的医疗设备、充足的医生、适宜的休息娱乐场所、丰富的食品、有效的药物；另一方面，现代化的生产对自然环境、生态平衡起到了破坏作用，一些"工业性疾病""都市病""现代文明病"也应运而生，这些因素对健康的威胁作用常有一段时间的积蓄，而当其表现出来时，老年人则成为最主要的受害者。

中华人民共和国成立以来，我国的退休老人生活基本上是有保障的，近几年来，随着物价的上涨，不少老人颇感适应生活困难。1978 年以前，我国是低工资高积累阶段，当时工人干部的工资普遍很低。1978 年之后有所改观，特别是 20 世纪 90 年代出现了持续增长，而老年人在收入大幅提高时期已经退休或退出经济活动领域，虽然工薪阶层的老年人有退休金，退休金给付水平随着人民生活水平的提高和物 价水平的上涨也在不断提高，但老年人仍属于低收入群体。这种经济上的低收入，必然会在老年人的心理上投下阴影，并由此可能产生偏异心理和偏异行为，心理上感到压抑，这种心理状态常会扰乱身体各器官和免疫系统功能的神经体液调节，导致一系列身心性或是器质性疾病。因此，正确认识经济因素对老人的作用，指导正常消费，克服一些角色冲突，是社会解决老人问题的一个重要方面。

3. 家庭环境

家庭是社会的细胞，也是人类最密切的精神接触场所。因此，家庭是老人物质生活的中心，也是精神依托的对象。世界卫生组织在《2000 年人人享有健康全球战略》一书中指出："健康首先是从家庭、学校和工厂开始的，……"。

居室条件对老人健康影响是比较直接的。居室卫生条件，如采光、通风、潮湿等因素和呼吸道疾病、虫媒传染病和皮肤病的传播关系极为密切。

家庭成员的相互关系是一个家庭巩固程度的外化表现。家庭和睦，子女尊敬老人，在这种家庭中，老人经常感受到良性刺激，能充分调动机体内在的能力，有利于健康。在这里值得一提的是老年丧偶问题，我国第三次人口普查资料分析表明，我国 60 岁以上老年人口无配偶者高达 45.9%，丧偶老人一般都有某种心理损失感，这对身心健康是极为不利的。丧偶使家庭生活环境发生急剧改变，这时，缺乏心理自我调节能力的老人常性格趋向怪癖，在精神和生活上都有一种孤独和压抑感，到一定程度则可导致严重疾病或死亡。因此，丧偶老人的心理状态及其保护机制的研究，是老年健康教育中的一个重要任务。

除了上述影响老年人健康的社会因素、经济因素、家庭因素以外，个人因素、团体压力等都和老人健康关系极为密切。作为健康教育工作者，不仅要了解这些因素对老人健康的影响，还要懂得寻找合适的途径，调适老人的健康状况。

### 三、临终关怀与死亡教育

病人临终过程划分为五个心理阶段：不承认、愤怒、讨价还价、沮丧和接受死亡来临。尽管并非所有的临终病人都按这个顺序发展，有的病人在临终前情绪始终表现十分宁静，直至告别人生；有的是否认－接受－再否认，直至最后接受，但仍然有赖于医生帮助病人渡过人生的最后日子，能以理解和鼓励的态度，坦诚地与病人交谈满足其心理需要，使他冷静地对待和承受自身面临的死亡。临终前心理活动五个阶段如下：

1. 不承认阶段

当病人知道死亡临近时极为震惊，思想极度混乱而无法接受事实，认为"这不是真的"，这是一种普遍心理状态。这时病人往往封闭自己，拒绝谈论自己的病情，怀疑医院里的一切工作的真实性。

2. 愤怒阶段

愤怒是临终病人第二个最常见反应。感到"为什么是我?""不公正""不理解"并对朋友、亲属、医师或其他人怀有敌意，表现躁动不已，愤怒。

3. 讨价还价阶段

表面上表现自我克制，心底里仍对生命抱有希望，如果我有可能活下来，我一定……这一阶段病人希望能延长寿命，延缓死亡，为了完成未了的心愿，如子女的婚事、未了的事业等。

4. 沮丧阶段

感到这是真的，严重情况使他无法否认，感到万事俱灰，整天感叹人生之不幸，有些人则成天哭泣、暗自伤神，这时病人感到内疚，也是常见的，因为病人感到对亲属还有未了的责任。

5. 接受阶段

病人接受死亡的现实，不再妄想，此时感到非常疲劳与软弱，需要保持安宁，清醒期变短，次数减少。病人虽接受事实，但仍感痛苦、悲伤和无可奈何，成天愁眉不展、消极。大多数人不想看到亲属和朋友，不喜欢交谈，准备在长途旅行中作最后休息通常在很平静和无痛苦的状态下离开这个世界。

（一）临终关怀

临终关怀（hospic care）是指由社会各界（护士、医生、社会工作者、宗教人士、志愿者以及政府和慈善团体人士等）组成的机构为晚期病人及其家属所提供的生理、心理和社会的全面支持和照护，其不以延长临终者生存时间为重，而以提高病人临终阶段的生命质量为宗旨。

临终关怀与安乐死不同，前者不采取任何方法（包括药物）促使病人摆脱病痛的折磨而"愉快地"死去，然而两者也有相同之处，即尽量减轻病人痛苦，让其庄严地死去。

临终关怀主要从生理学、心理学和生命伦理学等角度对病人及家属进行照护。生理学角度的临终关怀，包括了解和协助病人解决各种生理需要、控制疼痛等症状，尽最大可能使病人处于舒适状态，如使用麻醉性止痛剂和采取松弛、娱乐等非药物方法控制疼痛，以及营养保证、排泄控制、缓解呼吸困难、皮肤护理等其他满足病人生理需要的照护措施。心理学角度的临终关怀，包括了解和理解病人及家属的心理需要，并予以心理支持，用各种切实有效的办法使病人正视现实，摆脱恐惧。生命伦理学角度的临终关怀则偏重于指导医护人员及临终病人个人认识生命价值及其弥留之际生存的社会意义，使病人至死保持人的尊严。对家属的照护为临终关怀的重要组成部分，包括给予安抚鼓励、指导参与病人护理、协助解决社会经济等方面的难题，并在病人去世后做好积极的居丧照护。

对临终病人的医疗和护理有着特殊的道德要求。临终病人的痛苦是双重的，一方面临终病人由于疼痛或其他症状造成肉体上的负担增加，另一方面是面临死亡的不安和孤独，还担心与亲属的永别以及不能丢下未尽的事业等，承受着极大的精神痛苦。因此极需医务人员提供人道的、富有同情心的医疗与护理。

临终病人医护的基本原则有二：一是以满腔热情和理解的态度对待患者，给予精神上的安慰——临终关怀与安抚；二是努力控制病人症状和减轻病人痛苦。

近二三十年来，临终关怀在世界范围内有长足的发展。在西方古代的临终关怀可追溯到中世纪的西欧修道院为重病濒死的朝圣者、旅游者提供的照护。现代的临终关怀运动则始于1967年桑德斯（Saunders）博士在英国创办的圣克里斯多福临终关怀院。据不完全统计，迄今世界上已建立或正在筹建临终关怀机构或其他类似组织的国家和地区有40余个。

近年来，我国医学界、伦理学界从生命伦理学的角度展开的对安乐死的讨论，引起对死亡关注，在一些有志于临终关怀事业的学者、专家、医务人员的共同努力下，我国的临终关怀事业正在兴起。1988年10月在上海市南汇县创建我国第一家临终关怀医院——南汇护理院。同年10月在天津建立第一所临终关怀研究机构——天津医学院临终关怀研究中心。临终关怀服务在我国台湾省和香港地区也有相当发展。我国已跻身于世界临终关怀的研究和实践之列。

（二）死亡教育

死亡是人类不可抗拒的自然规律，关于死亡教育的定义国外学者有很多种代表性的观点，但是目的都是一致的。死亡教育的目的不仅让人们懂得如何活得健康、活得有价值、活得无痛苦，而且还要死得有尊严。它既强化人们的权利意识，又有利于促进医学科学的发展。通过死亡教育，使人们认识到死亡是不可抗拒的自然规律。我国已进入老年型社会，人口老龄化问题已经引起社会的广泛关注。工作能力的丧失、生理机能的减退和社会关系的变化均使得老年人承受着沉重的心理负担，很多老年人感受不到生活的意义。死亡教育让他们学会调适不健康、趋向死亡的心理，重新认识生命的意义，可从容地面对死亡。死亡教育也是破除迷信和提高素养的教育，是社会精神文明发展的需要，也是人生观教育的组成部分。面对生死问题逐渐增多的社会，死亡教育对死亡及濒死的正确了解和调试、以及充分认识生命的本质是非常必要的。健康教育工作者的一个任务就是对老人乃至全社会进行有关死亡的教育，让人们能正确地对待死亡。当今医学科学的高度发展，使得一些垂死的病人可能在医疗器械系统的支持下长期维持其植物性生命的存在。也有对待一些绝症病人，人们也往往知其不可为而为之，把死马当成活马医，以祈求奇迹的出现，从而造成国家和家庭的沉重经济负担，使这些病人长期处于疼痛和苦难的折磨中苟延残喘。今天，传统的生死观正开始受到冲击，一些专家和学者已经提出"安乐死"这一很严肃的生死观问题，指出"安乐死"标志着人类文明和进步，是帮助某些病人(该病确实不可逆转)结束痛苦的死亡过程的最根本的人道主义。

人们都明白，"人生自古谁无死"的道理，但人们忌讳提到"死"的问题，仿佛提到"死"，就是对人生持悲观态度，会妨碍人去追求生之欢乐，这都是错误的态度。从唯物主义的观点看来，提出生命有尽，可以使人们认识到个人的局限性，易于保持自知之明，思考怎样去度过自己的岁月，去追求自己的理想。从这个意义上说，对"死"的思考，实际上是对"整个人生观"的思考。

一般说来，人们对于不理解的事物和一般无法控制的事物，必然怀有一种恐惧心理，死亡就是这样。在战争年代，子弹、饥饿、灾荒常使人感到死亡是不可避免的。而今天，医学的发展已使得许多临近死亡的人绝处逢生。因此，死亡过程就变成一种陌生而神秘的过程，"死亡"就成为忌讳提及的话题，许多人缺乏对死亡的精神准备，也不了解死亡的有关知识。其实，死亡作为人生的终点，是一个人自然过程的终结。美国卡顿堡顿在《临终老年病人的精神生活》一文中指出，接近死亡的人，其精神和智力状态并不都是混乱的，他对这组被调查的老年病人的结果是，仅3%的人一直处于混乱状态，22%的人有一定意识，20%的人处于清醒与混乱之间，而49%的人直到死亡前一直是很清醒的。例如，发明家爱迪生临终前凝视窗外，轻轻地说，"那里非常美的"，就平静地死了。名医亨利格林，在临死前进行了最后的自我诊断，当他数完最后一次心跳时，说了声"停了"，平静地告别了人生。所以，死亡并不是神秘、可怕的，它只不过是生命现象活动的停止而已。

古往今来，帝王将相曾经都幻想过能寻求到一种长生不老之术，或是返老还童的妙药灵丹，但事实无情地证实这只不过是天方夜谭。这并不是说，人类对死亡就一筹莫展，老年人应该尽各种生命力量来延缓衰老，调节好自己，和死亡作斗争。

(1)克服怯懦思想，预防不合理性自杀。在老年人中，自杀是一个值得引起重视的问题，自杀的本身就是怯懦的表现，从一定意义上讲，生比死更有意义。由于社会的发展、生活的压力、情感的困惑、疾病的折磨等造成一些人不能很好地调节心理状态，会采取极端的手段结束生命。特别是一些临终患者不堪忍受病痛折磨，在他们想以死亡解除痛苦的要求得不到医生及家属同意的情况下，也会采用自杀的手段结束自己的生命，令人悲痛万分。死亡教育可使人们树立科学文明的死亡观念，可以预防不合理的自杀行为。建立自身的责任感和义务感，正确对待荣辱得失，珍惜生命，从而避免自杀行为所致的不良后果和影响。

（2）正确地对待疾病。疾病是人类的敌人，它危及人的生存。和疾病作斗争，某种意义上是和死亡作斗争。积极的心理活动有利于强化人的免疫功能，乐观的态度、充足的信心是战胜疾病的良药。

（3）树立正确的生命观，提升人们对死亡的认识。任何人都不是为了等待死亡而来到这个世界上的。因此，正确的人生观、价值观，是每个人心理活动的关键。生活、学习、工作、娱乐才构成了人生的意义。死亡教育可促进人们树立正确的人生观、价值观，"不知死，焉知生"，死亡教育虽名为谈死，实乃谈生。死亡会使人对人生的价值及意义作深刻的检讨，会使人充分体会"置之于死地而后生"的境界，从而珍惜生命的每一天。每个人可以使用有效的解决问题的技术与策略，来处理内在的冲突和对死亡的恐惧。由于受传统文化的影响，通常人们在日常生活中忌讳谈论死亡，人们幻想着不谈论它、不去想它，死亡就不会来临。良好的死亡教育可以破除这种无知的幻想，使我们正视这些冲突的信息，以健康、正常的观点来谈论生死，提升人类文明水平，提高人口素质。死亡文明有三个基本要求，即文明终（临终抢救要科学和适度）、文明死（要从容、尊严地优死）和文明葬（丧葬的文明化改革）。文明死是死亡文明中的中心环节部分，尚存在着盲目和愚昧，只有进行普遍的、健康的生死观和死亡文明教育，才能促进社会崇尚科学文明死亡的良好风尚。因为死亡表明一个人生命的结束，通过对死亡的思考，可以帮助人们正确评价自己的生活，进而鼓励人们提升自己的生活状态，最终可以帮助临终患者，缓解患者恐惧、焦虑的心理。

（4）心理上对死亡作好充分准备，正确理解死亡和迎接死亡。这对于临终前的老人是非常重要的，老人要尽量使自己剩余的时间过得有意义。要做到很安定地对待死亡，从心理上战胜死亡，并不是容易的事。这需要健康教育者很好地在老人中间开展死亡教育，培养老人成熟、健康的心理品质，也需要其自身完善的个性。死亡教育针对老人的心理特点，致力于提高患者对生命质量和生命价值的认识。通过死亡教育，使患者可以真实地表达内心的感受，得到家属的支持，认识到自己的价值意义，保持平衡的状态及健全的人格。

### 四、老年人的健康管理策略

（一）老年人保健行动的准则

（1）在制定广泛的社会政策和规划时，必须强调考虑老年人的需求。在考虑改善老年人生活质量的干预措施时必须以社区为基础，而不是从单个老年人的角度考虑。

（2）所有的行动必须是多部门协调并考虑到生物、物理、社会、精神、经济和环境对健康的作用。为确保成功，必须在各级政府和非政府组织、社会团体、宗教组织、私人部门之间建立和发展伙伴关系。各部门的政策必须协调一致。

(3)政策制定及其实施中必须强调伦理问题，包括平等地获得保健和服务以及平等地分配资源；行动计划必须有利于促进家庭团结和家庭几代人之间的相互支持；在立法、政策和规划等方面必须认识到在最老和最衰弱无助的老年人中，老年妇女占多数，她们是需要照顾的主体。

(4)在财政预算上，必须将疾病预防和健康促进置于同等位置考虑。

(5)开展老年问题的教育和培训，包括高龄人群增强自我保护和互相帮助的能力以及培养与教育后辈的能力；对专职、兼职的保健和社会志愿者进行老年医学方面的培训和继续教育，增加家庭护理的实践能力。

(6)加强老年保健的研究，包括发展规划设计、评价、干预模式、传播的实践和政策。建立老年保健的数据库以利于监测和效果评价，并强调在科学研究中应注重定量与定性的研究方法，并强调应用性的研究。

(二)老年人保健的目标

(1)改善老年人的健康状况和生活质量。

(2)确保所有老年人都能享受适用、可获得的和负担得起的服务，包括促进实现个人健康潜力和改善生活质量的服务。

(3)提高老年人慢性病患者、残疾人以及他们的赡养者在治疗、保健和康复方面的潜力。

(4)确保每位老年人都有权利享受高质量的生活，促进平等拥有达到理想健康状况所必需的资源。

(5)提供能改善生活质量的自然环境和社会环境。

(三)老年人保健的措施

1. 健康教育与健康促进

老年教育是当代社会用以解决人口老龄化的一个有效手段。老年教育有利于促使老人参加社会活动，使其生活更有意义，在心理精神状况方面得到愉悦，加强老年人体力因素；另一方面鼓励老年人参加社会活动，能强化老年人智力因素。健康教育是老年教育系统中的一个重要组成部分。在关注老年人问题的政策制订及规划实施方面特别要把重点放在老年人的健康状况，在为各级卫生工作人员开设的课程中要强调老年人保健，特别是要重视开发有利于老年人维持生产力及参与社会和家庭生活的技能，开办戒烟培训班或保健和维护健康的自我管理学习班，并使老年人获得适当锻炼的机会。这也需要不同部门间的合作以及地方政府和社区的积极参与。

老年期是人生中最有意义、身心最愉快、经验与成果以及知识积累最为丰盛时期，但是这些心理资源常常被一些意外、疾病和低收入所影响。老年人中，精神病的患病率偏高，一是因为上述的一些危机事件的打击所产生的恐惧感，二是因老化而导致脑组织功能出现的不正常情况。因此，注意老人的心理调适，让老人能经常保持良好的心理状态是十分重要的。以下是美国心理卫生协会提出的保持身心健康的七条建议，值得借鉴。

（1）不对自己过分苛求。自己在事业和生活上的目标和要求定在自己的能力范围内，达到预期的目标，心情自然会愉快。

（2）对他人期望值不能要求过高。许多人把希望寄托在他人身上，一旦不能达到，则心理落差过大，易对身心造成伤害。

（3）善于疏导自己的愤怒情绪。人在愤怒时，身体处于一种应激状态，能制怒，并能很好地疏泄是很有益处的。

（4）心胸开阔。即不必事事计较，能开怀大度，减少不必要的烦恼。

（5）暂时回避。遇到困难，碰到挫折时，可暂时放下，去做喜欢做的事。

（6）找人倾吐烦恼。当烦恼时向亲友、同事倾吐，心理上有一种释放感。

（7）乐于为别人做些事。这对于老人尤为重要，通过为别人服务，能忘却烦恼，感到自己存在的价值。

2. 提供可持续发展的健康服务

为老年人提供管理完善和持久的、使所有老年人都能享受适用、可获得的和负担得起得服务。除疾病预防、治疗和康复等传统目标外，应将重点放在通过促进健康生活方式维护和改善健康方面，包括促进实现个人健康潜能和改善生活质量的服务。因此，建立社区健康服务中心、老年病研究中心、老年专科医院、老年家庭病床、老年心理咨询等以家庭为基础的保健，使老年人能就近就医，是促进老年健康的一个有效的社会措施。为了促进残疾人、慢性病患者包括精神障碍者的康复及重新回归社会，应鼓励社区和单位更多地参与卫生保健，尤其要发挥慢性病患者、残疾人及其赡养者在康复和保健方面的潜力。

对于慢性消耗性疾病如癌症患者，重点是通过适宜的支持和姑息疗法，包括监测和控制疼痛，最大限度地提高生活质量。

3. 老年人健康的家庭调适

一个和睦欢乐的家庭对老人的心理健康至关重要，健全的家庭功能有益于老年人的健康。"合家欢、老人安"充分说明了这一点。一般说来，老人在家庭中生活的时间增多，和他的第二代、第三代人接触的时间也就增多，处理好相互之间的关系，可增进老人情感，对防止心理衰老很有好处。

对于丧偶的老人，健康教育者则应让其子女懂得，应该更多地关心老人的生活，支持老人的正当要求和需要。心理学研究表明，丧偶后，老人需要在家庭生活中寻找一种新的依恋关系，这种依恋关系可补偿丧偶后的心理失落感。因此，再婚就是一个比较好的方法。有调查表明，老人丧偶后，有人表现为整日精神不振、身体消瘦、衰老加快，甚至少数女性老人因伤感过度，而过早结束了生命。而再婚后的老人一般则表现为终日欢声笑语，人也因此而越发年轻。

4. 提供改善生活质量的自然环境和社会环境

在制订发展计划和决策的过程中，应充分考虑老人对于自然环境和社会环境的需求，重点应放在创造并保持能提高老年人(特别患有慢性病老年人)生活质量的自然环境和社会环境上，包括努力改善工作和生活质量，使其感到安全、令人振奋、使人满意、赏心悦目；改变社会态度，以确保老年人与社会上其他人融洽。随着社会生产发展，为老年人兴办老人公寓、养老院、老人娱乐中心、体育活动中心等，为老人提供生活上的各种方便，这样可使老人享受集体生活的欢乐，驱除老年孤寂，具有增进老人健康的功能。

### 五、老年人的健康服务指南

（一）老年人健康体检

老年人健康体检由问诊、体格检查、辅助检查和健康评价指导四个部分组成（图9-3），老年人健康服务表见表9-3。

①问诊：症状、健康状态自评、生活自理能力、生活方式、现存主要健康问题、治疗及目前用药、免疫接种情况，其中还包括老年人生活能力评估表（表9-4）；②体格检查：体温、脉搏、呼吸、双侧血压、身高、体重 腰围、皮肤、浅表淋巴结、肺部、心脏、腹部等常规体格检查，并对口腔、视力、听力和运动功能等进行粗测判断；③辅助检查6+2：血常规、尿常规、空腹血糖、血脂4项、肝功3项、肾功2项、心电图、腹部B超（肝胆脾胰）；④健康评价和指导：告知体检结果并给予针对性指导和建议。

表9-3 　　　　　　　　　　　**老年人健康服务表**

（表中黑体项目可不检查）

姓名：　　　　性别：　　　　年龄：　　　　联系电话：　　　　编号□□□-□□□□□

| 体检日期 | 年　　月　　日 | 责任医生 | |
|---|---|---|---|
| 内容 | 检　查　项　目 | | |
| 症状 | 1 无症状　2 头痛　3 头晕　4 心悸　5 胸闷　6 胸痛　7 慢性咳嗽　8 咳痰　9 呼吸困难<br>10 多饮　11 多尿　12 体重下降　13 乏力　14 关节肿痛　15 视力模糊　16 手脚麻木　17 尿急<br>18 尿痛　19 便秘　20 腹泻　21 恶心呕吐　22 眼花　23 耳鸣　24 乳房胀痛　25 其他<br>　　　　　　　　　　　　　　　　　□/□/□/□/□/□/□/□/□/□ | | |

| 一般状况 | | | | |
|---|---|---|---|---|
| | 体　温 | ℃ | 脉　率 | 次/分钟 |
| | 呼吸频率 | 次/分钟 | 血　压 | 左侧　　　/　　mmHg<br>右侧　　　/　　mmHg |
| | 身　高 | cm | 体　重 | kg |
| | 腰　围 | cm | 体质指数（BMI） | kg/m² |
| | 老年人健康状态自我评估 | 1 满意　2 基本满意　3 说不清楚　4 不太满意　5 不满意 | | □ |
| | 老年人生活自理能力自我评估 | 1 可自理(0~3分)　　　2 轻度依赖(4~8分)<br>3 中度依赖(9~18分)　　4 不能自理(≥19分) | | □ |
| | **老年人认知功能** | **1 粗筛阴性**<br>**2 粗筛阳性，简易智力状态检查，总分** | | □ |
| | **老年人情感状态** | **1 粗筛阴性**<br>**2 粗筛阳性，老年人抑郁评分检查，总分** | | □ |

续表

| 内容 | 检查项目 | | | |
|---|---|---|---|---|
| 生活方式 | 体育锻炼 | 锻炼频率 | 1 每天　2 每周一次以上　3 偶尔　4 不锻炼 | □ |
| | | 每次锻炼时间 | 分钟　坚持锻炼时间 | 年 |
| | | 锻炼方式 | | |
| | 饮食习惯 | 1 荤素均衡　2 荤食为主　3 素食为主　4 嗜盐　5 嗜油　6 嗜糖 | | □/□/□ |
| | 吸烟情况 | 吸烟状况 | 1 从不吸烟　2 已戒烟　3 吸烟 | □ |
| | | 日吸烟量 | 平均　　　支 | |
| | | 开始吸烟年龄 | 岁　戒烟年龄 | 岁 |
| | 饮酒情况 | 饮酒频率 | 1 从不　2 偶尔　3 经常　4 每天 | □ |
| | | 日饮酒量 | 平均　　　两 | |
| | | 是否戒酒 | 1 未戒酒　2 已戒酒，戒酒年龄：　　　岁 | □ |
| | | 开始饮酒年龄 | 岁　近一年内是否曾醉酒　1 是　2 否 | □ |
| | | 饮酒种类 | 1 白酒　2 啤酒　3 红酒　4 黄酒　5 其他 | □/□/□/□ |
| | 职业病危害因素接触史 | 1 无　2 有(工种　　　从业时间　　　年)<br>毒物种类<br>粉尘　　　　　　　　防护措施 1 无 2 有<br>放射物质　　　　　　防护措施 1 无 2 有<br>物理因素　　　　　　防护措施 1 无 2 有<br>化学物质　　　　　　防护措施 1 无 2 有<br>其他　　　　　　　　防护措施 1 无 2 有 | | □<br>□<br>□<br>□<br>□ |
| 脏器功能 | 口腔 | 口唇　1 红润　2 苍白　3 发绀　4 皲裂　5 疱疹 | | □ |
| | | 齿列　1 正常　2 缺齿　3 龋齿　4 义齿(假牙) | | □ |
| | | 咽部　1 无充血　2 充血　3 淋巴滤泡增生 | | □ |
| | 视力 | 左眼　　　右眼<br>(矫正视力：左眼　　　右眼　　　) | | |
| | 听力 | 1 听见　2 听不清或无法听见 | | □ |
| | 运动功能 | 1 可顺利完成　2 无法独立完成其中任何一个动作 | | □ |
| 查体 | 眼底 | **1 正常　2 异常** | | □ |
| | 皮肤 | 1 正常　2 潮红　3 苍白　4 发绀　5 黄染　6 色素沉着　7 其他 | | □ |
| | 巩膜 | 1 正常　2 黄染　3 充血　4 其他 | | □ |
| | 淋巴结 | 1 未触及　2 锁骨上　3 腋窝　4 其他 | | □ |
| | 肺 | 桶状胸：1 否　　　2 是 | | □ |
| | | 呼吸音：1 正常　2 异常 | | □ |
| | | 罗音：1 无　　　2 干罗音　3 湿罗音　4 其他 | | □ |

| 内容 | 检 查 项 目 | | |
|---|---|---|---|
| | 心　脏 | 心率　　　次/分钟　　心律：1齐　2不齐　3绝对不齐 | □ |
| | | 杂音：1无　　2有 | □ |
| | 腹　部 | 压痛：1无　2有 | □ |
| | | 包块：1无　2有 | □ |
| | | 肝大：1无　2有 | □ |
| | | 脾大：1无　2有 | □ |
| | | 移动性浊音：1无　2有 | □ |
| 查体 | 下肢水肿 | 1无　2单侧　3双侧不对称　4双侧对称 | □ |
| | 足背动脉搏动 | 1未触及 2触及双侧对称 3触及左侧弱或消失 4触及右侧弱或消失 | □ |
| | 肛门指诊 | 1未及异常 2触痛 3包块 4前列腺异常 5其他 | □ |
| | 乳　腺 | 1未见异常 2乳房切除 3异常泌乳 4乳腺包块 5其他 | □/□/□/□ |
| | 妇科 外阴 | 1未见异常　　2异常 | □ |
| | 阴道 | 1未见异常　　2异常 | □ |
| | 宫颈 | 1未见异常　　2异常 | □ |
| | 宫体 | 1未见异常　　2异常 | □ |
| | 附件 | 1未见异常　　2异常 | □ |
| | 其　他 | | |
| 辅助检查 | 血常规 | 血红蛋白_____g/L 白细胞_____×10⁹/L 血小板_____×10⁹/L<br>其他_____ | |
| | 尿常规 | 尿蛋白_____ 尿糖_____ 尿酮体_____ 尿潜血_____<br>其他_____ | |
| | 空腹血糖 | _____mmol/L 或 _____mg/dL | |
| | 心电图 | 1正常　2异常 | □ |
| | 尿微量白蛋白 | _____mg/dL | |
| | 大便潜血 | 1阴性　2阳性 | □ |
| | 糖化血红蛋白 | ％ | |
| | 乙型肝炎表面抗原 | 1阴性　2阳性 | □ |
| | 肝功能 | 血清谷丙转氨酶 U/L 血清谷草转氨酶 U/L<br>白蛋白 g/L 总胆红素 μmol/L<br>结合胆红素 μmol/L | |

续表

| 内容 | 检　查　项　目 | | | |
|---|---|---|---|---|
| 辅助检查 | 肾功能 | 血清肌酐　　　　μmol/L　　　血尿素氮　　　　mmol/L<br>血钾浓度　　　　mmol/L　　　血钠浓度　　　　mmol/L | | |
| | 血脂 | 总胆固醇　　　mmol/L　　　　　甘油三酯　　　　mmol/L<br>血清低密度脂蛋白胆固醇　　　　mmol/L<br>血清高密度脂蛋白胆固醇　　　　mmol/L | | |
| | 胸部 X 线片 | **1 正常　2 异常** | | □ |
| | B　超 | 1 正常　2 异常 | | □ |
| | 宫颈涂片 | **1 正常　2 异常** | | □ |
| | 其　他 | | | |
| 现存主要健康问题 | 脑血管疾病 | 1 未发现 2 缺血性卒中 3 脑出血 4 蛛网膜下腔出血 5 短暂性脑缺血发作 | | |
| | | 6 其他 | | □/□/□/□/□ |
| | 肾脏疾病 | 1 未发现　2 糖尿病肾病　3 肾功能衰竭　4 急性肾炎　5 慢性肾炎 | | |
| | | 6 其他 | | □/□/□/□/□ |
| | 心脏疾病 | 1 未发现 2 心肌梗死 3 心绞痛 4 冠状动脉血运重建 5 充血性心力衰竭 | | |
| | | 6 心前区疼痛 7 其他 | | □/□/□/□/□ |
| | 血管疾病 | 1 未发现 2 夹层动脉瘤 3 动脉闭塞性疾病 4 其他 | | □/□/□/□ |
| | 眼部疾病 | 1 未发现 2 视网膜出血或渗出 3 视乳头水肿 4 白内障 5 其他 | | □/□/□ |
| | 神经系统疾病 | 1 未发现 2 有 | | □ |
| | 其他系统疾病 | 1 未发现 2 有 | | □ |

| 住院治疗情况 | 住院史 | 入/出院日期 | 原因 | 医疗机构名称 | 病案号 |
|---|---|---|---|---|---|
| | | / | | | |
| | | / | | | |
| | 家庭病床史 | 建/撤床日期 | 原因 | 医疗机构名称 | 病案号 |
| | | / | | | |
| | | / | | | |

| 主要用药情况 | 药物名称 | 用法 | 用量 | 用药时间 | 服药依从性<br>1 规律　2 间断　3 不服药 |
|---|---|---|---|---|---|
| | 1 | | | | |
| | 2 | | | | |
| | 3 | | | | |
| | 4 | | | | |
| | 5 | | | | |
| | 6 | | | | |

续表

| 内容 | 检 查 项 目 | | |
|---|---|---|---|
| 非免疫规划预防接种史 | 名称 | 接种日期 | 接种机构 |
| | 1 | | |
| | 2 | | |
| | 3 | | |

| 内容 | 检 查 项 目 |
|---|---|
| 健康评价 | 体检 1 无异常　2 有异常　　　　　　　　　　□<br>异常 1<br>异常 2<br>异常 3<br>异常 4 |

| 健康指导 | 1 纳入慢性病患者健康管理<br>2 建议复查<br>3 建议转诊<br>□/□/□/□ | 危险因素控制：　　　□/□/□/□/□/□<br>1 戒烟　2 健康饮酒　3 饮食　4 锻炼<br>5 减体重(目标　　　　　　)<br>6 建议接种疫苗<br>7 其他 |
|---|---|---|

表 9-4　　　　　　　　**老年人生活能力评估表**

| 老年人健康状态自我评估 * | 1 满意　2 基本满意　4 不太满意　5 不满意 | □ |
|---|---|---|
| 老年人生活自理能力自我评估 * | 1 可自理(0~3 分)　　2 轻度依赖(4~8 分)<br>3 中度依赖(9~18 分)　　4 不能自理(≥19 分) | □ |

*该表为自评表，根据下表中 5 个方面进行评估，将各方面判断评分汇总后，0~3 分者为可自理；4~8 分者为轻度依赖；9~18 分者为中度依赖；≥19 分者为不能自理。

姓名：　　　　　性别：　　　　年龄：　　　　责任医生：

| 评估事项、内容与评分 | 程度等级 | | | | 判断评分 |
|---|---|---|---|---|---|
| | 可自理 | 轻度依赖 | 中度依赖 | 不能自理 | |
| (1)进餐：使用餐具将饭菜送入口、咀嚼、吞咽等活动 | 独立完成 | — | 需要协助，如切碎、搅拌食物等 | 完全需要帮助 | |
| 评分 | 0 | 0 | 3 | 5 | |
| (2)梳洗：梳头、洗脸、刷牙、剃须洗澡等活动 | 独立完成 | 能独立地洗头、梳头、洗脸、刷牙、剃须等；洗澡需要协助 | 在协助下和适当的时间内，能完成部分梳洗活动 | 完全需要帮助 | |
| 评分 | 0 | 1 | 3 | 7 | |

| 评估事项、内容与评分 | 程度等级 | | | | 判断评分 |
|---|---|---|---|---|---|
| | 可自理 | 轻度依赖 | 中度依赖 | 不能自理 | |
| (3)穿衣：穿衣裤、袜子、鞋子等活动 | 独立完成 | — | 需要协助，在适当的时间内完成部分穿衣 | 完全需要帮助 | |
| 评分 | 0 | 0 | 3 | 5 | |
| (4)如厕：小便、大便等活动及自控 | 不需协助，可自控 | 偶尔失禁，但基本上能如厕或使用便具 | 经常失禁，在很多提示和协助下尚能如厕或使用便具 | 完全失禁，完全需要帮助 | |
| 评分 | 0 | 1 | 5 | 10 | |
| (5)活动：站立、室内行走、上下楼梯、户外活动 | 独立完成所有活动 | 借助较小的外力或辅助装置能完成站立、行走、上下楼梯等 | 借助较大的外力才能完成站立、行走，不能上下楼梯 | 卧床不起，活动完全需要帮助 | |
| 评分 | 0 | 1 | 5 | 10 | |
| 总评分 | | | | | |

### (二)老年人健康评价

健康评价分为有异常和无异常，无异常是指无新发疾病，原有疾病控制良好无加重或进展，否则为有异常，填写具体异常情况，包括高血压、糖尿病、生活自理能力，情感筛查等身体和心理的异常情况。

1. 疾病评价

疾病评价分为新发疾病、原有疾病控制不佳和体检发现的异常结果。新发疾病是从上次建档或体检到本次体检，发现明确诊断的新发疾病，并要与"现存主要健康问题"和个人基本信息表中的"既往史"描述一致。原有疾病控制不佳：如血压/血糖控制不满意、出现新的并发症或原有并发症加重等，并与同时进行随访所填写的随访表内容一致。

生活自理能力评估(表9-4)：轻度、中度依赖或不能自理。

2. 健康评价

健康评价是通过体检时询问、体格检查、实验室检查及功能评估来评价。评价依据来源就是本次体检结果，不包括对上一年度内管理过程中的血压监测情况。患者已经是纳入管理的高血压患者，如果体检血压正常，不评价异常只是表示体检时患者控制良好。由于器官功能的衰退，老年患者的一些检查结果常出现不正常的改变，因此在评估检查结果时既要考虑到疾病的改变，也要想到衰老的变化。

3. 健康指导

对患有慢性病和新发现的明确诊断的老年人应纳入慢性病患者健康管理，对体检发现的初次异常检查结果，视具体情况，考虑建议复查或建议转诊，如首次发现血压高、血糖高等应建议复查，因未确诊，不应纳入管理。若某人未患有高血压、糖尿病、严重精神障碍疾病，也未发现异常的检查结果，则健康指导可以空项。但是老年人的健康指导不能空项，因为老年人还存在骨质疏松、营养、跌倒、疼痛等问题，需要给予健康教育等健康指导。针对危险因素的健康指导在"危险因素控制"中，健康危险因素控制主要是针对超重肥胖(中心型肥胖)、不良生活方式等提出控制建议。

(1)精神指导。通过与病人的交流，观察病人的言谈举止，找出病人的兴趣爱好，因人而异，避免课堂式教育。如遇事洒脱宽容温和的应给予肯定和赞许，鼓励他们一直保持良好的心态。让老人介绍自己待人处世的经验，主动带动周围的病友共同面对疾病。如性格内向孤僻应帮助积极与周围事物进行协调，通过转换角色，让他们更快地适应新的环境等。

(2)饮食指导。一般以少油少盐少糖的清淡饮食为宜，限制动物脂肪，适量的鱼、虾等蛋白质，充足的蔬菜水果，达到营养均衡。禁忌烟酒，避免辛辣刺激性食物，富含纤维素饮食有利于保持排便的通畅。餐后禁止立即就寝。应少量多餐，不宜过饱，以免胃胀蠕动缓慢，影响消化吸收，横膈上移心脏活动受限，冠状动脉供血不足，诱发疾病。

(3)运动指导。预防衰老的首要问题是改善循环。老年人完全不运动不行，运动过度也不行。要根据自身的情况，调整运动量以每天活动后精神饱满，情绪稳定，无疲倦感为宜。一般开始每周可1~2次，每次时间15~20分钟。逐渐增加至每日1~2次，时间可达0.5小时以上。运动方式可以根据自己的喜好选择散步、做操、打太极拳、慢跑、爬楼梯等运动。注意①不饱餐后或饥饿时活动。②不进行剧烈活动。③活动时间不宜过长。④气候变化大，太冷或太热时不宜户外活动。⑤活动过程中注意有无胸闷、心悸、呼吸困难、大汗淋漓等不适。⑥应随身携带急救药盒及健康卡，出现上述不适应及时终止活动，采取

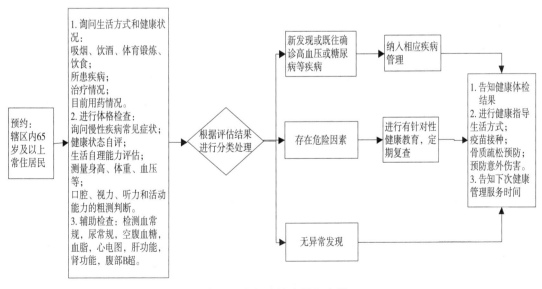

图9-3 老年人健康服务流程

适当急救措施，必要时及时就医。

（4）睡眠指导。老人的睡眠时间多在 6 小时左右，中午小睡 0.5 小时，宜右侧卧位。避免各种不良的紧张刺激，持续紧张易造成失眠。临睡前保持环境安静，喝杯温牛奶，温水浸泡双足，睡前不宜看恐怖小说及电视，可听些优雅的轻音乐，渐渐安然入睡。醒后起床的动作要提倡"3 个半分钟"，既醒后继续平卧半分钟，在床上坐半分钟，双腿下垂坐在床边半分钟，最后再下地活动。以避免引发脑溢血等心脏血管疾病。

（5）家属指导。要使老年病人的健康指导最终达到切实有效的目的，家属的指导也是举足轻重的。必须和家庭成员取得密切配合，给与病人必要的干预，改变其不良生活方式。

# 第四节　孕妇、乳母的健康管理

怀孕和哺乳是女性人生中的重要阶段，健康管理对其非常重要。从宏观角度看，由于孕产妇的健康和死亡对社会经济和医学发展水平敏感，因此孕产妇死亡率通常代表一个国家和地区的宏观经济发展水平。从微观的角度来看，孕妇在怀孕和母乳喂养期间的健康状况与未来两代人的生活和健康状况有关，在这一阶段的健康管理就显得尤为重要。

## 一、孕妇和乳母的生理特点

### （一）孕期的生理特点

妊娠是很复杂的生理过程，孕期妇女通过胎盘转运给胎儿生长发育所需营养，经过约280 天，将一个肉眼看不见的受精卵孕育成一个体重约 3.2kg 的新生儿。孕期妇女生理状态及代谢有较大的改变，以适应孕期胎儿的需要，随着妊娠时间的增加，这些改变通常越来越明显，至产后恢复到孕前水平。

1. 孕期内分泌的改变

除了能让胎儿正常的着床和发育外，母体内分泌发生改变的另一个目的是对营养素进行调节。增加营养素的吸收和利用，以支持胎儿的发育和妊娠的需要。

（1）母体卵巢及胎盘分泌激素的增加。胎盘催乳激素可以促进胎盘和胎儿的生长，以及母体乳腺的分泌和发育，胎盘催乳激素还可促进母体脂肪分解，提高母体血游离脂肪酸和甘油的浓度，使更多的葡萄糖运送至胎儿，在维持营养物质由母体向胎体转运方面发挥重要作用。雌二醇发挥调节碳水化合物和脂类代谢，增加母体骨骼更新率。有研究发现，钙的吸收，钙的潴留与孕期雌激素成正相关。

（2）孕期甲状腺素和其他激素的改变。孕期血液甲状腺素 T2，T4 升高，但游离甲状腺素升高不多，体内合成代谢增加，基础代谢至孕晚期升高约 15%~20%，孕晚期基础代谢耗能每天约增加 150kcal。孕妇的甲状腺素不能通过胎盘，胎儿通过自身合成甲状腺素。妊娠期甲状腺素分泌增多，循环血液中胰岛素增加使孕妇的空腹血糖低于非孕妇，但糖耐量实验时血糖增高幅度大且回复延迟，因此糖耐量异常及妊娠糖尿发病率升高。

2. 妊娠消化功能改变

受孕酮分泌的增加影响，胃肠道平滑肌细胞松弛张力减弱，蠕动减慢，胃排空及食物肠道停留时间变长，孕妇易出现饱胀感以及便秘，孕期消化液和消化酶(如胃酸和胃蛋白酶)减少，易出现消化不良。由于贲门括约肌松弛，胃内容物可逆流入食管下部，引起反胃等早孕反应。另外，消化功能的上述改变，延长食物在肠道内的停留时间，使一些营养素，如钙、铁、维生素及叶酸等在肠道内吸收增加，与孕期对营养素的需要增加相适应。

3. 孕期血液容积及血液成分改变

随孕期血液容积增加，至约孕 28～32 周时达峰值，最大增加量约为 50%，约 1.3～1.5L，红细胞和血红蛋白的量也增加，至分娩时达最大值，增加量约 20%，血液容积和红细胞增加程度不一致，导致血红蛋白浓度下降约 20% 以上，红细胞比容约下降 15%，约为 0.31~0.34(非孕约为 0.38~0.47)，红细胞计数下降约 $3.6 \times 10^{23}$(个/L)，非孕时约为 $4.2 \times 10^{12}$(个/L)，形成血液的相对稀释，称为孕期生理性贫血。世界卫生组织建议，孕早期和孕末期贫血的界定值约为 Hb≤110g/L，孕中期约为 Hb≤105g/L。血浆总蛋白浓度约由平均 70g/L 降至 40g/L，血浆白蛋白浓度约由 40g/L 下降至 25g/L，孕期血浆葡萄糖、氨基酸、铁以及水溶性维生素，如维生素 B、叶酸等，含量均降低，但某些脂溶性维生素，如胡萝卜素、维生素 E 的血浆水平在孕期上升，如维生素 E 的血浆浓度上升约 50%，而维生素 A 的变化不大。

4. 孕期肾功能

孕期肾小球的滤过率增加，但肾小管再吸收能力没有相应增加，尿中葡萄糖、氨基酸及水溶性维生素，如维生素 B2、叶酸、烟酸、吡哆醛的代谢终产物的排泄量增加，其中葡萄糖的尿排出量可增加 10 倍以上，尤其在餐后约 15 分钟会出现糖尿。尿中葡萄糖的排出量增加与血液无关，应与真性糖尿病区别开。尿氨基酸日平均排出量约 2g，尿中氨基酸的构成与血中氨基酸谱的浓度无关，叶酸的排出量也比非孕时约高出 1 倍，每天约 15μg。

5. 孕期体重的增加及其构成

在初期不限制进食健康初孕妇女的体重平均增加约 12.5kg，经产妇可能比平均值约低 0.9kg。胎儿、胎盘、羊水、增加的血浆容量及增大的乳房和子宫称为必要性体重增加。发达国家妇女必要性体重增长约 7.5kg，发展中国家约 6kg。

(二)哺乳期的生理特点

乳母一方面要逐步补充妊娠或者分娩所需的营养素储备，促进各器官，系统功能的恢复；另一方面要分泌乳汁，哺育婴儿。因此，她们比一般妇女需要更多的营养素，乳母每天需要分泌约 600~800mL 的乳汁哺育婴儿。若乳母膳食营养不足或者缺乏，一般短期内的泌乳量不会明显下降，乳汁中成分也基本恒定，但乳汁中的成分是通过动用乳母储备的营养素甚至牺牲母体组织获得营养，会影响到母体健康。

在妊娠期和哺乳期，由于受到胎盘分泌大量雌激素和脑垂体分泌催乳素的影响，乳腺明显增生，腺管延长，使其具有逐步分泌乳汁的结构和能力。随着新生儿和胎盘的娩出，雌激素水平急剧下降及催乳激素急速上升，加上婴儿的气味、母子的接触、孩子的哭声，以及新生儿对乳头的吮吸等刺激，催乳激素的分泌和作用加强，使乳汁的分泌逐渐增多，一般产后约4～5日内的乳汁称初乳，初乳中含有大量免疫蛋白，是新生儿早期理想的天然食物。这段时间乳房增大皮肤紧张，表面静脉扩张充血，有时可形成硬结并使产妇感到疼痛。哺乳期给胎儿哺乳有利于母体生殖器官及有关器官组织更快恢复。其后约5～10天称为过渡乳，过渡乳中乳糖和脂肪的含量逐渐增多，而蛋白质的含量有所下降。以后在腺垂体催乳素的作用下，乳腺充血肿胀，分泌乳汁，并且量逐渐增多，继而为成熟乳，成熟乳富含蛋白质、乳糖、脂肪等多种营养素。在哺乳的前六个月，平均每天泌乳量为约750mL。泌乳量受多种因素影响，这些因素主要包括催乳素等体内多种激素的调节作用。如婴儿对乳头反复吮吸可以促进催乳素的分泌，也受环境和心理因素的影响。如紧张焦虑的心情会抑制乳汁的分泌，而良好的环境，愉悦的心情会促进乳汁分泌。此外，乳母营养状况也影响乳腺分泌营养素的合成及乳汁分泌量，如乳母摄入能量很低时，泌乳量约可下降到正常值的40～50%。营养状况良好的妇女如果哺乳期为了避免发胖或节食，也可使泌乳量迅速减少，而对于营养状况较差的乳母，补充营养，特别是能量和蛋白质的摄入。维生素B1、B2、尼克酸和维生素C等乳汁中的含量直接受乳母膳食影响。乳母膳食中维生素B1缺乏会使乳汁中维生素B1缺乏，导致婴儿患急性脚气病。膳食中钙含量不足首先动用母体的钙，也会导致乳汁中钙含量降低。乳汁中锌、铜、碘的含量与乳母膳食密切相关。母乳是婴儿的天然食品，在正常条件下一般提倡母乳喂养。与此同时，哺乳期女性的心理变化也是这一时期比较显著的特征，初为人母的女性通常心理变化比较复杂，与其在妊娠期的心理状态、对分娩经过的承受能力、环境及社会因素有关。

## 二、孕妇和乳母的健康风险

### (一)个体因素

孕妇的一些个体因素会给孕妇的健康带来风险。如孕妇先天性子宫畸形；输卵管发育不良；年龄小于18岁或大于35岁；身高<1.5米；体重<40公斤或>70公斤；有过畸形儿的妊娠史；家族有遗传病或畸形史；原因不明的2次以上自然流产史；以往有死胎、死产、新生儿死亡的病史；骨骼发育异常尤其是骨盆狭窄或畸形；既往或目前患内外科、妇科疾病；早孕反应很重、尿酮体阳性等。这些因素可能导致孕妇的流产、早产、异位妊娠等异常妊娠结局。另外对于乳母，乳房发育的一些异常会给乳母哺乳过程带来健康问题。

### (二)环境因素

工作和生活环境中的不良因素，如一些化学物质(酒精、吸烟、铅、镉等)和物理因素(如噪音、高温、X光等)会影响孕妇健康，进而可能对胚胎或胎儿造成损害。社会文化(文化程度、贫富、宗教)、孕产妇所处的社会和家庭环境也会间接影响孕妇和乳母的健康。

### (三)行为因素和生活方式

孕妇在妊娠期间受到创伤、感染或自身精神高度紧张等都可能引起不良的妊娠结局，常见的是流产、胎儿畸形。孕妇和乳母的不合理用药也是影响健康的突出危险因素。已有研究表明，药物的性质、服用剂量、服用时间的不同可能会引起胎儿或婴儿不同的健康问题，值得引起重视。孕妇营养是妊娠期保健的重要方面，妊娠期营养不良可能导致孕妇的营养缺乏病。例如，缺乏铁、叶酸、维生素 B12。容易引起营养性贫血，维生素 D 缺乏引起骨质软化病，蛋白质严重缺乏引起营养不良性水肿等。营养缺乏对胎儿影响也较为严重，可引起胎儿出生低体重、早产、围生期死亡率增加、脑发育受损、先天畸形。此外，合理利用已有的卫生服务是妊娠期健康的重要保障。目前医疗保健机构可以提供的包括计划怀孕前的体检、妊娠早期建卡、定时进行产前检查、异常情况及时终止妊娠、住院分娩等服务。近些年来随着医疗服务水平的提高，越来越提倡计划怀孕，即在怀孕前半年夫妻双方开始为怀孕做相应的准备，注意营养和生活方式、避免环境危险因素等，以最佳的身体和心理状态进入妊娠期。

### 三、孕妇和乳母的健康管理

妊娠期可以分为 3 个阶段：妊娠早期（孕 12 周之前）、妊娠中期（孕 12 周至孕 27 周）、妊娠晚期（孕 28 周至孕 40 周）

（一）妊娠早期的健康管理

孕妇的健康管理首先应该从孕妇识别早孕开始。有性生活的妇女，以往月经正常，一旦月经超期未潮，首先应该想到可能是怀孕，并及时去医疗保健机构检查确诊。确诊已经怀孕并适宜生育的孕妇，应该定期做产前检查。孕 12 周之前在医院建立档案，12 周后要定期检查，如有高危因素，如孕妇年龄过小或是高龄产妇、有不良妊娠史、有疾病遗传史、有内外妇科疾病等，应增加检查次数。通过每次产前检查和及时筛查，能够及时发现高危因素。通常情况下，孕妇到医疗保健机构检查的次数是前 3 个月至少一次，27 孕周前每 4 周一次，28~35 孕周每 2 周一次，36 孕周后每周一次。有异常的孕妇应增加产前检查的次数。

妊娠早期是胚胎细胞分裂活跃、神经系统发育的关键期，也是胚胎最敏感的时期，应该避免接触有毒物质（如农药）、X 线。妊娠早期要避免工作场所和生活环境中不良因素，如噪声、辐射、高温、装修材料黏合剂等。在妊娠期应该避免感染疾病，治疗疾病需要在医生指导下慎重用药。边远山区或新生儿破伤风高发区，没有接受过破伤风类毒素全程免疫接种的孕妇应该到医院去注射破伤风类毒素。妊娠早期的孕妇应避免过重的体力劳动及剧烈运动，以防流产、早产或早破水，但适当运动还是必要的。

妊娠期膳食应该随着生理变化和胎儿生长发育的状况而合理进行调配。因为妊娠早期主要是胚胎发育阶段，所需要营养与妊娠前差别不大，但重要的是合理膳食。妊娠早期的膳食应以清淡、易消化、口感好为主要原则。建议每日服用适量叶酸和维生素 B12 等，以预防神经管畸形的发生。孕妇要适当补充营养、保持良好心态，避免吸烟、饮酒和过量摄入咖啡因。《中国居民膳食指南》（2016）指出孕早期妇女在一般人群膳食指南十条基础上，还应补充以下 5 条内容：①膳食清淡、适口；②少食多餐；③保证摄入足量富含糖类的食物；④多摄入富含叶酸的食物并补充叶酸；⑤戒烟、禁酒。

由于体内激素的变化，孕妇很容易出现牙龈出血、肿胀，口臭，引起的牙龈炎称为"妊娠期牙龈炎"。因此要重视妊娠期口腔卫生，掌握口腔保健的方法，坚持每日两次有效刷牙，饭后漱口。做好定期口腔检查和适时的口腔治疗。只要重视并做好口腔清洁保健，可以有效预防妊娠期牙龈炎的发生。妊娠期里口腔疾病发展较快，定期检查能够保证早发现、早治疗，使病灶局限在小范围。对于较严重的口腔疾病，应选在合适的时间治疗。妊娠早期治疗有可能引起早产，妊娠晚期许多药物及麻醉不能使用，所以合适的治疗时间是妊娠中期。

孕妇的情绪与婴儿的发育有着密切的联系。妊娠早期的过度不安可能会导致胚胎发育不良，流产并引起胎儿畸形。孕妇应该以喜悦的心情接受怀孕，学会自我心理调节，善于缓解不健康的情绪，保持稳定、乐观、良好的心态，使胎儿有一个良好安全的生长环境。

如果在妊娠早期出现早孕反应过于严重、阴道流血等症状，应该及时到医疗机构就诊。

（二）妊娠中期的健康管理

妊娠中期的孕妇要定期进行临床检查，包括体检、化验、B超等。存在高危因素的人群要进行产前诊断，可以在形态学、染色体、酶学、代谢产物和基因五个水平进行产前诊断，判定胎儿是否有先天性疾病，为能否继续妊娠提供科学依据。

在妊娠中期，孕妇要适当休息，每天保证充足的睡眠（8~10小时），取左侧卧位，改善胎儿的供氧。妊娠中期的每天应该做孕妇体操，活动关节，锻炼肌肉，同时可以缓解因妊娠中期姿势失去平衡而引起身体某些部位的不舒服感。妊娠中期坚持每天锻炼能够松弛韧带和肌肉，使身体以柔韧而健壮的状态进入妊娠晚期和分娩。国内外许多运动医学专家认为，正常健康的孕妇在妊娠期间能够安全地从事体育锻炼，只要没有出现异常情况就可以坚持下去。在运动过程中要注意热身、补液、适度等原则。

《中国居民膳食指南》（2016）指出孕中、末期妇女在一般人群膳食指南10条基础上，还应补充以下5条内容：①适当增加鱼、禽、蛋、瘦肉、海产品的摄入量；②适当增加奶类的摄入；③常吃含铁丰富的食物；④适量身体活动，维持体重的适宜增长；⑤禁烟戒酒，少吃刺激性食物。

妊娠期能量的增加是为了满足胎儿生长发育、母体组织增长、母体蛋白质和脂肪贮存及代谢增加的能量需要，但能量的摄入量与消耗量应保持平衡。妊娠中期的膳食应广泛选择和食用新鲜的乳、蛋、禽、鱼、肉、蔬菜和水果等，以保证母体和胎儿对营养素的需求。妊娠期的营养不良使胎儿的生长发育延缓，早产儿发生率及围产期新生儿死亡率增加，脑发育受损。但如果孕妇营养过剩、体重增加过度，易出现巨大儿，增加难产的危险性。中国营养学会2000年修订的膳食参考摄入量建议孕妇自妊娠4个月开始每日增加能量摄入量200kcal。除了数量保证外，还要保证优质的动物及豆类蛋白质的摄入至少占1/3以上。妊娠期对无机盐的需要量增加，易缺乏的主要是钙、铁、锌、碘等。中国营养学会建议妊娠中期妇女钙的每日适宜摄入量为1000mg，铁为25mg。

在妊娠中期孕妇应加强自我监护，如数胎动、测体重、家属配合测胎心等。如果出现严重的头疼、头晕、阴道出血等要及时就医。

(三)妊娠晚期的健康管理

妊娠晚期的重点是监测胎儿发育，防治妊娠并发症，做好分娩前的准备。妊娠晚期，孕28~36周，每2周去医院检查1次，孕37周以后每周检查1次。包括常规保健内容（产科检查和辅助检查）、骨盆测量、胎儿监测。

按孕前体重，受孕年龄，是否哺乳或者双胎推荐增重，孕前体重超过标准体重的120%的女性，孕期体重约增加7~8kg，因其孕前体重超过正常体重，孕期只需考虑必要性体重增加，孕后20周，每周体重不得超过约300g。孕前体重正常，不计划哺乳的女性，其适宜的孕期增重约10kg，孕后20周，每周增加体重约350g。妊娠时体重正常，计划哺乳的女性，孕期增重的适宜体重约为12kg，在孕后20周，每周增加体重约400g。青春期怀孕，或者体重低于标准体重的10%的女性，孕期体重增加值约14~15kg，在孕后20周，每周增重约500g。双胎妊娠的女性，孕期增加体重约18kg，在孕后20周，约周增重650g。

全妊娠期体重增长的最佳标准是12.5kg。妊娠晚期的营养应该在妊娠中期的基础上适当调整。妊娠晚期合理控制总热量，多食纤维食物，高质量蛋白质、新鲜蔬菜、补充维生素及矿物质，可少食多餐，并要监测空腹及餐后2小时血糖。需要增加蛋白质、必需脂肪酸的摄入，多吃动物蛋白和大豆蛋白，多吃瘦肉、海鱼等。补充钙摄入，每日需要1200~1500mg，可多喝牛奶、鱼和虾。妊娠晚期，胎儿的肝要贮存铁，孕妇需要多吃动物肝脏和血豆腐。妊娠晚期的热量不能补充太多，尤其是最后一个月，要适当限制饱和脂肪酸和糖类，限制肥肉和谷物的过多摄入，以免胎儿过大，影响分娩。中国营养学会2013年修订的膳食参考摄入量（DRls）建议孕妇妊娠后期钙的每日适宜摄入量（AI）为1500mg，铁的 AI 为35mg，锌的每日推荐摄入量（RNI）20mg，碘的 RNI 为200μg，维生素 A 的 AI 为3000IU，维生素 B1 的 RNI 为1.5mg，维生素 B12 的 AI 为2.6μg，维生素 B6 的 AI 为2.0mg，维生素 C 的 RNI 为130mg，维生素 D 的 RNI 为400IU。

一些研究表明，阴道的各种感染可能与胎膜早破、绒毛膜羊膜炎、早产、宫内窘迫、低出生体重有关，因此对筛查阴道感染阳性者可以口服敏感、毒性小的抗生素来预防多种并发症。

(四)哺乳期的健康管理

产后42天内，产妇身体逐步恢复到怀孕前的状态，尤其是生殖器基本恢复正常，除乳房以外。母乳是婴儿最好的食物，初乳对婴儿的健康格外重要。早期持续的母婴接融能够增加母乳喂养的时间和效率，所以产后应该在短时间内开始哺乳，在新生儿出生后提倡"三早"，即早接触、早吸吮、早开奶。

乳母每天能分泌600~800mL的乳汁来喂养婴儿。当营养不足时，需动用母体营养储备来维持乳汁成分的恒定。中国营养学会推荐在哺乳1~6个月乳母应每日增加能量摄入500kcal。哺乳期妇女摄入适量的蛋白质对维持婴儿生长发育、免疫和行为功能等十分重要，中国营养学会推荐乳母应比非妊娠妇女每日多摄入20g膳食蛋白质。膳食脂肪的种类与乳汁脂肪的成分关系密切，中国营养学会推荐乳母每日膳食脂肪供给量应以其能量占总能量摄入的 20%~25% 为宜。人乳中的主要矿物质(钙、磷、镁、钾、钠)的浓度一般不受膳食的影响。中国营养学会根据国内外资料综合考虑后,建议乳母钙的 AI 为 1200mg,铁的 AI 为 25mg。乳母膳食中的各种维生素都应适量增加。中国营养学会推荐乳母膳食维生素 A 的 RNI 为 1200μg RE,维生素 B1 的 RNI 为 1.8mg,维生素 B2 的 RNI 为 1.7mg,维生素 B6 的 AI 为 1.9mg,维生素 B12 的 RNI 为 2.8ug,维生素 C 的 RNI 为 130mg。总之,哺乳期膳食原则是保证供给足够的能量,多吃富含优质蛋白质的食物,同时多吃富含膳食纤维的食物防止便秘,还要适量补充维生素和铁剂。乳母每天应多喝牛奶以补充钙。

哺乳期妇女需要注意乳房的护理,包括热敷、按摩和挤奶等,以减轻乳房胀痛和维持乳汁的继续分泌。如喂奶姿势不正确或使用肥皂水、酒精等清洗乳房,都容易引起乳头干裂而产生疼痛,一旦发生可每次挤少量乳汁涂于乳头上。

哺乳期常常由于乳汁淤积而引起急性乳腺炎,一方面,乳汁淤积很可能导致入侵细菌的繁殖生长,而导致乳汁淤积的原因主要有乳头发育不好(过小或内陷),妨碍哺乳,而乳汁分泌过多或婴儿吸乳少、哺乳姿势不正确、乳腺管不通畅等也会造成乳汁淤积。另一方面,细菌也可能常由乳头破损、皲裂处入侵,沿淋巴管入侵是感染的主要途径。婴儿口含乳头睡觉或婴儿患有口腔炎吸乳时,细菌可直接侵入乳腺管,上行至腺小叶而发生感染。产后的 1 个月内是急性乳腺炎的高发期。6 个月后的婴儿开始长牙,这个阶段乳头也容易受到损伤,应该小心预防。断奶期更要警惕急性乳腺炎的发生。哺乳期淤乳引起的急性乳腺炎早期要积极治疗,做好乳房按摩,对疏通乳管、消肿散结起到重要作用。伴有乳头破裂感染的及时治疗。

哺乳期用药要谨慎,一些药物,如磺胺类、四环素类、阿托品、苯巴比妥等,可经乳汁排出,哺乳期妇女用量过多,可以导致婴儿中毒受害。

产妇产后可能会发生产后抑郁,发生在产后 6 周内,一般持续到产后 6 个月。其临床表现与一般抑郁症状类似,治疗上以心理治疗为主,预后较好。

# 第十章　康复学基础

康复(rehabilitation)是指通过综合、协调地应用各种措施,减轻或者消除病、伤、残者的身心、社会功能障碍,使其保持或者达到最大限度的功能水平、增强自理能力、重返社会、提高生活质量。"康复"一词最早出现于《南史·袁宪传》:晕情喟喟,冀圣躬康复。自从有了人类就有了康复,人类自诞生起就会用简单的治疗手段进行自我康复。虽然康复医学的雏形已有数千年的历史,但现代康复医学作为一门新兴的学科,萌芽于第一次世界大战。到20世纪40年代,即第二次世界大战结束后,在欧美国家正式形成独立的医学学科并迅速推广至全世界。迄今为止,康复医学的发展已有80余年的历史,已经形成了相对成熟的学科体系,为人类的健康与发展做出了突出的贡献。

我国现代康复起步比较晚,不像美国、德国等西方发达国家康复领域比较成熟。近年来随着国家对康复工作的重视,国内康复日渐成熟,各大医院对康复科重视度的提高,进一步推进了国内康复医学的发展,尤其是2008年北京奥运会的成功举办,国内掀起健身热潮,越来越多的人开始锻炼身体,更多的关注如何通过体育运动来促进健康和伤病的康复,进一步促进了国内运动康复的发展。

## 第一节　康复医学概论

### 一、康复

康复是以人(病、伤、残者)为对象,以提高局部与整体功能水平,提高生活质量,最终以回归社会为目标,综合、协调地对病、伤、残者进行全面康复,使其丧失或削弱的身心、社会功能尽快、尽最大可能地恢复、代偿或重建,使其能最大限度地重新适应正常的社会生活,重新恢复做人的权利、资格和尊严。

根据工作内容和服务方式不同,康复分为五个方面:医疗康复、康复工程、教育康复、社会康复和职业康复。康复工作不仅针对病患,而且着眼于整个人类,从生理上、心理上、社会上和经济能力上进行全面康复。

(1)医疗康复是指应用医学的方法和手段帮助和促进病、伤、残者的功能康复,实现全面康复的目标,包括药物、手术、物理等一切治疗方法。医疗康复在全面康复中占重要地位,是全面康复的基础和出发点。

(2)康复工程是利用现代工程技术,设计及生产出能减轻残疾者的残疾状态并改善他们独立生活能力的产品,包括假肢、矫正器、轮椅、助行器、自助具、环境控制系统、助听器、人造组织器官等，最大限度的帮助残疾人恢复躯体功能。

（3）教育康复即通过特殊教育和培训促进康复，尽量创造条件，使残疾人尤其是残疾儿童、青少年接受教育。包括：对肢体功能障碍者进行普及式"九年制义务教育"和中高等教育；对盲、聋、哑、弱智及精神残疾等类型的少年儿童进行特殊教育，如盲校、聋哑学校等特教学校；对全民进行康复知识普及预防的教育等。

（4）职业康复即恢复就业能力取得就业机会的康复，是使残疾人自立于社会的根本途径，是协助残疾人妥善选择能够充分发挥其潜在能力的最适合的职业，并帮助他们切实适应和充分胜任这一工作，取得独立的经济能力并贡献于社会。包括职业评定、职业训练、职业咨询、职业指导、就业后的随访等。

（5）社会康复是从社会层面采取与社会有关的措施，促使残疾人重返社会。包括有利于残疾人康复及发展的法律法规和政策的制定，为残疾人建立无障碍设施；改善经济环境，安排残疾人就业，最大限度地获得经济能力恢复；改善法律环境，维护和保障残疾人的基本权益等。是实现医疗康复、教育康复、职业康复目标的最终保证。

康复也是一种观念、一种指导思想，应该渗透到整个医疗系统的医疗计划中，使病人尽早康复、全面康复的观念应深入到所有医护人员心中，并付诸行动，进而使病人受益、社会受益。

## 二、康复医学与运动康复

康复的主要发展趋势分为康复医学（rehabilitation medicine）与运动康复（sport rehabilitation）。

康复医学是促进病、伤、残者康复的医学学科，也是医学的一个重要分支，主要以物理治疗为主，治疗因外伤或疾病而遗留的功能障碍，并导致生活、工作能力暂时性或永久性地减弱或丧失，以致独立生活有困难的躯体性残疾人，恢复其身体功能，且尽可能达到的最大限度。让病患能够重返社会是康复医学的终极目标。

运动康复是从康复医学延伸发展而来，主要运用传统的和现代的体育运动手段及方法促进疾病或损伤患者各种功能恢复的一门康复医学与体育学交叉应用型科学。运动康复是以体育活动作为发挥治疗作用的核心手段，遵循医学治疗和处理疾病的模式，解决各种原因造成的身心功能障碍，以达到减轻患者病痛，促进功能康复和回归社会的目的。但是康复医学与运动康复的侧重点不同，具体内容见表10-1。

表10-1　　　　　　　　　　康复医学与运动康复侧重点

| | 康复医学 | 运动康复 |
|---|---|---|
| 康复领域 | 医疗康复、教育康复、职业康复、社会康复、康复工程等 | 运动康复 |
| 康复手段 | 物理治疗、作业治疗、言语治疗、假肢与矫形器制作、康复护理、康复心理、中国传统康复等 | 物理治疗、运动防护技术、体能训练、运动心理、中国传统体育康复等 |

|  | 康复医学 | 运动康复 |
|---|---|---|
| 康复对象 | 一切非健康者 | 体育锻炼者或职业运动员 |
| 康复目标 | 重返家庭或社会 | 重返运动场 |

运动康复的服务对象不仅包括参与竞技体育运动的职业运动员和教练员等特殊群体，也包括从事体育教育、体育锻炼的一般人群，还包括由于损伤或疾病等原因导致功能障碍的患者和老年病患者等人群。

康复医学的服务对象是非健康者，康复医学的康复目标是重返家庭或社会，即要求达到基本生活自理或重返工作岗位。而运动康复的目标则相对要更高些，不仅要求康复对象生活自理或恢复工作，更要求其身心功能恢复到能重返竞技体育赛场的状态，是现代奥林匹克精神的体现。

### 三、康复医学基础

#### (一)人体发育学

人体发育学是研究个体生命全过程的学科，它不同于组织胚胎学或细胞发育学，后者是从生物学的角度研究人体某一阶段的细胞或脏器发育过程及其相应生理功能状态，可以说是人体发育学的一部分。

生长发育遵循由上而下(抬头→抬胸→坐、立、行)、由近到远(臂→手，腿→足的活动)、由粗到细(全手抓握→手指拾取)，由简单到复杂(画直线→画圈、图形)、由低级到高级(看、听感觉认识事物→记忆、思维、分析、判断)的规律。认识小儿生长发育的规律有助于对其作出正确评价及采取相应措施。

人的生长发育具有连续性、渐进性的特点，由胎儿期、新生儿期、婴儿期、幼儿期、学龄前期、学龄期、青春期、成人期八个时期组成。

1. 生理功能发育

人体的生长发育有不平衡性、渐进性、个体性三大特性。

(1)不平衡性。生长发育的速度不均，身高和体重分为两个高峰期。一个在婴儿期，另一个在青春期。不同时期各个组织器官的生长发育速度也不同，如首先发育神经系统，到了学龄期肌肉组织才加速发育。

(2)渐进性。渐进性表现为其生长发育的程序呈现由头到尾、由近到远、由粗到细、由静到动的规律，如婴儿俯卧举头90°(3~4月)→俯卧前臂撑起(4~5月)→翻身(7月)→四肢爬行→直立行走是一个逐渐发育的过程。

(3)个体性。生长发育按照一定的规律发展，其也受到遗传和环境的影响，存在相当大的个体差异，每个人的发育速度、轨迹不同形成了明显的个体性。

2. 中枢神经系统发育

中枢神经系统由脑和脊髓组成，是人体神经系统最主体的部分。中枢神经系统接收全身各处的传入信息，经它加工后成为协调的运动性传出，或者储存在中枢神经系统内成为学习、记忆的神经基础。人类的思维功能也是中枢神经系统的功能。

3. 神经反射发育

(1)神经反射的种类。

无条件反射：出生时就有的生理反射，如吸吮、吞咽、呕吐、呼吸、咳嗽、持握、瞳孔对光、排尿、排便等反射。

条件反射：后天学习获得，由一个完整的反射弧构成，包括感受器、传入神经、中枢神经、传出神经、效应器五部分组成。

(2)神经反射的发育。

小儿神经反射的发育分为四类：①出生即具有，终身存在的反射：角膜反射、瞳孔对光反射等；②出生即具有，随后消失的反射：吸吮反射、握持反射和拥抱反射；③出生时未能引出，以后逐渐稳定的反射：提睾反射、腱反射；④出生后一段时间内可存在的病理反射：巴宾斯基征、克尼格征、布鲁津斯基征。

4. 骨骼肌系统发育

(1)骨骼。骨化中心骨骼的生长有两种方式：①干骺端成骨，长骨的生长主要是干骺端软骨的逐步骨化；②骨膜成骨，扁骨生长主要是扁骨周围骨膜的逐步骨化。骨化的过程较长，自胎儿期开始，直至成年期完成，甲状旁腺分泌的激素控制骨化中心的形成。

(2)肌肉和脂肪。儿童早期，脂肪组织的发育比肌肉组织为快。青春期才有明显的肌肉组织，男孩的肌肉具有力量，女孩的肌肉富有弹性。脂肪细胞的发育有三个关键期：①产前的最后 3 个月；②2~3 岁间；③11~13 岁间。

5. 感知觉功能发育

小儿感知觉功能的发育是通过各种感觉器官从丰富的环境中选择性地获得信息能力的发育，对其他功能区的发育起重要促进作用。

(1)视感知发育。新生儿有活跃的视觉能力，出生二周时对大的物体较感兴趣，4~6周可在水平方向用目光慢慢跟随移动物体 90°。尽管他们的聚集和视觉敏感度较差，但他们能自然地看周围世界的形状和追随物体，并有视觉记忆力。

(2)听感知发育。新生儿一出生即有声音的定向力，而且听感觉比视感觉发育得更好。新生儿对音调、声响、节奏均有反应，且对高调声音较敏感，对人的说话比外界其他声音更易应答，当听到巨大的声响可引起眨眼或拥抱反射。有节律的声音对新生儿具有抚慰的作用。

(3)味觉和嗅觉发育。新生儿在出生时嗅觉中枢及末梢就已发育成熟，当闻到乳香时就会积极寻找乳头。小儿出生后能精细地辨别溶液的味道，吸吮较甜的糖水时量大且吸吮力强，而且对咸、酸、苦的味道均有不愉快的表情。

(4)触觉的发育。触觉器官最大，全身皮肤都有灵敏的触觉，尤其是在眼、前额、口周、手掌、足底等部位，这可以解释小儿吸吮手指的现象。躯干的有些反射出现与触觉敏感度有关。小儿对冷的刺激比热的刺激更能引起明显的反应。小儿对痛觉刺激缺乏定位感。触觉是新生儿自慰、认识世界以及和外界交往的主要方式。

6. 异常发育

(1)运动能力障碍。可由先天因素和后天因素所导致的与运动功能相关的神经系统损伤导致。

（2）行为障碍。包括生物功能行为问题、运动行为问题、社会行为问题、性格行为问题等。

（3）言语和语言障碍。是学龄前儿童常见的一种发育障碍，早期发现应早期干预和治疗。常见病因：①听力障碍；②精神发育迟滞；③家族因素；④环境因素。

（4）学习障碍。此类属于特殊障碍，指在获得和运用听说读写能力有明显困难，并且有多种障碍综合征。

（5）精神发育迟滞。精神发育迟滞也称为精神发育不全，智力损伤发生在发育时期，智力功能明显低于一般水平，主要表现在社会适应能力低下。

（6）孤独症。又称自闭症，是一组终生性、固定性、具有异常行为特征的广泛性发育障碍性疾病，通常表现在社交方面沟通障碍。

（7）重症身心发育障碍。是指同时具有运动和智力发育障碍且均呈重度者，精神发育迟滞表现为痴呆。常见临床表现：①异常动作和姿势；②肌张力异常，四肢挛缩；③癫痫发作；④不能理解、交流和表达；⑤异常行为和习惯动作。

（二）运动解剖学

运动解剖学是系统解剖学的一个分支，它是在系统解剖学基础之上研究体育运动对人体形态结构和生长发育的影响，探究人体机械运动规律及其与体育运动技术关系的学科。

运动解剖学作为康复医学最重要的基础，学好运动系统部分可以正确认识运动器官各个部位的力学特征及与每个动作之间的相互作用，通过改变某个姿势或者运动时力的方向，对运动中的创伤进行康复治疗，康复后亦可通过康复训练增强各方面机体机能达到最佳状态，降低再次受伤的可能性。

运动系统主要由骨、骨连结（关节）和骨骼肌组成，约占人体体重的 2/3，具有支持、保护和运动功能。骨和骨连结是运动系统的被动部分，骨骼肌是主动部分。

1. 骨

（1）骨的分类。骨是以骨组织（骨细胞、胶原蛋白和基质等）为主体构成的器官是在结缔组织或软骨基础上发育形成的。

成人有 206 块骨，除 6 块听小骨属于感觉器外，按照部位可以分为颅骨、躯干骨和四肢骨三部分。骨根据形态可分为四类（如表 10-2）。

表 10-2　　　　　　　　　　　　　　　　　**骨的分类**

| 类别 | 特　点 |
|------|--------|
| 长骨 | 呈长管状，分布于四肢，一体两端（骨干、骨骺），内有空腔为髓腔 |
| 短骨 | 形似立方体，多位于连结牢固且灵活的部位，如腕骨 |
| 扁骨 | 呈板状，主要是颅骨和肋骨，对人体起到保护作用 |
| 不规则骨 | 形状不规则，如椎骨 |

（2）骨的构成。骨由骨质、骨膜和骨髓构成。

①骨质。骨质由骨组织构成，可分为骨密质和骨松质，骨密质质地致密，抗压性强，分布于骨的表面。骨松质呈海绵状，分布于骨内部。

②骨膜。骨膜主要由纤维结缔组织构成，富含丰富的神经、血管和淋巴管，对骨的发育生长提供能量和营养。骨膜可分为内外两层膜，外层有胶原纤维穿入，使其固于骨表面，骨内膜可以分化成骨细胞和破骨细胞，具有产生新骨质、破坏原骨质和重塑骨的功能。

③骨髓。骨髓是填充于骨髓腔和骨松质间隙内的软组织，分为红骨髓和黄骨髓。红骨髓内有红细胞和其他幼稚型血细胞，具有造血和免疫功能。5 岁后长骨内的红骨髓被脂肪组织替代，呈黄色，称为黄骨髓，失去造血功能，但是在慢性失血过多或贫血时，黄骨髓可以转化为红骨髓，再次恢复造血功能。

（3）骨的化学成分。骨由有机质和无机质组成，有机质主要是由骨胶原纤维束和粘多糖蛋白等构成，使骨具有一定的弹性和韧性。无机质主要是碱性磷酸钙，使骨头变得坚硬结实。如果有机质含量比较高，则骨头变得柔软有弹性，如果无机质含量比较高，则骨头变得脆而易碎。

（4）骨的力学机能表现在以下 3 个方面：

①支撑机能。骨是全身最坚硬的组织，通过骨连接构成一个有机的整体，使机体保持一定的形状和姿势，对机体起着支撑作用，并负荷身体自身的重量及附加的重量，如脊柱、四肢在支撑。

②杠杆机能。运动系统的各种机械运动均是在神经系统的支配下，通过骨骼肌的收缩、牵拉骨围绕关节而产生的。骨在其各种运动中发挥着杠杆机能和承重作用。

③保护机能。某些骨按一定的方式互相连接围成体腔或腔隙，如头颅骨借缝隙及软骨连接方式围成颅腔，以保护脑。

（5）骨的生物力学有以下 3 个特性：

①骨的承载能力。衡量骨承载能力的三个要素：a. 强度，指骨在承载负荷的情况下抵抗破坏的能力。如四肢骨在大强度劳动时不骨折；b. 刚度，指骨在外力作用下抵抗变形的能力。如脊柱在弯曲时不变形；c. 稳定性，指骨保持原有平衡形态的能力。如站立时人稳定不会倒。

②载荷及变形。骨在受力时会发生轻微的变形。包括拉伸载荷、压缩载荷、弯曲载荷、剪切载荷、扭转载荷、复合载荷等。

骨骼在承受各种不同载荷时会发生不同程度的变形，如腰脊柱前凸即是受力变形。根据骨骼受载形式及受载后的变形形式，一般可分为拉伸、压缩、剪切、弯曲和扭转等五种基本变形。在中等量负荷时，负荷骨会出现变形，当负荷去除时，骨的原有形状和几何学结构便恢复。如果骨骼系统遭受严重创伤，超过了其所能承受的负荷，则会引起严重变形，并可能发生骨断裂。

③骨的功能适应性。应力和应变是骨的两个最基本的力学基础，应力是作用于骨表面使其发生形变的外力。应变是指骨在外力作用下的局部变形，其大小等于骨长度的变化和初始长度的比值。骨是有生命的材料，通过外力自身调节来改变其性质和外形，如人直立

行走，下肢骨会比上肢骨粗大结实。

2. 骨连结

骨与骨之间通过纤维结缔组织、软骨或骨相连形成骨连结，骨连结分为直接连结和间接连结。

（1）直接连结。直接连结比较牢固，不能活动或轻微活动，可分为纤维连结、软骨连结和骨性连结。

（2）间接连结。又称为关节或滑膜关节，是骨连结的最高分化形式，以相对骨面间相互分离，具有充以滑液的腔隙，仅借其周围的结缔组织相连结，所以具有较大的活动性，如肩关节、膝关节、腕关节、指关节等。关节主要由关节面、关节囊和关节腔构成。

①关节面是参与组成关节的各相关的接触面。每一个关节至少包括两个关节面，一凸一凹，凸的为关节头，凹的为关节窝。关节面上覆盖着关节软骨，一般由透明软骨构成，少数为纤维软骨，关节软骨使原本粗糙不平的关节面变的光滑，也起到缓冲保护关节的作用。

②关节囊是由纤维结缔组织构成的囊，封闭包裹整个关节，分为内外两层，外层为纤维膜，厚而坚韧，由致密的结缔组织构成，部分可以增厚变成韧带增加关节的稳定性，限制其过度运动。内层为滑膜，由薄而柔润的疏松结缔组织构成，位于纤维膜内面，能产生透明的滑液，充满整个关节腔，提供稳定的内环境，减小关节间的摩擦，起到润滑的作用。

③关节腔为关节囊滑液层和关节面提供密闭的腔隙，关节腔内负压，对维持关节稳定有一定的作用。

（3）关节的辅助结构：

①韧带是连于相邻两骨之间的致密纤维结缔组织束，有加强关节的稳固或限制其过度运动的作用。位于关节囊外的称囊外韧带，有的与囊相贴，为囊的局部纤维增厚、如髋关节的髂股韧带。有的与囊不相贴，分离存在，如膝关节的腓侧副韧带；有的是关节周围肌腱的直接延续，如膝关节的髌韧带。位于关节囊内的称囊内韧带，有滑膜包裹，如膝关节内的交叉韧带等。

②关节盘和关节唇是关节腔两种不同形态的纤维软骨。

③滑膜襞和滑膜囊。有些关节囊的滑膜表面积大于纤维层，滑膜重叠卷折并突入关节腔形成滑膜襞。有时此襞内含脂肪，则形成滑膜脂垫。在关节运动时，关节腔的形状、容积、压力发生改变，滑膜脂垫可起调节或填充作用。

（4）关节的分型及运动：

①单轴关节只有一个自由度，即只能绕一个运动轴而在一个平面上运动，包括滑车关节（如指间关节）和车轴关节（如近、远侧桡尺关节）。

②双轴关节有两个自由度，可围绕两个互为垂直的运动轴并在两个平面上运动，包括椭圆关节（如桡腕关节）和鞍状关节（如拇指腕掌关节）。

③三轴关节有三个自由度，即在三个互相垂直的运动轴上，可做屈伸、收展、旋转、环转等方向的运动，包括球窝关节（如肩关节）、杵臼关节（如髋关节）和平面关节（如肩锁

关节）。

3. 骨骼肌

肌根据组织结构和功能不同可分为骨骼肌、心肌和平滑肌。骨骼肌是运动系统的动力部分，多数附着于骨骼，主要存在于躯干和四肢，可随人的意志而收缩，又称随意肌。心肌为心壁主要组成部分。平滑肌主要分布于内脏的中空性器官及血管壁。心肌与平滑肌不直接受人的意志支配，属于不随意肌。

骨骼肌在人体内分布极为广泛，有 600 多块，约占体重的 40%。每块骨酪肌都具有一定的形态、结构、位置和辅助装置，并有丰富的血管、淋巴管和神经分布，执行一定的功能，所以每块肌都可视为一个器官。

（1）骨骼肌的构造和形态。每块骨骼肌由肌腹和肌腱构成，肌腹为肌性部分，主要由肌纤维组成，色红而柔软，具有收缩能力。肌腱主要由平行致密的胶原纤维束构成，色白而强韧，无收缩功能，抗张强度是肌腹的 100 多倍，多附着于骨骼上。骨骼肌根据外形可分为长肌、短肌、扁肌和轮匝肌。

（2）骨骼肌的类型及特性：

①红肌纤维。具有较丰富的血液供应，能够承受长时间的连续活动，产生缓慢的收缩也称慢肌。

②白肌纤维。短时间内产生巨大爆发力，易疲劳，持续时间短，收缩快也称快肌。

（3）肌肉的协同作用。完成某个动作都不是单一一块肌肉独立完成，而是一个肌群甚至多个肌群共同完成。根据肌群所发挥的作用不同可分为：①原动肌；②拮抗肌；③固定肌；④中和肌。

（4）肌肉的收缩形式：

①向心收缩。肌肉收缩时长度缩短的收缩称为向心收缩。向心收缩时肌肉长度缩短、起止点相互靠近，因而引起身体运动。向心收缩是骨骼肌主动用力的收缩形式。向心收缩时可以是等张收缩也可以是等动收缩。肌肉张力在肌肉开始缩短后即不再增加，直到收缩结束。这种收缩形式称为等张收缩，也称为动力性收缩或时相性收缩。在整个关节运动范围内肌肉以恒定的速度，且外界的阻力与肌肉收缩时肌肉产生的力量始终相等的肌肉收缩称为等动收缩。由于在整个收缩过程中收缩速度是恒定的，等动收缩有时也称为等速收缩。理论与实践证明，等动练习是提高肌肉力量的有效手段。

②等长收缩。肌肉在收缩时其长度不变，这种收缩称为等长收缩，又称静力性收缩。

③离心收缩。肌肉在收缩产生张力的同时被拉长的收缩称为离心收缩。

④超等长收缩。骨骼肌工作时先做离心式拉长，继而做向心式收缩的一种复合式收缩形式。

（三）残疾学

残疾学是研究残疾的各种原因、表现特点、发展规律、后果及评定、康复与预防的学科，是自然科学与社会科学结合的学科。在康复体系中处于核心位置。

1. 残疾

残疾是指各种躯体、身心、精神疾病或损伤以及先天异常所致人体解剖结构、生理功能的异常和(或)丧失,造成机体长期、持续或永久性的功能障碍状态,并影响到身体活动、日常生活、工作、学习和社会交往能力。包括程度不同的肢体残缺、感知觉障碍、运动障碍、内脏功能不全、言语障碍、精神情绪和行为异常、智力缺陷等。

残疾人是指生理功能、心理和精神状态异常或丧失,部分或全部失去以正常方式从事正常范围活动的能力,在社会生活的某些领域中不利于发挥正常作用的人。

从康复的角度看,作为一个特殊的群体或个体,残疾人具有以下特点:第一,残疾人一般都具有不同程度的生活和工作的潜力,经过康复训练或提供康复服务,这些潜力可以得到发挥,使残疾人的生活和工作能力得到改善。第二,残疾人是在身心活动上有不同程度困难的群体,这是由于残疾的存在和影响所造成的,应该给予特殊的关心和照顾,以利于克服这些困难的影响,为他们能力的充分发挥创造必要的条件。第三,残疾人和健全人一样,在社会上享有同样的权利和机会,不应受到任何歧视。

残疾的原因有:先天性致残因素,其中发育缺陷非遗传性残疾最高,其次为遗传性残疾。后天性致残因素,其中非传染性疾病致残最高,其次为创伤及伤害致残。

2. 残疾分类

我国参照国际分类方法制定了残疾人的分类标准,1955年制定中国残疾人实用评定标准,把残疾人分为视力残疾、听力残疾、言语残疾、肢体残疾、智力残疾、精神残疾和多重残疾等七类。

(1)视力残疾。指因各种原因导致双眼视力低下并且不能矫正或双眼视野缩小,以致影响日常生活和社会参与。视力残疾包括盲和低视力。

①盲:一级:最佳矫正视力低于0.02;或视野半径小于5°。二级:最佳矫正视力等于或优于0.02,而低于0.05;或视野半径小于10°。

②低视力:一般低视力:最佳矫正视力等于或优于0.05,而低于0.1。二级低视力:最佳矫正视力等于或优于0.1,而低于0.3。

(2)听力残疾。指各种原因导致双耳不同程度的永久性听力障碍,听不到或听不清周围环境声及言语声,以致影响日常生活和社会参与。

①聋:一级聋高于90dB;二级聋为71~90dB。

②重听:一级重听为61~70dB;二级重听为51~60dB。

(3)言语残疾。指因各种原因导致的不同程度的言语障碍,经治疗一年以上不愈或病程超过两年,而不能或难以进行正常的言语交流活动,以致影响日常生活和社会参与。包括失语、运动性构音障碍、器质性构音障碍、发声障碍、儿童言语发育迟滞、听力障碍所致的言语障碍、口吃等。

(4)肢体残疾。指人体运动系统的结构、功能损伤造成的四肢残缺或四肢、躯干麻痹(瘫痪)、畸形等导致人体运动功能不同程度丧失以及活动受限或参与的局限。肢体残疾分一级肢体残疾、二级肢体残疾、三级肢体残疾、四级肢体残疾。按ADL评定,将其分为重度、中度和轻度肢体残疾。

(5)智力残疾。指智力显著低于一般人水平,并伴有适应行为的障碍。此类残疾是由于神经系统结构、功能障碍,使个体活动或参与受到限制,需要环境提供全面、广泛、有限和间歇的支持。智力残疾包括在智力发育期间(18 岁之前)，由于各种有害因素导致的精神发育不全或智力迟滞；或者智力发育成熟以后，由于各种有害因素导致智力损害或智力明显衰退。

根据智商 IQ 不同，智力残疾又分一级智力残疾(IQ<20)、二级智力残疾(20<IQ<34)、三级智力残疾(35<IQ<49)、四级智力残疾(50<IQ<69)。

(6)精神残疾。指各类精神障碍持续一年以上未痊愈，由于存在认知、情感和行为障碍，以致影响其日常生活和社会参与。自闭症一般划归为精神残疾范畴。可分一级精神残疾、二级精神残疾、三级精神残疾、四级精神残疾。按《精神残疾分级的操作性评估标准》，将其分为重度、中度和轻度精神残疾。

(7)多重残疾。多重残疾是指同时存在视力残疾、听力残疾、言语残疾、肢体残疾、智力残疾、精神残疾的两种及两种以上的残疾。

3. 残疾分级

各类残疾按照残疾程度分为四级，即残疾一级、残疾二级、残疾三级、残疾四级。残疾一级为极重度，残疾二级为重度，残疾三级为中度，残疾四级为轻度(见表 10-3 到表 10-8)。

表 10-3　　　　　　　　　　　　　　　视力残疾分级

| 级别 | 视力、视野状况 |
| --- | --- |
| 一级 | 无光感~<0.02；或视野半径<5 度 |
| 二级 | 0.02~<0.05；或视野半径<10 度 |
| 三级 | 0.05~<0.1 |
| 四级 | 0.1~<0.3 |

表 10-4　　　　　　　　　　　　　　　听力残疾分级

| 级别 | 听力状况 |
| --- | --- |
| 一级 | 听觉系统的结构和功能极重度损伤，双耳平均听力损失大于 90dB HL，不能依靠听觉进行言语交流，在理解、交流等活动中极重度受限，在参与社会生活方面存在极严重障碍 |
| 二级 | 听觉系统的结构和功能重度损伤，较好耳平均听力损失大于(81~90)dB HL 之间，在理解、交流等活动上重度受限，在参与社会生活方面存在严重障碍 |
| 三级 | 听觉系统的结构和功能中重度损伤，较好耳平均听力损失大于(61~80)dB HL 之间，在理解、交流等活动上中度受限，在参与社会生活方面存在重度障碍 |
| 四级 | 听觉系统的结构和功能中度损伤，较好耳平均听力损失大于(41~60)dB HL 之间，在理解、交流等活动上轻度受限，在参与社会生活方面存在轻度障碍 |

表 10-5                              **言语残疾分级**

| 级别 | 言语能力状况 |
|---|---|
| 一级 | 脑和(或)发音器官系统的结构和功能极重度损伤，无任何言语功能或语音清晰度小于等于10%，言语表达能力等级测试未达到一级测试水平，在参与社会生活方面存在极严重障碍 |
| 二级 | 脑和(或)发音器官系统的结构和功能重度损伤，具有一定的发声及言语能力，语音清晰度为11%~25%，言语表达能力等级测试未达到二级测试水平，在参与社会生活方面存在严重障碍 |
| 三级 | 脑和(或)发音器官系统的结构和功能中度损伤，可以进行部分言语交流。语音清晰度为26%~45%，言语表达能力等级测试未达到三级测试水平，在参与社会生活方面存在中度障碍 |
| 四级 | 脑和(或)发音器官系统的结构和功能轻度损伤，能进行简单会话，但用较长句表达困难。语音清晰度为46%~65%，言语表达能力等级测试未达到四级测试水平，在参与社会生活方面存在轻度障碍 |

表 10-6                              **肢体残疾分级**

| 级别 | 肢体功能状况 |
|---|---|
| 一级 | 不能独立实现日常生活活动，并具备下列状况之一：四肢瘫，四肢运动功能重度丧失；截瘫，双下肢运动功能完全丧失；偏瘫，一侧肢体运动功能完全丧失；单全上肢和双小腿缺失；单全下肢和双前臂缺失；双上臂和单大腿(或单小腿)缺失；双全上肢或双全下肢缺失；四肢在手指掌指关节(含)和足跗跖关节(含)以上不同部位缺失；双上肢功能极重度障碍或三肢功能重度障碍 |
| 二级 | 基本不能独立实现日常生活活动，并具备下列状况之一：偏瘫或截瘫，残肢保留少许功能(不能独立行走)；双上臂或双前臂缺失；双大腿缺失；单全上肢和单大腿缺失；单全上肢和单上臂缺失；三肢在手指掌指关节(含)和足跗跖关节(含)以上不同部位缺失(一级中的情况除外)；二肢功能重度障碍或三肢功能中度障碍 |
| 三级 | 能部分独立实现日常生活活动，并具备下列状况之一：双小腿缺失；单前臂及其以上缺失；单大腿及其以上缺失；双手拇指或双手拇指意外其他手指缺失；二肢在手指掌指关节(含)和足跗跖关节(含)以上不同部位缺失(二级中的情况除外)；一肢功能重度障碍或二肢功能中度障碍 |
| 四级 | 基本上能独立实现日常生活活动，并具备下列状况之一：单小腿缺失；双下肢不等长，差距大于等于50mm；脊柱强(僵)直；脊柱畸形，后凸大于70度或侧凸大于45度；单手拇指以外其他四指全缺失；单手拇指全缺失；单足跗跖关节以上缺失；双足跖完全缺失或失去功能；侏儒症(身高小于等于130cm的成年人)；一肢功能中度障碍或两肢功能轻度障碍；类似上述的其他肢体功能障碍 |

表 10-7　　　　　　　　　　　　　　　　　　　　智力残疾分级

| 级别 | 智力发育水平 | | 社会适应能力 | |
|---|---|---|---|---|
| | 发育商(DQ)<br>0~6 岁 | 智商(IQ)<br>7 岁及以上 | 适应行为<br>(AB) | WHO-DAS II 分值<br>18 岁及以上 |
| 一级 | ≤25 | <20 | 极重度 | ≥116 分 |
| 二级 | 26~39 | 20~34 | 重度 | 106~115 分 |
| 三级 | 40~54 | 35~49 | 中度 | 96~115 分 |
| 四级 | 55~75 | 50~69 | 轻度 | 52~95 分 |

适应行为表现：

极重度：不能与人交流、不能自理、不能参与任何活动、身体移动能力很差；需要环境提供全面的支持，全部生活由他人照料。

重度：与人交流能力差、生活方面很难达到自理、运动能力发展较差；需要环境提供广泛的支持，大部分生活由他人照料。

中度：能以简单的方式与人交流、生活能部分自理、能做简单的家务劳动、能参与一些简单的社会活动；需要环境提供有限的支持，部分生活他人照料。

轻度：能生活自理、能承担一般的家务劳动或工作、对周围环境有较好的辨别能力、能与人交流和交往、能比较正常地参与社会活动；需要环境提供间歇的支持，一般情况下生活不需要由他人照料。

表 10-8　　　　　　　　　　　　　　　　　　　　精神残疾分级

| 级别 | 障碍表现 |
|---|---|
| 一级 | WHO-DAS II 值大于等于 116 分，适应行为极重度障碍；生活完全不能自理，忽视自己的生理、心理的基本要求。不与人交往，无法从事工作，不能学习新事物。需要环境提供全面、广泛的支持，生活长期、全部由他人监护 |
| 二级 | WHO-DAS II 值为 106~115 分，适应行为重度障碍；生活大部分不能自理，基本不与人交往，只与照顾者简单交往，能理解照顾者的简单指令，有一定的学习能力。监护下能从事简单劳动。能表达自己的基本需求，偶尔被动参与社交活动。需要环境提供广泛的支持，大部分生活仍需他人照料 |
| 三级 | WHO-DAS II 值为 96~105 分，适应行为中度障碍；生活上不能完全自理，可以与人进行简单交流，能表达自己的情感。能独立从事简单劳动，能学习新事物，但学习能力明显比一般人差。被动参与社交活动，偶尔能主动参与社交活动。需要环境提供部分的支持，即所需要的支持服务是经常性的、短时间的需求，部分生活需由他人照料 |
| 四级 | WHO-DAS II 值为 52~95 分，适应行为轻度障碍；生活上基本自理，但自理能力比一般人差，有时忽略个人卫生。能与人交往，能表达自己的情感，体会他人情感的能力较差，能从事一般的工作，学习新事物的能力比一般人稍差。偶尔需要环境提供支持，一般情况下生活不需要由他人照料 |

注：WHO-DAS 为世界卫生组织残疾评定量表，即 WHO Disability Assessment Schedule ( WHO-DAS II)。18 岁以上的精神障碍患者根据 WHO-DAS 分数和上述适应行为表现，18 岁以下依据上述当事人的适应行为表现判断他们的障碍程度。

# 第二节　康 复 评 定

康复评定是指临床检查的基础上，对病、伤、残者的功能状态及潜在的能力进行客观、定性和定量的描述，并对结果进行合理解释的过程。康复评定的目的是判断患者功能障碍的性质、部位、范围、程度，制定相应的康复目标；确定患者尚存的代偿能力情况；找出功能障碍的发展、转归和预后；制定可行的康复治疗措施；决定康复治疗后患者回归及去向的过程；根据治疗前后评定结果判断疗效。

## 一、康复评定过程

(1)初期评定：在制订康复治疗计划和开始康复治疗前进行的首次评定，在患者入院初期完成，目的是全面了解患者功能状况、障碍程度、致残原因和康复潜力，并估计患者康复的预后，以此确定康复目标和制定康复治疗计划的依据。

(2)中期评定：在康复治疗中期进行的评定，目的是了解经过一段康复治疗后，患者功能改变情况，有无康复疗效，分析其原因，并以此作为调整康复治疗计划的依据，中期评定可多次进行。

(3)末期评定：在康复治疗结束时进行，目的是了解患者经过康复治疗后，患者总体功能状况，评价康复治疗效果，提出今后重返家庭和社会或进一步康复治疗的建议。

开展康复评定具有重要的临床意义，可以帮助医生确定患者功能障碍的部位和性质、障碍的程度、判断患者代偿能力，确定患者康复治疗目标、康复治疗方案及具体的治疗措施以及根据评定结果预测患者康复疗效，随时调整对患者的治疗计划，变更治疗措施，以获得更好的康复治疗效果，并判断在康复治疗结束后患者的去向等。

## 二、康复评定的内容

康复评定内容分为躯体功能评定、精神功能评定、语音功能评定、社会功能评定四个部分。

(1)躯体功能评定：包括肌力评定、关节活动度评定、痉挛评定、感觉疼痛评定、协调与平衡功能评定、日常生活活动能力评定、步态分析、神经电生理评定、心肺功能评定、泌尿和性功能评定等。

(2)精神功能评定：包括认知功能评定、情绪评定、失用症和失认症的评定、智力测定、性格评定等。

(3)言语功能评定：包括失语症评定、构音障碍评定、失用症评定、语言错乱评定、言语发育迟缓评定。

(4)社会功能评定：包括社会生活能力评定、生活质量评定、就业能力评定等。

## 三、关节活动度评定

1. 定义

关节活动度范围(ROM)又称关节活动度，是指关节运动时所通过的运动弧。关节活动分为主动运动和被动运动，往往被动关节活动度比主动关节活动度大。影响关节活动度的因素有：①构成关节两个关节面面积大小；②关节周围肌肉的弹性；③年龄、性别、职业；④关节周围韧带的数量和强弱；⑤关节囊的厚度。

2. 身体关节活动度

人体身体主要关节的活动范围（ROM）见表 10-9 所示。

表 10-9                    全身主要关节活动范围（单位：°）

| | | | |
|---|---|---|---|
| 躯干正常关节活动幅度 | 颈部 | 屈 | 0～60/70 |
| | | 伸 | 0～35/45 |
| | | 侧屈 | 0～45/55 |
| | | 旋转 | 0～80/90 |
| | 脊柱 | 屈 | 0～80/90 |
| | | 伸 | 0～30/35 |
| | | 侧屈 | 0～35/45 |
| | | 体转 | 0～25/30 |
| 上肢各关节活动幅度 | 肩 | 屈 | 0～160/180 |
| | | 伸 | 0～35/45 |
| | | 内收 | 0～40/45 |
| | | 外展 | 0～170/180 |
| | | 内旋 | 0～80/90 |
| | | 外旋 | 0～80/90 |
| | 肘 | 屈 | 0～135/145 |
| | | 伸 | 0～5/15 |
| | 前臂 | 内旋 | 0～80/90 |
| | | 外旋 | 0～80/90 |
| | 腕 | 屈 | 0～80/90 |
| | | 伸 | 0～60/70 |
| | | 内收 | 0～35/45（尺侧） |
| | | 外展 | 0～15/20（桡侧） |
| 下肢各关节活动幅度 | 髋 | 屈 | 0～120/125 |
| | | 伸 | 0～5/10 |
| | | 内收 | 0～5/10 |
| | | 外展 | 0～35/45 |
| | | 内旋 | 0～35/45 |
| | | 外旋 | 0～35/45 |
| | 膝 | 屈 | 0～130/140 |
| | | 伸 | 0～10 |
| | 踝 | 屈 | 0～35/45 |
| | | 伸 | 0～15/20 |
| | | 内翻 | 0～35/45 |
| | | 外翻 | 0～15/20 |

3. 测量工具

ROM 测量工具为量角器，常用的有普通量角器和方盘量角器。

（1）普通量角器。普通量角器是临床上最常用的测量关节角度的器械，量角器有两臂，一个为活动臂，活动臂的顶端连接指针，指针可以测量指示活动臂移动的角度，另一个为固定臂，附有刻度盘，两臂于一端以活动轴固定，轴为测角器中心（图 10-1）。如测某关节的运动幅度，首先要根据骨性标志确定邻近肢体上的关节夹角的测量轴线及关节转动轴的位置，然后将测角器的轴固定于关节转动轴，并使用量角器的两个臂与轴线重叠成一条直线，当肢体的一端以关节轴为中心转动时，活动臂即随之转动（注意量角器的轴心不能移动），转动至最大限度时，指针所示角度即为该关节的运动幅度。各主要关节活动度的测量方法及图解见表 10-10，表 10-11。

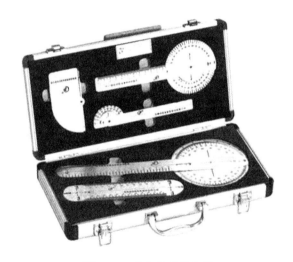

图 10-1　关节角度量角器

表 10-10　　　　　　　　　　　　**各主要关节活动度测量方法**

| 关节 | 运动 | 体位 | 测角器轴心 | 固定臂 |
|---|---|---|---|---|
| 颈部 | 前屈 | 坐/立位 | 下颌角 | 肩上 |
| | 后伸 | 坐/立位 | 下颌角 | 肩上 |
| | 侧屈 | 坐/立位 | 第七颈椎棘突 | 肩上 |
| | 旋转 | 仰卧 | 头顶 | 平床面 |
| 胸腰部 | 前屈 | 直立位 | L5 棘突 | 体侧中线 |
| | 侧屈 | 直立位 | S1 | 背中线 |
| | 后伸 | 直立位 | S1 | 体侧中线 |
| | 旋转 | 直立位 | 头顶 | 平床面 |

续表

| 关节 | 运动 | 体位 | 测角器轴心 | 固定臂 |
|---|---|---|---|---|
| 肩 | 前屈 | 坐位 | 肩峰 | 体侧中线 |
| | 后伸 | 坐位 | 肩峰 | 体侧中线 |
| | 外展 | 坐位 | 肩峰 | 后上臂中线 |
| | 水平外展 | 坐位 | 肩峰 | 肩峰至颈后 |
| | 水平内收 | 坐位 | 肩峰 | 肩峰至颈后 |
| | 外展内旋 | 坐位 | 肩峰 | 肩峰至颈后 |
| | 外展外旋 | 坐位 | 肩峰 | 肩峰至颈后 |
| 肘 | 伸展 | 坐位 | 肱骨外上髁 | 上臂中线 |
| | 屈曲 | 坐位 | 肱骨外上髁 | 上臂中线 |
| 腕 | 掌屈 | 坐位 | 桡骨茎突 | 桡骨 |
| | 背伸 | 坐位 | 桡骨茎突 | 桡骨 |
| | 尺偏 | 坐位 | 第三掌骨根部 | 前臂中线 |
| | 桡偏 | 坐位 | 第三掌骨根部 | 前臂中线 |
| 髋 | 屈曲 | 侧卧 | 股骨大转子 | 股骨中线 |
| | 伸展 | 侧卧 | 股骨大转子 | 股骨中线 |
| | 内收 | 仰卧位 | 髂前上棘 | 股骨中线 |
| | 外展 | 仰卧位 | 髂前上棘 | 股骨中线 |
| | 内外旋 | 仰卧位 | 髌骨下端 | 胫骨中线 |
| 膝 | 屈曲 | 仰卧位 | 股骨外踝 | 胫骨中线 |
| | 伸展 | 仰卧位 | 股骨外踝 | 胫骨中线 |
| 踝 | 跖屈 | 站立位 | 胫骨中段 | 脚掌 |
| | 背屈 | 站立位 | 胫骨中段 | 脚掌 |

表 10-11      **各主要关节活动度测量图解**

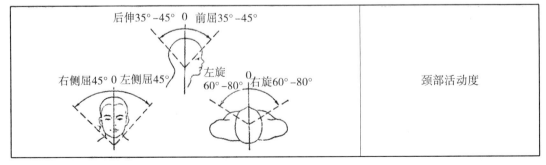

| | |
|---|---|
| 后伸35°-45° 0 前屈35°-45°<br><br>右侧屈45° 0 左侧屈45°    左旋<br>60°-80° 右旋60°-80° | 颈部活动度 |

续表

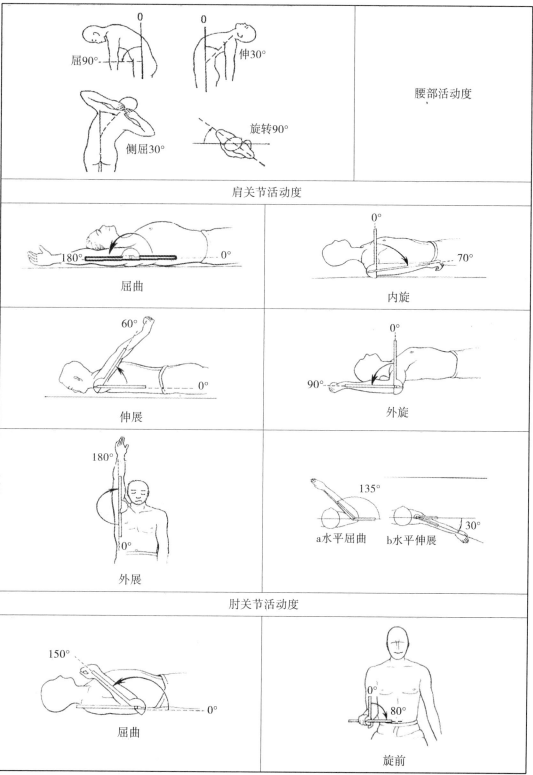

续表

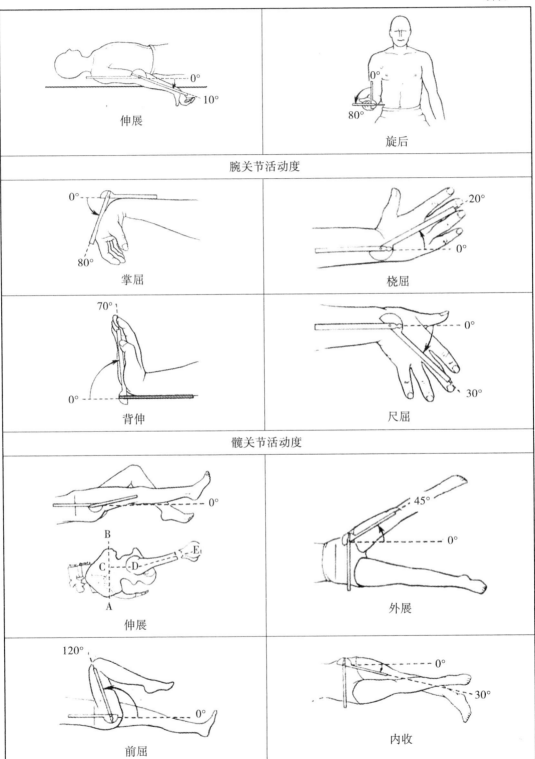

续表

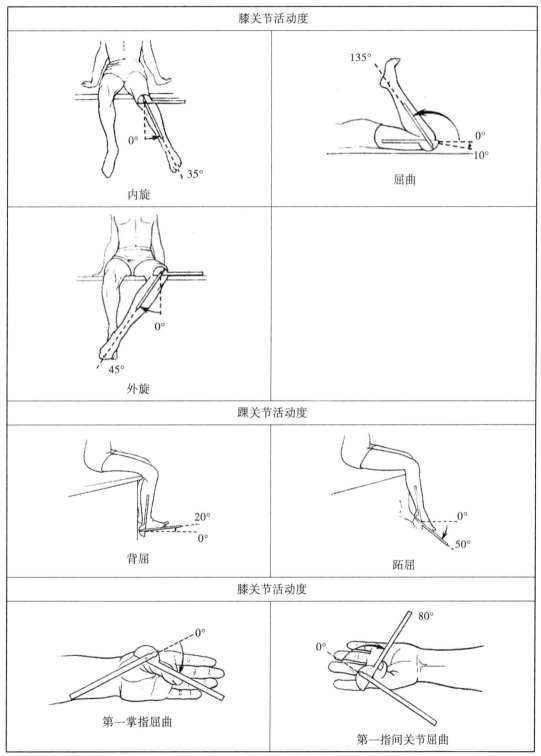

| 膝关节活动度 | |
| --- | --- |
| 内旋 | 屈曲 |
| 外旋 | |
| 踝关节活动度 | |
| 背屈 | 跖屈 |
| 膝关节活动度 | |
| 第一掌指屈曲 | 第一指间关节屈曲 |

续表

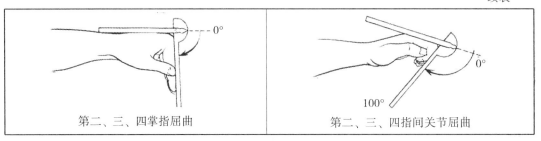

| 第二、三、四掌指屈曲 | 第二、三、四指间关节屈曲 |

（2）方盘量角器。方盘量角器为一中央有圆形分角刻度的正方形刻度盘，常用木质、金属或塑料制成。刻度盘的刻度于自0°向左右各为180°，刻度盘中心为轴，置一可旋转的重锤指针，后方固定有把手，把手与刻度上的0°~180°连线平行，指针由于重心在下而始终指向上方，当方盘把手与地面垂直时，指针指于0位。测量方法：取适当体位，被测两端肢体处于同一平面上，固定一端肢体于水平或垂直位，然后将方盘测角器的一边紧贴另一端肢体，使测角器一边与肢体长轴平行，方盘随被测肢体活动而连同一体活动，因重力关系，方盘指针重锤始终与地面垂直，这时指针与测角器一边（即相当于肢体长轴）的夹角即显示为刻度盘上的角度，也即该肢体的关节活动度数。

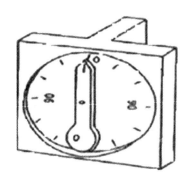

图 10-2　方盘测角器

方盘测角器与普通测角器相比有明显的优势：①不用触摸关节的骨性标志以确定测角的轴；②操作简便；③正确使用时误差较小；④可适用于脊柱等难以使用普通测角器的部位。

4. 关节活动度评定目的

关节活动度评定的主要目的是：①确定功能受限或引起不适的程度；②确定恢复功能或减少不适所需的角度；③记录功能恢复情况；④从客观上判断疗效；⑤制定适当的康复目标；⑥选择适当的治疗技术、摆放技术和其他减少受限的方法；⑦确定是否需要夹板和其他辅助器具。

**四、肌力评定**

肌力评定是康复医学中常用的评定技术，一般分为手法肌力评定和器械检查两大类。

1. 手法肌力测定

手法肌力测定也称徒手肌力测定，是一种不借助任何器材，仅靠检查者徒手对受试者进行肌力测定的方法。该方法由 Lovett 于 1916 年提出，并作了多次修改。此法简便、易行，无需特殊器械，随时随地可用，在临床中得到广泛的应用。

（1）评定方法：检查时要求受试者在特定的体位下，分别在减重力、抗重力和抗阻力的条件下完成标准动作。测试者通过触摸肌腹、观察肌肉的运动情况和关节的活动范围以及克服阻力的能力，来确定肌力的大小。常用的测试动作有：①固定关节近端肢体，收缩待测肌肉使远端肢体在垂直面上做由下向上的运动。②检测 3 级以下肌肉时，可使肢体旋转 90°，在水平面上运动。③用带子悬挂远端肢体或在光滑平板上运动，以减小摩擦力。

（2）评定分级通常根据肌肉收缩时所产生的肌肉活动、相关关节的活动范围、抵抗重力和阻力的情况而分级，各级肌力的具体标准见表 10-12。

表 10-12 肌力评定标准

| 级别 | 英文简写 | 特 征 |
|---|---|---|
| 0 | O | 肌肉无收缩，完全瘫痪 |
| 1 | T | 肌肉有收缩，但不能引起关节活动 |
| 2 | P- | 不抗重力时，有关节起始动作 |
| 2 | P | 不抗重力时，有完全的关节活动范围 |
| 2 | P+ | 抗重力时关节范围小于 50% |
| 3 | F- | 抗重力时关节活动范围大于 50% 小于 100% |
| 3 | F | 抗重力时，有完全的关节活动范围 |
| 3 | F+ | 抗重力、抗最小阻力时，有完全的关节活动范围 |
| 4 | G- | 抗中度阻力时，关节活动范围大于 50% 小于 100% |
| 4 | G | 抗中度阻力，有完全的关节活动范围 |
| 4 | G+ | 抗中度阻力有完全的关节活动范围，活动末期可抗较大阻力 |
| 5 | N- | 抗最大阻力时，关节活动范围大于 50% 小于 100% |
| 5 | N | 抗最大阻力时有完全的关节活动范围 |

2. 器械检查

在肌力较强（超过 3 级）时，为了进一步更精准的定量评定，可以运用专门的器械测试。常用方法：握力测试、捏力测试、背拉力测试、四肢肌群肌力测试。

（1）握力测试。用握力计测定，测试时上肢在体侧自然下垂，握力计表面向外，将把手握至适当宽度，测 2~3 次，取最大值。握力的大小以握力指数评定。握力指数大于 50 视为正常。

$$握力指数 = 握力(kg)/体重(kg) \times 100\%$$

（2）捏力测试。用拇指与其他手指相对，捏压捏力器的指板，其值约为握力的 30%。

（3）背肌力测试。用拉力计测定背肌力的大小。测定时，调整好拉力计，将把手调节到膝盖高度，受试者双足固定拉力计，两膝伸直弯腰，双手握住拉力计把手，然后用力伸直躯干上提把手，此时在拉力计上即可读得数值。背肌力以拉力指数来评定。

拉力指数＝拉力（kg）/体重（kg）×100%

拉力指数正常值：男 100%～200%，女 100%～150%，腰痛患者禁止做此测试。

（4）等张肌力测试。只适用于 3 级以上的肌力。1RM：做一次运动最大阻力，10RM：做连续 10 次运动所能承受的最大阻力。

（5）等速肌力测试。运动过程中肌纤维收缩导致肌张力增加但运动速度恒定的运动。

3. 注意事项

（1）测试时间要合适，运动后、疲劳状态下不宜测试。

（2）测试时动作姿势要准确，防止操作误差。

（3）有严重疼痛、关节活动受限、关节积液、肌肉拉伤初期、骨折恢复初期禁止测试。

（4）肌力要达到 3 级以上测试才有意义。

### 五、步态分析

步态是指人体步行的姿势，包括跑和走。步态分析是通过研究影响步行规律的因素来指导康复评估和治疗。

1. 基本参数

包括步长、步幅、步宽、足角、步频、步速、步行周期、步行时相等参数。步行周期为整个步行过程的核心。在一个步行周期中，每一侧下肢都要经历与地面接触并且负重的支撑相和离开地面腾空的摆动相。支撑相占步行周期60%，摆动相占40%。

2. 定性分析

通过采用目测与正常步态对比，并且结合临床经验来认识异常步态。通常采用观察法来记录患者步态，反复观察，细致分析，提高分析的客观性。

（1）观察法。步态观察时应注意全身姿势和步态，包括步态的稳定性、流畅性、对称性、患者神态等基本参数。

（2）步态观察的步骤：

①嘱患者以习惯姿态及自然速度来回步行数次，从正、反、侧面观察其自然度，动作协调程度、步行速度、姿势、幅度、步长，左右对称。

②嘱患者以不同速度步行，立停、拐弯、转身、绕过障碍物等观察步态有无异常。

③对使用拐杖、助行器及矫形器的患者，宜在使用及不用这些辅助具的情况下分别观察，以了解使用情况及使用效果。

④结合关节活动度、肌力、肌张力、下肢感觉及平衡协调功能检查等的结果，进一步明确步态异常的原因和性质，为步态矫正提供指导。

（3）步态观察的注意事项：

①场地面积至少 6×8m，光线充足。

②患者尽量少穿衣服。

③全面掌握患者的病情，了解步态异常的可能原因。

④不同方向和速度的观察。

⑤防止病人过度疲劳。

⑥向病人说明检查的要求，以期病人的良好配合。

⑦注意观察顺序，避免在观察部位和观察步行周期时相上的跳跃。

3. 定量分析

借助器械或者专门的设备对患者步态进行监控和分析，常用器械有卷尺、秒表、量角器、肌电图、电子角度计、步态分析仪等。

(1)足印法。早期比较简单的方法，让患者赤足在撒有白色粉末的黑色通道上行走，留下足迹，利用卷尺测量距离，通过足印法可获得相应基本参数。

(2)电子步态垫。一种有众多压感电阻的步态垫，受试者步行通过该垫，可测足底的压力。

(3)三维数字化分析系统。通过摄像系统、测力台、肌电遥测系统和计算机处理系统对步态进行监测和分析，比传统的测量方法更加安全、可靠、精确。

(4)动态肌电图。在活动状态同步监测多块肌肉活动的方法，浅层肌肉通常采用表面贴附电极片，贴附肌腹和相邻肌肉距离最远的部位，深层肌肉采用植入式电极。

4. 常见病理步态

病理步态是指步行中不协调的异常状态，可由人体神经系统和运动系统的疾病、骨盆歪斜、躯干侧屈、肌无力等原因引起。通常分为两大类：支撑相障碍和摆动相障碍。

(1)支撑相障碍。下肢支撑相的活动属于闭链运动，足、踝、膝、髋、骨盆、躯干、上肢、颈、头均参与步行姿势。闭链系统的任何改变都将引起整个运动链的改变，远端承重轴(踝关节)对整体姿态的影响最大。支撑相障碍分三类，①支撑面异常，如足内翻、外翻；②肢体不稳，如膝僵直、膝过伸；③躯干不稳，一般为关节异常导致的代偿性改变。

(2)摆动相障碍。摆动相属于开链运动，各关节可以有相对孤立的姿势改变，但是往往引起对侧支撑相下肢姿态发生代偿性改变，近端轴(髋关节)的影响最大。

## 六、平衡与协调功能评定

### (一)定义

平衡与协调能力是人体所有自主活动的基础，人体最基本的站立行走离不开良好的平衡与协调能力。平衡能力是当人体重心垂线偏离稳定的支撑面时，能立即通过自发的、无意识的活动，使重心回到稳定的支撑面上的能力，一般分为静态平衡和动态平衡。协调能力是指人体多组肌群共同参与并互相配合，进行平稳、准确、良好控制的能力。

### (二)平衡功能评定

平衡功能分为静态平衡和动态平衡，动态平衡又分为自动动态平衡和他动动态平衡，常常观察：静止状态、运动状态、动态支撑面、姿势反射。平衡功能评定方法包括主观评定(量表为主)和客观评定(平衡测试仪器为主)。

1. 量表法

常常用 Berg 平衡量表(表 10-13),信度和效果较好,评分简单,应用方便。

表 10-13 **Berg 量表**

| 测试方法 | 评分标准 |
|---|---|
| 从坐位站起 | 4 分=不用手扶,独立站起;3 分=用手扶,独立站起;2 分=尝试几次手扶站起;1 分=需要少量帮助站起;0 分=需要大量帮助站起 |
| 无支持站立 | 4 分=能安全站立 2min;3 分=监视下站立 2min;2 分=无支持站立 30s;1 分=尝试几次无支持站立 30s;0 分=无支持不能站立 30s |
| 无靠背坐位,双脚着地 | 4 分=能安全保持 2min;3 分=监视下保持 2min;2 分=能坐 30s;1 分=能坐 10s;0 分=不能坐 10s |
| 从站立位坐下 | 4 分=最小量用手帮助安全坐下;3 分=借助双手控制身体下降;2 分=小腿顶住椅子控制身体下降;1 分=独立坐下,不能控制下降;0 分=需要人帮助 |
| 转移 | 4 分=稍用手扶转移;3 分=绝对用手扶转移;2 分=监视下转移;1 分=需要一个人帮助转移;0 分=需要两个人帮助 |
| 无支持闭目站立 | 4 分=能安全站立 10s;3 分=监视下站立 10s;2 分=能站 3s;1 分=不能站 3s;0 分=需要两人帮助站立 |
| 双脚并拢无支持站立 | 4 分=能独立站立 1min;3 分=监视下站立 1min;2 分=能独立站立,不到 30s;1 分=需要人帮助站立 15s;0 分=需要人帮助不能站立 15s |
| 立位上肢前伸展并向前移动 | 4 分=能前伸>25m;3 分=能前伸>12m;2 分=能前伸>5m;1 分=监视下能前伸;0 分=需要人帮助完成前伸 |
| 立位时从地面捡物品 | 4 分=能轻易将鞋捡起;3 分=监视下能将鞋捡起;2 分=伸手先下 2~5cm,保持平衡,不能捡鞋;1 分=监视下尝试捡鞋(不能);0 分=不能尝试捡鞋 |
| 立位转身向后看 | 4 分=两侧转身向后看都良好;3 分=一侧转身好,一侧不好;2 分=只能转侧面;1 分=监视下转身;0 分=需要人帮助转身 |
| 转身 360° | 4 分=<4s 内安全转身 360°;3 分=<4s 内一个方向转身 360°;2 分=能缓慢的转 360°;1 分=需要监视;0 分=需要帮助 |
| 无支持站立一脚放台阶上 | 4 分=20s 内能独立完成 8 次;3 分=超过 20s(8 次);2 分=无辅助监视下完成 4 次;1 分=少量帮助完成 2 次;0 分=不能完成 |
| 一脚在前无支持站立 | 4 分=独立完成双脚一前一后(无间距)30s;3 分=双脚一前一后有间距 30s;2 分=迈出一小步 30s;1 分=帮助下迈步 15s;0 分=迈步失去平衡 |
| 单脚站立 | 4 分=单脚保持>10s;3 分=单脚保持 5~10s;2 分=单脚保持>3s;1 分=不能 3s,可以单脚站立;0 分=不能单脚站立 |

评分结果:总分 56 分。0~20 分:平衡能力差,只能坐轮椅;21~40 分:平衡能力一般,能辅助行走;41~56 分:平衡能力好,能独立行走,但有跌倒的危险。

2. 平衡测试仪

平衡测试仪是近年来国际上发展较快的定量评定平衡能力的一种测试方法。该仪器采用高精度的压力传感器和电子计算机技术，整个系统由受力平台、显示器、电子计算机及软件构成。通过系统控制和分离各种感觉信息的输入来评定躯体感觉、视觉、前庭系统对于平衡及姿势控制的作用与影响，其结果以数据及图的形式显示。因此，平衡测试系统又称计算机动态姿势图。平衡测试仪不仅能定量评估平衡功能障碍，还能评定平衡障碍的康复治疗效果。

（三）协调功能评定的方法

（1）手指指鼻：先睁眼后闭眼，让患者肩外展90°，肘伸展，用食指指尖指鼻尖，可以改变开始的体位来评定不同运动切面的动作。

（2）指-指试验：先睁眼后闭眼，和患者对立而坐，检查者的食指举在患者面前，同时让病人用食指去指检查者的食指，检查者可以改变手指的位置来评定病人对方向、距离和速度而做出反应的能力。

（3）对指试验：先睁眼后闭眼，让病人用拇指尖触及其他的手指，可以逐渐加快速度。

（4）轮替试验：先睁眼后闭眼，让患者双手打开，一手朝上，另外一只手朝下交替翻转。

（5）跟-膝-胫试验：先睁眼后闭眼，让患者仰卧，抬起一侧下肢，将足跟放在对侧下肢的膝部，沿胫骨向下滑动。

## 七、感觉功能的评定

（一）定义

躯体感觉是人体进行有效功能活动的基本保证，感觉检查是康复的重要部分，感觉分为躯体感觉和内脏感觉两大类。躯体感觉是由脊髓神经及某些颅神经的皮肤、肌肉分支所传导的浅层感觉和深部感觉。根据感受器对于刺激的反应或感受器所在的部位不同，躯体感觉分为浅感觉、深感觉和复合感觉。

（二）浅感觉检查

（1）触觉检查。患者闭目，用棉签或者软毛笔轻触患者皮肤，让患者感觉有无痒的感觉。检查时注意两侧对称检查比较，刺激动作轻、慢。

（2）痛觉检查。患者闭目，分别用大头针的尖端和钝端用同等力量随机轻刺患者的皮肤，让患者口述具体感受及部位。

（3）温度觉。患者闭目，用盛有热水（40～45℃）和冷水（5～10℃）的试管交替接触患者皮肤，让患者回答冷或者热，接触时间3秒左右。

（4）压觉。检查者用拇指用力压在皮肤表面，让患者回答是否有压力。

浅感觉障碍的类型分为：①感觉异常，自发地感觉身体异常，如麻木感、蚁走感、触电感；②感觉倒错，如触觉感到痛、热觉感到冷；③感觉迟钝，表现为受刺激后，过一段时间才感受到反应；④感觉过敏，如轻触感觉剧痛；⑤感觉减退，表现为一般刺激无反应，需要强刺激才能引起轻微反应；⑥感觉缺失，患者清醒状态下，对刺激无反应或部分有反应。

（三）深感觉检查

（1）关节觉。关节觉是躯体对关节所处的角度的运动方向的感觉，患者闭目，将其关节被动运动，让患者口述关节运动的方向和角度。

（2）震动觉。用每秒 128~256Hz 的音叉置于患者的骨隆起处，询问患者有无震动感，常用于胸骨、锁骨、肩峰、鹰嘴等。

（四）复合感觉检查

（1）皮肤定位觉。患者闭目，用手轻触患者皮肤，让患者指出被触及的部位。

（2）两点辨别觉。患者闭目，用触觉测量器刺激两点皮肤，两点的压力一致，若患者有两点感觉，缩小两点距离，直到患者感觉只有一点为止。

（3）图形觉。患者闭目，用木棒在患者皮肤上画图形，让患者口述画的内容。

（4）实体觉。患者闭目，将日常生活用品置于患者手中，让患者口述物体名称、大小及形状。

（5）重量觉。将两不同重量的物品分别放置于患者双手，让患者比较物品的轻重。

（6）材质识辩觉。将棉花、羊毛、丝绸等放置于患者手中，让患者分辨材料名称。

## 八、日常生活活动能力

日常生活活动（activities of daily living，ADL）是指人们为了维持生存以及适应生存环境而每天必须进行的、最基础的活动，反应了人们在家庭、工作和社会中管理自己的最基本的能力。在康复中是最基本也是最重要的一部分。

（一）定义

ADL 是指人体在每天的生活中，为了照料自己的衣、食、住、行，保持个人卫生整洁和进行独立的社区活动所必需的一系列的基本活动。ADL 分为两大类：①基本的或躯体的 ADL，如穿衣、进食、保持个人卫生等简单的活动；②复杂性或工具性的 ADL，如骑车、家务劳动等精细的活动。

（二）ADL 的范围

ADL 的范围涵盖运动、自理、交流、家务活动和娱乐方面。运动方面，包括床上活动、各种体位转移、行走、交通工具的使用。自理方面，包括更衣、进食、上厕所、洗漱等个人独立活动。交流方面，包括打电话、阅读、书写、电脑等。家务方面，包括上街买菜、洗碗、扫地、照顾孩子。娱乐方面，包括玩手机、电脑、旅游、社交活动等。

（三）ADL 评定的方法

临床上我们常常用 Barthel 表来评定日常生活活动能力，Barthel 指数包括 10 项内容，分值由 0、5、10、15 四个等级，总分 100 分，得分越高，表明被试者日常生活活动独立性越强，依赖性越小。ADL 评定方法，不仅可以用来评定治疗前后的功能状况，而且可以预测治疗效果、住院及预后，具体评定见表 10-14。

表 10-14 **ADL 评定量表**

| 项目 | 评分标准 |
|---|---|
| 大便控制 | 0 分＝失禁；5 分＝偶尔失禁；10 分＝能控制 |
| 小便控制 | 0 分＝失禁；5 分＝偶尔失禁；10 分＝能控制 |
| 修饰 | 0 分＝需要帮助；5 分＝提供器具情况下，独立洗脸、梳头、刷牙 |
| 用厕 | 0 分＝依赖；5 分＝需要帮助；10 分＝能自理 |
| 转移 | 0 分＝依赖：需要两人帮助；5 分＝需大量帮助；10 分＝需小量帮助；15 分＝自理 |
| 步行 | 0 分＝依赖：不能步行；5 分＝需大量帮助：使用轮椅走 45m；10 分＝需小量帮助：一人辅助行走 45m；15 分＝自理 |
| 穿着 | 0 分＝依赖；5 分＝需要帮助：适当时间至少完成一半工作；10 分＝自理 |
| 上楼梯 | 0 分＝依赖；5 分＝需要帮助：一人监督引导；10 分＝自理 |
| 进食 | 0 分＝依赖；5 分＝需要帮助；10 分＝自理 |
| 洗澡 | 0 分＝依赖；5 分＝自理 |

该表包括 10 项检查内容，并有 0 分、5 分、10 分和 15 分四种不同的积分标准，总分为 0~100 分。0 分表示 ADL 完全依赖，100 分表示 ADL 正常，40 分以下者有 ADL 功能重度损害，41~60 分者有 ADL 功能中度损害，61 分以上者有 ADL 功能轻度损害，对每例患者在其生命体征稳定后 2 天或进入研究时即进行第一次评估，在病程 6 个月时进行第二次评定。

## 九、功能性动作筛查测试

（一）定义

功能性动作筛查测试（Functional Movement Screen，FMS）是由 Gray Cook 等设计的一种功能评价方法，是一种革新性的动作模式质量评价系统。它简便易行，仅由 7 个动作构成是一套被用以检测躯体的动作控制稳定性、身体平衡能力、柔软度以及本体感觉等能力的检测方式。通过 FMS 检测，可简易的识别个体的功能限制和不对称发展，可以广泛用于各种人群的基础运动能力（灵活性和稳定性）评价，测试结果是制定运动训练计划的出发点。

（二）测试内容

测试内容包括 7 项基本动作模式，在完成这 7 个动作时需要受试者灵活性与稳定性的平衡。

1. 评分等级

FMS 评分分为四个等级，从 0 分到 3 分，3 分为最高分。

0 分：测试中任何部位出现疼痛。

1 分：受试者无法完成整个动作或无法保持起始姿态。

2 分：受试者能够完成整个动作，但完成的质量不高。

3 分：受试者能高质量的完成动作。

测试前需要准备：一根长棍、一根长直尺、一条弹力带、一块木板。

2. 方法

（1）过顶深蹲（图 10-3）：

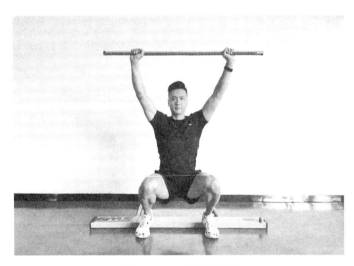

图 10-3　过顶深蹲测试

测试目的：评价肩、胸椎、髋、膝和踝关节双侧对称性、灵活性和躯干稳定性。

测试方法：①受试者两脚分开与肩同宽，保持双膝与双脚方向一致，双手以相同间距握测试杆（测试杆与地面平行）。②双臂伸直举杆过顶，慢慢下蹲，尽力保持脚后跟着地。③测试允许试三次，如果还是不能完成这个动作，将测试板垫（2×4）在受试者的脚跟下再进行以上动作测试。

评分标准：

3 分：躯干与胫骨平行或与地面垂直；股骨低于水平面；膝关节在足的正上方；横杆投影在足的范围之内。

2 分：躯干与胫骨平行或与地面垂直；股骨低于水平面；膝关节在足的正上方；横杆投影在足的范围之内；需使用 2 * 4 平板再能按照以上要求完成动作。

1分：躯干与胫骨不平行；股骨不能低于水平面；膝关节不在足的正上方；可见腰椎弯曲。

0分：测试过程中任何时候，受试者感觉身体某部位出现疼痛。

（2）栏架跨步（图10-4）：

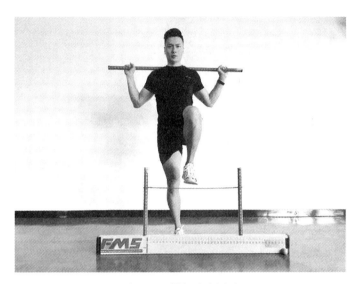

图10-4　栏架跨步测试

测试目的：评价髋、膝、踝关节的灵活性和稳定性、身体核心部位的控制能力以及身体两侧在运动中的对称性。

测试方法：①受试者双脚并拢脚尖接触测试板。②调整测试绳的高度（与受试者的胫骨粗隆同高），双手握测试杆置于肩上并与地面平行。③受试者缓慢抬起一腿跨过栏杆用足跟触地，重心放在支撑腿上，并保持身体稳定。④缓慢恢复到起始姿势，受试者有三次机会完成测试。⑤一侧腿测试完毕，换另一侧腿进行测试，分别记录两侧得分。

评分标准：

3分：髋、膝、踝在矢状面内；腰椎的动作非常小；横杆与地面始终平行。

2分：髋、膝、踝不同时处于矢状面上内；腰部有明显动作；横杆不与地面平行。

1分：脚碰到测试绳；任何时候身体失去平衡。

0分：测试过程中任何时候，受试者感觉身体某部位出现疼痛。

（3）直线箭步蹲（图10-5）：

测试目的：评价髋、膝、踝关节的灵活性和稳定性以及股四头肌的柔韧性

测试方法：①测量地面至受试者胫骨粗隆的高度。②以右脚为例，受试者左脚踩在测试板的起始线上，将测试杆放在身体后部，左手在上右手在下握住测试杆，测试杆紧贴头部、脊柱和骶骨，并垂直于地面。③在测试板上量取与受试者胫骨粗隆高度相同的距离并标记，然后右脚向前迈出一步，足跟落在标记线上，随后下蹲至后膝接触测试版，双脚始终保持在一条直线上；受试者有三次机会完成测试。④两侧上下肢交换，再次完成测试，

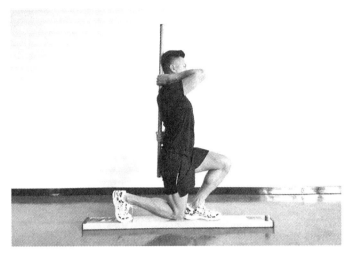

图 10-5 直线箭步蹲测试

分别记录两侧得分。

评分标准：

3分：躯干基本没有晃动；杆垂直三点紧贴；足保持在矢状面内，并保持在 2×6 测试平板上；后膝在前脚跟后方接触测试板。

2分：躯干出现明显晃动；足部不能保持在矢状面内；后膝不能在前脚跟后方接触测试板。

1分：任何时候失去平衡。

0分：测试过程中任何时候，受试者感觉身体某部位出现疼痛。

(4)肩部灵活性(图 10-6)：

测试目的：评价双侧肩关节活动范围，以及一侧肩关节的伸展、内旋和内收与另一侧的屈曲、外旋和外展的能力。

测试方法：①测量腕横纹至中指尖之间的距离，即为受试者手的长度。②受试者站立位，一只握拳由下向上以手背贴后背部，尽力向上够；另一手握拳由上向下以手掌贴后背部，尽力向下摸；记录两手最近点之间的距离。③上下交换双手位置，重复以上测试，分别记录两次得分。

评分标准：

3分：上下两手间距离小于一只手长度。

2分：上下两手间距离大于一只手长度，而小于 1.5 只手长度。

1分：上下两手间距离大于 1.5 只手长度。

0分：测试过程中任何时候，受试者感觉身体某部位出现疼痛。

排除性检查(图 10-7)：

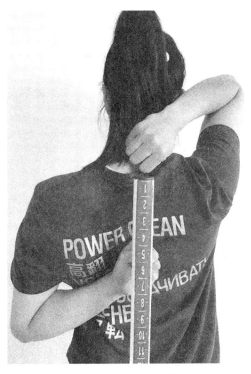

图 10-6 肩关节灵活性测试

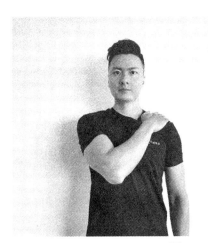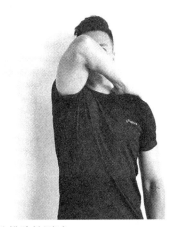

图 10-7 肩关节灵活性排除性测试

　　测试目的：检测肩部的疼痛隐患。

　　测试方法：①受试者身体自然站立，将一侧手放到对侧肩上。②保持手掌与肩的接触，尽可能的高抬肘关节。

　　评分标准：

　　如果出现疼痛，肩部灵活性测试得 0 分。

（5）主动直膝抬腿（图 10-8）：

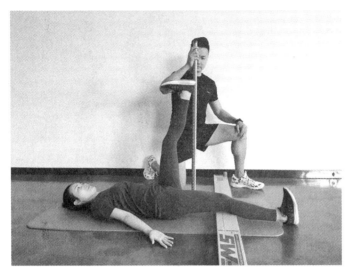

图 10-8　主动直膝抬腿测试

测试目的：评价骨盆的稳定性和大腿后部肌群及小腿肌群的主动柔韧性。

测试方法：①受试者仰卧，双手置于身体两侧，掌心向下，一侧膝关节下放置测试板。②另一侧腿主动上抬，脚踝背屈，膝关节伸直。③保持身体平直，下方腿始终与测试板接触；将测试杆放在踝关节中央，并自然下垂，观察测试杆位于下方腿的位置。④一侧腿测试完毕，换另一侧腿进行测试，分别记录两次得分。

评分标准：

3 分：踝关节在大腿中点与髂前上棘之间。

2 分：踝关节在大腿中点与髌骨中心之间。

1 分：踝关节在髌骨中心之下。

0 分：测试过程中任何时候，受试者感觉身体某部位出现疼痛。

（6）躯干稳定性俯卧撑（图 10-9）：

测试目的：评价脊柱的稳定性，双侧对称性和肩带的稳定性。

测试方法：①受试者俯卧，两手与肩同宽撑地，腰椎保持自然伸直姿势；②男受试者双手位置与头顶平行，女受试者与下颌平行，身体各部位同时撑起，腰椎始终保持自然伸直姿势；③男性受试者如果不能完成此动作，可以将双手放在与下颌平行位置，再完成一次动作；如果女性受试者不能完成此动作，可以将双手放在与肩部平行位置，再完成一次动作。全过程保持腰椎自然伸直姿势。

评分标准：

3 分：男性：双手拇指放于头上方两侧完成一次推起。女性：双手拇指放于下颌两侧完成一次推起。

2 分：男性：双手拇指放于下颌两侧完成一次推起。女性：双手拇指放于锁骨水平完

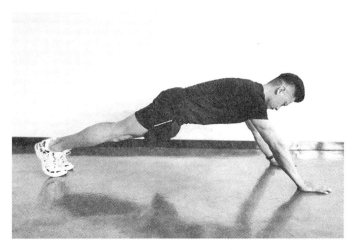

图 10-9　躯干稳定性俯卧撑测试

成一次推起。

1分：男性：双手拇指放于下颌两侧不能完成一次推起。女性：双手拇指放于锁骨水平不能完成一次推起。

0分：测试过程中任何时候，受试者感觉身体某部位出现疼痛。

排除性检查：

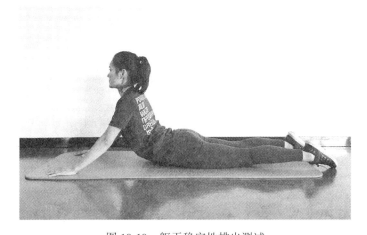

图 10-10　躯干稳定性排出测试

测试目的：检测躯干的疼痛隐患

测试方法：1. 身体俯卧，贴紧地面，双手掌心向下接触地面。2. 双手缓慢撑起上体，使脊柱充分伸展。

评分标准：

如果出现疼痛，躯干稳定性俯卧撑测试得 0 分。

（7）旋转稳定性（图 10-11）：

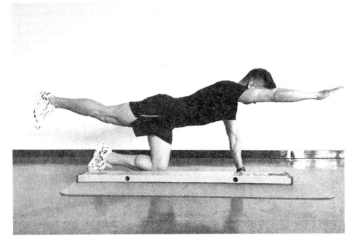

图 10-11 旋转稳定性测试

测试目的：评价上下肢在联合动作中，骨盆、核心区和肩带在多个平面上的稳定性。

测试方法：①受试者俯身跪于垫子上，腰椎保持自然伸直；在双手与双膝之间放置测试板并接触。②受试者抬起同侧手和腿，使身体保持在同一个水平面内，保持腰椎自然伸直。③受试者的肘与膝在平面内屈曲靠拢并接触，然后恢复起始姿势。④受试者可以尝试 3 次来完成测试动作；如果受试者不能完成同侧动作，可以同时上抬对侧肢体的方式（成对角线）完成测试动作。⑤测试完成后交换对侧肢体进行相同动作测试，分别记录两侧得分。保持腰椎自然伸直姿势，躯干与地面平行，肘膝与测试板边线在同一平面内。

评分标准：

3 分：受试者保持躯干与地面平行完成一次同侧（同手同脚）动作；膝和肘触碰时与平板成一条直线。

2 分：受试者保持躯干与地面平行完成一次对侧动作；膝和肘触碰时与平板成一条直线。

1 分：受试者不能以对侧肢体上抬方式完成标准测试动作。

0 分：测试过程中任何时候，受试者感觉身体某部位出现疼痛。

排除性检查（图 10-12）：

测试目的：检测躯干的疼痛隐患。

测试方法：受试者从四点支持姿势开始，后移上体，使臀部接触脚跟，胸部接触大腿，双手尽量向前方伸出。

评分标准：

如果出现疼痛，转动稳定性测试得 0 分。

通过 FMS 测试，可以观测受试者动作的基本运动、控制、稳定等方面的表现，进而发现受试者运动的对称性、弱链以及局限性，对运动代偿进行跟踪测试，并通过相应的动

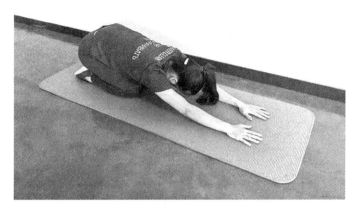

图 10-12　旋转稳定性排出性测试

作训练来解决身体的弱链和局限性，以减少运动损伤。

# 第三节　康复治疗技术

康复治疗技术属于康复的核心环节，是使伤、残、病患者康复的一项重要手段。康复治疗前需要对患者进行康复功能评定，然后制定和实施康复治疗计划。康复治疗的内容多，主要分为物理治疗、作业治疗、言语治疗、心理治疗四大部分。

## 一、物理治疗

物理治疗(PT)是应用力、电、光、声、水、磁和温度等物理因子来治疗患者。通过运动来治疗患者，恢复和改善功能障碍的方法叫运动疗法或主动物理治疗，通过声、光、电等物理因素来治疗患者的方法称为理疗法或被动物理治疗。

### (一)运动疗法

患者通过主动运动锻炼可改善患者机体功能，预防二次受伤风险，其目的是最大限度的提高或改善患者的局部或整体功能，重返家庭和社会。根据功能障碍可分为关节运动疗法、肌肉运动疗法、平衡运动疗法。

1. 关节运动疗法

(1)主动运动。常用的是各种徒手操，根据病人关节活动受限程度，设计一些针对性的动作。主动运动可以促进血液循环，肌力的锻炼能松解粘连组织，有助于增加关节活动度。

(2)主动助力运动。对于那些不能独立完成某个训练的患者，需要在治疗师或者辅助器械的帮助下完成某个训练，比如运用悬吊、滑轮、水中辅助肌力水平 1~2 级的患者完成某个动作，这种运动是被动运动到主动运动的过渡，其目的是逐步增强肌力，建立协调动作模式。

（3）被动运动。常常适用于肌力水平3级以下的患者，被动运动是为了保持正常的肌张力、增强肢体的本体感觉，维持关节正常活动范围，为主动运动做前期准备。比如关节松动术、持续被动牵引。

注意事项：①在不引起关节疼痛的情况下做关节运动疗法；②关节活动范围在适当安全的情况下应接近最大限度的活动；③患者体位舒适，被固定的部位要稳定、牢固。

2. 肌肉运动疗法

肌肉运动疗法在康复治疗中很重要，患者受伤制动后，肌肉运动疗法可防止长期卧床导致失用性肌萎缩，增强肌肉的收缩功能，改善原动肌和拮抗肌的平衡，增强关节稳定性，防止关节的退行性改变。

（1）训练原则：

阻力原则：增强肌力阻力是必不可少的因素，如果无阻力达不到增强肌力训练的目的。

超量负荷原则：增强肌力需要肌肉在一定的负荷下做功，所承受的负荷应略高于现有的肌力水平或至少相当于肌肉产生最大强度收缩所需负荷的60%，并且持续6周，才能有明显的效果。

疲劳原则：训练时应使肌肉感到疲劳而不是过渡疲劳，训练强度、时间、休息间隔都应该适量，训练效果会更好。

（2）肌肉训练的选择

在进行肌力增强训练前须先对患者进行徒手肌力评定，根据原有肌力水平来选择肌力训练方式。

①肌力为0时，只能进行电刺激以延缓肌萎缩的发生，也可进行传递神经冲动的训练，即作主观努力，试图引起瘫痪肌肉的主动收缩，此时大脑皮质运动区发放的神经冲动，通过脊髓前角细胞向周围传递，直至神经轴突再生达到瘫痪肌群。这种主观努力，可以活跃神经轴突流，增强神经营养作用，促进神经本身的再生。传递冲动训练与被动运动结合进行，则效果更好。

②肌力为1~2级时，仍可采用肌肉电刺激疗法。因为此时肌肉已有随意的肌电活动，既可以进行肌电反馈训练，也可使用肌电反馈电刺激疗法训练。肌电反馈训练和肌肉电刺激相结合，有可能取得较好疗效。

还可以开始主动-辅助训练，即在肌肉主动收缩的同时施加外力帮助，以便完成大幅度的关节运动。注意强调主观用力，仅给予最低限度的助力，避免以被动运动替代助力运动。肌力达2级时，可进行免负荷运动，即减除重力负荷的主动训练。可用吊带悬挂肢体，或者在水平面上运动，或在温水浴中运动，利用水的浮力消除部分肢体自身的重力，使训练易于完成。

③肌力为3~4级时，应由主动训练进展到抗阻训练。对抗较大阻力进行收缩，可增加运动单位募集，从而提高训练效果。使肌肉对抗它所能承受的最大阻力而竭尽全力进行收缩训练者，称为最大收缩训练。以低于最大阻力（如80%、60%、40%最大阻力等）进行训练，称为次大收缩训练。最大收缩或近于最大收缩的训练，重复很少次数或持续很短时

间即可引起肌肉疲劳，但这能募集Ⅱa型、Ⅱb型肌纤维，对增强肌力有较好效果。相反，较低强度的次大收缩训练可以重复较多次数或持续较长时间亦不易疲劳，但主要募集Ⅰ型纤维，对增强肌肉耐力有利。

3. 平衡运动疗法

平衡能力反映了患者对身体的控制和日后的生活自理能力。一般分为静力平衡和动态平衡。平衡运动疗法适用于运动功能受损或者前庭器官病变引起的平衡功能障碍，不适用于骨折、关节脱位未愈者、肌张力异常者。

(1)平衡训练原则：①从稳定的体位过渡到不稳定的体位；②人体支撑面由大变小；③静态平衡到动态平衡；④重心由低到高；⑤睁眼训练到闭眼训练。

(2)常用平衡训练方法：静态平衡训练、动态平衡训练、平衡训练仪器训练。

(3)注意事项：①平衡训练前，要求患者学会放松，减少紧张或恐惧心理；若存在肌肉痉挛问题，应先设法缓解；②平衡训练应遵循从最稳定体位逐步进展到最不稳定体位、从静态平衡进展到动态平衡、从睁眼训练进展到闭眼训练的基本原则。站立位训练时，可用缩小支持面的方法使训练复杂化，如双足分立、双足并立、双足一线前后站立、单腿站立等；③平衡训练首先应保持头的稳定；④动态平衡训练时，他人施加的外力不应过强，仅需诱发姿势反射即可；⑤任何平衡训练均应注意保护，选择与患者平衡功能水平相当的训练，以确保安全；⑥若训练中发生头晕、头痛或恶心症状时，应减少运动量；⑦有认知损害的患者应对平衡训练方法进行改良。

(二)理疗法

通过电疗法、光疗法、声疗法、水疗法等物理因素来治疗患者，可以加速患者机体恢复的速度，减少患者痛苦，促进患者康复。

1. 电疗法

应用各种电流来治疗和预防疾病称为电疗法，电疗法包括直流、低频、中频、高频电疗法等。

(1)直流电疗法。是将低电压的平稳直流电通过人体一定部位达到治疗效果的方法，也可利用直流电将药物离子通过完整的皮肤、黏膜导入人体进行治疗。直流电一般电压在80~100V，方向恒定。具有消肿消炎镇痛、提高肌肉兴奋性、小血管扩张、静脉血栓退缩、促进骨生长的功效，适应于头疼、炎症、神经紊乱、急性湿疹等。直流电过敏者，心力衰竭及出血倾向者禁用。

(2)低频电疗法。用频率1000Hz以下的脉冲电流治疗疾病的方法。其特点是对感觉神经和运动神经有强刺激作用，无明显热作用。一般分为神经肌肉电刺激、经皮电刺激两种疗法。

①神经肌肉电刺激。主要用于刺激失神肌、痉挛肌和平滑肌，治疗废用性萎缩。使用方法：将两个等大的电极贴于肌腹两侧或两端，不妨碍身体活动，应避开瘢痕和骨突位置，保证完全贴合皮肤，一般频率在2~160Hz。适用于失用性肌萎缩、肌肉萎缩等，戴心脏起搏器者、恶性肿瘤部位、出血部位禁用。

②经皮电刺激。主要用于治疗急、慢性疼痛，起到镇痛，改善周围血液循环，促进骨

折及伤口愈合。使用方法：将两个一样的电极置于触发点或运动点两侧，一般强度在 15~30mA，频率在 100Hz，治疗时间 20~60 分钟/次不等，具体根据患者耐受来决定。适用于头痛、神经痛、术后痛等，戴心脏起搏器者、孕妇下腹、电过敏者禁用。

（3）中频电疗法。用 1~100kHz 的正弦交流电治疗的方法，其特点是无电解作用、热作用、刺激神经肌肉，一般分为等幅中频电疗法、调制中频疗法和干扰电疗法。

①等幅中频电疗法。用频率在 1000~2000Hz 的等幅正弦电流治疗疾病的方法，也称为"音频电"。主要是使皮肤痛阈上升，起镇痛作用，也可以消炎、软化瘢痕、松解粘连。使用"音频电"疗仪，将电极湿润置于治疗的部位，通电产生可耐受的麻、刺、抽动的感觉，一般治疗 15~20 分钟/次。常用于关节挛缩、瘢痕、术后粘连、炎症等。恶性肿瘤、局部佩戴金属、出血者、孕妇下腹禁用。

②调制中频疗法。用 0~150Hz 的低频来调制中频治疗患者的方法，由于调制方式不同可分为连续波、间歇波、断续波、变频波。主要起到消炎镇痛、淋巴回流、调节自主神经、锻炼骨骼肌(断续波)。根据患者病情使用中频治疗仪调节不同参数，以患者有可耐受的麻刺、震动、肌肉收缩的感觉，一般治疗 15~20 分钟/次。适用于颈椎病、肩周炎、关节炎、神经炎等疾病，禁忌症同等幅中频电疗法。

③干扰电疗法。用两路频率分别为 4000HZ 和 4000±100Hz 的正弦交流电治疗疾病的方法，其特点是差频不同治疗效果不同，90~100Hz 差频电流可抑制感觉神经，使皮肤痛阈升高，有较好的镇痛作用。50~100Hz 差频电流可使毛细血管与小动脉持续扩张，改善血液循环，促使渗出物吸收。10~50Hz 差频电流可引起骨骼肌强直收缩，改善肌肉血液循环，锻炼骨骼肌。也可以提高平滑肌张力，增强血液循环，改善内脏功能。作用于颈或腰交感神经节，可调节上肢或下肢的神经血管功能。此外，还有加速骨折愈合作用。治疗时，使用两个星状电极，每个电极内有排列成三角形的三个小电极，采用对置法将两电极贴于治疗部位的上下，一般治疗 15~20 分钟/次。适用于颈椎病、肩周炎、关节炎、肌萎缩、尿潴留等疾病，急性化脓性炎症、出血倾向、严重心脏病、血栓性静脉炎禁用。

（4）高频电疗法。用频率大于 100kHz 的交流电治疗的方法，其特点是无电解作用，对神经、肌肉无兴奋作用，治疗的时候可以不用接触皮肤。由于频率高可以产生热效应，一般分为短波与超短波疗法、分米波与厘米波疗法。

①短波与超短波疗法。短波波长 100~10m，频率 3~30MHz；超短波波长 10~1m，频率 30~300MHz，都属于高频超短波，作用于人体时产生明显的热量，短波可穿透到肌肉层，常常用来治疗慢性期疾病。超短波可以达到深层肌肉和骨骼，常常用来治疗急性期和慢性期疾病。主要起到消除水肿、缓解疼痛、缓解肌痉挛、降低肌张力的作用。适用于关节炎、神经炎等疾病。恶性肿瘤、局部金属异物、妊娠等禁用。

②分米波与厘米波疗法。微波的波长 1m~1mm，频率 300~300000MHz，分为三个波段：分米波(波长 1m~10cm，频率 300~3000MHz)、厘米波(波长 10~1cm，频率 3000~30000MHz)、毫米波(波长 10~1mm，频率 30000~300000MHz，即 30~300 GHz)。分米波疗法、厘米波疗法的治疗作用与短波疗法相类似，其温热效应可改善组织血液循环、镇痛、消散亚急性与慢性炎症、加速组织再生修复、缓解骨骼肌与平滑肌痉挛、调节神经功能。高热可抑制或杀灭肿瘤细胞。分米波作用可达深层肌肉，厘米波作用只达皮下脂肪与

浅层肌肉。禁忌症与短波、超短波相同。

2. 光疗法

利用日光或人工光来治疗疾病和促进机体康复的方法，根据波长可分为红外线、紫外线、可见光线、激光四大类。

(1)红外线疗法。红外线的物理性质在光谱中波长自 0.76μm 至 400μm 的一段称为红外线，红外线是不可见光线。医用红外线分为：近红外线与远红外线。近红外线或称短波红外线，波长 0.76~1.5μm，穿入人体组织较深，大约 5~10mm；远红外线或称长波红外线，波长 1.5~400μm，多被表层皮肤吸收，穿透组织深度小于 2mm。使用红外线辐射器照射治疗的部位，功率 500W 以上的应距离裸露的皮肤 50~60cm；功率 250~300W，灯距 30~40cm；功率 200W 以下，灯距 20cm 左右，一般照射 15~30 分钟/次，照射过程中应询问患者温度是否适宜。

治疗作用：红外线治疗作用的基础是温热效应。在红外线照射下，组织温度升高，毛细血管扩张，血流加快，物质代谢增强，组织细胞活力及再生能力提高。红外线治疗慢性炎症时，改善血液循环，增加细胞的吞噬功能，消除肿胀，促进炎症消散。红外线可降低神经系统的兴奋性，有镇痛、解除横纹肌和平滑肌痉挛以及促进神经功能恢复等作用。在治疗慢性感染性伤口和慢性溃疡时，改善组织营养，消除肉芽水肿，促进肉芽生长，加快伤口愈合。红外线照射还有减少烧伤创面渗出的作用，也经常用于治疗扭挫伤，促进组织肿胀和血肿消散以及减轻术后粘连，促进瘢痕软化，减轻瘢痕挛缩等。

适应症：风湿性关节炎、神经炎、术后粘连、软组织外伤、烧伤创面、湿疹等。

禁忌症：有出血倾向、高热、活动性肺结核、重度动脉硬化等。

人体的眼球对红外线的吸收较强，一定强度的红外线直接照射眼睛会引起白内障，如果波长大于 1.5μm 的红外线不会引起白内障。

(2)紫外线疗法。紫外线的光谱范围为 400~100nm。紫外线在日光中虽只占 1%，但它是一种非常重要的自然界物理因子，是各种生物维持正常新陈代谢所不可缺少的。在医学上已广泛应用人工紫外线。紫外线光谱分为三个波段：

①长波紫外线：波长 400~320nm，其生物学作用较弱，有明显的色素沉着作用，引起红斑反应的作用很弱，可引起荧光反应、光毒反应和光变态反应等。

②中波紫外线：波长 320~275nm，是紫外线生物学效应最活跃部分。红斑反应的作用很强，能使维生素 D 原转化为维生素 D，促进上皮细胞生长和黑色素产生以及抑制变态反应等作用。

③短波紫外线：波长 275~180nm，红斑反应的作用明显，对细菌和病毒有明显杀灭和抑制作用。

治疗作用：紫外线红斑具有明显的镇痛作用，可以调节神经功能。当中等强度的紫外线照射，可以加快红斑部位的血液和淋巴循环，加强新陈代谢，提高巨噬细胞的吞噬机能，使白细胞数量增加，提高抵抗力。中等强度的紫外线在治疗皮肤病(比如带状疱疹、毛囊炎等)有奇效，中波紫外线还可以治疗支气管哮喘、荨麻疹等，具有一定的脱敏作用。高强度的紫外线引起的细胞分解产物可刺激血管细胞和结缔组织细胞的生长，加速组织的生长，加速伤口愈合。

(3)激光疗法。利用激光发射器发出的光进行治疗疾病的方法，具备光效应、热效应、压力效应、电磁效应。

治疗作用：①小功率的氦氖激光照射具有消炎、镇痛、脱敏，止痒、收敛、消肿，促进肉芽生长、加速伤口、溃疡、烧伤的愈合作用。小功率氦氖激光局部照射可改善全身状况，调节一些系统和器官的功能。②用大能量激光束，经聚焦后，利用焦点的高能、高温、高压的电磁场作用和烧灼作用，对病变组织进行切割、黏合、气化。常用的是二氧化碳激光器。激光手术特点：出血少、不易感染、伤口愈合慢。③激光的高热作用，使肿瘤组织破坏；激光的强光作用，可使肿瘤表面组织挥发，使肿瘤组织肿胀、撕裂、萎缩，亦可产生二次压力作用。

3. 超声疗法

(1)概念：常用 800~1000kHz 的超声波治疗疾病的方法称为超声波疗法。超声波在传播的过程中能对人体组织产生细微按摩作用，有助于缓解肿胀，改变膜的通透性，传播过程机械能转为热能，使局部组织血液循环加快，缓解疼痛。

(2)治疗作用：①镇痛解痉，提高痛阈，缓解炎症；②促进结缔组织分散，软化瘢痕；③改善血液循环；④促进组织再生，加速骨折修复；⑤疏通经络作用；⑥溶栓作用；⑦治疗肿瘤。

(3)治疗方法：先在治疗部位均匀涂接触接剂(声头耦合剂)，如水、凡士林、甘油等，使用 1~3MHz 高频仪治疗，调节相应参数，将声头置于治疗部位上，固定不动或者缓慢螺旋反复移动，一般治疗 5 分钟左右，强度因人而异。

(4)适应症：脑血栓形成、脑梗死、脊髓损伤；软组织损伤、退行性骨关节病、类风湿关节炎、肩关节周围炎、颈椎病、骨折后愈合不良、瘢痕增生、注射后硬结；颞下颌关节功能紊乱综合征等。

禁忌症：恶性肿瘤、急性全身性感染、高热、活动性肺结核、出血倾向、孕妇腹部、儿童骨骺部、眼部、睾丸、感觉神经异常的部位。

4. 水疗法

(1)概念：应用水的温度、静压、浮力，以不同的方式作用于人体达到保健、预防、治疗和康复的方法称为水疗法。水是一个特殊的环境，具有良好的可溶性，热容量大，导热性强。

(2)治疗作用：①温水浴可以使血管扩张，促进血液循环，降低肌张力，加快代谢；冷水浴可以使血管收缩，提高肌张力；②一定的机械作用，水压促使血液、淋巴回流；③水中加入药物，具有明显的化学刺激。

(3)治疗方法：水疗法的种类繁多，根据温度可分为冷水浴、温水浴、热水浴；按压力分为低压、中压、高压淋浴；按成分可分为汽水浴、药水浴；按作用部位可分为局部、全身水疗。下面介绍几种常用水疗法。

①药物浴：用 1%~2% 的盐水洗浴，提高代谢，适用于风湿性和类风湿性关节炎。用中药洗浴，根据不同疾病用不同的药。在淡水中加入碳酸氢钠、氧化钙、氧化镁，具有软化皮肤角质层，适用于皮肤病。

②气泡浴：在治疗过程中，浴水中加入气泡，可以对人体产生细微的摩擦，有助于训

练血管收缩功能。

③水中运动：水中运动不同于陆地运动，由于水中有浮力，肢体顺着浮力方向运动变成容易，反之变得困难。适用于脑瘫、偏瘫、共济失调、骨折后遗症等。

(4)注意事项：①水疗室温度应保持在23℃左右，室内通风良好，整洁干净。②治疗前应检查浴槽，起重装置是否完好。治疗后浴槽必须清洗消毒。③水疗前应认真询问病史及体检，明确身体一般状况，疾病诊断，心肺功能，运动功能、感觉功能评价，如皮肤是否破损、是否大小便失禁，是否有传染病。④水疗在餐后1~2小时进行。膀胱、直肠功能紊乱者，应排空大、小便方可入浴。

(5)适应症：内科疾病、高血压、风湿性关节炎、偏瘫、帕金森病、骨折后遗症。禁忌症：心肾功能不全、活动性肺结核、恶性肿瘤、出血倾向。

## 二、作业疗法

作业疗法(Occupational therapy, OT)是运用有目的、经过选择的生活、工作或生产劳动、休闲游戏、社会交往等活动形式、使用工具和(或)设备来进行作业训练，帮助因躯体、精神疾患或发育障碍造成的暂时性或永久性残疾者，最大限度地改善与提高生活自理、恢复工作学习和适应社会等方面的功能水平，提高其生活质量的一类康复治疗方法。作业疗法分为功能性作业训练和技能性作业训练。

### (一)目的与流程

作业治疗目的是维持现有功能，最大限度地发挥残存功能，提高日常生活活动的自理能力，为病人设计及制作与日常生活活动相关的各种自助具，为病人提供职业前技能训练，增强病人的自信心，使其从运动功能上、生活技能上和心理上回归社会。

作业治疗流程：分析病人资料→初期作业活动的评定→制定治疗目标→制定作业训练计划→实施治疗计划。

### (二)功能性作业训练

作业疗法中针对病人的功能障碍进行改善或功能恢复的训练称为功能性作业训练。

1. 运动功能训练

(1)维持和扩大关节活动度训练。在作业疗法中必须强调早期康复的重要性及注意体位的变换和良好的肢体位置的保持，常常被动活动为主。根据作业疗法的特点，设计一些病人感兴趣的作业活动，在被动关节活动的同时，不断地扩大关节活动范围。加大关节活动范围的作业训练包括：

①肩肘伸屈作业训练：锯木、打锤、擦拭桌面、在台面上推动滚筒、打篮球等。

②肩外展内收作业训练：粉刷、编织、绘图、拉琴、写大字等。

③肘伸屈作业训练：锤钉木板或钉制木盒、调和黏土等。

④前臂旋前旋后作业训练：锤钉、拧螺帽、拧龙头、拧铁丝等。

⑤腕伸屈、桡尺偏作业训练：和泥、锤钉、和面、绘图、打乒乓球等。

⑥指精细活动作业训练：拾珠子或豆子、黏土塑形、包饺子、木刻、编织插钉、弹

琴、写字、珠算、下棋、拧螺钉等。

⑦膝伸屈作业训练：上下楼梯、踏自行车等。

(2)增强肌力的作业训练。作业疗法中的肌力训练一般有以下原则：肌力 0、1 级时，只进行被动运动；肌力 2 级时，进行辅助主动运动或利用支具辅助运动；肌力 3 级以上时，进行主动运动；肌力 4、5 级时，可提供抗阻运动。其主要训练方法包括：

①增强上肢肌力的作业训练：拉锯、刨木砂磨、调和黏土、推重物等。

②增强手部肌力的作业训练：捏黏土或橡皮泥、和面、包饺子、木刻等。

③增强下肢肌力的作业训练：踏功率自行车等。

(3)改善协调平衡的作业训练。造成协调和平衡障碍的原因很多，这就要求对病人进行全面评价与治疗，又要根据情况具体对待。

①眼手上肢协调作业训练：砂磨板、拉锯、编织、缝纫、嵌插、剪贴、木刻等。

②下肢协调作业训练：脚踏板、脚踏缝纫机等。

③上下肢协调作业训练：用脚踏缝纫机做缝纫、保龄球等。

④平衡作业训练：套圈、推小车等。

2. 其他功能的作业训练

(1)感觉功能的作业训练。包括保护觉、位置觉、触觉、振动觉、两点辨别觉的训练。

(2)知觉功能的作业训练。包括失认症和失用症的作业训练。

(3)认知功能的作业训练。包括注意力、记忆力、定向力、表达力、理解力、判断力、计算力、自知力的作业训练。

(4)改善心理状态的作业训练。包括转移注意力、镇静情绪、增强兴奋、宣泄情绪、减轻负罪感、增加自信的作业训练。

(5)增强社会交往的作业训练。包括集体劳动、集体文娱活动、集体体育活动等。

(三)技能性作业训练

作业治疗对功能障碍病人在日常生活、职业、社会生活中所需的技能训练称为技能性作业训练。

1. 日常生活活动训练

包括偏瘫和截瘫患者的转移训练。

(1)偏瘫病人的转移训练：①从床到轮椅的转移：轮椅与床成 45°角，刹住车闸，向两侧旋开足把，病人用健手、健腿站起，将健手扶在外侧扶手上，以健腿为轴转动躯干，使臀部正对椅子坐下。②从轮椅到床的转移：轮椅与床位置同上，健手支撑近床扶手，用健手、健腿站起，然后健手支撑床面，以健腿为轴转动躯干使臀对床坐下。③从轮椅到坐便器或浴盆的转移：轮椅与坐便器或浴盆成 30°~40°，向两侧旋开足托板，用健腿站起、弯腰、用健手抓住扶手或盆边沿，以健腿为轴转动身体坐下。

(2)截瘫病人的转移训练：①从床到轮椅的转移：分直角对床转移和与床成 30°转移两种。直角对床转移：轮椅靠床成直角，刹住车闸，病人背向轮椅，以双手反复撑起臀部后移至床边，再将双手扶于轮椅扶手上撑起上身，后移臀部坐于椅内。与床成 30°转移：轮椅靠床成 30°，刹住车闸，除去轮椅近床侧扶手，病人在床边端坐住，一手撑床，一手握轮椅外侧扶手，将上身撑起并斜移臀部至轮椅坐下。②轮椅至坐便器和浴盆的转移：轮椅尽可能斜靠坐便器或浴盆，刹住车闸，旋开足托，除去近坐便器或浴盆的轮椅扶手，一手撑住轮椅座面，另一手撑住坐便器远侧座圈或浴盆扶手，将身体移向坐便器或浴盆。

2. 进食训练

包括吞咽动作训练和摄食动作训练。

(1)吞咽动作训练：病人意识清楚，有吞咽困难但无误咽，应予以个别指导训练吞咽。

(2)摄食动作训练：①偏瘫病人进食训练：可使用特制的碟挡防止食物推出碟外，碟下加垫湿毛巾或胶皮防止碟子移动。②截瘫病人进食训练：借助"C"形夹等自助具完成进食，但病人必须具备肘关节的屈伸功能。颈6、7损伤者经训练可独立完成进食，而颈5损伤者不能完成，需要由他人帮助。

3. 梳洗训练

偏瘫病人可用健手进行或使用自助用具或辅助装置，如拧毛巾时可将毛巾绕在水龙头上拧干，使用长柄的梳子、刷子或带有吸盘的刷子，截瘫病人上肢功能均较好可独立完成梳洗，而四肢瘫者需他人帮助。

4. 更衣训练

(1)偏瘫病人的更衣训练：先穿患侧衣袖或裤腿，后穿健侧，脱法与穿法相反。

(2)改造穿着：如不穿套头衫，上衣不用扣子，改用拉链或尼龙搭扣，裤腰改用松紧带，不穿系带鞋，改穿船形鞋等。

(3)使用自助具：如用长柄的钩子拉拉链或提裤子、袜子，用长柄鞋拔提鞋等。

5. 职业训练

(1)木工和木刻作业训练。适用于上肢肌力较弱、上肢关节活动受限、手部肌力较弱、手指精细动作协调性差的病人，不能用于坐位平衡困难和认知及感觉障碍的病人。

(2)编织、刺绣作业训练。适用于手眼协调性差、关节活动受限、双手协调性差、手指精细动作差的病人。而认知功能障碍、严重视力障碍、共济失调的病人不适用。

(3)黏土作业训练。可用硅胶土、橡皮泥等代替黏土，适用于手部肌力差，手部关节活动度受限、手指精细动作差、双手协调性差的病人。

(4)缝纫作业训练。手摇缝纫可加大肩肘腕活动范围，增强上肢肌力和眼手协调性；脚踏缝纫可增加髋膝踝关节活动范围，增强下肢肌力及眼、手、上下肢协调性。

(5)镶嵌作业训练。适用于手部肌力差、手指精细动作差、双手协调性差的病人。

(6)办公室作业训练。如书写、珠算、打字、操作计算机、电话通讯等方面的训练，有增加上肢关节活动范围、增强各种协调性、提高注意力、记忆力、增强社会交往等作用。

(四)注意事项

(1)患者和家属积极主动配合，多鼓励患者主动参与。

(2)定期评价，根据患者治疗情况改变优化治疗方案。

(3)在治疗期间注意患者的安全，防止意外发生。

### 三、言语治疗

言语疗法(speech therapy，ST)是对有言语障碍的病人进行言语训练来改善其言语功能，提高交流能力。若经系统的言语治疗，效果仍不理想者，可用非言语交流方式训练，或借助替代言语交流的方法来达到交流的目的。

言语治疗需要患者和治疗师之间互相交流才能完成整个治疗过程，只有单向交流很难治愈，治疗师通常经过言语训练和指导、手法介入、辅助工具来改善患者言语障碍，一般言语障碍分为失语症、构音障碍、吞咽障碍三个部分。根据不同类型的言语障碍有不同的治疗方法。

(一)失语症的治疗

1. 治疗目标及原则

失语症治疗目的是修复和恢复言语的过程，改善病人的残存言语技能。一般评定之后立即治疗，发病后 3~6 个月是失语症恢复的高峰期。失语症的治疗原则：①建立良好的医患关系；②训练先易后难、由少到多；③保持良好的心态。

2. 治疗方法

失语症的治疗方法较多，分为直接法(刺激疗法、程序操作法等)和间接法(交流促进法、泛化技术等)，下面主要介绍 Schuell 刺激疗法和交流促进法。

(1)Schuell 刺激疗法。由美国言语治疗先驱 Schuell 提出的治疗方法，以对损害的语言符号系统应用强的、控制下的听觉刺激为基础，最大限度的促进失语症患者的语言再建和恢复。不同类型失语症训练的重点不同，如表 10-15 所示。

表 10-15　　　　　　　　　　不同类型失语症训练的重点

| 失语症类型 | 训练重点 |
| --- | --- |
| 命令性失语 | 口语命令、文字称呼 |
| Broca 失语 | 文字、构音训练 |
| Wernicke 失语 | 听理解、会话、复述 |
| 传导性失语 | 听写、复述 |
| 经皮质感觉性失语 | 听理解训练 |
| 经皮质运动性失语 | 文字、构音训练 |

具体方法：①听理解训练(speech picture，SP-P)：治疗师把 5~10 张图片摆放在桌面上，由治疗师说出一张图片的名称，让病人指出相应的图片。②称呼训练(picture speech，P-SP)：治疗师向病人出示一张张图片，或者逐张问"这是什么?"由病人回答。答不出或错答时，治疗师可用词头音或图的用途等提示。③复述(speech speech，SP-SP)：由治疗师拿图片向病人出示，并反复说几遍一组图片的名称，再让病人复述。注意根据病人能自然正确的复述可变换刺激强度、速度，以及复述词、句的长度等。④读解：常用的方式有词图匹配(word-picture，W-P)或图词匹配(P-W)，是让病人拿着词卡或图片读解后选择

面前摆放的图片或词卡。⑤书写：如先由词词匹配开始进行抄写训练，逐步过渡到看图命名书写(picture-writing，P-WT)和听写(SP-WT)等。以上是训练方法，应根据情况灵活应用，并注意治疗后的再评价，以决定是维持还是修订训练计划，最终完成治疗目标。

注意事项：①选择适宜的刺激，如刺激强弱、次数、时间；②客观的评价，连续3次回答正确才能进入下一个治疗阶段；③相互反馈。

(2)交流促进法。交流促进法(Promoting aphasics，communicative effectiveness，PACE)适用于刺激治疗后症状已有改善，需促进其交流能力的病人。其目的是利用接近实际交流的对话结构、信息，在治疗师和病人之间双向交流传递，使病人尽量调动自己的残存能力，以获得实用的交流技能。

具体方法：将一叠图片正面向下扣在桌上，治疗师和病人交替摸取，但不让对方看见图片的内容，然后运用各种表达方式，如呼名、手势语、指物、绘画等将信息传递给对方，接收者通过重复确认、猜测、反复质问等方式进行适当反馈，治疗师据病人的能力提供适当的示范。

注意事项：①内容选择应适合患者当前水平；②示范代偿方法的同时可以进行手势语、绘画等代偿手段。

(二)构音障碍的治疗

1. 治疗目标及原则

构音障碍(dysarthria)是由于神经病变导致言语肌肉的麻痹或运动不协调所致的言语障碍，又称为运动障碍性构音障碍。构音障碍可单独发生，也可与其他语言障碍同时存在。

治疗原则：①针对言语表现进行治疗，身体姿势、肌张力、运动协调异常都会影响言语的表达，所以应先治疗言语功能障碍；②按评定结果选择顺序，一般情况下按呼吸、喉、腭和腭咽区、舌体、舌头、唇、下颌运动的顺序逐个进行训练。

2. 治疗方法

治疗主要分为轻中度构音障碍的治疗和重度构音障碍的治疗。

(1)轻中度构音障碍的治疗方法：

①呼吸训练。呼吸是发音的动力，而且必须形成一定的声门压力才能有理想的发音、呼吸训练要有良好的坐姿，尽量延长呼气的时间。如病人呼吸时间短而弱，可以手法介入，让病人仰卧位，治疗师的手放在病人的腹部，在吸气末推压腹部以助延长呼气。

②构音改善训练。包含舌唇运动的训练、发音的训练、辨音训练、控制语速训练。

③克服鼻音化的训练。病人由于软腭运动不充分，腭咽不能够适当闭合，将鼻音以外的音发成鼻音，称为鼻音化，训练的目的是加强软腭肌肉的强度。

④克服费力音的训练。费力音是由于声带过分内收所致，听起来喉部充满力量，声音好像挤出来似的，治疗的目的是获得容易发音的方式，如采用打哈欠的方法，让病人在打哈欠呼气时发出词和短句。也可应用头颈部为中心的放松训练；以拼音"h"训练发音；以咀嚼训练使声带放松等方法来克服费力音。

⑤克服气息音的训练。由于声门闭合不充分引起的气息声，可让病人用两手掌相对推

或两手掌同时向上、向下推并同时发出"啊"音，随着一组肌肉的突然收缩，促进其他肌肉也趋向收缩，从而增强腭肌的功能，促进声门闭合。另可用一个元音或双元音结合辅音和另一个元音发音的方法来产生词、词组和句子。对单侧声带麻痹者，注射硅可用来调整声带的体积，当声带接近中线时，可能会产生较好的声带震动。

⑥语调训练。多数病人因为音调低或单一音调需要进行语调训练。训练时要指出病人的音调问题，训练时发音由低向高，也可借用乐器的音阶变化来进行音调训练。

（2）重度构音障碍的治疗方法：

①呼吸。重度构音障碍者呼吸往往很差，因此首先要训练呼吸。卧位训练时病人放松并平衡呼吸，治疗师的手平放在病人的上腹部，随着呼气动作平衡地施加压力，通过横膈的上升运动使呼气相延长，并逐渐让病人结合"F"等发音进行。如可以坐位训练时，治疗师站在病人的前方或侧前方，双手放在病人胸廓的下部，在呼气末轻轻挤压，可以使呼气逐渐延长。注意力量不要过大，老年人和骨质疏松者不宜采用。

②舌训练。重度病人的舌呈现僵硬状态或软瘫并存在舌肌萎缩，治疗手法亦有不同，尤其上运动神经元损伤呈现舌僵硬的病人要训练适当，避免过度训练而出现运动功能下降的现象。方法是治疗师戴上指套或用压舌板协助病人做舌的各种运动。

③唇训练。通过手法可以帮助病人做双唇展开、缩拢、前突运动，并进行呼吸及爆破音的训练。下颌肌麻痹的病人可能会出现下颌的下垂或偏移，而使唇不能闭合，可以把左手放在颌下，右手放在病人的头部，帮助做下颌上举和下拉的运动，逐步使双唇闭合。

（三）吞咽障碍的治疗

1. 治疗目标

确定患者是否有吸入的危险，预防食物吸入肺。饮食尽量以进口的方式完成，不同性质的食物进行吞咽，增强患者进食的独立性。

2. 治疗方法

分为直接治疗和间接治疗。

（1）直接治疗。直接通过饮食来改善吞咽行为的方法，提高吞咽能力。治疗的注意事项：①患者应具备一定的张口、咀嚼、吞咽的能力，吞咽能力弱者具有较大的风险。②吞咽食物的选择顺序是软食、半固体、固体最后到液体。③进食前，应让患者注视和闻食物，刺激大脑，激发吞咽反射。

（2）间接治疗。间接治疗是通过改善吞咽过程中必需的神经肌肉运动活动而间接治疗吞咽障碍的方法，而并不要求真正地吞咽食物。研究表明前咽门是用以刺激吞咽反射的最佳部位，而冷刺激是最好的刺激方式，不是由于冷刺激启动了吞咽反射，而是吞咽反射存在时冷刺激提高了相应区域的敏感性，使吞咽反射更加强烈。同时还可采用咽部电刺激或针灸治疗，如对大迎、廉泉等穴位进行刺激，改善和提高吞咽力量，增加局部肌肉的运动功能。也可以进行如下的口腔肌肉力量训练。

①促进下颌运动：固定下颌被动地做上下活动，逐步自己张闭下颌，并左右前后反复地进行运动，然后进行抗阻运动，保持张口中间位，用筷子等放在上下牙中间进行训练或咀嚼口香糖之类的运动。

②促进口唇运动：用被动、自动抗阻运动做口唇突起、圆形、牵拉、张口、闭口等口型训练。双唇像剪子一样保持一定的距离，然后上下唇咬住做双唇上下张闭运动。

③促进面颊运动：双腮颊鼓起、瘪下。左右歪斜做自动抗阻运动。注意双唇紧闭，双腮颊鼓起时两唇紧闭后放松吐气。

④促进舌的运动：舌头进行前突、后伸、上卷、下降、左右等被动、主动和抗阻运动。手指用纱布包好进行牵拉或者用压舌板抵压舌头，使患者意识到在利用口腔的感觉。

## 四、心理治疗

心理治疗(psychotherapy)是康复治疗的重要组成部分。主要针对于残疾人，由于与常人心理特点不同，在康复治疗时，由专业的心理治疗师来实施心理治疗，通过解释、说服、支持来改变患者的认知、态度、行为，促使患者更好地面对人生和生活，适应社会。

(一)心理性残疾的分类

(1)智力残疾。由于大脑受到严重的器质性损害或者先天脑发育不全导致的智力的残缺，一般分为智力迟滞和痴呆。

(2)行为和人格残疾。在不良遗传素质的基础之上，加上后天不良社会文化环境因素的影响，造成顽固的行为或者人格的偏离，在行为和情绪上明显异于常人。常常不仅伤害自己，而且还会给他人造成危害。

(3)精神残疾。由于各种精神疾病无法恢复到原有的正常状态，不能进行正常的社交、工作，严重的生活不能自理。

(二)伤残患者的心理特点

1. 认知特点

伤残患者的类型不同，导致他们的认知方式和能力的不同。比如盲人由于视觉感官功能缺失，没有空间概念，看不见周围事物，形象思维不发达，相对而言听觉和触觉非常灵敏，善于思考，抽象思维和逻辑思维比较发达。

2. 感情特点

伤残患者因为某种缺陷影响社交，导致强烈的孤单和自卑感。当自尊心受到打击时患者会有强烈不稳定的情绪反应，比较敏感。在和同类人相处时，往往会相处比较融洽，富有同情心。

(1)性格特点。伤残患者作为特殊人群，由于社交范围小，往往性格比较内向、孤僻、自卑等，但不同缺陷的病人性格特点有所不同，比如盲人性格都比较内向，温文尔雅；聋哑人比较外向、好爽、耿直；肢体残疾者比较倔强和自我控制。

(2)心理适应过程。受到疾病或创伤成残疾人后，患者心理上的变化分为5个阶段：震惊→否认→抑郁或焦虑→愤怒或对抗独立→心理适应。各个阶段不一定按顺序出现，可能交叉出现。

(3)常用心理治疗方法

心理治疗的方法多种多样，常用的方法有精神支持疗法、行为疗法、认知疗法等。

1. 精神支持疗法

精神支持疗法是当前应用比较广泛的疗法，是心理医生(治疗师)合理地采用劝导、启发、鼓励、同情、支持、评理、说服、消除疑虑和提供保证等交流方法，帮助病人认识问题、改善心境、提高信心，从而促进心身康复。它特别适合病、伤、残者在抑郁焦虑、消极悲观时的心理治疗。精神支持疗法的实施过程是：首先，详细收集各方面的资料，包括生活条件、家庭情况、社会背景、人际关系及个性特点；其次，进行必要的检查或通过病史，掌握其目前疾病状态；然后，选定安静环境，进行亲切交谈，由病、伤、残者倾诉其病情(尤其是其心理状况)，心理医生细心听取，必要时可作启发提问；最后，心理医生根据病、伤、残者诉述及所掌握的资料，进行分析治疗。每次治疗只能解决部分问题。

2. 行为疗法

通过以行为学习理论为指导，按一定的治疗方法来消除患者异常行为的一种心理疗法，其治疗原理是条件反射，下面简单介绍两种常见的行为疗法：

(1)系统脱敏疗法。先深入了解病人异常行为表现(如焦虑和恐惧)是引起的原因，把所有的焦虑反应由弱到强按次序排列成"焦虑阶层"。然后让病人学会松弛反应，并将其放松的状态与焦虑状态按层次由低焦虑到高焦虑配对出现，形成交互抑制或对抗情境，由弱到强一个一个地予以消除(即脱敏)，异常行为被克服了，病人就重建了正常行为。

(2)代币制疗法。是通过某种奖励系统，在病人做出预期的良好行为表现时，马上就能获得奖励(代币)，从而使病人的良好行为得以形成和巩固，不良行为得以消退的行为疗法。代币作为阳性强化物，如记分卡，筹码等。代币可换取病人所喜欢的物品或进行喜欢的活动。当病人出现不良行为时还可以扣回代币，实行阴性强化。这种方法可配合病、伤、残者的运动和作业疗法。

3. 认知疗法

通过认知和行为技术来改变患者不良认知的治疗方法，心理治疗师应找出患者不良认知，并训练改善不良认知，常常用来治疗抑郁焦虑、情绪激怒、社交恐惧等疾病。生物反馈疗法是在电子仪器帮助下，将身体内部的生理过程、生物电活动加以放大，放大后的信息以视觉或听觉形式呈现出来，使主体得以了解自身的机体状态，并学会在一定程度上随意地控制和矫正不正常的生理变化。生物反馈的种类有脑电波反馈、肌电反馈、心率反馈、血压反馈、皮肤电反馈、皮温反馈等。紧张、焦虑、恐惧等心理问题以及大多数心身疾病都能通过生物反馈得到治疗和缓解。生物反馈疗法可用于瘫痪病人或病、伤、残者心情紧张、焦虑、恐怖等心理状态时的治疗。

# 第十一章 运动损伤的预防与处理

## 第一节 运动损伤概述

### 一、运动损伤定义

运动损伤,从广义上讲指的是运动过程中发生的一切损伤,运动形式既包括体育运动,也包括一切日常体力活动。而狭义上特指在体育活动中造成的损伤,即运动性损伤,小到扭伤拉伤等轻微损伤,大到脱位、骨折等严重伤害。多数运动损伤与运动项目、动作特点密切相关。对运动损伤的发生原因、发病规律、预防措施、治疗效果和康复时间的研究,有利于改善运动条件、改进运动锻炼方法,使体育活动更加安全更加有效地发挥促进身心健康的作用。

### 二、运动损伤分类

运动损伤的分类方法也很多种。常用的分类标准有以下几类。

1. 按发病的急缓分类

根据损伤的发病时间急缓,可将运动损伤分为急性损伤和慢性损伤。急性损伤是指瞬间遭受直接或间接暴力而造成的损伤。急性损伤发病急、病程短,症状骤起。一般一次性发病,损伤在一个月内的运动损伤称之为急性损伤。急性损伤常见的有扭伤、拉伤、擦伤、骨折等,一般是由冲击或创伤导致的损伤。慢性损伤指因局部长期负担过重,由长期的细小损伤积累造成的损伤,也叫作过度使用损伤。慢性损伤发病缓慢,症状渐起,病程周期长,多是由肌肉疲劳和长期的磨损和消耗造成的。常见的有滑囊炎、肌腱炎、应力性骨折等。急性损伤在处理不当或过早恢复运动的情况下可能会演变成慢性损伤。

2. 按发病原因分类

根据病因我们将运动损伤分为原发性损伤和继发性损伤。疾病最先发生于某个组织或者器官,对于该组织或者器官来说,该疾病就是原发的。原发性损伤是指伤后立即发生的病理性损害,继发性损伤是指在原发性损伤的基础上逐渐发展起来的病理改变。例如:韧带撕裂就是原发性损伤,韧带撕裂造成的水肿就是继发性损伤。

3. 按损伤的组织种类分类

损伤何种组织即为何种损伤。按照损伤的组织可分为皮肤损伤、肌肉与肌腱损伤、筋膜损伤、骨骼损伤、内脏损伤、神经损伤、血管损伤、关节囊损伤、关节软骨损伤、韧带损伤等。

**4. 按损伤的轻重程度分类**

(1)轻伤：不影响工作、健身锻炼和训练的为轻伤。

(2)中等伤：损伤工作能力、健身锻炼和训练 24 小时以上，并需要在门诊接受治疗的为中等伤；

(3)重伤：需要长期住院治疗的为重伤。

**5. 按损伤组织是否有创口与外界相通分类**

按损伤组织是否有创口与外界相通可分为开放性损伤和闭合性损伤。损伤组织与外界相通的称之为开放性损伤。此类损伤伤部皮肤或黏膜破裂，创口与外界相通，有组织液渗出或血液自创口流出，容易引起感染。在运动中最常见的有擦伤、裂伤、切伤和刺伤，开放性骨折也可以归在此类。闭合性损伤是指伤部皮肤、黏膜完整，无创口与外界相通，损伤后的出血积聚在组织内，包括挫伤、肌肉筋膜拉伤、关节囊和韧带扭伤、肌腱腱鞘和滑囊损伤等。

### 三、运动损伤的一般规律和特点

**1. 运动损伤部位与运动专项特点的关系**

研究认为，运动损伤部位与运动项目、专项技术特点有密切关系。体育运动常见的受伤部位是腕关节、肘关节、肩关节及腰部。因为他们的专项技术特点是支撑、转肩、跳跃、翻腾等。

不同的运动项目各有其不同的易伤部位和专项多发病。足球运动员常见的损伤部位是足踝，因为足球运动中专项特点就是常用足踝进行运动，且对抗性强。除足踝损伤外，足球运动员还会发生肌肉挫伤、脱位、骨折等。篮球运动员最易伤膝，因为篮球运动的一些基本动作都要求膝关节处于半蹲位(130°~150°)屈伸、扭转与发力，而膝关节的这个角度又恰是它的解剖生理弱点，关节的稳定性相对减弱，易发生内外旋或内外翻，髌骨与股骨之间也会发生"不合槽"运动，因而易引起膝关节损伤。体操运动员易伤肩，是因为经常要做悬吊、转肩动作，肩部承受的牵拉力很大，而肩关节运动时的稳定性主要靠肩袖等肌肉来维持，肩袖肌腱又易受到肱骨大结节与肩峰的挤压和摩擦，一旦活动过多将引起肩袖损伤。各运动项目的发病情况见表 11-1。

表 11-1　　　　　　　　　　　**各运动项目的发病情况**

| 项目＼部位例数 | 头颈 | 上肢 | 躯干 | 下肢 | 合计 | % |
|---|---|---|---|---|---|---|
| 足球 | 9 | 24 | 73 | 349 | 455 | 22.3 |
| 篮球 | 4 | 46 | 42 | 198 | 290 | 14.2 |
| 排球 | 3 | 51 | 32 | 122 | 208 | 10.1 |
| 田径 | 2 | 35 | 86 | 368 | 491 | 24.1 |
| 体操 |  | 91 | 35 | 38 | 164 | 8.0 |

续表

| 项目＼部位例数 | 头颈 | 上肢 | 躯干 | 下肢 | 合计 | % |
|---|---|---|---|---|---|---|
| 举重 | | 27 | 19 | 27 | 73 | 3.6 |
| 武术 | | 4 | 3 | 31 | 38 | 1.9 |
| 游泳 | 1 | 7 | 17 | 16 | 41 | 2.0 |
| 跳水 | 2 | 3 | 12 | 18 | 35 | 1.7 |
| 乒乓球 | 2 | 12 | 13 | 34 | 61 | 3.0 |
| 羽毛球 | 1 | 31 | 21 | 41 | 94 | 4.6 |
| 击剑 | | 11 | 8 | 33 | 52 | 2.6 |
| 网球 | | 13 | 9 | 16 | 38 | 1.9 |
| 合计 | 24 | 355 | 370 | 1291 | 2040 | 100 |

2. 身体各部位损伤的发病率

有针对 13 个项目 2040 例运动损伤的研究发现，下肢损伤的发病率最高，占 63.3%，其次是躯干占(18.1%)和上肢(17.4%)，最少的头颈部(1.2%)。具体见表 11-2。

表 11-2　　　　　　　　　　　身体各部位损伤的发病率

| 损伤部位 | 头颈 | | 上肢 | | | 躯干 | | 下肢 | | | | 合计 |
|---|---|---|---|---|---|---|---|---|---|---|---|---|
| | 头面 | 颈项 | 颈部 | 肘部 | 手腕 | 腰骶 | 胸背腹 | 臀、大腿 | 膝部 | 小腿 | 足踝 | |
| 病例数 | 5 | 19 | 92 | 91 | 172 | 321 | 49 | 315 | 311 | 142 | 523 | 2040 |
| | 24 | | 355 | | | 370 | | 1291 | | | | |
| % | 1.2 | | 17.4 | | | 18.1 | | 63.3 | | | | 100 |

另有针对 1010 例运动损伤的调查研究，将两项研究结果比较发现，运动损伤在身体各部位的分布基本一致。见表 11-3。

表 11-3　　　　　　　　　　　两研究调查情况对比

| 调查者＼%＼部位与性质 | 对比研究 1010 例 | 有关研究 2040 例 |
|---|---|---|
| 上肢 | 18.8 | 17.4 |
| 躯干 | 17.8 | 18.1 |
| 下肢 | 62.8 | 63.3 |

续表

| 调查者 / % 部位与性质 | 对比研究 1010 例 | 有关研究 2040 例 |
|---|---|---|
| 肌肉损伤 | 46.43 | 51.12 |
| 关节损伤 | 32.66 | 34.57 |
| 骨性损伤 | 12.57 | 10.88 |

**3. 运动损伤性质在人体各部位的分布**

运动损伤性质的分布有多种，从解剖角度可分为骨损伤、关节损伤、肌肉损伤、周围神经伤等，这些损伤在人体各部位的分布见表 11-4。

表 11-4　　　　　　　　　　**运动损伤性质及其在人体各部位的分布**

| 例数 部位 性质 | 头颈 | 肩 | 肘 | 手腕 | 胸背腹 | 腰骶 | 臀、大腿 | 膝 | 小腿 | 足踝 | 合计 | % |
|---|---|---|---|---|---|---|---|---|---|---|---|---|
| 骨损伤 | 4 | 4 | 15 | 28 | 23 | 36 | 3 | 32 | 22 | 55 | 222 | 10.88 |
| 关节损伤 | 1 | 16 | 43 | 119 | 5 | 27 | | 138 | | 356 | 705 | 34.57 |
| 肌肉损伤 | 12 | 70 | 27 | 24 | 17 | 244 | 298 | 134 | 117 | 100 | 1043 | 51.12 |
| 周围神经伤 | 1 | 2 | 2 | | | 2 | 4 | | 1 | | 12 | |
| 风湿痛 | 2 | | 4 | | 1 | 11 | 9 | 5 | | | 32 | 3.43 |
| 其他伤 | 4 | | | 1 | 3 | 1 | 1 | 2 | 2 | 12 | 26 | |
| 合计 | 24 | 92 | 91 | 172 | 49 | 321 | 315 | 311 | 142 | 523 | 2040 | |

由表 11-4 可见，肌肉损伤占第一位（51.12%），关节损伤占第二位（34.57%），骨损伤占第三位（10.88%）。

在肌肉损伤中，肌腹拉伤占第一位（27.79%），主要发生在腰骶、臀、大腿等肌肉较多的部位。肌腱损伤占第二位（7.5%），主要发生在小腿、肩等部位。

肌腱骨膜附近处损伤占第三位（6.81%），主要发生在膝、臂等部位。腱鞘损伤占第四位（5%），主要发生在足踝，手腕等部位。

在关节损伤中，关节囊韧带损伤最多（25.25%），主要发生在足踝关节、手腕关节、膝关节等部位，其他性质的损伤较少见。

在骨损伤中，骨膜损伤较多（5.39%）。主要发生在足踝、腰骶等部位。骨折次之（2.94%），主要发生在手腕、足踝、肘关节等部位，其他性质的损伤亦较少见。

在运动损伤中，还有一种不直接属于运动性质的损伤——风湿痛，虽然其发生率不高（1.57%），但对运动员的训练和健康有一定的影响，应该引起足够的重视。

4. 急性损伤发生率高于慢性损伤

据临床观察与统计，运动损伤中急性损伤发生率高于慢性损伤(表 11-5)。

表 11-5　　　　　　　　　　　急性与慢性损伤发生率对比

| 性质 \ 部位·例数 | 骨性损伤 | | 关节损伤 | | 肌肉损伤 | | 风湿、神经等损伤 | | 合计 | | % | |
|---|---|---|---|---|---|---|---|---|---|---|---|---|
| | 急 | 慢 | 急 | 慢 | 急 | 慢 | 急 | 慢 | 急 | 慢 | 急 | 慢 |
| 头面、颈 | 2 | 2 | 1 | | 12 | | 2 | 5 | 17 | 7 | 0.84 | 0.34 |
| 上肢 | 43 | 4 | 117 | 67 | 59 | 57 | 2 | 6 | 221 | 134 | 10.83 | 6.57 |
| 躯干 | 48 | 11 | 29 | 3 | 134 | 127 | 5 | 13 | 216 | 154 | 10.59 | 7.55 |
| 下肢 | 42 | 70 | 417 | 72 | 333 | 321 | 3 | 33 | 795 | 496 | 38.97 | 24.31 |
| 合计 | 135 | 87 | 564 | 142 | 538 | 505 | 12 | 57 | 1249 | 791 | 61.23 | 38.77 |
| % | 6.62 | 4.26 | 27.65 | 6.96 | 26.37 | 24.76 | 0.59 | 2.79 | 61.23 | 38.77 | 100 | |

有些慢性损伤是由于急性损伤的治疗不当、不及时或过早参加训练等原因转化而成。如腰肌劳损多属于此类。一个部位的慢性损伤可以多次引起邻近部位的急性损伤。如患侧的腰肌劳损，由于训练中的肌肉不协调，可以多次引起健侧腰肌或脊柱的急性扭伤。

有些慢性损伤可以因运动再度损伤变成急性损伤。如慢性肱二肌肌长头腱鞘炎，由于转肩或两臂突然过度背伸向后，容易使该肌腱受到再度牵扯而损伤，表现为急性症状。

由于任何急性损伤都有明显的受伤原因、受伤机制、局部不同程度的功能丧失，影响训练，甚至不能训练。因此在运动训练中应采取积极措施，进行有效预防和防治。

5. 运动损伤的特点

虽然运动损伤可以采用普通损伤学的基本原理进行诊断处理，但由于运动损伤与运动项目、技术动作等关系密切，在某些方面运动损伤仍有自己的特点。

(1)临床症状与损伤性质、程度不完全相符。普通损伤学的诊断依据之一，就是凭临床症状来判断损伤性质、程度。一般来说，临床症状与损伤性质、程度相符。但在运动损伤中，有些损伤的性质、程度就不能凭症状来判定，因某些患者耐受力较强，不一定能表现出相符一致的症状。普通损伤学认为骨折的症状之一是丧失功能，然而，在运动损伤中，发生骨折的患者不完全表现出骨折的症状。例如，肋骨骨折、跖骨骨折、内踝骨折、趾间关节骨折等。无论是骨折即刻，还是二十四小时后，甚至半月之后，都能够参加训练和比赛。

在慢性损伤中，这种情况也非常多见，例如跖骨疲劳性骨折，椎体前缘粉碎性骨折，踝关节撕脱骨折等，患者都不能诉说出受伤的日期，也都从未中止训练，并且有些损伤就在训练过程中逐渐适应、愈合(如跖骨疲劳性骨折、踝关节撕脱骨折等)。因此，临床医生一方面不能因为受伤者存在运动能力而忽视组织结构的损坏，最好拍摄X线片；另一方面也不能完全根据X线片的诊断提出常规治疗法(特别是长期固定)。临床经验认为，对在X线片上表现有组织损伤的某些损伤，无须完全停止训练，可根据患者的运动能力，在局部固定的情况下进行适量运动。

（2）某些损伤既表现病理性又是生理性。普通损伤学认为凡有病理变化者，皆为损伤。而在运动损伤中则不然，如各种应力性损伤（小腿、足背、胫骨粗隆，髌腱等部位）、急性滑囊炎、脂肪垫炎等，这些急性病变在科学训练过程中可逐渐消失，代之以新的适应力即局部组织肥厚、增生、钙化等。因此，不能把这些为适应运动训练而产生的组织变化，视为病理性。因为在长期的临床观察中，上述"损伤"在其末期（除并发有其他损伤外）不表现出损伤的症状。如急性滑膜炎的水肿（甚至三度）通过训练为主，治疗为辅的手段可以吸收。各种应力性损伤，脂肪垫炎等也能如此，它们虽然在局部表现出肥大、增生、骨化等，对运动训练并不产生影响，所以运动损伤在某种意义上既是病理性的，也是生理性的。而且实践已经证明，大多数运动损伤，通过加强训练，合理安排运动量以及适当治疗，可以使病理性改变转变为生理性适应。

（3）以训练为主，在训练中防治。普通损伤学对损伤的态度是禁止活动，绝对治疗。但运动损伤学对于损伤的态度是坚持训练与治疗相结合，以训练为主，在训练中防治。受伤的运动员往往采取伤了左侧练右侧，坏了下肢练上肢方案，有许多慢性损伤如末端病之类，只有在训练中边练边治，提高局部组织的适应力和修复力，才是可行的。

大量临床资料证明，许多优秀运动员常常是带伤创造优异成绩的，另外有些运动损伤（特别是专项多发病）虽然通过减少运动量或停止训练，可以减轻甚至消除其症状，一旦再运动，则又再发。所以单靠中断训练进行治疗，不是积极的办法。一般认为，运动损伤除了丧失运动能力，危及健康的严重损伤或者急性损伤外，一般都不主张中断训练，而是坚持练中治，练中防。

### 四、运动损伤的原因

对运动损伤，除了采取及时而正确的治疗外，更重要的是积极预防。为了有效地预防，必须要了解引起运动损伤的基本原因。

国内外的许多运动医学工作者曾对运动损伤的基本原因做过调查与研究，例如国外的兰达和我国的曲绵域，对运动损伤有过广泛统计和仔细分析，详尽地提出了运动损伤的原因和预防办法，在运动训练中起到了有效的监督作用。

体育实践表明，运动损伤的原因极为繁多而且不同。与重视程度，准备活动安排，技术动作规范性，运动负荷的安排等有直接关系。

1. 思想上不够重视

运动损伤的发生，常与体育教师、健身教练和体育锻炼者对预防运动损伤的意义认识不足，思想上麻痹大意及缺乏预防知识有关。平时疏于对运动损伤预防与防治知识的学习与储备，不重视安全教育，导致体育卫生知识欠缺，发生运动损伤后，亦不认真分析原因，吸取教训，使伤害事故时有发生。

2. 缺乏合理的准备活动

准备活动的目的是进一步提高中枢神经系统的兴奋性，增强各器官系统的功能活动，使人体从相对的静止状态过渡到紧张的活动状态。据国内有关调查资料分析，缺乏准备活动或准备活动不合理，是造成运动损伤的主要原因。

准备活动的生理作用体现在如下方面：

（1）调整赛前状态，使大脑皮质兴奋性处于适宜水平。准备活动可以提高中枢神经系统的兴奋性，调节不良的赛前状态，使大脑反应速度加快，参加活动的运动中枢间相互协调，为正式练习或比赛时生理功能迅速达到适宜程度做好准备。

（2）克服内脏器官生理惰性。通过准备活动可以提高心血管系统、呼吸系统的机能水平，使肺通气量、心输出量增加，心肌和骨骼肌的毛细血管网扩张，使工作肌能获得更多的氧。从而克服内脏器官的生理惰性，缩短进入工作状态的时间。

（3）提高机体的代谢水平，使体温升高。准备活动在英文中叫做"warm-up"，译做"热身"。由此可见在运动或比赛前使体温升高的意义。安静时肌肉中的毛细血管数量比活动时肌肉中的毛细血管开放的数量少，肌肉在得到大量的血液供给后，使肌肉能够很快得到营养，同时准备活动能使体温升高，可降低肌肉粘滞性，增加肌肉的伸展性、柔韧性和弹性提高肌肉收缩、舒张速度及机能灵活性，增加肌肉力量，预防运动损伤。

在体温较高情况下，血红蛋白和肌红蛋白可释放更多的氧，增加肌肉的氧供应；体温升高可增加体内酶的活性，使物质代谢水平提高，保证在运动中有较充足的能量供应；体温升高还可以提高中枢神经系统和肌肉组织的兴奋性。

（4）促进参与运动有关中枢间的协调。使运动技能的条件反射联系多次接通，专门性准备活动在这方面起着极其重要的作用。

（5）增强皮肤的血流量，有利于散热，防止正式比赛时体温过高。通过准备活动还可增强皮肤的血流量有利于散热防止在正式比赛时体温过面。

另外，准备活动能提高关节囊及韧带装置的机能，使关节内产生适量的滑液，以保证关节表面自由滑动，减少它们之间的相互摩擦，以利肌肉的活动。

3. 技术动作错误

技术动作错误，违反了人体结构功能的特点及运动生物力学原理而造成损伤，这是初次参加体育运动的人或学习新动作时发生损伤的主要原因。例如，做前滚翻时，因头部不正而引起颈部扭伤；排球传接球时，因手形不正确而引起手指扭挫；投掷手榴弹时，在上臂外展90°屈肘90°（甚至肘关节低于肩关节）的错误姿势下出手，引起肩臂肌肉拉伤，甚至发生肱骨投掷骨折等。

4. 动作粗野或违反规则

在比赛中不遵守比赛规则，或在教学训练中相互逗闹，动作粗野，故意犯规等，这是篮球、足球运动中发生损伤的重要原因。

5. 运动负荷（尤其是局部负担量）过大

运动训练的基本原则是，通过一定的负荷刺激诱导机体发生适应性变化。当训练负荷超出机体已经适应的负荷水平时，有训练的组织就会试图适应新的负荷。例如，抗阻训练就是一种负荷，它使肌肉增加收缩蛋白的生成，肌肉纤维增粗。其他组织如骨骼、肌腱、韧带、肌肉和软骨，在运动中同样发生适应性改变，变得更强，更有弹性。

但是如果训练负荷超出组织的适应能力，将发生损伤。普通人的运动损伤往往由于在未热身或长久不训练后突然大强度训练导致的。运动员的损伤主要发生在赛季或集训开始的阶段。致伤原因主要是运动负荷超出了组织的适应能力。

研究表明，运动量不合理不但不能迅速提高运动成绩，还可能引起运动损伤。调查显示由运动量安排不合理引起的运动损伤占 30.6% 左右。原因如下，第一，由运动量过大或者增之过急(例如单打一的训练)以致超过了人体器官组织的承受能力。在这种情况下进行训练，人体组织结构，或因过度摩擦挤压，或因过度牵扯拉张，引起微细结构损伤的积累。常见的慢性运动损伤，如骨劳损、关节劳损、肌肉劳损等。第二，人体肌肉、骨、关节在超负荷运动时特别是在伤后、病后、休息后进行大运动量活动，容易发生局部组织的疲劳。因为肌肉在大强度运动时，分解产物特别是乳酸大量积聚在肌肉内，这不仅使肌肉收缩力量降低，肌肉弛缓，速度减慢，而且也会影响肌肉伸展性。这些因素又常常使对抗肌群产生不协调，降低关节运动的幅度，丧失完成动作所必需的灵活性和速度，以致造成"失手"和摔倒，发生各种性质的损伤，如急性关节扭伤，急性腰扭伤，大腿肌肉拉伤，跟腱断裂等。第三，不合理的运动量很容易引起疲劳，特别是中枢疲劳。由于中枢神经系统对血糖的变化敏感，运动员经过较长时间的剧烈运动之后，血糖常会降低，此时运动员的力量、反应速度、精确度和共济机能均明显下降，警觉性和注意力减退，防御反应迟钝，容易引起运动损伤。所以科学地安排运动负荷对预防运动损伤极为重要。

6. 缺乏卫生与健康常识，缺乏自我保护能力

有些人新伤愈后过早参加训练或比赛，也是造成运动损伤的重要原因。新伤愈后过早参加训练容易引起受伤部位的再度损伤，这是因为"正常"的运动量对受伤部位来讲，显得负担过重。另外，新伤未愈的运动员在训练中，常常无意识地把负担量转移到健康的肢体上，增加了健侧肢体负荷，致使健康肢体受伤。再者，运动员有时不自觉地避免使用尚未恢复的肢体，在完成技术动作过程中，改变已形成的动力定型，出现不合理的动作而造成损伤。

缺乏自我保护能力也容易造成运动损伤。例如体操运动员、排球运动员在训练中摔倒落地时，不善于做团身保护而用上肢去支撑，很容易发生肘部、腕部的各种损伤。除此以外，运动员还由于肌肉、肌腱及辅助装置(滑囊、腱鞘等)薄弱，关节的稳定性、灵活性较差，在进行大运动量训练后，因肌肉的强力收缩，肌腱的反复摩擦与牵扯，而发生骨膜炎、滑囊炎、腱鞘炎，关节扭伤等。

另外根据观察，老运动员在训练过程中，特别是辅项训练中，如足球运动员进行篮球、排球、滑冰训练，田径运动员进行足球、篮球训练，排球运动员进行田径、体能训练等，由于运动员的素质发展不全面，技术不熟练，保护能力下降等情况，也容易发生各种性质的损伤。所以对运动员要特别加强系统的身体全面训练和基本技术训练。

7. 场地设备的缺点

场地器材等不合规格，如田径场不平、有小碎石或杂物、跑道太硬或太滑、沙坑没掘松或有小石块、坑沿高出地面、踏跳板与地面不平齐等，都容易引起关节扭伤、劳损，以及骨膜损伤、跟腱痛等。另外，球类馆、体操房的光线不足；器械维护不良或年久失修，表面不光滑或有裂缝；器械安装不牢固或安放位置不妥当，器械的高低、大小或重量不符合锻炼者的年龄性别特点；缺乏必要的防护用具(如护腕、护踝、护腰等)运动时的服装和鞋袜不符合运动卫生要求等，都可能成为致伤的原因。有调查显示，场地不良等引起的

损伤占 1.7%。

8. 气象原因

气温过高易引起疲劳和中暑，气温过低易发生冻伤，或因肌肉僵硬，身体协调性降低而引起肌肉韧带损伤；潮湿高热易引起大量出汗，发生肌肉痉挛或虚脱；光线不足，能见度差，影响视力，使兴奋性降低和反应迟钝而导致受伤。

9. 其他原因

长期的寒冷潮湿刺激也是引起损伤的一个原因。运动员在比赛中，经常穿着汗水湿透了的衣裤，甚至穿着这些汗湿的衣裤坐在阴湿冰凉的水泥地上歇息。这种寒冷潮湿刺激，不仅降低肌肉的工作能力，还容易引起运动员的风湿关节痛，肌肉风湿痛，周围神经炎，腰骶部疼痛等。因此，在运动训练中广泛宣传卫生知识，进行严密的医务监督，实行教练员、运动员、医生三结合的办法，就能防止这类原因引起的损伤。

在训练和比赛中，运动员精力不集中、心理素质差、身体机能下降等情况，容易发生各种性质的急性损伤，如挫伤、脱位、骨折、脑震荡等。动作粗野，如在足球、篮球比赛中由于不合理的碰撞和"大动作"，也可以引起严重损伤。

## 五、运动损伤的预防原则

1. 加强运动损伤预防的科学知识宣教工作

在体育运动和比赛中，要认真贯彻以预防为主，"安全第一"的方针。加强对体育活动参与者运动损伤相关知识的宣传和教育工作，是提高运动成绩，确保健身者身心健康的重要环节。

2. 加强身体素质的训练，提高机体对运动的适应能力

加强训练特别是素质训练和技术训练，提高运动员的运动能力，是减少损伤率的重要环节。要取得优异的运动成绩并保证身体健康，就需要有足够的身体素质，如爆发力、平衡、协调能力及良好的心肺功能。这些身体素质发展良好，能较大程度避免运动损伤的发生或降低损伤的严重程度。此外，还要针对不同的运动项目，注意加强易伤部位及薄弱环节的练习，提高局部机能，满足专项要求。

3. 科学制订运动计划

在制订和执行教学、健身锻炼计划时既要符合科学的锻炼原则，也要符合人体对运动负荷的适应性规律。首先，应认真做好准备活动，准备活动内容要有针对性，如锻炼和比赛中负荷较大和容易受伤的部位，应重点做好准备活动。同时准备活动应根据所要进行活动的性质、健身者个体情况以及气候条件而定，一般准备活动与正式运动开始的间隔时间以 1~4 分钟为宜，身体达到充分活动"开"（即微微出汗），以良好的机能状态进入正式体育运动和比赛。其次，要合理安排运动量，既要遵守系统性循环渐进和个别对待的原则，又要注意运动器官的局部负担和伤后的锻炼安排问题。

要合理安排运动量。运动量过大，容易使局部身体疲劳，导致运动能力下降，发生损伤；如果运动量过小，机体得不到足够的刺激，运动能力难以提高，同样可以发生损伤。

4. 加强医务监督工作和安全保护工作

健身者应定期进行体格检查。初次参加系统体育锻炼时都应进行体格检查，尤其是伤

病检查。如果健身者患有先天畸形，畸形部位又是该项目负担较重的部位，则不宜从事该项目的练习，如腰椎先天畸形不宜从事体操、举重等腰部负荷较大的项目，髌骨软骨病不宜从事跑跳项目等。

健身者和体育工作者要学习和掌握自我保护和科学施救的方法和技能，如正确使用各种保护支持带、各类护具等，建造一些必要的保护设施，注意训练场馆的安全防护措施等，以减少损伤的发生。

## 第二节　运动损伤处理的基本原则

### 一、急性闭合性损伤的处理

大多数急性闭合性损伤无论涉及肌肉、韧带、肌腱还是骨骼，在损伤后马上都会有出血，如果患者未加处理，在30秒至数分钟内将会出现明显的血肿。因此，急性损伤紧急治疗的目的是尽可能限制出血并减轻疼痛，以便为损伤后处理和愈合创造条件。

PRICE 原则是目前公认的处理原则，PRICE 是 Protection（保护）、Rest（制动）、Ice（冰敷）、Compression（加压包扎）和 Elevation（抬高患肢）五个词首字母的缩写。

损伤后最重要的是尽可能快速的开始 PRICE 治疗，即使人们希望准确知道患者受到何种损伤，但是在急性阶段马上开始治疗是当务之急。因此，建议在快速初步检查、排外重要的脱位和骨折并确定治疗部位后，立即开始治疗。更详细的检查可以留在以后进行。在患者回家或到医院进一步检查后，PRICE 治疗还要持续下去。在急性软组织损伤后，出血和血浆渗出将持续48小时。所以，为了取得效果，PRICE 治疗必须持续2天。

1. 保护（Protection）和休息（Rest）

保护和休息的目的是避免进一步损伤并减少流入损伤部位的血流（在运动活动时血流比安静时大10倍）。这种情况在运动时血流丰富（如肌肉）的组织确实如此。在肌肉或韧带损伤后，仅靠休息虽不足以阻止血肿的发生，但进一步活动会增加出血量。所以，必须立即停止活动。在下肢有出血的软组织损伤后，在2天（48小时）内患者的损伤区域应该不负重或较小负重，在此期间，患者最好借助拐杖行走。

2. 冰敷（Ice）

用冷冻疗法治疗运动损伤的传统非常悠久。冰敷可以快速降低疼痛和受损组织的发炎问题，同时使局部微血管收缩，血管通透性降低，减少肿胀。但是，为减少或阻滞出血，仅用冷敷是不够的。因为当使用常规冰袋的前十分钟内皮肤表面下2cm处的血流只减少5%，半小时内可下降50%，但是需要一定的时间。冰敷常见方法是将冰块和水装在冰袋里与绷带一起使用，最大程度地压迫损伤部位。同一部位一次冰敷10~15分钟，间隔至少两小时。有研究表明，冰袋单独擦涂损伤部位既可以降温止痛，还可有效降低出现长时间低温冰敷引起的局部血管冰敷后血流量不足导致后期康复缓慢的问题。

3. 加压包扎（Compression）

在限制血肿的发展期，使用弹性绷带压迫止血可能是较理想的一种措施。安静时，肢体的舒张压是40~70mmHg。使用弹性绷带下的舒张压增高到85mmHg，可在数秒内有效减少血流约 95%。运动员热身后股外侧肌的血压为 80mmHg，但是使用弹性绷带后，绷带下的血流量仅为正常的 0%~10%，如果绷带捆绑很松，血流下降约为 60%。血流的下降与绷带下的压力呈线性关系。实践中在压迫止血绷带下面加上一个适当的垫子能够加大损伤部位的局部压力。

4. 抬高患肢(Elevation)

由于血流的有效自动调节，受伤部位只有抬高到心脏水平 30cm 以上，才能减少血流。在抬高 50cm 时，血流量下降到 80%；70cm 时，血流量下降到 65%。抬高患肢和加压包扎结合起来可以更有效地降低血流量。当然，这仅适合于肢体远端的损伤。

## 二、慢性损伤的治疗方法

慢性损伤占运动损伤的比例较高。耐力项目运动员需要大运动量的训练(包括运动的频率、时间和强度)，加上训练内容单一(如长跑，自行车和越野滑雪)极易引起损伤。技术型项目的运动员对同一个动作的反复重复，同样容易发生慢性损伤。和急性损伤不同的是，慢性损伤一般没有明确的诱发性创伤，一般是由于一段时间内承受过大负荷造成。造成慢性损伤的原因既有外因也有内因。

1. 外在危险因素

训练不当(包括没有学会正确的技术动作和不合理的训练安排)、运动装备或场地条件差、气候过冷或过热等是诱发慢性损伤的外部危险因素。其中训练负荷不当往往是引发运动损伤发生的最主要的外部危险因素。实践中通常会发现，运动强度和运动量过快增加或是在高于自身身体素质基础水平上开始锻炼就容易发生损伤，在这种情况下越是努力训练，越会使身体处于过度使用造成损伤的边缘。当然，训练中断后开始训练，或者训练方式的改变也易发生慢性损伤。常见的有开始新的训练、训练新的技术动作或季节变换的训练中。例如滑雪运动员从雪上训练转到跑步训练、跨栏运动员栏间步数调整、篮球运动员进攻风格从无球跑位投篮变成持球突破等等。

随意的变换装备，即使是变换更好的运动装备也可能会诱发慢性损伤。诸如运动鞋、拍子、滑雪板、自行车、船桨等都可能是诱发因素。气候和场地条件也可能诱发运动损伤。例如，无论长跑还是短跑运动员在寒冷气候下发生肌肉和肌腱问题比在温暖的气候下多。排球和篮球运动员在坚硬地面上跳跃时发生膝关节过度使用损伤比在松软沙地上多。跑步运动员在湿滑和不平地面训练易受伤等。

2. 内在危险因素

单纯内在因素极少引起损伤，但是内在危险因素与训练过度并存时就会加大损伤的风险，且内在因素比外在因素更难控制和消除。研究表明 40% 受伤的跑步运动员存在着内在危险因素，但是只有 10% 的病例是由单纯内在因素诱发的。

身体结构排列不齐是重要的内在危险因素。由于身体结构排列不齐不利于负荷的合理分布，而当某一特定结构承受过度负荷时，损伤就会发生。长跑运动员小腿外翻将引起踝关节和膝关节内侧压力和外侧拉力的增高，而小腿内翻将引起向反方向负荷的变化。

肌肉力量弱或者对关节起拮抗作用的肌肉之间的力量失衡也会引起损伤。例如，有些运动员的腘绳肌比股四头肌力量弱，引起膝关节附近肌肉负荷不对称，容易发生损伤。

力量特别好的运动员，或者力量和柔韧性提高迅速的运动员同样有发生慢性损伤的危险。例如，通过专项力量训练，有天赋的运动员可以快速提升运动能力，虽然肌肉快速适应了力量训练，但是软骨、肌腱和韧带要用较长的时间来调节。这样，力量或柔韧的提高有可能引起上述结构的慢性损伤。

关节活动度也是发生运动损伤的内在原因。关节活动度差可以造成慢性损伤。例如，一边快跑一边抬高膝关节时，腘绳肌短而僵硬会引起骨盆前倾，增加下腰部的负荷，从而增加患者发生腰痛的风险。关节活动度过大也能引起损伤。有些患者关节普遍松弛，有的患者只有单个关节的活动度大。无论哪种情况，运动员应该努力增强作用于关节的肌肉力量，取代被动性结构支撑的保护作用。

慢性损伤治疗的重要方式就是防止不活动。首先，不活动将导致肌肉骨骼各系统部分的萎缩。不活动引起的肌肉萎缩几周之内就能看到，软骨和韧带的萎缩也很快。因此要尽量避免不活动，尤其是完全固定不动。其次，疼痛、关节肿胀引起的反射性抑制也会引起肌肉萎缩。而且，不活动会损害整个身体状态，使其恢复到理想水平更加困难。

研究发现，Ⅰ型肌纤维萎缩最快，等长收缩能够对抗萎缩，但无法完全预防萎缩。电刺激肌肉组织能够减慢萎缩，但是主要在无法进行自主收缩的情况下使用。

研究发现，关节软骨特别容易萎缩，6天固定后就已经有形态学上的变化，蛋白聚糖的合成和聚集减少。如果这一过程持续一段时间，就会导致骨关节炎的发生。所以，早期活动是关键，而且在患者无法活动或者不允许活动期间（如手术后）要坚持做被动活动。对于小的非负重关节，被动活动的效果特别好，但是固定后，过分剧烈的活动可能进一步损伤软骨。因此，在不负重期后恢复活动时，必须十分谨慎，最好是避免过长时间的固定。肌腱、关节和韧带与肌肉软骨一样，都会受到不活动的影响。研究证明，8周固定后，韧带强度丧失40%，柔韧性丧失30%。

## 第三节　常见运动损伤的急救和处理

运动损伤的急救是指对意外或突然发生的伤病事故，在运动现场进行的紧急临时性处理，现场急救不仅能够挽救伤者生命、减轻痛苦和预防并发症，而且可以为伤者的转送和进一步治疗创造条件。

运动中有人受伤时，应立即停止比赛或练习，并在安全的前提下查看伤势，有些伤害可以适度休息与自我处理，有些则需要紧急医疗处理。

现场急救时必须抓住主要矛盾，救命在先，做好休克的防治。骨折、关节脱位、严重软组织损伤或合并其他器官损伤时，伤者常因出血、疼痛而发生休克。在现场急救时，要注意预防休克，若发生休克，必须首先抢救休克。其次，急救必须争分夺秒，力求迅速、准确、有效，做到快救、快送医院处理。

### 一、处理意外的优先顺序

迅速而有系统的评估当下状况，确认发生了什么事。有生命危险的伤者优先治疗，例如丧失意识、呼吸困难或者大量出血等。

①伤者的意识是否清醒？如果伤者能回应旁人的呼叫就是清醒的，如不确定可以轻轻拍打伤者肩膀。

②呼吸道是否通畅？如果伤者能说话便是呼吸道畅通，若伤者丧失意识就需要帮他打开并清空呼吸道。

③呼吸形态是否正常？有人若呼吸困难就需要处理，例如窒息或哮喘发作，假使伤者意识不清且停止呼吸应立即启动紧急医疗系统并开始进行心肺复苏术急救。

④循环能否维持？有没有大量出血的征兆？如果有必须立即治疗，直到危及生命的状况得到控制才开始做更仔细的评估，从头到脚彻底的检查伤者，尽可能查清伤害是如何发生的，可作为诊断的线索。

意外发生后要迅速行动，任何延迟都可能扩大伤害。理想状况下急救与寻求援助应由两个人同时进行，如果只有一人的话，则立即求援(呼叫救护车)。

## 二、常见运动损伤的急救与处理

### 1. 轻微割伤或擦伤

任何破坏皮肤完整性的损伤都有感染的风险，包括空气、尘土或覆盖伤口的衣物都可能是感染源，因此保持伤口清洁是运动伤害处理的重要观念。轻微割伤或擦伤，可用清水或生理盐水冲洗伤口，再用3%双氧水清洗伤口。伤口清理后，创面应该暴露，创面较小的不用包扎，创面大的应到医疗部门处理。

### 2. 流鼻血

鼻子受到严重撞击可能会流血、肿胀甚至造成眼鼻周围的瘀血(万一有骨折需就医)，鼻粘膜或鼻中隔割伤也会流血，处理之前要先排除需紧急处理的头部损伤，对于严重的出血也可能需要就医。

将伤者头部前倾而非后仰(出血向后流入喉咙可能阻塞呼吸道或引起呕吐)，用手指轻捏鼻子下半部，让出血凝结来止血。大约十分钟后松手观察是否已止血，如果没有则继续轻捏十分钟，如果反复半小时仍无法止血必须就医。

### 3. 水泡

水泡是皮肤的外、内层间异常的组织液蓄积所成的小水袋。是因运动摩擦产生的剪力造成其表皮与皮下组织分离形成间隙，并令其间充满液体。水泡理想的处置是休息直到水泡自行吸收为止，但比赛途中不太可能因此而中断比赛，折中的方式可用胶状水泡贴片覆盖，千万不要刺破或者挤破，否则会增加感染的风险。

### 4. 瘀伤

瘀伤是因为撞击导致出血渗入皮肤与周围组织，但未造成皮肤破损的情况。发生瘀伤后的急性期(前48小时至72小时)需要抬高并支撑受伤的部位，做适当的冰敷和加压来减轻肿胀与疼痛。如果可以取得冷水、冰块或雪，用布浸湿敷在瘀伤部位10分钟，如果是用冰袋，外面需要加上一层包裹，不能直接与皮肤接触，在此期间忌热敷和贴舒活膏。急性期过后才可进行热敷和贴活血膏，促进血液循环，及时消肿。严重瘀伤可能合并有更严重的伤害，例如骨折或者内伤，需要紧急医疗处理。

5. 头皮伤口

头皮受伤可导致大量流血，表面看起来比实际状况更严重，可能让人忽略合并发生的头部损伤，假如伤者出现嗜睡、头痛或复视（可能延迟数小时才出现）等症状，就必须寻求紧急医疗处理，此外太大的伤口也需要缝合。

首先应停止运动，帮助伤者维持坐姿抬高头部，并用无菌棉垫加压止血。然后使用绷带包扎伤口，并持续注意伤者状况，假使伤口严重或情况恶化需要就医。

6. 伤口中的异物

伤口中有任何异物都必须移除以免引发感染或延缓愈合，例如泥土或小石头，可以用流动的冷水冲掉或用无菌镊子小心夹出，假使异物已经卡住伤口，则不要尝试移除，而是用如下方法以绷带包扎来送医。

当伤口中的异物堵住出血点时，不要尝试移除，而是在伤口两侧加压止血。从伤口两侧向中间对齐并拢，但是注意不要压到异物上。将伤处抬至超过伤者心脏高度。轻轻覆盖一块纱布覆盖异物，并将两侧垫高填塞起来（用纱布卷最好），再用绷带将棉垫与异物包扎起来。每隔十分钟检查一次肢端末梢的循环，然后就医。

7. 眼睛受伤

眼睛被球拍、曲棍球杆或者坚硬的球打到，可造成严重的伤势，还有眼球破裂、面部骨折或永久失明的风险。若从事高风险的运动，务必遵照建议穿带护具做好眼睛的保护。若眼球表面有可见的异物可试着用无菌水冲洗（朝远离另一侧眼睛的方向冲，避免将异物冲入另一只眼）。如果异物已经刺入或者陷入眼球则不能移除。可帮助伤者慢慢躺下，将头部枕在救护人员的腿上，用纱布覆盖受伤的眼睛，并要求伤者双眼不动（避免患侧眼球随健侧眼球做共轭运动），如果有异物刺入眼睛，需在其四周放置棉垫，固定眼睛上的敷料然后迅速就医。

8. 严重外出血

移除或剪开旁边的衣物将伤口暴露出来，直接加压（如果有无菌棉垫或纱布覆盖更好）伤口来控制出血，用绷带固定纱布。将受伤肢体移至超越伤者心脏的高度，可以减缓失血的速度，帮助伤者平躺并抬高腿部。同时呼叫紧急医疗救护。千万不要使用止血带以免造成严重组织坏死。假使出血严重，可能演变成危及生命的休克。等待救援期间，每隔十分钟确认一次绷带是否太紧，轻压伤口末梢的指甲再放开，如果肤色没有迅速恢复红润，就要把绷带再放松一点。

9. 休克

休克是循环系统失效的状况，有危及性命的风险，运动场上最常见的原因是大量出血。初期伤者会出现脉搏加快并且肤色会呈现蓝灰色，如果仍得不到治疗，最后伤者会丧失意识。

休克处置原则，可参见第十二章第二节非创伤性急救。

（1）不要给伤者食物或饮水，以免后续有麻醉的需要，若感到口渴，可用清水滋润嘴唇。呼叫医疗支援，将伤者搬移到可做治疗的位置。

（2）帮助伤者平躺下来，用毛毯包裹住身体不碰到地面，尽可能将双腿垫高，使之高于心脏。

（3）寻找休克的原因，例如出血，有任何疑似休克症状也应处理，即使没有发现明显的外伤，也可能是内出血导致的休克。

（4）松开过紧的衣物，例如脖子、胸口与腰部，保持颈部在低位，可以避免伤者失去意识，同时注意保暖。用外套、多余的衣服或毛毯覆盖伤者。

（5）除非必要，否则尽量不要搬动伤者，等待医护人员的期间密切观察伤者反应、呼吸与脉搏，一旦丧失意识则开始进行心肺复苏。

10. 溺水

将溺水者救起后，帮助他平躺，保持头在低位，如果溺水者丧失意识且没有自发性呼吸，呼叫紧急医疗后开始进行心肺复苏，但在心脏按压前先做五次人工呼吸。假使溺水者仍有意识，同样要寻求医疗协助，因为进入肺部的水可能会在好转之后数小时造成二次溺水，如果溺水者是跌落在低温水中，则有很高的风险发生低体温。具体溺水施救措施见第十二章第二节非创伤性急救。

11. 脱水

高温下剧烈运动需要及时补充比平常量大的水分，帮助伤者坐下休息并补充体液，温水或运动饮料皆可，电解质饮料更好，如果伤者有肌肉痉挛，帮助他伸展局部肌肉，然后按摩。

12. 热衰竭

热衰竭是指在高气温或强热辐射环境下，由于热引起外周血管扩张和大量失水造成循环血量减少，引起颅内暂时性供血不足而发生昏厥的疾病。亦称热晕厥或热虚脱。一般起病迅速先有头晕、头痛、心悸、恶心、呕吐、大汗、皮肤湿冷、体温不高、血压下降、面色苍白、继以晕厥，通常晕厥片刻即清醒，一般不引起循环衰竭。此时要帮助患者躺在阴影下，给予口服补充液，抬高腿部促进脑部血液循环，持续监测其症状直到复原。

13. 中暑

中暑是可能致命的状况，可能继发于热衰竭或无预警的突然发生，是因为脑部控制体温的中枢失去功效所造成。症状包括头痛、头晕、发热、皮肤干燥以及体温上升，此时需要紧急医疗协助以避免继续恶化导致丧失意识。中暑急救措施可见第十二章第二节非创伤性急救。

（1）将伤者移动到凉爽、无日照的地方，帮助其坐下或平躺，让头部抬高，并尽可能移除身上的衣物，通知紧急医疗系统。

（2）尽快采取所有能降体温的措施，用冰凉潮湿的布单包住中暑者，持续朝布单泼水做冷却。

（3）当中心体温降至摄氏 40 度以下，可将湿布换成干燥的。

（4）持续观察其意识、脉搏与呼吸，假使体温再度升高必须重复前面处理。

14. 肌肉痉挛

在炎热天气下运动或训练时，流汗所导致的脱水或电解质流失可能造成肌肉痉挛（抽筋），因此运动时一定要准备足够的饮料来补充水分，万一抽筋可以先坐下，慢慢伸展紧绷的肌肉。在寒冷天气情况下，受冷刺激也会造成肌肉痉挛，所以在冬季训练需要注意保暖，热身更需要认真对待。

小腿肌腹痉挛，可帮助伤者坐下并扶住抽筋的小腿，将腿部打直来抑制抽筋，并按摩疼痛的肌肉。

如果是大腿后侧抽筋，要将腿部打直作伸展。如果是大腿内侧抽筋，则要弯曲髋部，直到疼痛缓解后接着按摩抽筋部位。

如果是足部抽筋，可帮助伤者用健侧脚掌站立同时伸展肌肉，在抽筋停止后接着按摩疼痛部位。

15. 骨头、关节与肌肉

在没有照 X 光的情况下，有时很难分辨受伤是扭伤、拉伤、关节脱臼或骨折。如果不确定伤势最好当成骨折处理，因为断裂的骨折可能会移动、伤害到周围血管神经或者刺破皮肤增加感染的风险。

韧带、肌腱与肌肉的伤害相对而言较常发生于运动场上。拉伤是肌肉被拉扯，属于常见的运动伤害，扭伤是指固定关节的韧带受损，这两种损伤都可以用 PRICE 原则处理。

如果伤者有剧烈疼痛，而伤势的严重程度一时无法确认，则当成骨折处理，拉伤与扭伤可能会导致疼痛与肿胀，但若有无法解释的额外症状时必须怀疑有骨折。比较患侧与健侧肢体外观是否有异，例如一只脚比另一只脚短，或脚踝向外侧扭转，可能代表小腿两根骨头都骨折了，如果骨头刺穿皮肤就有感染的风险，如果是大型骨骨折要注意内出血与休克的风险。

（1）手部损伤。手部损伤通常伴随有瘀伤或出血，抬高受伤的手掌并对伤口直接加压包扎，在手指关节肿胀前取下首饰配件，用棉垫包扎手掌并用吊带固定在高位。

（2）手臂受伤。跌倒时压到伸出的手臂可能造成手腕、前臂、上臂或锁骨的骨折，也可能会发生肩关节脱臼，可用吊带支撑受伤的手臂。如果手臂无法弯曲，代表手肘可能受伤，如此则不能使用吊带，可改用棉布包裹受伤的关节，再用叠三角巾的方法（将对折的三角巾垫在受伤的手臂与胸口之间把两个尖角拉高绕过颈部，在未受伤的一侧打结固定）固定手臂，要检查手腕的脉搏确认包扎的绷带不会太紧。

（3）腿部损伤。腿部伤势可能很严重，未固定的骨折可能刺穿大血管导致严重出血，除非必要否则不移动伤者，并且要确定它的腿部已被完全固定。如果出现休克症状，可将伤者头部置于低位，但不要抬高腿部。

①帮助伤者躺下，并帮忙支撑受伤部位以免进一步伤害，呼叫紧急医疗救护。如果救援很快就会到，只要固定好伤处做等待，可以用卷成条状的外套或毯子放在腿部两侧作支撑。

②如果救援一时之间到不了或者有移动伤者的必要，将伤侧腿部与健侧腿部固定在一起，用绷带绕膝盖与脚踝（如果是大腿受伤，还要包裹骨盆），在双腿间垫几块棉垫做缓冲，然后将绷带绑紧。

（4）脊髓损伤。假使伤者摔到背部或从高处跌下，最好视为脊髓损伤与头部外伤做处理，避免移动伤患，将头颈部与背部固定在一条直线上。勉强移动可能会伤到脊髓，造成伤处以下永久瘫痪。呼叫紧急医疗救援，或者一人陪伴伤者一人求援，假使不得已必须离开伤者求援，而伤者自己无法维持呼吸道畅通时，可将伤者摆放成复苏姿势。

①支撑头颈部。跪坐在伤者头部上方，把手肘放在大腿上，双手扶住伤者头部两侧，保持头部与身体呈一直线，等待救援到现场。

②意识不清。如果比赛或训练时有人丧失意识，第一要务是确认其呼吸道的通畅，不致妨碍呼吸。开始处理的同时让身边的人呼叫紧急医疗救援，不要移动伤者，也不要离开他，若无第三者可以求援时，救护员必须独自去寻求帮助。

③查看反应。轻轻摇晃伤者肩膀对他讲话观察有无反应，如果表现机警有意识，如果反应微弱则可能不是完全清醒，需密切注意意识的变化，不管是好转或恶化。如果完全没有反应则伤着已丧失意识。

④打开呼吸道。假使意识不清的伤者呈仰卧姿势，有舌头后缩阻塞呼吸道的危险，将伤者头向后仰下巴抬高，可帮助"提起"舌头，保持呼吸道畅通。

⑤确认呼吸动作。一手将伤者头向后仰，用另一手的两只手指轻抬下巴，注意不要压到下巴底下的软组织，保持呼吸道畅通，用目视、耳听及感觉有无正常呼吸，如果有自发性呼吸，可将伤者摆成复苏姿势，如果没有呼吸则开始心脏按压。

a. 将手放在伤者额头上使头往后仰，另一手将下巴抬高。

b. 查看伤者胸口，聆听并用脸颊感觉在十秒内有无气息吹出。

⑥评估意识等级。评估意外受伤者的意识状态时必须了解其有变化的可能，任何伤害都可能以某种形式影响头部功能(即使没有头部外伤)导致意识丧失。即便一开始看起来清醒，也要持续使用 AVPU 分级来评估接下来的意识变化，任何恶化的征兆都可能代表严重状况，要呼叫紧急医疗救助。

AVPU 分级：

依据伤者对外界刺激的反应，可用 AVPU 口诀将意识状态分级：

A-伤者是否反应机警(Alert)？双眼可否睁开并回应问题？

V-对声音(Voice)是否有反应？可否回答简单问题并遵循指示？

P-对疼痛(Pain)是否有反应？如果被捏会不会打开双眼或移动手脚？

U-是否对所有刺激都无反应(Unresponsive)？

⑦监测。定时检查并记录伤者意识状态的变化，同时测量呼吸或脉搏的速率与形态。

如果伤者在比赛或练习中有头部受伤，在没有接受医疗评估前绝对不能再度上场。

如果头部外伤者逐渐恢复中，可交付给一个负责的人看护，如果出现体温升高、头痛、呕吐、意识混乱、嗜睡或复视等症状要立即就医，因为这些可能代表大脑逐渐受到压迫。

⑧心肺复苏术(CPR)。如果伤者已无自发呼吸，施救者必须尝试胸部按压与人工呼吸以维持其身体的供氧与循环，直到救护人员抵达，也就是心肺复苏术(CPR)。一般成人昏倒最常见的原因是心脏疾病，可依照下述做处理，但对于溺水者则要先进行 5 次人工呼吸，在无法独立做人工呼吸的情况下可以只做心脏按压。

心肺复苏方法详见第十二章第三节心肺复苏。

### 三、韧带、骨骼、骨骼肌发生运动损伤的原因分析

(一)韧带

1. 结构与功能

韧带是连接相邻两骨之间的致密纤维结缔组织束，有加强关节的稳固或限制其过度运

动的作用。此外，韧带还具有重要的本体感觉功能。

位于关节囊外的称为囊外韧带，有的与囊相贴，为囊的局部纤维增厚，如髋关节的髂股韧带；有的与囊不相贴，分离存在，如膝关节的腓侧副韧带；有的是关节周围肌腱的直接延续，如膝关节的髌韧带。位于关节囊内的韧带称为囊内韧带，有滑膜包裹，如膝关节内的交叉韧带。韧带的类型对于完全断裂后的愈合能力至关重要。关节内韧带的完全断裂是无法自主愈合的，而关节囊的韧带具有极佳的愈合能力。这主要与血供有关。关节囊韧带与关节囊周围组织一样血供良好，而关节内韧带的血液来自中间区域上边缘血管区的末端。

在韧带上有大量不同的外周神经末端，可将有关位置、移动和疼痛的信息传递到中枢神经系统。这些信息对有效控制关节（如膝关节）周围的肌肉极为重要。大量证据说明，即使主要的功能是被动维持关节的稳定，但是韧带的本体感觉功能要比我们以往想象的更加重要。即使损伤没有造成明显的机械上的失稳后果，韧带损伤仍能降低认知关节位置和移动的能力。本体感觉的丧失能够增加再度损伤的风险。

韧带在对牵拉做出反应时，首先是波状的胶原纤维伸直，只需要很小的力就能引起纤维长度的明显变化。如果进一步增大，胶原纤维将被拉紧，负荷与变形之间呈线性关系。只要长度变化没有超过 4%，韧带在弹性区起着理想的弹簧作用。如果应力引起的长度变化超出了这一限度，胶原纤维将会断裂，最初是单个纤维，然后是全部纤维丧失功能（完全断裂）。一条韧带的强度和硬度取决于它的长度和横截面积。横截面积越大，韧带越强、越硬。韧带越长，其强度越小。

2. 对训练的适应

结缔组织对反复的负荷适应很慢，而固定不动却很快使它变弱。韧带对训练的适应是通过加大横截面积以及改变其材料特性来增强其单位面积的强度。每天正常的活动（不是训练）足以维持 80%~90% 韧带的机械性能。系统训练可使韧带强度增加 10%~20%。但是，固定不动的消极作用却出现极快，只需经过几周，韧带的强度就会下降到固定前数值的一半。数周的系统训练能够恢复韧带的张力，但是尽管训练持续下去，韧带-骨骼交界区在数月内仍然比较薄弱。

3. 韧带损伤

与肌腱不同（肌腱会发生急性损伤和过度使用损伤），韧带损伤通常是急性创伤造成的。典型的损伤机制是，在关节处于极端的位置下，韧带突然受到过度的牵拉。例如，踝关节内翻可能引起外侧韧带，主要是距腓前韧带的断裂。

断裂可以发生在韧带的中间部位或者在韧带-骨骼的附丽区。有时也会发生撕脱性骨折，此时韧带与骨片一起从骨骼上撕下。这种骨片的形状通常像煮熟鸡蛋的顶端。某些因素（包括运动员的年龄）决定骨折的部位。例如，儿童更容易发生撕脱性骨折，青少年和年轻的成年人更多发生韧带中段的断裂，而中年人韧带的弱点一般是在韧带-骨骼的附丽区，尤其是骨质疏松患者。

韧带的慢性损伤较少见，并且极少引起有症状的炎症。但是如果韧带反复细微创伤而逐渐被牵拉伸展时，就可能发生慢性损伤。如投掷运动员（如标枪、垒球、手球、篮球和排球等运动员）上举过头动作有可能过度牵拉肩关节囊韧带，损害肱骨关节盂的稳定性，使运动员容易发生肩部疼痛。这是因肩峰下结构受到挤压产生的继发症状。人们必须认识到，原发的韧带损伤(过度牵拉)不一定会产生临床症状。如果关节失稳引起肌肉功能障碍或其他相关结构损伤(如肩袖损伤)，才会产生症状。

(二)肌腱

1. 结构和功能

肌腱主要由平行致密的胶原纤维束构成，色白，坚韧而无收缩功能，其抗张强度为肌腹的100多倍。结缔组织组成，肌腱将肌肉和骨骼连接起来，其基本功能是将力从肌肉传导到骨骼，从而产生动作并维持关节的稳定。肌腱主要含 I 型胶原，占肌腱的80% ~ 90%。从结构上看，肌腱与韧带十分类似，根本区别在于肌腱胶原是由大小不同的平行的多条的束组成的，而韧带的胶原组成是多变的并取决于功能的需要。

肌腱表面有腱外膜围绕着，外膜为白色的滑膜样结构，由松散的结缔组织组成，含血管、淋巴管和神经。有些肌腱是被松散的网形结缔组织(腱旁组织)覆盖，将整个肌腱封闭起来。

肌腱的应力和变形之间的关系与韧带类似，起初，正常波状的胶原纤维很容易被伸直，在弹性区内，肌腱像一条理想的弹簧，而在变形区内就会断裂，起先是单个纤维，然后是整个肌腱断裂。

2. 对训练的适应

肌腱对训练的适应与韧带一样，通过增加横截面积以及改善构成肌腱的结缔组织的材料特性来实现。

3. 肌腱损伤

肌腱损伤分急性损伤和慢性损伤两种。由于肌腱通常位于表浅部位，容易受到穿透性创伤(如刺伤)和深度裂伤(如被冰刀边缘切割)这类严重伤害。如果施加的力超过肌腱耐受程度，就易发生急性肌腱断裂，如冲刺起跑时的跟腱断裂。肌腱部分或整个断裂通常发生在肌腱的中部，但也可能发生在骨骼-肌腱的附丽区或者发生撕脱性骨折。急性肌腱损伤大多数发生在30~50岁、参与"爆发力"项目的运动员。

肌腱是最容易发生慢性损伤的组织。形容这些过度使用损伤的不同术语有：腱炎(肌腱发炎)、腱鞘炎(肌腱外鞘发炎)、肌腱骨膜炎(肌腱附丽区或起点的发炎)和滑囊炎/出血性滑囊炎(滑膜囊发炎，可能合并出血)。每一个术语描述的是受到影响的肌腱的一部分及其周围的组织。注意，所有术语结尾都带有"炎"字，说明其病理基础是炎症。

虽然肌腱损伤传统上被认为是炎症，但是肌腱慢性损伤的真正发病原因仍然没有确定。正常情况下，肌腱承受的负荷不能引起肌腱长度变化大于4%(即在生理可塑区内)，然而有些运动项目要求重复负荷超出这一范围(长度变化超出4%~8%)，可能造成胶原纤维的断裂。因此，反复的微细创伤是造成腱炎的可能的原因，反复的微细创伤超越肌腱自我修复的内在能力，导致炎症的发生。另外，微细创伤的累积会影响到胶原横桥、其他基质蛋白或肌腱的毛细血管。

但是这种解释存在的一个问题是，形态学的发展与炎症改变不一致。临床上通常在没有发现炎性细胞的情况下，可以见到各种退行性变，包括胶原的丢失，纤维结构的改变，细胞数量的减少，血管的向内生长以及偶尔局部的坏死（有或没有钙化）。由于显微镜下的退行性变和运动员临床之间的关系尚不明了，术语"腱病"常用于描述慢性的肌腱疼痛。

（三）骨

1. 结构和功能

骨是以骨组织（骨骼细胞、胶原纤维和基质等）为主体构成的器官，是在结缔组织或软骨基础上发育（骨化）形成的。骨具有一定的形态，表面有较厚的致密结缔组织膜即骨膜包被，髓腔及小梁间隙分布有骨髓，骨膜内含丰富的血管、淋巴管及神经，能不断进行新陈代谢和生长发育，并有修复、再生和改建的能力。经常锻炼可促进骨的良好发育，长期废用则出现骨质疏松。骨为体内最坚硬的结缔组织，体内99%的钙是以羟基磷灰石形式贮存于骨内，因为骨为体内最大的钙库，与钙、磷代谢关系密切。骨髓具有造血功能。在肌肉骨骼系统的功能方面，骨架最重要的功能是在运动装置中的杠杆作用。

像其他结缔组织一样，骨组织也是由骨骼细胞、胶原纤维和细胞外基质组成。骨骼细胞是由骨髓干细胞分化出来的，包括骨细胞、成骨细胞和破骨细胞。成骨细胞和破骨细胞负责骨骼的再成型。成骨细胞位于骨骼表面，是形成骨骼的最重要的细胞。当成骨细胞形成足够的骨骼并被矿物化基质所包绕时，它就被称为骨骼细胞。破骨细胞也在骨骼表面，其作用是吸收骨质。骨骼细胞之间相互传递信息，并通过细胞外基质通道与成骨细胞和破骨细胞传递信息，这被认为是机械负荷导致骨骼再成型的一个重要的信息通道，最佳的骨骼再成型取决于各种维生素和矿物质的充足补充。现在已经确定了钙、镁和维生素D的推荐日摄入量。

骨骼细胞外基质由有机和无机成分组成。无机成分占骨骼重量的一半以上，主要以羟磷灰石结晶形式存在。无机成分形成骨骼的硬度和强度，这是骨骼的特性之一。骨骼的强度随骨骼矿物质密度的增加而提高。有机成分主要是胶原，是形成骨骼可塑性的因素。

骨骼表面由一层很厚的纤维结缔组织覆盖，称为"骨膜"。骨膜含丰富的神经和血管。因此。造成骨膜内或骨膜下出血的直接创伤是十分疼痛的。在肌肉、肌腱和韧带附着的区域，骨膜与骨骼的连接很牢固。在这些区域，胶原束从骨膜生长入骨组织内。

骨骼的纵向生长发生在生长区（生长板），生长区容易被损伤：儿童所有骨折的15%波及生长区。此外，在生长突增期，骨突容易发生过度使用损伤。在肌肉力量快速增长的发育期，如果在大负荷下训练，骨突（粗隆）容易受到损伤，即造成胫骨突的奥-施二氏病和跟骨骨突的希维尔氏病。在生长期，骨骼重量也在增长，运动员在30岁左右时达到峰值。此后，骨骼矿物质密度逐渐下降，绝经后妇女尤其明显。

2. 对训练的适应

身体训练能使骨骼矿物质密度增加，但是具有特异性。如，引起骨骼明显变形的活动，如跳跃和着地，会加快骨骼的形成。参与爆发力和跳跃项目运动员，如举重、体操、排球运动员骨骼矿物质密度最大；长跑运动员骨骼矿物质密度增加；自行车运动和游泳运动员的骨骼矿物质密度没有明显增加；网球运动员和壁球运动员骨骼矿物质增高。特别是生长期，骨骼对体力活动的反应最强烈，但即使绝经后的女性参加一定强度的力量训练也能终止（甚至逆转）可能出现的骨骼矿物质密度下降。

### 3. 骨折

骨折分为急性骨折和应力性骨折。急性骨折是超出骨组织耐受力的急性创伤引起的，无论是直接创伤(如踢到小腿)还是间接创伤(如下肢扭伤)都能造成骨折。急性骨折可以分为横向骨折、粉碎性骨折、斜形(螺旋)骨折和压缩性骨折。骨折致伤力的类型和强度决定骨折的特点。横向骨折常常是小区域骨骼受到直接创伤造成，粉碎性骨折是大面积骨骼受到巨大创伤造成。斜形或螺旋骨折是由旋转或扭转力的直接创伤引起的，而压缩骨折是在骨骼上施加垂直力所致(如股骨髁被向下压入胫骨坪)，撕脱性骨折发生在肌腱和韧带的附丽区。此外，儿童还能发生两种类型的骨折：(1)"青枝骨折"(骨骼像一支嫩枝那样被"弯曲")，(2)生长板骨折(即生长板松脱或折断)。

诊断骨折的体征包括结构上的排列不齐，动作不自然，或一侧肢体缩短。疼痛、肿胀和动作范围受限也常常存在，但是他们不是骨折的特异性体征。

应力性骨折也被称为疲劳骨折，在一般人群中较为少见。应力性骨折是反复应力刺激的结果，在应力最集中的部位骨吸收超过骨改建的能力，显微性骨折不断累积，最终导致皮质骨强度下降和骨折。这一病情最常见于新兵和运动员中，强烈集训或者短期运动量的突然增加会导致病情的出现，不过日常活动也会导致部分年老体弱者发病，最常出现于胫骨、跖骨、趾骨、股骨和腓骨等。

### (四)软骨

#### 1. 结构和功能

软骨是由结缔组织和基本元素构成的，包括细胞和细胞外基质。有三种类型的软骨：弹性软骨、透明软骨和纤维软骨，其中透明软骨是最重要的。

多数关节的关节面由透明软骨覆盖。透明软骨中细胞只占10%以下，剩下的是大分子物质(20%)和水分(70%)。大分子物质主要是胶原纤维和蛋白聚糖。软骨的强度由Ⅱ型胶原为主的胶原蛋白和组织结构决定。蛋白聚糖有两种重要的特性：(1)它们与水分结合；(2)它们带负电荷，因此相互排斥。所以蛋白聚糖会天然吸收水分并且膨胀起来。青年运动员的蛋白聚糖和水分最多，随年龄的增长而下降。

透明软骨没有神经、血管和淋巴。软骨的关节面在承受来自关节的负荷时将软骨中的水分压出。在没有负荷时，重新吸收水分和可溶性的物质。通过负载和卸载的循环过程，软骨中的细胞周围组织和关节液吸收氧气和营养，并通过扩散将废物排出。另外关节中两个透明软骨面之间的滑膜液薄膜还能够极大降低摩擦力。

纤维软骨更强、更柔韧。位置靠近关节、肌腱、韧带或位于椎间盘中，在肌腱、韧带和骨骼之间形成一层保护表面。所以纤维软骨主要位于大关节处，如髋关节、肩关节(关节盂唇)、膝关节(半月板)和腕关节(三角纤维软骨盘)上。在膝关节，两个纤维软骨的半月板维持股骨内外侧髁和胫骨外侧髁透明软骨表面之间的相互一致，并吸收冲击力。在髋关节、肩关节和腕关节，纤维软骨有助于扩大关节面，从而提高关节的稳定性。与透明软骨不同，纤维软骨通常有血液供应和神经支配。例如，在椎间盘纤维核的外表面部分有神经支配，在膝关节半月板的外部有血液供应，因此被称为"红区"。

2. 对训练的适应

关节软骨的主动负荷能使营养素在软骨内和四周循环。因此，经常性的负荷对于保持关节的健康及功能是必不可少的。关节像大多数其他组织一样能够适应体力活动，因此固定不动，比如当关节被石膏固定时，会损害软骨的动态平衡和功能，过度负荷会降低软骨的生物学特性。随着时间的延长，过度负荷会导致关节的骨关节炎。

3. 软骨损伤

急性挫伤会损伤透明软骨，挫伤可能会造成软骨破裂或者将力分散到关节，引起软骨垂直和横向断裂。在急性关节创伤时，经常会同时发生软骨损伤。在每三名急性踝关节扭伤引起外侧韧带损伤的患者中，就有两名微细的软骨损伤。在被确诊有急性膝关节韧带损伤并接受关节镜检查的患者中，5%~7%患者的整层软骨损伤面积大于$2cm^2$。有些患者可能为单纯的软骨损伤，有的则为软骨损伤或软骨下的骨质损伤。约20%的膝关节前十字韧带损伤患者中，大约有一名会合并局部的软骨损伤。依据损害的大小、深度以及损伤原因和合并病理改变可以对关节软骨损伤进行分类。在退行性软骨损伤（骨关节炎）与局灶性关节软骨损伤之间进行鉴别是最重要的一个步骤，前者在关节的多处发生改变，而后者只在关节的一或两个地方出现局部的改变。这些患者中，大多数在损伤的急性期并不产生症状。危险在于退行性变的发生是长期的。例如，骨关节炎初期表现为透明软骨退化，接着是其下面骨骼的硬化和关节软骨骨化，最终导致骨赘形成。

（五）肌肉

1. 结构和功能

肌肉占体重的40%~45%，肌肉的核心功能是生成力量。肌纤维是肌肉最基本的微小功能单位，可以不同的方式组合包括单羽状肌、多羽状肌和梭形肌。羽状肌功能往往强于梭形肌，因为它的几条肌纤维相互平行排列，一起用力。可是，由于它们肌纤维较短，羽形肌的最大收缩速度慢于梭形肌。肌肉亚细胞的成分是肌原纤维，由蛋白细丝组成（主要是肌动蛋白和肌球蛋白）。毛细血管包围着肌纤维，供给肌肉充足的氧气和营养。肌肉收缩产生的力量与肌源因素、神经源因素及遗传、性别等其他因素有关。

2. 对训练的适应

在所有软组织中，肌肉对训练的反应最大、最快。在短时间专项力量训练后，肌肉体积和力量明显增大。两个因素与力量的增长有关：（1）募集肌纤维能力的提高（神经因素）；（2）肌肉体积增大（肌肉因素）。肌肉体积增大主要是各肌纤维横截面积加大的结果（肥大），也可能通过肌纤维增殖（超常增生）来增大容积，后者是干细胞分化出来的，称为"卫星细胞"，位于肌纤维的外周。神经因素在力量增长初期的作用最大，而肌肉肥厚则在其后力量增长中起主要作用。

3. 肌肉损伤

肌肉损伤常有�伤、"拉伤"和挫伤。有时肌肉损伤是由不习惯的训练和高难度的训练造成，尤其是离心训练能够引起肌肉的延迟性酸痛。

在进行极限离心活动时，拉伤容易发生在肌肉-肌腱的附丽区。如短跑运动中容易拉伤的肌肉有腘绳肌、髋关节内收肌和小腿腓肠肌。股四头肌也易发生拉伤，因为它暴露在大腿的前外侧,容易受到创伤(如被对手的膝部撞击)。由于肌肉组织中的血管丰富以及损伤时通常该区域的血流充足,肌肉损伤会引起肌肉组织的内出血,因此这类损伤一般合并血肿。当然,如果肌膜没有损伤,可能发生肌肉内出血。如果肌膜破损,血液能够从肌肉内外溢,形成肌肉间出血。一般肌肉内出血的愈合时间明显长于肌肉间出血。

组织损伤和出血会引起的炎性反应是肌肉愈合反应的基础,能够导致瘢痕组织形成。大量肌肉损伤后,只有少量肌肉组织能够再生。大多数损伤的肌肉组织被纤维化的瘢痕组织代替,而失去收缩特性。因此,再损伤的危险性随之增高(如腘绳肌拉伤)。

肌肉血肿还可引起骨化性肌炎等并发症,即受损组织的钙化或骨化。大腿是骨化性肌炎最常见的部位。在股四头肌挫伤的运动员中,约 20% 的人发生骨化性肌炎。虽然 X 线上可见血肿的钙化,但是患者不一定表现出症状。目前尚未完全了解异位骨形成的病理生理学问题。一般损伤后 2~4 周就能在 X 线上就能观察到新骨的形成,并且通常与其下的骨骼连接。一般在数月内骨的重量和体积能够增加。值得注意的是,异位骨的早期 X 线表现很容易与骨性肉瘤混淆,在组织学检查时注意甄别。异位骨一般在一段时间内可以被吸收。

损伤肌肉内出血和组织水肿还可引起组织内流体静力学压力增高,使受损肌肉间隔血液循环发生障碍,引起间隔综合征。这种情况主要影响到毛细血管,极少影响通过肌肉间隔的大血管,因此血肿末端的脉搏正常也不能排除间隔综合征的可能。间隔综合征的主要症状是疼痛,触诊时肌肉间隔坚硬,神经功能也会受到影响,所以患者在肢体末端会有异常感觉。如果不进行治疗,间隔综合征会引起相关间隔的肌肉坏死而合并长期功能障碍。

运动中极少发生肌肉裂伤,但是裂伤可以由冰鞋或高山速降滑板边缘切割造成。横向的裂伤会将肌肉纤维切断。这种创伤由纤维瘢痕组织来修复,修复后丧失收缩特性而影响受伤肌肉的功能。

延迟性肌肉酸痛一般在运动员肌肉不习惯的用力后发生。酸痛主要发生在离心运动后,训练后数小时症状逐渐明显,约 48 小时出现症状高峰,而运动后 2~3 天症状消失。

# 第十二章  急救技术

急救技术就是医护人员或者旁观者能够使用的、不需要或很少需要医疗设备的、对急危重症患者采取的急救措施。其中有一部分医学常识，需要急救人员能够掌握。例如，脑出血者应减少搬运；为防止误吸（入气管），在呕吐时应侧头；断肢需冷藏以备再植等等。急救技术包括：创伤的急救、非创伤性疾病的急救、心肺复苏。不管哪种急救，请尽早呼叫120。

## 第一节  创伤的急救

### 一、现场急救的原则

人在创伤后有三个死亡高峰。第一高峰：伤后数分钟，死因是脑干损伤、高位颈髓的严重损伤、心脏和大血管的损伤；第二个高峰：伤后6~8小时之内，死因是颅内血肿、血气胸、肝脾破裂、骨盆及四肢骨折所致的大出血；第三高峰：伤后数天或数周，死因是严重创伤后引发的重症感染和器官功能衰竭。如果在创伤急救的过程中能够做到止血彻底、包扎准确、固定牢固和安全搬运，将能避免或者降低第二和第三个死亡高峰期。

对于创伤急救，伤后1小时是决定生死的关键。要准确评估，将有生命危险和短期内无生命危险的伤员分开，按先重后轻、先救命后诊断的原则进行重点施救。第一优先，控制不住的严重出血、头部受伤、腹部开放性受伤及肠管脱出、骨盆骨折和眼部开放性创伤。第二优先，严重烧伤、颈椎以下的脊柱受伤、中度失血或失血量少于1000mL、头部严重受伤但仍清醒、多处骨折、背部受伤和服用药物过量但情况较稳定者。要求急救人员有独到的急诊意识、敏锐的思维，评估分类快速、准确。

现场急救一般应遵循如下原则。

1. 先复苏，后固定

遇到心跳、呼吸骤停且伴有骨折者，应首先采取心肺复苏术，直到心跳、呼吸恢复后再进行骨折固定。

2. 先止血，后包扎

遇到大出血且有伤口者，首先立即用间接指压法、止血带止血法等方法进行止血，接着消毒伤口并进行包扎。

3. 先救重伤病员，后救轻伤病员

遇到垂危的和较轻的伤病员时，优先抢救伤病危重者，后抢救伤病较轻者。

4. 先救急，后转运

过去遇到伤病员，多数是先送后救，这样可能会错过最佳抢救时机，造成不应有的死亡或致残。现在应颠倒过来，先救后送。在送伤病员到医院的途中，不要停止实施抢救，应继续观察病情变化，少颠簸，注意保暖，快速、平安送达目的地。

5. 急救与呼救并重

凡遇到危重症伤病员，必须急救与呼救同时进行。在遇到成批伤病员时，应较快地争取到大量急救外援。大量急救外援到达后，应在意外事故现场指挥部的统一领导下，有计划、有组织地进行抢救、分类、转送伤病员等工作。

6. 对伤病员的心理关怀

由于突发疾病或意外伤害，伤病员往往没有足够的心理准备，会出现紧张、恐惧、焦虑、忧郁等心理反应。此时急救人员应保持镇静，因为紧张而有序的救护活动会使伤病员产生一种心理慰藉和信任。同时，应关怀、安慰伤病员，使其保持镇静，以积极心态配合急救人员的救护工作。

## 二、伤情检查

气道的早期评估和通气是第一位的，然后必须判断病人的呼吸性质、循环灌注和控制出血，接着要判断可能的四肢损伤。病人是否出现呼吸浅促、喘鸣、费力、呼吸抑制；评估皮肤、口腔粘膜、甲床颜色决定是否有足够的氧合，要检查口腔的咽喉有无呕吐物、血液或异物梗阻。

查伤按 DRABC 程序检查。

D（danger），指危险，即存在的危险因素，如肠腔外溢、伤口继续出血，呼吸道阻塞、颈椎骨折等，需要立即采取措施。

R（reaction），指反应，即检查伤员对刺激的反应。

A（airway），指呼吸道，即检查呼吸道是否通畅，口腔有分泌物时，立即吸出，保持呼吸道通畅。

B（breath），指呼吸，即观察伤员的胸廓运动情况或感觉伤员的通气情况。最常影响通气的三个条件是张力性气胸、开放性气胸、大面积肺挫伤和连枷胸。可见矛盾呼吸，可及捻发音、骨擦音并伴肋骨骨折。听诊浊音示胸腔积液，鼓音示胸腔大量积气。

C（circulation），指循环，即触及颈动脉或股动脉判断循环情况。在病情危重的伤员多时，只能进行血压评估，如能触及桡动脉、股动脉、颈内动脉搏动时收缩压至少为10.7kPa、9.3kPa 和 8.0kPa。

事故现场评估休克有三点很实用的方法：

一是监测脉搏估计血压评价心输出量。轻度休克，脉搏 100～120 次/min，估计收缩压 12～13.3kPa 心输出量降低。中度休克，脉搏>120～140 次/min，估计收缩压 8～12kPa 心输出量明显降低。重度休克，脉搏难触及或>140 次/min，估计收缩压 5.3～8kPa。

二是毛细血管再充盈试验。用手轻压伤员指甲甲床末端或以玻片轻压其口唇黏膜，如果由红转白的时间在 2 秒内为正常，如果>2 秒为毛细血管再充盈速度迟缓，充盈速度迟缓是组织灌注不足最早的指征之一。

三是评估意识状态，在无脑部外伤的情况下，意识水平是脑血流灌注不足的可靠指征。如有明显意识水平改变，可考虑有严重组织灌注不足和低氧血症。

要特别注意无反应能力的伤员。对各种原因所致的休克尚未得到纠正者；出血不止，未能有效止血；呼吸道梗阻，呼吸功能障碍、极度呼吸困难；血气胸、开放性气胸、张力性气胸、连枷胸；高血压危象、急性脑血管意外、颅脑损伤伴深昏迷、颅内压升高等给以重点救治。

创伤伴心肺功能恶化可能有不同的原因，对每个原因都要进行处理，潜在的致心肺功能恶化的原因包括：

(1)严重中枢神经损伤伴发心血管事件；

(2)中枢神经损伤、气道阻塞、胸腔开放或气道塌陷、断裂致呼吸系统障碍，而出现缺氧；

(3)重要脏器的直接损伤，如心脏、大动脉、肺脏；

(4)潜在医源性或其他情况导致的损伤，如电击伤或驾驶员突发性心室纤颤；

(5)张力性气胸或心包填塞导致心排血量减少；

(6)失血导致低血容量使携氧能力下降；

(7)寒冷环境导致的继发性严重低温。

## 三、伤员的分类

伤员的分类是以决定优先急救对象为前提的，首先根据意识、呼吸、心跳及总体情况四个方面来判断伤员的状况。如果轻重不分，主次不明，就会耽误真正危重的伤员。判定一个伤员只能在 1~2 分钟内完成。对伤员进行简单分类有助于对现场伤员做标记和采取有针对性的急救措施。

伤员的分类以标志醒目的卡片表示。通常采用红、黄、绿、黑四色系统按强到弱来标识病情的轻重缓急，如表 12-1 所示。

表 12-1　　　　　　　　　　　伤员伤情程度及处理方式

| 类别 | 程度 | 标志 | 处理方式与伤情 |
|---|---|---|---|
| 1 | 危重伤，危及生命者 | 红色 | 立即处理；严重头部伤、大出血、昏迷、各类休克、严重挤压伤、内脏伤、张力性气胸、颌面部伤、颈部伤、大面积烧伤(>30%)。 |
| 2 | 重伤，马上危及生命者 | 黄色 | 次优先处理；胸部伤、开放性骨折、长骨闭合性骨折、小面积烧伤(<30%)。 |
| 3 | 轻伤，可行走者 | 绿色 | 延期处理；无上述情况的伤员。 |
| 4 | 致命伤 | 黑色 | 不处理；按有关规定对死者进行处理。 |

## 四、急救

紧急救治首先处理危及生命的病变，通畅气道，维持呼吸、循环功能。

1. 保持呼吸道通畅

(1)可利用物品去除口腔内出血、呕吐物和其他分泌物，可抬起双颏使呼吸道通畅（可不使颈椎受到弯曲）；多发伤或单独头颈部损伤时，脊髓必须给予固定保护。如颈髓损伤应保持头颈部的中立位及纵向牵引、固定。

(2)意识丧失者、头面颈部创伤者、无自主呼吸或呼吸困难者，应早期进行院外气管插管、人工呼吸及高流量吸氧。在不影响急救处理的情况下，协助伤员平卧、头偏一侧，或者施以恢复体位，以防止误吸。

2. 维持呼吸

如果呼吸消失或不足（浅或慢），必须予以辅助通气。当用面罩等装置通气时，头部、脊柱必须固定。若通气时胸部无扩张，则可能产生了张力性气胸或血胸，应减慢呼吸，手术治疗。连枷胸者应控制反常呼吸，可用厚棉垫或沙袋覆于浮动区域，然后用胶布加压固定，后位型者尚可取伤侧卧位来控制胸壁浮动。开放性气胸应密闭伤口，急救时可使用敷料覆盖伤口。单纯张力性气胸立即用粗针头在锁骨中线第二肋间刺入排气，在粗针头尾端拴一带侧口的橡胶指套，能立即排气减压。

3. 维持循环

斟酌使用心脏按压或电除颤，针对休克的病因抢救，如张力性气胸、大量出血、窒息、多根肋骨骨折、心包压塞等。休克病人应取休克卧位即头和腿部各抬高约30°立即开放（两条）静脉通道，补充血容量，多巴胺静滴。有活动性出血病人除积极快速输液、输血、补充血容量外，还应尽快止血，镇痛，但严重颅脑外伤、呼吸困难、急腹症病人诊断未明确者禁用；对面色苍白、四肢湿冷、出冷汗者应及时加棉被保温。

4. 其他救治

(1)隐匿伤：坠落伤、车祸伤等钝挫伤容易出现隐匿伤，病人表面"正常"，但很快出现问题，甚至危及生命，如肝、脾、肾破裂出血、心肌损伤、创伤性湿肺、血气胸等。如有可疑，到医院检查、观察。

(2)颅脑损伤：患者存在颌面损伤、颅底骨折、深昏迷、呼吸困难、口鼻出血或分泌物时，应及时控制气道、插管。颅腔异物的外露部分不要拔除，要加以保护，用敷料包扎固定。耳鼻流血不能填塞（因可能为脑脊液），而应及时擦去。抽搐者用安定肌注，昏迷者纳洛酮静滴，颅内高压者用20%甘露醇250mL静滴。

(3)烧伤：正燃烧时，勿呼喊、奔跑或赤手扑火，可卧地滚动。尽快将伤面浸入凉水中，但使用冰水不要超过10分钟。剪掉烧毁或化学物浸湿衣服，立即用冷水冲洗30分钟；化学性腐蚀剂烧伤（包括咽、食道烧伤）可用弱酸或弱碱中和，一时无合适药液，可用清水稀释，然后用牛奶或蛋清、植物油来保护粘膜创面；如有呼吸道烧伤，可表现为咳痰、呼吸困难，应早期大剂量用皮质激素，喉梗阻时，及时气管切开。生石灰烧伤应去掉颗粒后再冲洗。磷烧伤应将创面浸入水中或用湿纱布覆盖。冲洗眼时，必须拉开眼睑，暴露上下穹隆。

(4)断肢：不要急躁在将肢体从机器上撕下，也不能倒转机器来移出肢体，应停电、拆开机器移出，使用冰袋等低温保存（肢体和冰隔开以防冻伤）转运。

(5)脊柱损伤：局部疼痛、畸形，相应肢体活动障碍或麻木，大小便失禁或阴茎搏起。

（6）体表损伤的处理：急救时应考虑对伤肢实施降温处理。外行救助者对皮表创伤者推荐使用自来水冲洗伤口。皮肤或眼睛接触腐蚀性毒物时，用大量清水冲洗是最基本和最适当的急救措施。外行救援者对皮肤破损或损伤者使用抗生素药膏，并使用三种以上抗生素药膏要优于使用两种或单一种抗生素软膏。

（7）其他：①开放性喉损伤时，为防止纵隔气肿，应迅速闭合伤口，纱布填塞压迫止血，喉或气管应置入气管套管或塑料管。②口腔、颌面部损伤时，应清除口腔异物，解除舌后坠，颌骨移位致窒息者立即复位，昏迷或休克者可取俯卧位。③大静脉出血的主要危险是空气栓塞，应暂用手或绷带压迫。④开放性创伤应用敷料覆盖。如肠管脱出，可用湿纱布或干净的碗等覆盖。⑤蛇咬伤不要用嘴吸吮，可以用绷带捆绑患肢（不要太紧）。⑥锐器刺入不要拔出，应用敷料包扎固定，使锐器不移动（相对于身体）。

5. 止血

常用敷料、止血带和三角巾，就地取材也可用毛巾、手绢、衣物或领带，但是严禁用电线铁丝或者绳子。

止血方法有：

（1）指压动脉止血法，压迫颞浅动脉、面动脉、肱动脉、桡动脉、尺动脉、股动脉等出血的近心端。颈总动脉损伤可在锁骨上方直接将它压向颈椎横突。（见图12-1）；

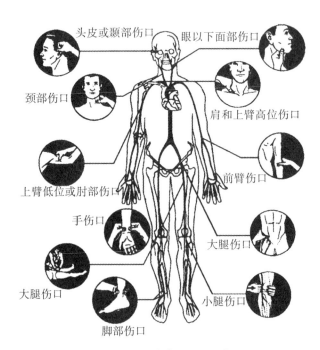

图 12-1　指压动脉止血压迫位置

（2）加压包扎止血法，最常用且可靠，即用纱布等覆盖用力加压包扎。

（3）止血带法，适用于上、下肢大出血，加压包扎或指压止血无效时。使用橡皮条或布条紧缠肢体止血。

注意事项：上臂扎在上 1/3 或下 1/3 处，下肢于股骨中下 1/3 交界处；包扎处应有衬垫；松紧以远端摸不到脉搏为合适；无论哪种止血都要记录时间，注意定时放松，每小时应放松 1 到 2 分钟，放松止血带时要缓慢，防止血压波动或再出血。

6. 固定

固定术是为防止骨折断端的移动而损伤血管、神经、内脏而实施的。主要用于固定四肢、骨盆和脊柱。院前头部或颈部受伤时，急救者不能确定颈椎是否受损时都推荐使用颈椎固定托；受到严重创伤或虽创伤较轻但有症状的伤员进行急救时也推荐固定颈椎。固定材料多用夹板和三角巾，于紧急时可就地取材，用竹棒、木棍、树枝等。固定的目的不是让骨折复位，而是防止骨折断端的移动，刺出伤口的骨折端不应该送回。固定要牢靠，松紧适度，皮肤和夹板之间要垫适量的软物。对于受挤压的肢体，为防止发生挤压综合征，应尽快解除压迫，暂时制动，伤肢降温，避免加压包扎或用止血带。

7. 搬动和转运

脊柱损伤搬运时，顺应伤员脊柱轴线，使脊柱固定或减少弯曲，滚身移到硬担架上，取仰卧位。或者 2~3 人协调一致，平起平放，慎勿弯曲，禁用搂抱或一人抬头，一人抬足的方法。

对于颈椎患者，要上颈托以防止颈椎继发损伤，如果没有颈托，要有专人托扶头部，沿纵轴向上略加牵引，使头、颈、躯干一同滚动，严禁随便强行搬动头部，在背部垫上软枕，使颈部略向后伸展，头两侧各垫软枕或折好的衣物。

对于胸椎腰椎患者，胸腰部应垫软枕或折好的衣物以防止移位，避免继发损伤。转运途中密切观察生命体征的变化，包括感觉、反射以及大小便情况等，尤其要注意呼吸频率的改变。监护持续的心电监护和氧疗，持续的扩容治疗和升压。昏迷、颅脑损伤的伤员应足朝前、头朝后放置。

## 第二节　非创伤性急救

### 一、急性喉梗阻

喉的急性炎性病变是引起急性喉梗阻的最常原因，喉水肿、喉异物、喉癌、喉外伤及双侧声带麻痹外，尚有喉痉挛、喉肿瘤、先天性畸形、喉白喉等都可发生急性喉梗阻。

症状及诊断：吸气性呼吸困难，特点是呼吸频率基本不变而吸气加深延长，吸气时多有明显的三凹症(锁骨上窝、胸骨上窝、肋间隙明显凹陷)，且吸气时有喘鸣声。声音改变(声嘶)为常见的而非必有的症状。可有烦躁、出汗、面色苍白或发绀等症状。

处理：① 抗菌素和激素的应用：正确应用肾上腺皮质激素如氟美松，减轻喉水肿，改善梗阻症状，可采用雾化吸入及静滴。②心衰和肺水肿的防治：心力衰竭是急性喉梗阻主要症状之一，尤其在小儿，常成为致死原因。③气管切开术：Ⅱ度呼吸困难应积极治疗，严密观察。如为呼吸道异物，应立即取出，去除病因。Ⅲ度呼吸困难，如为癌症、外伤所致应立即行气管切开，如为炎症所致，应再作1~4小时治疗观察，不缓解则行气管切开。Ⅳ度呼吸困难，无论何种原因导致的喉梗阻，必须争分夺秒切开气管，建立人工气道以挽救生命。部分患者，特别是病情险恶者，可先行气管插管，再作常规气管切开。对极个别插管困难者、会厌及下咽部极度水肿者，可用粗针头2~3根作环甲膜穿刺术。

紧急开放气道困难，其他方法一时无法实施时，可用环甲膜穿刺法，环甲膜位于甲状软骨和环状软骨之间(喉结最高点下1.3cm处)，操作时先固定甲状软骨，颈部过伸位，用吸有盐水的注射器，以水平成角30°~40°向脚的方向穿刺，刺入气管后可吸出空气。

## 二、呼吸道梗阻

症状有明确的异物阻塞病史。部分阻塞者常能强力咳嗽，可闻及喘鸣和嘈杂的空气流动声。换气不良者，咳嗽无力，吸气末带有高调喘鸣，呼吸困难，面色发绀或苍白。呼吸道完全阻塞者，突然不能说话、咳嗽或呼吸，极度呼吸困难，患者常不自主地以一手的拇指和食指呈Ⅴ状贴于颈前喉部面容痛苦欲言无声，如询问"你是被卡住了吗?"可做肯定示意。意识丧失和心搏骤停时发生的舌后坠是上呼吸道梗阻的最常见原因。血液和呕吐物都可能堵塞呼吸道引起呼吸道梗阻。

急救方法:

(1)咳嗽:如果可以自主咳嗽，尽力而为。

(2)海姆立克急救法(腹部冲击法，图12-2):①即病人相当清醒并能站立时，救护人从背后抱住其腹部，一手握拳，将拇指一侧放在病人上腹部(肚脐稍上)，另一手握住握拳之手急速冲击性地、向内上方压迫其腹部，反复有节奏用力地冲击以形成的气流把异物冲出，可冲击6~8次。病人应头部略低，嘴张开以便异物吐出。②如病人昏迷不能站立，则可取仰卧位，救护人两腿分开跪在病人大腿外侧地面上双手叠放，用手掌跟顶住腹部(肚脐稍上)进行冲击。如异物已被冲出迅速掏出清理。③对幼小儿童的急救方法是，救护人员取坐位让儿童背靠坐在救护人的腿上，然后救护人用双手食指和中指用力向后上方挤压患儿的上腹部，压后随即放松，也可将小儿平放仰卧，救护人用以上方法冲击。如果在紧急情况下病人周围无人在场，则自己可用桌边顶住上腹部快速而猛烈地挤压，压后随即放松。

(3)拍背法:用于意识清楚的患者，尤其小儿，使患者头部低于胸部水平，手掌根在其肩胛区脊柱上给予6~8次急促拍击(见图12-2)。

(4)胸部冲击法:适用于肥胖者或妊娠后期孕妇。其方法是，站在患者身后，上肢通过患者腋下将胸部环绕起来，其余同腹部冲击法(见图12-2)。

(5)开放气道法:舌后坠等问题用此法解决，手指清除异物一般只适用于可见异物，专业人员实施。

(6)胸外心脏按压:对于昏迷、呼吸或循环停止者，应采用此法，可清除异物。

(7)专业人员对无意识患者呼吸道梗阻的解除:如果发现患者倒地，又明确为呼吸道异物梗阻引起，可以:①进行心肺复苏，如有第二名急救人员在场，让他打电话。②开放气道，用舌下颌上提法，如可见异物，用手指清除口咽部异物。③尝试通气，如通气时患者胸部无起伏，重新摆放头部位置，再尝试通气。④如果反复尝试后仍不能进行有效通气，可以实施腹部冲击法。⑤如仍失败，使用环甲膜切开术，或使用专门器具取异物(用

Kelly 钳，Magilla 镊）。

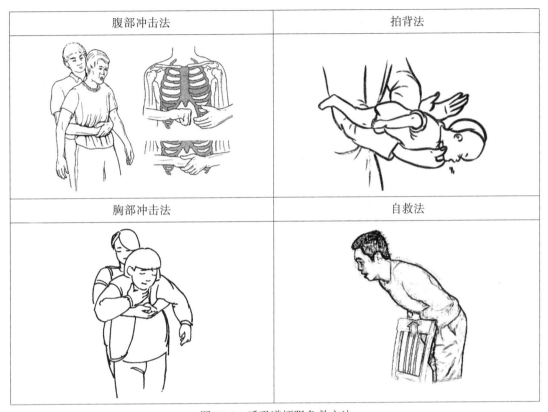

| 腹部冲击法 | 拍背法 |
|---|---|
| 胸部冲击法 | 自救法 |

图 12-2　呼吸道梗阻急救方法

### 三、致死性过敏反应

密切观察：对于喉、声带水肿、咽后壁、喉头肿胀的病人早期选择气道内插管是合适的，如果呼吸功能出现障碍，不应犹豫，应立即插管。如果插管延误的话，病人会在短期内(0.5~3 小时)恶化，试行插管只会增加喉头水肿或造成呼吸道的出血，声门狭窄，气道插管、环甲膜切开甚至面罩通气都将十分困难。

循环支持，快速扩容：短期内输入大量液体，常规给 2~4L 等渗溶液。药物包括：(1)大剂量肾上腺素静注(迅速达到大剂量)，在所有心脏骤停病人应毫无犹豫的应用，常规 1~3mg 静脉注射，然后 4~10mg/min 静脉滴注。(2)抗组胺药静注。(3)皮质醇：在复苏后恢复时有效。(4)阿托品：由于过敏致心脏骤停，多由于 PEA 或心跳停搏，因此推荐使用。(5)吸入 β-肾上腺素：如果以气管痉挛为主，吸入舒喘灵；如果存在低血压，在吸入舒喘灵前应用肾上腺素。在 β-受体阻滞病人存在气道痉挛时应用异丙托胺是尤其有效的。

清除残留致敏毒物：少数被蜜蜂等昆虫叮咬者，会有致病毒物残留于组织内，局部挤压会增加毒性反应，应用冰冷敷会减缓抗原吸收。

### 四、溺水

不会游泳者自救：落水后不要慌乱，应尽可能使头后仰，口向上方，将口鼻露出水面，这样就能保持呼吸。呼气要浅，吸气宜深，尽可能使身体浮于水面，或者抓住漂浮物，等待他人救援。千万不要将手上举或拼命挣扎，这样反而容易下沉。

会游泳者自救：会游泳者一般是因腓肠肌痉挛而溺水，此时可自己浮上水面，深吸一口气，然后团身浸入水中，将痉挛下肢的拇指用力向上方拉，使拇指翘起来，持续用力，直到剧痛消失，此时抽筋自然会停止，并对痛处充分按摩，以免再次抽筋，然后上岸。

互救：急救者脱去衣服鞋靴，尽快到达溺水者附近。对神志清醒、精疲力竭的溺水者，从其后面用双手托住其头部（两人均采用仰泳，以利于呼吸），将其带到安全处。对于心慌意乱的溺水者，急救者应从其背后接近，用一只手从背后抱住其头颈，另一只手抓住溺水者的手臂游向岸边。救援时如果被溺水者紧抱缠身体，不要相互拖拉，应放手自沉，使溺水者的手自行松开，在进行救护。

岸上救护：发现溺水者，应立即拨打 120 及 110 求救。应清除口腔、鼻部的淤泥、杂草、呕吐物、假牙等，解开衣扣、领口，打开气道。迅速将溺水者放在救护者屈膝的大腿上，头部向下，随即按压其背部，迫使吸入呼吸道和胃内的水流出。如果溺水者心跳呼吸停止，则倒水时间不宜过长。对呼吸停止者应立即进行人工呼吸，对心跳停止者应先进行胸外按压。不要轻易放弃抢救，特别是低温情况下，应抢救更长时间，直到专业医护人员达到现场。

### 五、电击

抢救者必须使伤者立即脱离电击，低压电源（220~380V）触电时可拉闸断电，或用干燥木棒、竹竿、橡胶制品等移开电源；1000 V 以上高压电击伤时，只能拉闸或用专用绝缘工具断电。高压线断落地面点外 20 米存在跨步压触电的可能，应单脚蹦行。如电击伤发生在难以接近的地点，例如在一个柱子的顶部，抢救者必须尽可能将伤者放下。可以请119 协助。

对于呼吸、心跳停止者，立即进行心脏除颤和心肺复苏。不要轻易放弃，应持续在现场进行心肺复苏，直到专业医护人员到达现场。一般应持续 30 分钟以上。如果伤者有头或颈部创伤，救治中要注意保护脊髓。电击伤通常引起相关的创伤，包括脊髓损伤、肌肉痉挛、强直引起的骨折。应脱去病人的衣、鞋和腰带以防止进一步的损伤。

### 六、中毒

急性中毒者病情变化快，应迅速进行抢救。救治原则是立即终止接触毒物，清除进入体内已被吸收及尚未被吸收的毒物，尽快送至医院，及时使用解毒剂进行对症治疗。

脱离现场：使中毒患者迅速脱离染毒环境。现场急救中，如有毒源继续溢漏，应尽快切断毒源。使患者在通风好、无毒物污染的安全处进行急救。接触中毒应立即脱去污染衣服，用清水洗净皮肤。注意冲洗皮肤不要用热水以免增加毒物的吸收。毒物如遇水会发生反应，应先用干布抹去沾染物，再用水冲洗。对于可能引起化学烧伤或能经皮肤吸收引起中毒的毒物更要充分冲洗，一般冲洗时间不少于 20 分钟，并选择适当的中和剂进行中和处理。眼染毒物(液滴、微粒)溅入眼内或结膜接触有毒气体时，要迅速优先用大量清水冲洗。

保持呼吸道通畅，及时进行心肺复苏：清除呼吸道分泌物，保持气道畅通。观察患者的生命体征，凡心搏和呼吸停止的应迅速施行心肺复苏。

终止毒物的继续吸收：经口引起中毒的毒物为非腐蚀性毒物时，应立即用催吐、洗胃或导泻的方法使毒物尽快排出。常用催吐方法是机械催吐。用压舌板或手指探触咽腭弓和咽后壁使中毒者呕吐，吐前可令其先喝适量温水。洗胃是经口中毒清除未吸收毒物的主要方法，以下几点要特别注意：① 洗胃以服毒 6 小时以内最有效。②洗胃液多以清水为宜，忌用热水。③每次灌入量以 300~500mL 为宜，每次洗胃液总量 8000~10000mL。④洗胃时应注意防止吸入性肺炎、水中毒和脑水肿。⑤对深昏迷、腐蚀性中毒、挥发性烃类化学物(如汽油)中毒不宜洗胃。

促进毒物的排泄：可通过利尿排毒，换血疗法，血液灌流等促进毒物的排泄。如患者吞服了中等剂量的某种毒物(已知可被活性炭吸附)，可考虑给予活性炭。若中毒者没有完善的气道保护，活性炭不能使用。对吞服大量工业性强腐蚀剂或固体腐蚀剂的患者，可考虑给予大量清水。

### 七、急性冠脉综合征

急性冠脉综合征(ACS)是心脏性猝死或心绞痛的最主要原因。在急性心肌梗塞发病后前 4 小时最主要危险是 VF(心室纤颤)，应早期电除颤。死亡原因主要包括：VF/VT(室性心动过速)、充血性心力衰竭、心源性休克和左室泵衰竭，或出现血管再堵塞的梗死扩展，伴有心脏破裂或心脏结构破坏的机械并发症。

症状：胸痛部位多为左前胸或同时左后背，少数为正前胸、颈部或左上肢。胸痛性质为压榨样、沉闷样，常伴胸闷、憋气、出汗或呼吸困难。

急救：

(1)立即让患者原地静卧休息。解开患者的衣领和腰带，禁止患者用力和进行任何体力活动。立即拨打 120 医疗急救电话，要求救护车装有除颤设备。

(2)密切观察病情，注意患者的神志、血压、脉搏、呼吸等生命体征。如果患者出现心跳、呼吸停止，应立即对其进行心肺复苏。

(3)正确协助患者服药。推荐的服用药物有：①硝酸甘油，舌下含服。该药的作用是降低心肌耗氧量，同时扩张冠状动脉。②阿司匹林，嚼服。该药的作用是抗血小板，避免凝血。过敏者不可服用。③倍他乐克，口服。该药的作用是减慢心率，降低血压，降低心肌耗氧量，同时防止出现心室颤动等。血压低于平时及心率低于 60 次/min 者不可服用。

(4)有条件时给予患者吸氧。

### 八、急性左心衰

症状：有劳累后呼吸困难或夜间阵发性呼吸困难的病史，有高血压、肺炎、过度输液等诱因。出现呼吸困难、咯粉红色泡沫痰、强迫坐位、大汗、口唇轻微发绀、两肺底可听到水泡音等。

急救：急性左心衰应迅速送医院急救，或呼叫 120 救护车急救。病人取端坐位，双下肢下垂，给予酒精湿化的氧气吸入；强心但急性心肌梗死者病初 24 小时内慎用西地兰等强心药，有快速房颤者则可少量应用西地兰；平稳降压，用速尿、乌拉地尔或硝酸甘油；如血压不低，可给予吗啡和速尿；综合治疗，平喘、镇静、扩血管及应用激素等治疗。保持呼吸道通畅，及时清除呼吸道分泌物，建立床旁心电监护。呼吸衰竭者，予气管插管及正压呼吸。

### 九、急性脑血管病

病情观察：通过对话、呼唤和给予刺激来判断意识；观察瞳孔是否等大等圆；观察血压、脉搏、体温、呼吸的情况，观察瘫痪、抽搐发作的情况。

脑出血可能先有短暂的头晕、头痛、呕吐、口眼歪斜、单侧肢体瘫痪，此时要让病人完全卧床，头部稍垫高略后仰侧卧，以便呕吐物及时排出，避免窒息，可以给予吸氧。要尽快用担架抬到医院急救，并避免震动、减少搬动。急性期，如果收缩压大于 210mmHg，舒张压大于 110mmHg 时方可考虑应用降压药物，首选拉贝洛尔、卡托普利，一般降低至用药前血压 20%~30% 为宜，同时应脱水治疗降低颅内压。

缺血性脑卒中：一般当舒张压大于 130mmHg 时，方可小心将血压降至 110mmHg，一般选用硝普钠、尼卡地平、酚妥拉明。对急性缺血性中风，rtPA 的价值得到肯定。

### 十、高血压急症

（1）常规处理：

①立即予以安置，卧床休息，予舒适的体位，吸氧。要宽慰病人使其心身安静。适当给予安定等镇静剂。②严密观察病情变化，注意有无头痛、恶心、呕吐、视力模糊、抽搐、惊厥等症状，认真观察血压、神志、心率、心律、呼吸、尿量变化。③快速建立有效的静脉通路，舌下含服硝酸甘油和硝苯地平。④备好各种急救物品和药品，并掌握其使用方法，如人工呼吸器、除颤器、甘露醇、硝普钠、硝酸甘油等。⑤呕吐的患者将其头偏向一侧，吸痰，清除口腔呕吐物，保持呼吸道通畅，必要时，气管插管预防窒息。⑥应早期迅速与医院急诊科联系，通知有关科室或 CT 室做好抢救工作。切忌乘公共汽车或扶病人步行去医院。

（2）个性化处理：急性脑血管病、心肌梗塞等见相关章节。

①高血压急症伴有心肌缺血、肺水肿时，用硝酸甘油，若心力衰竭加用利尿剂或鸦片类药物。此类患者，血压的目标值是使其收缩压下降 10%~15%。

②高血压脑病：主张选用尼群地平、酚妥拉明、卡托普利或拉贝洛尔。高血压脑病平均压在 2~3 小时内降低 20%~30%。

③急性主动脉夹层，首选静脉给药的 β 阻滞剂如艾司洛尔或美托洛尔，同时给予硝普钠，首期降压目标值将血压降至理想水平，在 30 分钟内使收缩压低于 120mmHg。药物治疗只是暂时的，最终需要外科手术。

④儿茶酚胺诱发的高血压危象：此症的特点是肾上腺素张力突然升高。首选静脉给药

的 β 阻滞剂。

⑤怀孕期间的高血压急症，硫酸镁、甲基多巴及肼屈嗪是比较好的选择。妊娠高血压综合征伴先兆子痫使收缩压低于 90 mmHg。

## 十一、哮喘

(1)临床表现为：哮喘进行性加重，有窒息感，被迫端坐，头向前俯，两肩耸起，两手撑于膝盖上、桌上或床边，用力喘气，说话断断续续，烦躁大汗，甚至嗜睡，口唇指甲发绀，可闻到喘息音。

(2)与心源性哮喘鉴别：判断是否有诱因发作，简单询问是否有哮喘史、过敏史、高血压、冠心病史、风湿性心脏病史。简单了解主要病史，若有粉红泡沫痰，多为急性左心衰竭。

(3)哮喘患者一旦急性发作，应立即采取以下措施：①拨打急救电话或启动 EMS 系统，为需救助者提供气雾剂；②开治疗处方(但某些气雾剂包括长效和预防性用药不适用于急救时使用)。如在家中而又无法立即送医院时，首先及时撤去诱因或离开可能诱发哮喘的现场(新装饰家具的有害气体，或化工厂、花粉、灰尘、气味)，将患者放在空气流通的地方，解开衣领注意保暖。应立即吸氧并迅速应用气雾剂，如喘乐宁或可必特立即气道吸入 2~4 喷，每隔 20 分钟可重复吸一次；如家中备有博利康尼药片，可口服一片(2.5mg)。同时口服强的松 5mg，并及时吸入糖皮质激素(如必可酮或普米克)，每隔 20 分钟吸入 2 喷。

(4)患者昏迷、烦躁无法使用吸入治疗，可皮下注射肾上腺素(1/1000)0.3mL，也可用氨茶碱 0.25g 加生理盐水静脉缓慢推注。尽快静脉应用糖皮质激素；有明显呼吸道感染症状仍不缓解，意识不清或是昏迷状态，应考虑机械通气。

## 十二、严重心律失常

(1)常规监护和治疗：①注意心电监护、呼吸监护、意识方面监护。②心功能的监护，出现气促、烦躁、咳嗽不能平卧、双肺底闻及细湿罗音时，预示发生急性心力衰竭，必须及时处理。经药物治疗无效的快速性严重心律失常，应迅速进行电复律。③血压的监护，收缩压在 10.7 kPa 以下，高血压病人收缩压比原水平下降 30% 以上，同时伴有烦躁、面色和皮肤苍白、肢体湿冷等，意味着已进入休克早期，必须立即使血压回升到生理范围。

(2)常见分类的对症治疗：①阵发性室上性心动过速：a. 维拉帕米 5 mg，稀释后缓慢静脉注射，无效时 30 分钟后再用 5 mg，总量不超过 15 mg，但心力衰竭、病窦综合征、房室传导阻滞、洋地黄中毒等禁用；b. 普罗帕酮 70 mg，稀释后缓慢静脉注射，无效时 30 分钟后再用 70 mg，总量不超过 210 mg，房室传导阻滞者禁用；c. 胺碘酮，150mg，稀释后缓慢静注，5 分钟至 10 分钟注完，无效时 30 分钟后再用 150 mg；d. 毛花苷 c，尤其适用于合并心力衰竭者，0.4mg 稀释后缓慢静脉注射，若无效，30 分钟后再用 0.2mg 至 0.4 mg。e. 同步电复律，药物治疗无效或出现严重血流动力学障碍时使用，洋地黄中毒或低血钾禁用。首次给 50 J 同步直流电复律，无效时增至 100 J 至 l50 J。电击不超过

3 次。②心房颤动，心室率超过 120 次/min，有明显症状者给予药物治疗，如胺碘酮、心律平。

（3）危险性室性心律失常，①利多卡因，100mg，稀释后缓慢静脉注射，无效时 10 分钟后重复 1 次，1 小时总量不超过 300mg，有效后以 1mg/min 至 4mg/min 静脉滴注维持；②胺碘酮；③普罗帕酮；④出现低血压、休克、心力衰竭，首次 20J 至 50J 同步直流电复律，若无效加大至 100J 至 250J。非同步直流电除颤首次用 200J 至 250J 非同步直流电除颤，若无效增大至 300J 至 360J 每次间隔 1 分钟。

（4）严重缓慢心律失常，用阿托品、心脏起搏或异丙肾上腺素，针对病因治疗。

### 十三、低温

患者低体温时脉搏难以触及，因此，进行基础生命支持前应先评估呼吸，再用 30~40 秒时间评估脉搏，确认有无呼吸骤停、无脉性心跳停止或需要 CPR 的严重心动过缓。如果可能，应用加温氧气面罩(42~46℃)通气。急救人员应立即开始心肺复苏和复温。不要等到复温后再进行基础生命支持。

防止患者中心热量进一步散失，除去患者身上的冷湿衣物，隔离或放置于避风寒的地方。核心体温低于 34℃时，要进行复温。严重低温者可使用加热设备(热辐射、热水澡、热空气、热水袋)。核心体温低于 30℃时，静脉输入热盐水，腹膜灌洗等。

### 十四、中暑

对中暑的急救牢记以下五字诀：移、敷、促、浸、擦。

移：移至阴凉、通风的地方，同时垫高头部，解开衣裤，有条件的进入空调房间降温。

敷：敷头部，用冷水毛巾，或冰袋、冰块置于病人头部、腋窝、大腿根部等处降温。

促：将病人置于 4℃水中，露出头，并按摩四肢皮肤，促使皮肤血管扩张。

浸：将患者躯体呈 45 度浸在 18℃左右井水中，以浸没乳头为度。促、浸两法水温低，不适于体弱及年幼、年老者。

擦：浴盆中可放入仁丹，酒精(白酒)擦浴，把皮肤擦红，一般擦 10~15 分钟测一次体温。

医院前救治：补液是治疗中暑的关键，在第一时间给患者服用盐水或糖盐水，给予含盐饮料如汽水、绿豆汤、冷开水。用量 1000~1500mL，分次饮用。轻度中暑及重度中暑患者同时静脉滴注生理盐水及葡萄糖。高热重症中暑及神志改变者，在 500mL 液体中加入氢化可的松 50mg 静滴，并同时送医院救治。

### 十五、休克

①休克病人应就地进行抢救，保持病人安静。②体位取休克卧位，即头和腿部各抬高约 30°。③保持呼吸道通畅，清除口咽部异物，抬起下颌，必要时气管插管或气管切开。④保证持续的扩容治疗和使用升压药物，立即开放两条静脉通道，及时补充血容量。⑤剧痛时可肌肉或静脉注射吗啡 5~10mg 或哌替啶 50~100mg，但严重颅脑外伤、呼吸困难、

急腹症病人诊断未明确者禁用。⑥尽快止血是治疗失血性休克的根本措施。⑦保暖，对面色苍白、四肢湿冷、出冷汗者应及时加被保温。⑧转运途中要给予持续的心电监护和氧疗，每5~10分钟测血压、脉搏1次，并做好记录。⑨转运时，不要给病人任何饮料或食物，如病人口唇干燥，可用湿纱布湿润。如病人张口呼吸，将纱布打开盖在口腔。

### 十六、大咯血

①迅速作体位引流，头低足高，上身与床沿垂直或呈60°角，另一人托起患者下颌，使咽喉与主气管之间尽量伸直。并拍击背部，尽快拍出肺内积血，同时上开口器或压舌板，取下假牙，清理口腔，咯血稍缓解后，取患侧卧位，以防健侧肺被血淹溺，保持呼吸畅通。②止血药。首选垂体后叶素5~10u加40mL液体缓慢静推，6小时后可重复；酚妥拉明、止血敏、立止血。③镇静剂如安定10mg肌注。

### 十七、癫痫

(1) 避免外伤。对癫痫大发作者，应立即采取平卧位，头偏向一侧，迅速将衣领、裤带松开，取下假牙，用压舌板放入患者上、下臼间，防止下颌关节脱位和舌肌咬伤，肢体抽搐要保护大关节以防骨折和脱臼。但必须防止患者口腔、牙及救生员手指损伤，并且保证不会形成人为的异物而阻塞患者气道。对精神运动性发作者，防止自伤、伤人。在患者发作前立即用针刺或手指掐其人中、合谷等穴位，有时可阻止癫痫发作。

(2) 防止窒息和纠正缺氧。保持呼吸道通畅，迅速清除痰液、口腔分泌物及呕吐物，防止被吸入肺内而致窒息，如有舌根后坠应将其拉出并清除痰液，必要时辅助呼吸。若患者已牙关紧闭，不要强行撬开，否则会造成患者牙齿松动脱落。

(3) 患者抽搐时，不可强行按压其肢体，以免造成韧带撕裂关节脱臼甚至骨折等损伤。癫痫发作过程中，为避免患者再受刺激，不要用针刺或手指掐人中穴的抢救方法。

(4) 当患者全身肌肉抽搐痉挛停止，进入昏睡期后，应迅速将患者的头转向一侧，让其口中的唾液和呕吐物流出，以免窒息。此时患者的全身肌肉放松，可将其原来的强迫姿势改为侧卧，这样可使患者全身肌肉放松，舌根也不易后坠而阻塞气道。并注意保暖和保持环境安静。

### 十八、自缢

俗称上吊，可因呼吸道闭塞、血液循环障碍、颈髓损伤或反射性心脏停搏而致死。发现有人缢吊时，一边呼救，一边尽可能将患者身体上托，剪断吊绳。现场复苏时，通畅气道非常关键，如颈部软组织淤血或喉头舌骨骨折，应插管，人工呼吸时，口对口吹气法，效果显著。

### 十九、昏迷

①收集病史明确诊断：发病方式、发病过程、时间急或缓、有无外伤、脑血管病等。首发病状，伴随症状，发病的年龄和季节，发病现场，既往史。②急救处置：昏迷者密切观察病情变化，包括意识、瞳孔、体温、脉搏、呼吸及血压。保持呼吸道通畅，给予病人

平卧位，头偏向一侧，或给予恢复体位，抽吸痰液，给予持续吸氧，注意观察病人呼吸幅度。③建立静脉通道。送往医院。

### 二十、呼吸衰竭

（1）病因治疗。即针对基础疾病治疗。引起呼吸衰竭的基础疾病如果是重症肺炎，应给予抗感染治疗。如果是危重哮喘，则应给予抗炎、解痉、平喘治疗。如果是格林-巴利综合征需要用糖皮质激素治疗。如果是重症肌无力应当用拟胆碱药治疗。

（2）诱因治疗。如 COPD 呼吸衰竭的诱因是痰液潴留，则必须加强痰液的湿化、引流和吸引。如吞咽困难、进食呛咳引起反复气道吸入，应给予置鼻饲管。如气胸诱发应立即胸腔抽气或胸腔插管引流。如阿斯匹林诱发哮喘大发作，则必须避免接触。

（3）对症治疗。退热、祛痰、止咳、平喘等治疗，减轻或控制症状。

（4）支持治疗。包括呼吸支持和其他支持治疗。前者如氧疗和机械通气，后者如心功能支持、肾功能支持、肝功能支持和营养支持等。

（5）治疗并发症。如电解质紊乱、消化道出血、脑水肿、休克、心衰和心律失常、肝肾功能不全等。

（6）伴发症治疗。糖尿病、高血压病、中风、冠心病应给予相应的治疗。

（7）呼吸兴奋剂。指征：中枢性呼吸衰竭如院前复苏后，患者呼吸十分微弱、缓慢，仍然紫绀。方法：① 尼可刹米（可拉明）：剂量为 1.125～1.875 g（3～5 支）加入 250～500 mL 液体中静脉滴注，根据患者情况调整单位时间用量；无效可 20～30 分钟后静脉注射 0.375 g（1 支），并加快静滴速度。不要给药过浓、过快。② 山梗菜碱（洛贝林）：剂量为 3～6 mg/次，肌内注射 3 mg/次或稀释后缓慢静脉注射，或 12～15 mg 加入 250～500 mL 液体中静脉滴注。效果不明显可于 30 分钟后重复静脉注射 1 次并加快给药速度。③ 二甲弗林（回苏灵）：剂量为 8～16 mg/次，肌内注射或用生理盐水稀释后缓慢静脉注射。疗效不明显可于 20～30 分钟后重复应用。注意妊娠及肝肾功能不全者禁用。

## 第三节　心肺复苏术

### 一、心肺复苏术的概念和意义

心肺复苏术（cardio pulmonary resuscitation，CRP）是指当任何原因引起急危重症伤病员心跳和呼吸骤停时，在现场徒手维持心跳和呼吸骤停者的人工循环和呼吸的最基本的抢救方法。其目的是保护伤病员的脑和心脏等重要脏器，并尽快恢复其自主循环和呼吸的功能。

心肺复苏术适用于抢救各种原因引起的猝死者，即突然发生心跳和（或）呼吸骤停的伤病员。心脏一旦停搏，血液循环停止，体内储存的氧在 4～6 分钟内即耗竭。当呼吸首先停止时，心脏尚能排血数分钟，肺和血液中储存的氧可继续循环于脑和其他重要器官。因此，对呼吸停止或气道阻塞的伤病员及时进行抢救，可以预防心脏停搏。

人体大脑是高度分化和耗氧最多的组织，对缺氧最为敏感。脑组织的质量虽然只占体质量的 2%，其血流量却占心输出量的 15%，而耗氧量则占全身耗氧量的 20%。儿童和幼儿的脑耗氧量占全身耗氧量的比例更高达 50%。在正常温度时，当心跳骤停 3 秒时，人就会感到头晕；心脏骤停 10~20 秒时即可发生晕厥或抽搐；心脏骤停 30~45 秒时可出现昏迷、瞳孔散大；心脏骤停 60 秒后呼吸停止、大小便失禁；心脏骤 4~6 分钟后脑细胞开始发生不可逆转的损害；心脏骤停 10 分钟后脑细胞死亡。因此，为挽救生命，避免脑细胞死亡，要求在心跳骤停 4~6 分钟内立即对伤病员进行现场心肺复苏术。复苏的成功不仅在于使心跳、呼吸恢复，更重要的是使大脑的正常功能恢复。越早开始实施心肺复苏术，复苏成功率就会越高。

### 二、心肺复苏术实施

现场心肺复苏术包括 4 个主要步骤，即胸外心脏按压（circulation）、开放气道（airway）、人工呼吸（breathing）和除颤（defibrillator），简称 C、A、B、D。实施现场心肺复苏术的目的是尽快使伤病员的自主呼吸和循环恢复，延缓机体耐受临床死亡的时间。

在实施心肺复苏术之前，必须首先迅速判断伤病员的神志、心跳、呼吸是否存在。心跳、呼吸骤停的主要指征是意识丧失、颈动脉搏动消失、呼吸停止、瞳孔散大。心跳、呼吸骤停可由疾病突发或意外事故，如心肌梗死、溺水、外伤、触电、气道阻塞及中毒等原因所致。当确定伤病员的心跳、呼吸停止时，应立即呼救和进行现场心肺复苏术。

1. 体位

为使复苏有效，必须使患者平躺在坚实的平面上（背靠坚硬地板或垫硬板，头不要枕枕头），解开其衣领及裤带。如果伤病员俯卧或侧卧，则应立即使其翻转成仰卧位。搬动伤病员应整体搬动或整体翻转，特别是对怀疑有颈椎伤者，应防止颈部扭曲。

翻身的方法：抢救者首先跪在伤病员一侧的肩颈部，将其两上肢向头部方向伸直，然后将伤病员远离急救员侧的小腿放在另一侧小腿上，两腿交叉，用一只手托住伤病员的后头颈部，另一只手抓住其肩部，肘部顶住其胯部，使头、颈、肩和躯干呈一整体翻转成仰卧位。最后将其两上肢放回身体两侧（图 12-3）

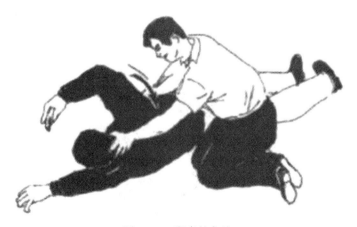

图 12-3 翻身的方法

抢救者的位置：担任抢救时，抢救者跪于伤病员肩部位置，两腿自然分开，与肩同宽，两只膝盖分别位于伤病员的颈部和胸部位置，这样有利于进行吹气和按压，而不用来回移动膝部。双人抢救时，两人相对，一人跪于伤病员头部水平，负责人工呼吸，另一人跪于伤病员胸部水平，负责胸外按压。

2. 检查意识是否存在

患者意识丧失，尤其是突然间意识丧失时，通常会出现全身肌肉松弛，就地摔倒。此时应大声呼喊伤病员的名气或者喊"喂，喂，你怎么了！"，并轻拍伤病员的双侧肩部及掐人中（"一喊二拍三掐人中"）。对婴儿，可拍击其足跟或掐捏上臂。如无睁眼、呻吟、肢体活动反应，即可确定其意识丧失，已陷入危重状态（图 12-4）。

如果有反应、有呼吸，则要明确病情，求救，给予合适的体位，例如恢复体位；如果无反应，则要开放气道；无呼吸，则要人工呼吸，给予复苏体位，识别有无循环体征，必要时给予心肺复苏。

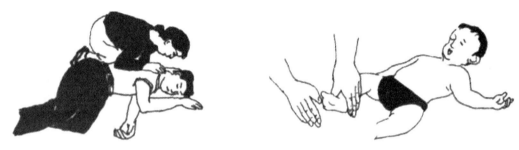

图 12-4 成人与婴儿的意识判断方法

3. 心跳停止的判断

颈动脉较粗，且离心脏最近，又容易暴露，便于迅速触摸。抢救者将一只手放在伤病员前额上继续保持伤病员头部后仰的同时，将另一只手的食指和中指指尖并拢，置于伤病员的喉部，平喉结向靠近抢救者一侧的颈部滑动到胸锁乳突肌前缘的凹陷处（图 12-5）。此处如果摸不到搏动，则可确定心跳停止。一旦确定心跳停止，应迅速拨打急救电话"120"通知救援医疗服务系统，同时进行胸外心脏按压。

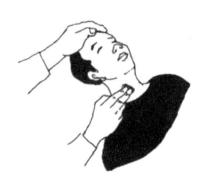

图 12-5 触摸颈总动脉

4. 检查呼吸是否停止

正常人呼吸频率为 16~20 次/min。生命垂危患者呼吸变快或变浅或不规则。患者陷入垂危状态时或临死前，呼吸变得缓慢、不规则，直到停止。另外，心脏停止可引起呼吸停止。如果呼吸停止，应马上进行口对口人工呼吸。

(1)清理口腔异物：如果患者发生严重呕吐，呕吐物可能堵塞呼吸道而使呼吸停止。所以，应先检查呼吸道是否通畅，有无被异物、呕吐物甚至坠落的假牙阻塞。用最短的时间，先将患者的衣领口、领带、围巾等解开，迅速清除其口鼻内的污泥、呕吐物或者异物等，以利于呼吸道畅通。异物若为液体，在翻身、头侧位时会自动流出。对于固体或半流体异物(污物、假牙及呕吐物等)，可用手指挖出(图 12-6)。

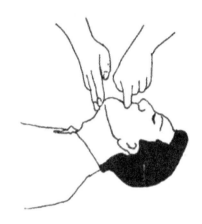

图 12-6 清理口腔异物

(2)气道开放：开放气道用于救治昏迷者，对于儿童猝死和窒息性疾病更是首先要采取的措施。意识丧失者会出现下颌、颈和舌等肌肉松弛，导致舌根后坠、会厌下坠，舌根和会厌塌向咽后壁，阻塞气道。将患者的头后仰，下颌向前上方抬高，使舌肌紧张，可使舌根部离开咽后壁，这样气道可获通畅。开放气道的方法有仰头抬颈法、仰头举颏法、双手抬颌法等(见图 12-7)。不同人群开放气道的程度，成人 90°，儿童 60°，婴儿 30°。如果发现有头颈部受伤，则不应随意搬动伤者。对颈部有外伤者，只能采用双手抬颌法开放气道，不宜采用仰头抬颈法和仰头举颏法，以防进一步损伤脊髓而造成高危截瘫。注意，开放气道要在 3~5 秒内完成，且在心肺复苏全过程中，自始至终要保持呼吸道通畅。

(3)判断呼吸是否停止：判断呼吸是否停止可用"一看二听三感觉"的方法。"一看"是指观察胸廓的起伏。"二听"是指侧头用耳尽量接近患者的口鼻部，听有无气流声音。"三感觉"是指在听的同时，用脸颊感觉有无气流呼出。如胸廓有起伏，并有气流声音及气流感，说明尚有呼吸存在；反之，则说明呼吸已停止。判断有无呼吸要在 5~10 秒内完成(图 12-8)。如无呼吸，就要立即进行心肺复苏。这是在现场救护时推荐使用的方法。

| 仰头抬颈法 | 仰头举颏法 | 双手抬颌法 |
|---|---|---|
| 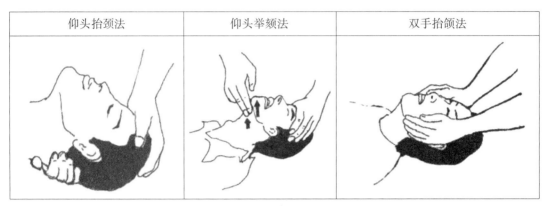 | | |

图 12-7 气道开放手法

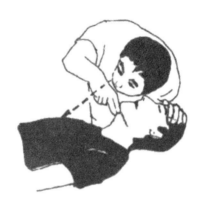

图 12-8 判断呼吸是否停止

5. 胸外按压

(1) 胸外按压部位：取两乳头连线中点作为按压点(婴儿在连线下一指)。也可以用触摸颈总动脉那只手的无名指按压胸骨剑突，将食指与中指并拢，定位于肋弓角顶端之上；将另一只手的掌根从前额移至平放并紧靠在前一只手的食指旁，即胸骨的中 1/3 与下 1/3 段的交界处(图 12-9)，使手掌根的长轴与胸骨的长轴重合，以保证按压的力量在胸骨上，避免造成肋骨骨折。然后将定位手的掌根放在另一手的手背上，使两手掌根重叠，十指相扣，手心翘起离开胸壁，保持下压力量集中于胸骨上(图 12-9)。

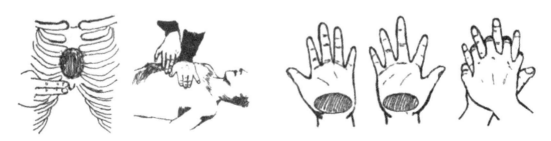

图 12-9 确定胸外心脏按压的部位(左)及胸外心脏按压时抢救者两手的摆放(右)方法

（2）胸外心脏按压操作：抢救者的上半身前倾，两肩位于双手的正上方，两臂位于被救者胸骨正上方，双肘关节伸直，两臂与被救者垂直成90°角，以髋关节作为支点，利用上身重量垂直下压，按压深度5～6厘米（成人至少5厘米，儿童约5厘米，婴儿约4厘米），而后迅速放松，使被救者的胸部自行复位。不要冲击式或揉面样按压。但放松时手掌根不可离开胸壁，以免因位置改变而使按压无效或造成骨折损伤（图12-10）。如此反复，按压与放松时间要求大致相同，按压频率为100～120次/min，每按压30次后给予人工呼吸2次。尽量减少干扰，快速、有力、持续、不间断按压。胸外按压与人工呼吸共同进行时抢救效果更好。对意识清醒或仍有呼吸、心跳或脉搏等体征者，不宜施行胸外心脏按压。

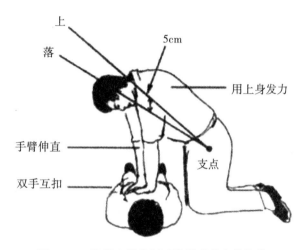

图12-10　胸外心脏按压时施救者的身体姿势

6. 人工呼吸

实施人工呼吸的方法是：抢救者深吸一口气，用力把气体吹入被救者的肺脏，借外力来推动肺、膈肌或胸廓运动，使气体被动进入和排除肺脏，以保证机体氧的供给和二氧化碳的排出。

在保持气道开放的同时，抢救者用压在被救者前额的手的拇指和食指捏住被救者的鼻孔，以防吹气时气体从鼻孔溢出。同时，深吸一口气后，用双唇包严被救者的口唇，以防漏气，然后将气体吹入（图12-11）。连续进行两次充分吹气。第1次吹气时观察被救者胸部，如果吹气有效，被救者胸部会膨起，并随着气体的排出而下降，同时口鼻有气体呼出，听到和感觉到被救者口鼻有气体呼出。第一次吹气完毕，应抬起嘴，松开捏鼻的手，并侧转头吸入新鲜空气，接着做第2次吹气。

对成年人吹气的频率为10～12次/min，对儿童吹气的频率为16次/min，对婴儿吹气的频率为20次/min。每次吹起时间为2秒。对成年人的吹气量为500～600mL；对儿童、婴幼儿吹气时，观察到胸部浮起即可。避免快速、冲击式、大量吹气。

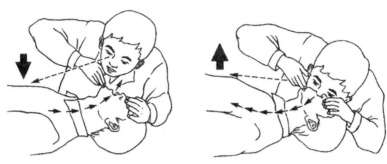

图 12-11　人工呼吸

7. 评估效果

在 5 个比例 30：2 的按压通气急救或是单纯按压 2 分钟后进行评估，如有条件，立即使用 AED 除颤。有效的心肺复苏指征：可以从被救者的瞳孔、面色、神志、脉搏和呼吸五个方面来判断心肺复苏的效果。若瞳孔缩小，对光有反应，甚至出现眼球活动、面色、口唇、甲床转为红润、呻吟、手脚抽动、神志渐清，脉搏在停止胸外按压时仍然有搏动，并有自主呼吸，说明心肺复苏有效。反之则说明无效。

体位放置：急救时，一般将患者置于心肺复苏体位，即仰卧位。待气道通畅后，若患者呼吸和心跳恢复，即置患者于昏迷体位（侧卧位）：将患者小心向左（或向右）翻转成侧卧位，使肘部及膝部微屈，头枕于肘上，下颌向前方推出。这种体位可防止舌根后坠或呕吐物被吸入气道引起窒息，液体分泌物也可自行流出口腔（图 12-12）。

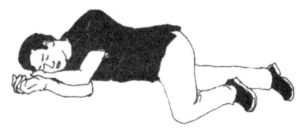

图 12-12　昏迷体位

停止心肺复苏的条件：患者已恢复自主呼吸和心跳；医护人员确认患者已经死亡；心肺复苏抢救持续 1 小时以上，心电活动不恢复（无脉搏）。

8. 早期心脏除颤

研究表明，无论是心源性猝死还是其他原因造成循环骤停，心脏在心搏骤停前几乎都陷入心室纤维性颤动（简称心室纤颤或室颤）状态。心室纤颤时，心肌缺乏步调一致的收缩能力，处于各自为政、杂乱无章的蠕动状态，因而心脏失去了排出血液、维持循环的能力，使得血液循环中断。此时，无论是摸脉搏还是听心跳，均无果，唯一能了解的只是从心电图上见到发生了心室纤颤。这个过程大约持续数分钟至 10 分钟。研究表明，去除心室纤颤(即心脏除颤)是抢救猝死成败的关键。最有效的心脏除颤方法是使用电击除颤器。近年来已开始使用自动体外除颤器(automated external defibrillator, AED)。在现场立即使用自动体外除颤器,效果显著。

# 参 考 文 献

[1]丹·贝纳多特，安江红等译．高级运动营养学[M]．北京：人民体育出版社，2011．

[2]高言诚．营养学[M]．北京：北京体育大学出版社，2006．

[3]王健，何玉秀．健康体适能[M]．北京：高等教育出版社，2010．

[4]朱大年，王庭槐．生理学(第8版)[M]．北京：人民卫生出版社，2013．

[5]金国琴．生物化学[M]．上海：上海科学技术出版社，2006．

[6]王广兰，汪学红．运动营养学[M]．武汉：华中科技大学出版社，2017．

[7]王正珍主译．ACSM运动测试与运动处方指南[M]．北京：北京体育大学出版社，2015．

[8]运动膳食与营养编写组．高等教育体育学精品教材，运动膳食与营养[M]．北京：北京体育大学出版社，2016．

[9]王广兰．实用营养学[M]．武汉：湖北人民出版社，2009．

[10]荣湘江．体育康复，运动处方，医务监督[M]．桂林：广西师范大学出版社，2000．

[11]王正珍，徐峻华．运动处方(第二版)[M]．北京：高等教育出版社，2018．

[12]王珑德．健康管理师基础知识(第二版)[M]．北京：人民卫生出版社，2019．

[13]陈建．运动康复技术学[M]．北京：北京体育大学出版社，2016．

[14]王培玉．健康管理学[M]．北京：北京大学医学出版社，2014．

[15]董晓虹，郭海英．实用运动处方[M]．杭州：浙江大学出版社，2008．

[16]张登本．全注全译黄帝内经[M]．北京：新世界出版社，2008．

[17]曹庭栋．老老恒言[M]．北京：北京联合出版公司，2017．

[18]王凤阳．中国传统养生概论[M]．北京：高等教育出版社，2010．

[19]杨祥全．中国传统养生学[M]．太原：山西科学技术出版社，2015．

[20]王旭东．中医养生康复学[M]．北京：中国中医药出版社，2004．

[21]邱丕相．中国传统体育养生学[M]．北京：中国体育出版社，2013．

[22]马烈光，蒋力生．中医养生学(第十版)[M]．北京：中国中医药出版社，2016．

[23]马烈光，蒋力生．中医养生学(第九版)[M]．北京：中国中医药出版社，2010．

[24]张开金，夏俊杰．健康管理理论与实践[M]．南京：东南大学出版社，2011．

[25]何敏．大学生健康教育[M]．上海：上海财经大学出版社，2014．

[26]邹庆华．大学生健康教育[M]．北京：航空工业出版社，2011．

[27]陈君石．健康风险评估与控制的现状与展望[C]．北京：第5届健康产业论坛论文集，2008．

［28］郭清．健康管理学概论［M］．北京：人民卫生出版社，2011．

［29］Hyner GC，Peterson KW，Twavis JW，et al. SPM Handbook of Health Assessment Tools. 2nd ed. Pittsburgh，PA：The Society of Prospective Medicine，1999.

［30］王培玉．健康危险因素概论［J］．中华健康管理学杂志，2005，（1）：38-40．

［31］国家"十五"攻关"冠心病、脑卒中综合危险评估及干预方案的研究"课题组．国人缺血性心血管病发病危险的评估方法及简易评估工具的开发研究［J］．中华心血管病杂志，2003，31（2）：893-901．

［32］Wu Y，Liu X，Li X，et al. Estimation of 10-years risk of fatal and nonfatal ischemic cardiovascular diseases in Chinese adults［J］. Circulation，2006，114：2217-2225.

［33］王薇，赵冬，刘静，等．中国35～64岁人群心血管病危险因素与发病危险预测模型的前瞻性研究［J］．中华心血管病杂志．2003，31（12）：902-908．

［34］吕姿之．健康教育与健康促进（第2版）［M］．北京：北京大学医学出版社，2002．

［35］常春．健康教育与健康促进（第2版）［M］．北京：北京大学医学出版社，2010．

［36］王培玉，刘爱萍．健康管理学［M］．北京：北京大学医学出版社，2012．

［37］孙昕霙，王培玉．健康教育在健康管理中的应用［J］．中华健康管理学杂志，2009，3（3）：175-180．

［38］王文绢，董建群译．世界卫生组织促进健康生活方式［M］．北京：中国协和医科大学出版社，2006．

［39］熊万军，苏小霞．死亡教育及其意义［J］．现代医药卫生，2011，24（18）：2810-2812．

［40］迟西琴，迟品伟．论死亡教育中的死亡认知原则导向问题［J］．医学与哲学，2016，37（8A）：77-80．

［41］张力为，毛志雄．运动心理学［M］．北京：高等教育出版社，2007．

［42］姚家新等译，运动心理学导论［M］．西安：陕西师范大学出版社，2005．

［43］季浏，殷恒婵，颜军．体育心理学［M］．北京：高等教育出版社，2010．

［44］吴才智，包卫．大学生心理健康［M］．上海：华东师范大学出版社，2009．

［45］江光荣．心理咨询的理论与实务（第2版）［M］．北京：高等教育出版社，2012．

［46］孟昭兰．情绪心理学［M］．北京：北京大学出版社，2015．

［47］钱明主编．健康心理学［M］．北京：人民卫生出版社，2013．

［48］文书锋，胡邓，俞国良．大学生心理健康通识［M］．北京：中国人民大学出版社，2013．

［49］张宁主编．异常心理学［M］．北京：北京师范大学出版社，2012．

［50］郑雪主编．积极心理学［M］．北京：北京师范大学出版集团，2014．

［51］郝宁著．积极心理学［M］．北京：北京大学出版社，2009．

［52］史文艳．大学生参与体育锻炼与心理健康关系的研究［D］．大连：大连理工大学，2010．

［53］王甲福．大学生心理健康素质及其与体育锻炼关系研究［D］．武汉：华中师范大学，2011．

[54] 曲鹏达. 大学生健康状况和影响因素调查分析 [D]. 昆明: 云南中医药大学, 2019.

[55] 邓荣华, 颜军, 金其贯. 运动增进心理健康的机制及运动处方 [J]. 西安体育学院学报, 2003, 20 (3): 107-110.

[56] 叶培军, 徐南强. 体质弱势大学生体育锻炼与心理健康影响机制探讨 [J]. 吉林体育学院学报, 2009, 25 (1): 65-67.

[57] 文树彪. 试谈体育运动促进心理发展. 科学大众科学教育 [J], 2012, 10: 166.

[58] 李森, 李越等. 体育锻炼知、信、行干预对大学生心理健康的影响 [J]. 体育与科学 [J], 2008, 29 (6): 91-94.

[59] 宋子良. 不同频度的体育活动与大学生心理健康状况关系的研究 [J]. 北京体育大学学报, 2008, 31 (7): 948-950.

[60] 张立新, 杨静. 体育与非体育类专业大学生心理健康状况比较分析 [J]. 武汉体育学院学报, 2009, 43 (9): 59-72.

[61] 李红涛, 曹娟. 家庭因素对大学生心理健康的影响及对策研究 [J]. 教育观察, 2018, 7: 8-9.

[62] 陈烨. 浅谈体育对大学生心理健康的重要性及其提高途径 [J]. 运动人体科学, 2013, 3 (19): 21-23.

[63] 席菲菲. 体育锻炼影响大学生心理健康观 [J]. 运动人体科学, 2013, 3 (5): 15-16.

[64] 孙莉莉. 常见心理问题的分类及其解决途径探讨 [J]. 中国校外教育, 2018, 5: 75-76.

[65] 贾永存. 大学生心理健康的自我维护策略探析 [J]. 湖北函授大学学报, 2013, 26 (3): 60-61.

[66] 王昊宸. 积极心理学视角下中学生心理健康现状及影响因素探讨 [J]. 科学大众, 2019, 9: 36-37.

[67] 葛平. 基于生态系统理论的大学生心理健康问题研究 [J]. 科技视界, 2014, 34: 208-209.

[68] 连晓旭. 家庭因素对大学生心理健康的影响探析 [J]. 教育探索, 2017, 6: 130-131.

[69] 张晓杰. 浅谈影响大学生身心健康的因素 [J]. 辽宁师专学报 (社会科学版), 2015, 2: 103-104.

[70] 张少丽, 李玉焕, 董继承. 青少年心理健康的家庭影响因素研究进展 [J]. 四川精神卫生, 2015, 28 (5): 400-402.

[71] 俞国良, 李建良, 王勍. 生态系统理论与青少年心理健康教育 [J]. 教育研究, 2018, 3: 110-117.

[72] 程海云, 朋玉环. 心理健康标准的研究回顾与探新 [J]. 赤峰学院学报, 2012, 28 (12): 194-197.

[73] 程珏. 正视心理问题, 维护心理健康 [J]. 健康教育, 2011, 8: 251.

[74] 马惠霞. 中国影响心理健康的个体因素的研究综述 [J]. 中国心理卫生杂志, 2005, 19 (3): 214-216.

[75] 张建琼, 石武祥. 社会因素对心理健康的影响研究进展 [J]. 医学心理学, 2012, 8

（33）：29-30.

[76]丁若诗，李积鹏．试论影响儿童心理健康的家庭环境因素及教育策略[J]．长春教育学院学报．2017，33（2）：67-68.

[77]周弘．大学生健康教育[M]．上海：上海大学出版社，2010.

[78]李君荣，唐才昌，陆召军．健康教育与健康促进教程[M]．南京：东南大学出版社，2004.

[79]魏荃．社区健康教育与健康促进[M]．北京：化学工业出版社，2005.

[80]杨大来．大学生健康教育[M]．北京：北京邮电大学出版社，2012.

[81]邹晓平，杜国平，秦红．现场急救[M]．苏州：苏州大学出版社，2018.